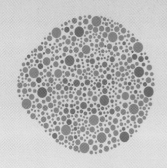

国家卫生健康委员会“十三五”规划教材
全国高职高专规划教材

供眼视光技术专业用

# 眼视光技术拓展实训

**主　　编**　王淮庆　易际磐

**副 主 编**　李童燕　顾海东

**编　　委**（以姓氏笔画为序）

王　洁　石家庄医学高等专科学校
王淮庆　金陵科技学院
牛　燕　苏州卫生职业技术学院
冯美玲　浙江工贸职业技术学院
边云卓　沧州医学高等专科学校
刘　飞　安徽医学高等专科学校
严　凯　平顶山工业职业技术学院
李童燕　南京科技职业学院
易际磐　浙江工贸职业技术学院
顾海东　南京远望视光学研究所

**数字资源负责人**　李童燕

**编写秘书**　冯美玲



人民卫生出版社

**图书在版编目(CIP)数据**

眼视光技术拓展实训 / 王淮庆，易际磐主编. —北京：人民卫生出版社，2019
ISBN 978-7-117-28633-6

Ⅰ. ①眼… Ⅱ. ①王… ②易… Ⅲ. ①屈光学—医学院校—教材 Ⅳ. ①R778

中国版本图书馆 CIP 数据核字(2019)第 129977 号



**眼视光技术拓展实训**

**主　　编**：王淮庆　易际磐
**出版发行**：人民卫生出版社（中继线 010-59780011）
**地　　址**：北京市朝阳区潘家园南里 19 号
**邮　　编**：100021
**E - mail**：pmph @ pmph.com
**购书热线**：010-59787592　010-59787584　010-65264830
**印　　刷**：人卫印务（北京）有限公司
**经　　销**：新华书店
**开　　本**：889 × 1194　1/16　　**印张**：22
**字　　数**：590 千字
**版　　次**：2019 年 7 月第 1 版　2024 年 9 月第 1 版第 6 次印刷
**标准书号**：ISBN 978-7-117-28633-6
**定　　价**：128.00 元

# 全国高职高专院校眼视光技术专业
# 第二轮国家卫生健康委员会规划教材（融合教材）修订说明

全国高职高专院校眼视光技术专业第二轮国家卫生健康委员会规划教材，是在全国高职高专院校眼视光技术专业第一轮规划教材基础上，以纸质为媒体，融入富媒体资源、网络素材、慕课课程形成的“四位一体”的全国首套眼视光技术专业创新融合教材。

全国高职高专院校眼视光技术专业第一轮规划教材共计13本，于2012年陆续出版。历经了深入调研、充分论证、精心编写、严格审稿，并在编写体例上进行创新，《眼屈光检查》《验光技术》《眼镜定配技术》《眼镜维修检测技术》和《眼视光技术综合实训》采用了“情境、任务”的形式编写，以呼应实际教学模式，实现了“老师好教，学生好学，实践好用”的精品教材目标。其中，《眼科学基础》《眼镜定配技术》《接触镜验配技术》《眼镜维修检测技术》《斜视与弱视临床技术》《眼镜店管理》《眼视光常用仪器设备》为高职高专“十二五”国家级规划教材立项教材。本套教材的出版对于我国眼视光技术专业高职高专教育以及专业发展具有重要的、里程碑式的意义，为我国眼视光技术专业实用型人才培养，为促进人民群众的视觉健康和眼保健做出历史性的巨大贡献。

本套教材第二轮修订之时，正逢我国医疗卫生和医学教育面临重大发展的重要时期，教育部、国家卫生健康委员会等八部门于2018年8月30日联合印发《综合防控儿童青少年近视实施方案》（以下简称《方案》），从政策层面对近视防控进行了全方位战略部署。党中央、国务院对儿童青少年视力健康高度重视，对眼视光相关工作者提出了更高的要求，也带来了更多的机遇和挑战。我们贯彻落实《方案》、全国卫生与健康大会精神、《“健康中国2030”规划纲要》和《国家职业教育改革实施方案》（职教20条），根据教育部培养目标、国家卫生健康委员会用人要求，以及传统媒体和新型媒体深度融合发展的要求，坚持中国特色的教材建设模式，推动全国高职高专院校眼视光技术专业第二轮国家卫生健康委员会规划教材（融合教材）的修订工作。在修订过程中体现三教改革、多元办学、校企结合、医教协同、信息化教学理念和成果。

本套教材第二轮修订遵循八个坚持，即①坚持评审委员会负责的职责，评审委员会对教材编写的进度、质量等进行全流程、全周期的把关和监控；②坚持按照遴选要求组建体现主编权威性、副主编代表性、编委覆盖性的编写队伍；③坚持国家行业专业标准，名词及相关内容与国家标准保持一致；④坚持名词、术语、符号的统一，保持全套教材一致性；⑤坚持课程和教材的整体优化，淡化学科意识，全套教材秉承实用、够用、必需、以职业为中心的原则，对整套教材内容进行整体的整合；⑥坚持“三基”“五性”“三特定”的教材编写原则；⑦坚持按时完成编写任务，教材编写是近期工作的重中之重；⑧坚持人卫社编写思想与学术思想结合，出版高质量精品教材。

本套教材第二轮修订具有以下特点：

1. 在全国范围调研的基础上，构建了团结、协作、创新的编写队伍，具有主编权威性、副主编代表性、编委覆盖性。全国15个省区市共33所院校（或相关单位、企业等）共约90位专家教授及一线教师申报，最终确定了来自15个省区市，31所院校（或相关单位、企业等），共计57名主编、副主编组成的学习型、团结型的编写团队，代表了目前我国高职眼视光技术专业发展的水平和方向、教学思想、教学模式和教学理念。

2. 对课程体系进行改革创新，在上一轮教材基础上进行优化，实现螺旋式上升，实现中高职的衔接、高职高专与本科教育的对接，打通眼视光职业教育通道。

3. 依然坚持中国特色的教材建设模式，严格遵守“三基”“五性”“三特定”的教材编写原则。

4. 严格遵守“九三一”质量控制体系确保教材质量，为打造老师好教、学生好学、实践好用的优秀精品教材而努力。

5. 名词术语按国家标准统一，内容范围按照高职高专眼视光技术专业教学标准统一，使教材内容与教学及学生学习需求相一致。

6. 基于对上一轮教材使用反馈的分析讨论，以及各学校教学需求，各教材分别增加各自的实训内容，《眼视光技术综合实训》改为《眼视光技术拓展实训》，作为实训内容的补充。

7. 根据上一轮教材的使用反馈，尽可能避免交叉重复问题。《眼屈光检查》《斜视与弱视临床技术》《眼科学基础》《验光技术》，《眼镜定配技术》《眼镜维修检测技术》，《眼镜营销实务》《眼镜店管理》，有可能交叉重复的内容分别经过反复的共同讨论，尽可能避免知识点的重复和矛盾。

8. 考虑高职高专学生的学习特点，本套教材继续沿用上一轮教材的任务、情境编写模式，以成果为导向、以就业为导向，尽可能增加教材的适用性。

9. 除了纸质部分，新增二维码扫描阅读数字资源，数字资源包括：习题、视频、彩图、拓展知识等，构建信息化教材。

10. 主教材核心课程配一本学习指导及习题集作为配套教材，将于主教材出版之后陆续出版。

本套教材共计 13 种，为 2019 年秋季教材，供全国高职高专院校眼视光技术专业使用。

# 第二届全国高职高专眼视光技术专业教材建设评审委员会名单

刘科佑　深圳职业技术学院
刘院斌　山西医科大学
毛欣杰　温州医科大学
齐　备　中国眼镜协会
任凤英　厦门医学院
沈梅晓　温州医科大学
施国荣　常州卫生高等职业技术学校
王　锐　长春医学高等专科学校
王翠英　天津职业大学
王海英　天津职业大学
王淮庆　金陵科技学院
王会英　邢台医学高等专科学校
王立书　天津职业大学
谢培英　北京大学
闫　伟　济宁职业技术学院
杨　林　郑州铁路职业技术学院
杨丽霞　石家庄医学高等专科学校
杨砚儒　天津职业大学
叶佳意　东华大学
易际磐　浙江工贸职业技术学院
尹华玲　曲靖医学高等专科学校
于　翠　辽宁何氏医学院
于旭东　温州医科大学
余　红　天津职业大学
余新平　温州医科大学
张　荃　天津职业大学
张艳玲　深圳市龙华区妇幼保健院
赵云娥　温州医科大学
朱嫦娥　天津职业大学
朱德喜　温州医科大学
朱世忠　山东医学高等专科学校

**秘书长**

刘红霞　人民卫生出版社

**秘　书**

朱嫦娥　天津职业大学
李海凌　人民卫生出版社

# 第二轮教材（融合教材）目录

| | | |
|---|---|---|
| 眼科学基础（第2版） | 主　编 | 贾　松　赵云娥 |
| | 副主编 | 王　锐　郝少峰　刘院斌 |
| 眼屈光检查（第2版） | 主　编 | 高雅萍　胡　亮 |
| | 副主编 | 王会英　杨丽霞　李瑞凤 |
| 验光技术（第2版） | 主　编 | 尹华玲　王立书 |
| | 副主编 | 陈世豪　金晨晖　李丽娜 |
| 眼镜定配技术（第2版） | 主　编 | 闫　伟　蒋金康 |
| | 副主编 | 朱嫦娥　杨　林　金婉卿 |
| 接触镜验配技术（第2版） | 主　编 | 谢培英　王海英 |
| | 副主编 | 姜　珺　冯桂玲　李延红 |
| 眼镜光学技术（第2版） | 主　编 | 朱世忠　余　红 |
| | 副主编 | 高玉娟　朱德喜 |
| 眼镜维修检测技术（第2版） | 主　编 | 杨砚儒　施国荣 |
| | 副主编 | 刘　意　姬亚鹏 |
| 斜视与弱视临床技术（第2版） | 主　编 | 崔　云　余新平 |
| | 副主编 | 陈丽萍　张艳玲　李　兵 |
| 低视力助视技术（第2版） | 主　编 | 亢晓丽 |
| | 副主编 | 陈大复　刘　念　于旭东 |
| 眼镜营销实务（第2版） | 主　编 | 张　荃　刘科佑 |
| | 副主编 | 丰新胜　黄小明　刘　宁 |

| | |
|---|---|
| 眼镜店管理（第2版） | 主　编　李　捷　毛欣杰 |
| | 副主编　王翠英　于　翠 |
| 眼视光常用仪器设备（第2版） | 主　编　齐　备 |
| | 副主编　沈梅晓　叶佳意 |
| 眼视光技术拓展实训 | 主　编　王淮庆　易际磐 |
| | 副主编　李童燕　顾海东 |

# 获取融合教材配套数字资源的步骤说明

1. 扫描封底红标二维码，获取图书“使用说明”。

2. 揭开红标，扫描绿标激活码，注册/登录人卫账号获取数字资源。

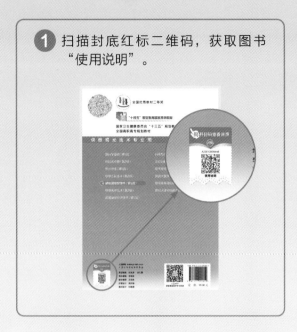

3. 扫描书内二维码或封底绿标激活码随时查看数字资源。

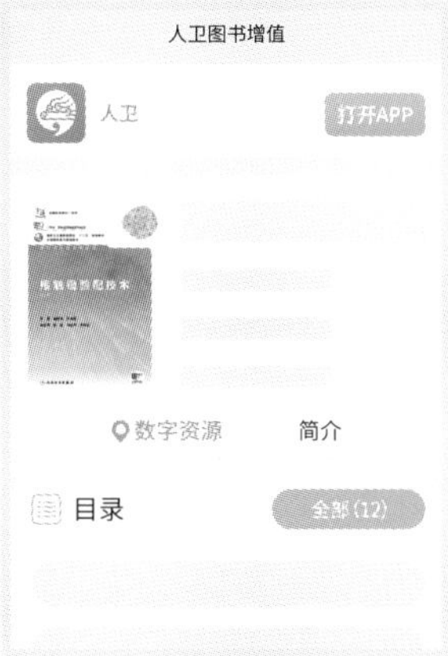

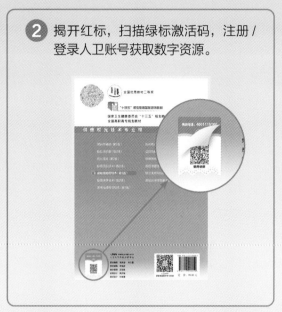


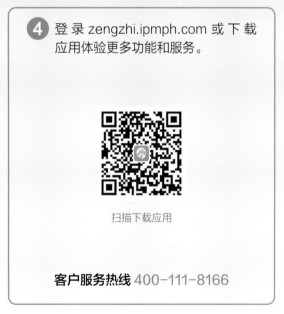

4. 登录 zengzhi.ipmph.com 或下载应用体验更多功能和服务。

扫描下载应用

**客户服务热线** 400-111-8166

关注人卫眼科公众号

新书介绍　最新书目

# 前　言

眼视光领域需要更多技术人才！

牢固掌握眼视光的基础理论、基本知识和基本技能，具有扎实的专业实践动手能力，是眼视光教育对人才培养的要求，而教材是教育体系的核心，此次的眼视光技术专业规划教材，不仅是对眼视光高职高专教育的大力支持，更对我国整个眼视光教育领域发展和专业人才培养具有重大意义。《眼视光技术拓展实训》作为学生及从业人员提升动手能力的指导教材，为推动中高职的衔接、高职高专与本科教育的对接和体现其立体化融合教材的特点，除增添了部分实训内容外，还编录了34个多媒体视频，便于教学与学生的学习理解。

本教材从眼视光技术专业实际出发，承接全套教材实训内容的补充与拓展，共分10个实训大项目，分别为眼健康检查与分析、视标设计制作、客观验光、综合验光、非斜视性双眼视异常检查分析与处理、弱视与视功能、视力障碍检查与助视器验配、同视机训练、眼镜加工、配镜不适处理几个方面。

本书指导学生通过动物眼解剖了解眼部生理特点与结构，同时注重眼科常规检查，将眼病排查与眼视光相结合；视标的设计与制作是眼视光专业多技能人才培养的一个拓展，通过视标设计制作学习，增强学生如何选择、配套合格适用的设备，充分发挥设备各项功能的能力；客观验光项目注重传统与现代科技的结合，不仅保留了传统的检影验光，同时结合生物测量的现代技术手段在客观检查中的应用，扩大了眼视光检查与分析的范围，体现了本教材"拓展"的宗旨；综合验光部分强调用好设备、用精设备，充分发挥各种验光设备的各项功能，使学生通过学习能够做到对设备的灵活、全面与精准应用；非斜视性双眼视检查分析与处理，进一步扩大了双眼视的检查手段和范围，并能够有效地对各项检测的数据给出合理分析结果与处置指导。斜视与弱视不仅需要眼视光检查与处置，同时也需要给予相应的视觉康复训练；而助视器的验配主要服务于视力残疾人，帮助他们有效利用残余视力提高生活、学习、就业与融入社会的能力，这些内容在教材中都得到了相应体现。眼镜加工注重解决实践中所遇到的实际问题，在指导常规眼镜制作的基础上，增添了复杂眼镜的制作工艺的介绍。将导致配镜不适的光学因素、设备因素与镜架调整因素等引入教材，通过有效的分析与处理，提高学习者发现问题与解决问题的能力。

本教材的编写，离不开金陵科技学院、浙江工贸职业技术学院、南京科技职业学院、南京远望视光学研究所、石家庄医学高等专科学校、苏州卫生职业技术学院、沧州医学高等专科学校、安徽医学高等专科学校、平顶山工业职业技术学院，以及南京医科大学附属南京儿童医院景娇娜、惠州南方视光中心张凯以及昆山市玉山镇博客眼镜店王枫等单位和同志给予的大力支持，也得到了各位编委的辛苦劳动和积极配合，在此谨致以诚挚的感谢！由于水平和时间所限，加之眼视光的飞速发展，其新技术、新产品的不断涌现，可能会使教材存在诸多的不足和欠缺，敬请使用和关心本教材的同道和读者多提宝贵意见，使之有机会修订时更趋完善。

王淮庆

2019年3月

# 目 录

# 项目1 眼健康检查与分析

**概述**

眼健康检查是借助一定的眼科及眼视光器械，在患者初诊环节，完成对患者眼健康检查的工作，是眼视光技术的初始检查中非常重要的组成部分。不仅能提高我们对患者的框架眼镜和角膜接触镜的验配成功率，对患者全身以及眼部可能存在的器质性病变也有排查作用。眼健康检查，需要结合诊断学、眼局部解剖学、眼视光器械学、眼视光学基础以及验光技术和角膜接触镜验配技术。强调的是眼视光的多学科交叉以及实用性和经验性。

本项目中运用解剖学相关知识通过比对人眼与动物眼球的区别，首先来完成对于眼球的基本认知；其次根据眼部解剖学位置关系，结合眼视光器械学和眼科诊断学涵盖知识，完成眼表至眼底的眼健康检查；最后利用视光学基础与双眼视斜弱视技术，完成对于双眼的斜视与双眼运动的检查与诊断。所以，务必要求实训者具备一定的眼科专业基础知识与实验实训技能，从而为开展本项目内容的实训奠定良好的基础。

## 1.1 动物眼球解剖

### 【实训意义】

动物眼球的解剖，有助于帮助我们了解眼球的基本结构。在解剖动物眼过程中熟悉眼球内容物的形态与结构，了解屈光介质的组成部分，掌握基本的眼科解剖学方法，为进一步学习眼视光初始检查与眼屈光学奠定基础。

### 【相关拓展知识】

人眼球体积小巧，内部结构精细复杂，但是由于人的眼球较难获得，在临床、基础研究和实验教学中往往用动物眼球代替人眼球。科学研究中常用的动物眼球有大鼠、豚鼠、兔子、鸡、猪和牛的眼球，常进行视网膜色素上皮细胞、睫状体上皮细胞的培养，青光眼、白内障、近视等常见眼病的模型建立和手术术式的研究；实验教学中常用的动物眼球有猪眼和牛眼，牛眼球体积较人眼球明显偏大，巩膜组织更厚更硬，在实验教学中较难解剖；猪眼球和人眼球体积相当，结构相似，我国关于角膜移植的研究中有过人眼成功接受利用猪眼制作的生物工程角膜移植的病例，故实验教学中多用猪眼球。

实验教学用的动物眼球均为离体眼球，离体眼球主要有冷藏保存、液氮冷冻保存和特殊固定液保存3种方式，后两种保存方式对于眼球外形、内部结构效果较好。离体眼球若久

notes

置，会出现眼压降低、眼球变软、形态难以维持，角膜混浊、角膜瘢痕（角膜云翳、角膜斑翳、角膜白斑），以及虹膜改变、瞳孔散大等病理特点。另外猪眼并非与人眼结构完全相同，例如巩膜较人眼巩膜厚，角膜更圆，晶状体较人眼更像圆球形。

动物眼球解剖的目的在于通过解剖，更直观地了解附属器如结膜、眼外肌与眼球的位置关系，眼球整体和内部的结构，离体眼球出现的变化，从而明白眼病与解剖、生理的关系。

视频 1.1(1) 观察眼球

视频 1.1(2) 去除眼球附属组织

视频 1.1(3) 环形分离角膜

视频 1.1(4) 观察角膜形态

视频 1.1(5) 分离睫状体

视频 1.1(6) 分离晶状体

视频 1.1(7) 分离视网膜层

## 【实训内容】

### 一、实训目的

1. 掌握眼球的解剖结构及生理功能。
2. 了解动物眼球和人眼球的区别。
3. 了解离体眼球的结构变化。

### 二、实训准备

1. 环境准备　视光实训室（带实验台）。
2. 用物准备　人眼球模型、弯盘、有齿镊、眼科剪、新鲜猪眼球（取出不超过24h）。
3. 穿白大衣，洗净双手，戴一次性无菌手套。

### 三、操作步骤（视频 1.1）

1. 用有齿镊夹住一只猪眼球，放入弯盘中，观察眼的附属器：球结膜和部分眼外肌，眼球大小、形态，角膜形状和透明性，瞳孔大小和形状，巩膜颜色和范围，视神经。

2. 一手用有齿镊固定猪眼球，另一手用剪刀分离并剪除球结膜（图 1-1-1～图 1-1-3）。

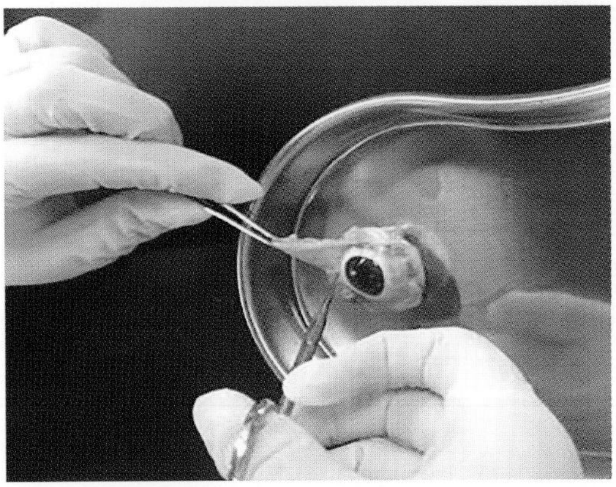

图 1-1-1　剪除眼外肌、球结膜组织

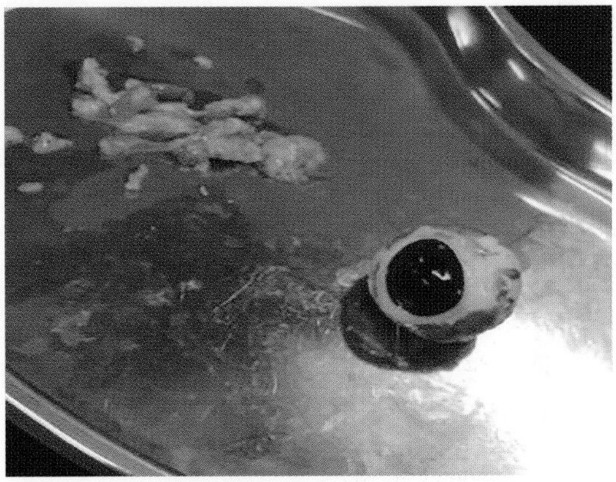

图 1-1-2　球结膜、眼外肌、脂肪组织已去除，由于眼压较低，所以角膜不圆

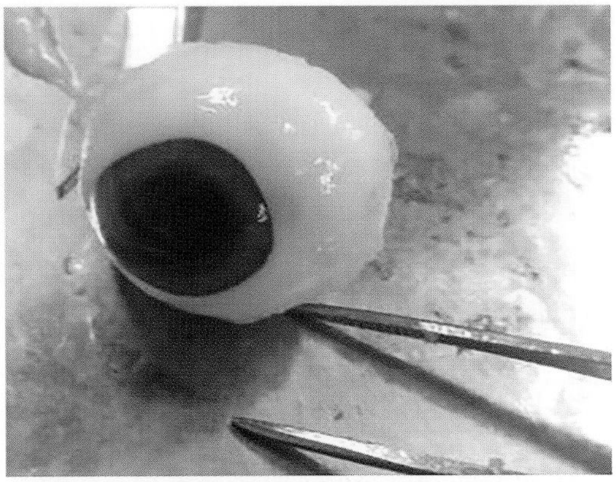

图 1-1-3　角膜、虹膜均不圆 角膜不完全透明

notes

3. 在角膜缘后约 2mm 处，用眼科剪垂直于巩膜，平行于角膜缘将巩膜剪开，并沿角膜缘环形剪开角膜，翻开角膜，观察：①角膜：轮廓、厚度、韧性、光滑度和透明度；②虹膜：颜色、形状（圆形还是圆环形）、瞳孔形状和大小；③睫状体：睫状体与虹膜的位置关系、形状，注意是否能看到睫状突，如看到睫状体可拍照存留；④晶状体：大小、形态、透明度（图 1-1-4、图 1-1-5）。

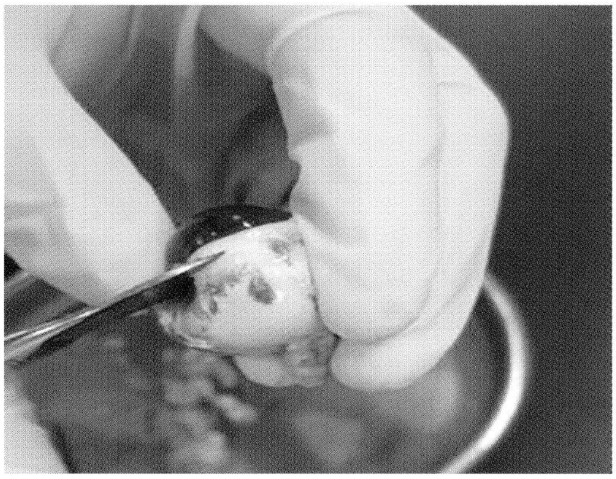

图 1-1-4 角膜缘后约 2mm 处，剪开巩膜组织

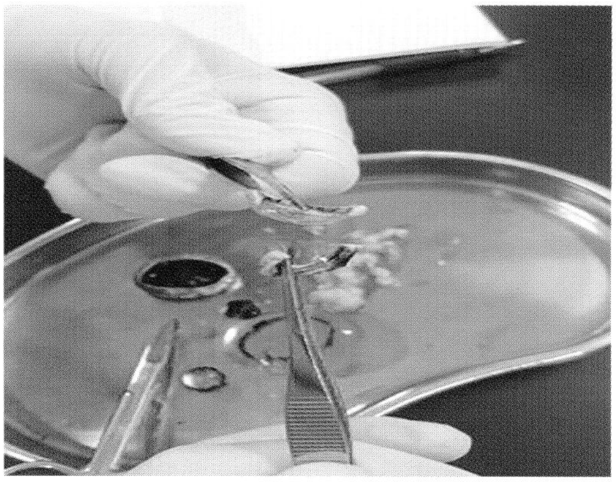

图 1-1-5 角膜剪成两半

4. 用有齿镊小心取出晶状体，注意避免玻璃体会随之取出，并观察晶状体完整形态和弹性（图 1-1-6）。

5. 用有齿镊小心夹出玻璃体，并观察玻璃体透明度和形状，并仔细观察视网膜色泽、视网膜血管（动脉、静脉血管）、视盘和黄斑（图 1-1-7～图 1-1-9）。

6. 将解剖过程拍照存留。解剖组织统一倒入垃圾桶，清洗器械（图 1-1-10）。

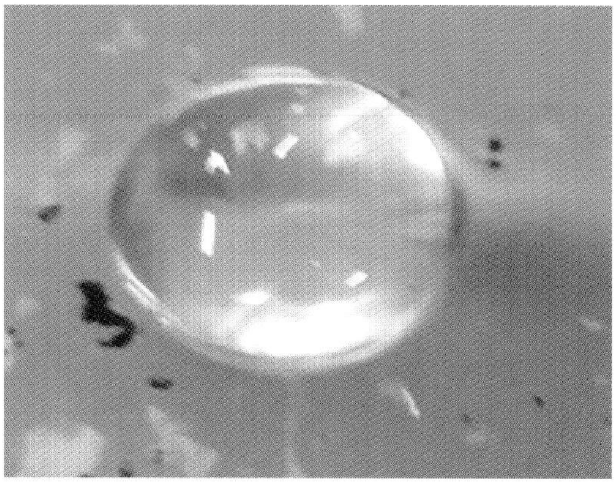

图 1-1-6 取出的晶状体

## 四、注意事项

1. 动物眼球一般取出 24h 内解剖。

2. 玻璃体是凝胶体，不易取出，常常会随着晶状体流出眼球外。

3. 玻璃体取出时，神经视网膜层往往会贴着玻璃体随之取出，注意不要破坏视网膜层。

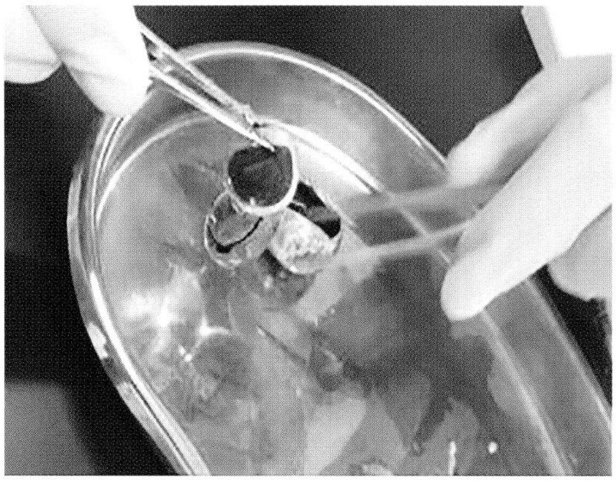

图 1-1-7 取出玻璃体

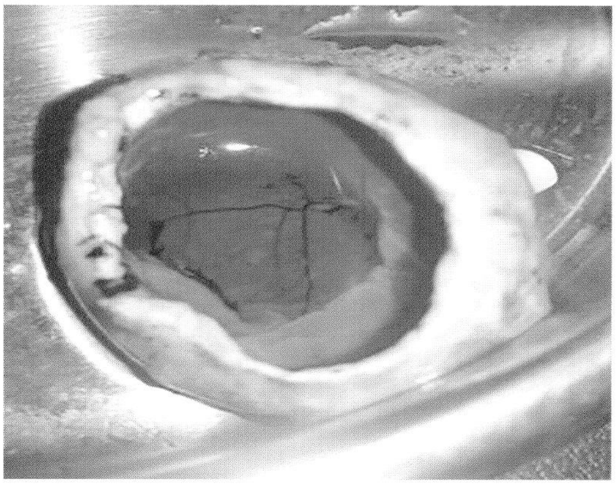

图 1-1-8 神经视网膜层 视网膜中央静脉

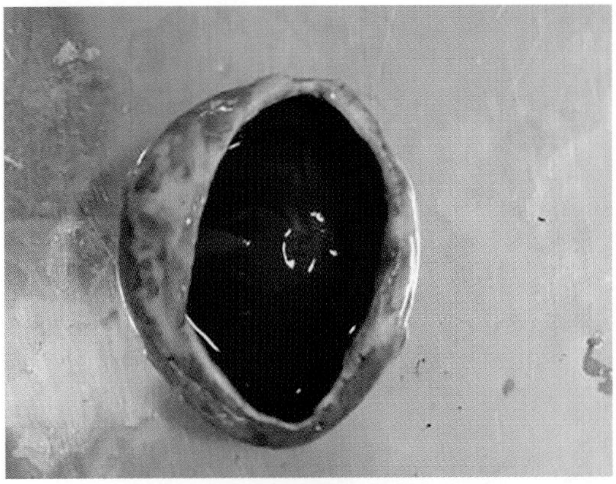

图1-1-9　神经视网膜层视盘

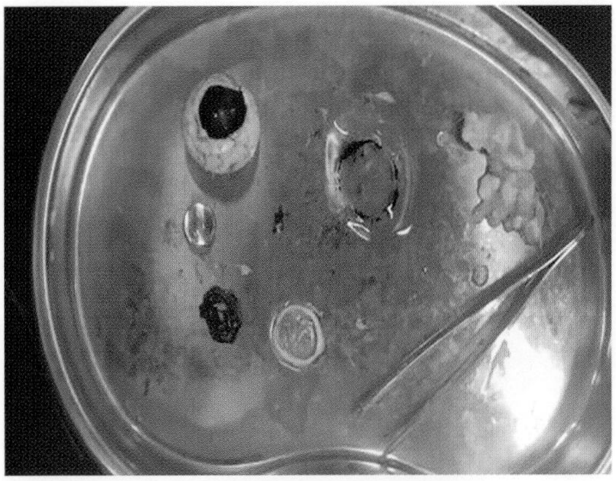

图1-1-10　剪除的角膜、晶状体、玻璃体

## 五、实训记录报告

姓名____________学号____________实训日期____________指导教师____________

表1-1-1　实训记录报告(动物眼解剖)

| 实训条件 | 记录 | | 实训内容 | 实训结果 |
|---|---|---|---|---|
| 实训人员 | | | 角膜解剖 | |
| 实训环境 | | | 虹膜睫状体解剖 | |
| 实训用物 | | | 晶状体解剖 | |
| 实训对象 | | | 玻璃体、视网膜解剖 | |
| 注意事项 | | | | |
| 实训讨论 | 1. 动物眼球和人眼球有何不同 | | | |
| | 2. 离体眼球有何变化 | | | |
| | 3. 作一幅眼球解剖图 | | | |
| 成绩记录 | | 教师签名 | | |

## 六、实训考核评分标准

表1-1-2　实训考核评分标准(动物眼解剖)

| 序号 | 考核内容 | 配分 | 评分标准 | 扣分 | 得分 |
|---|---|---|---|---|---|
| 1 | 能够指出眼球球结膜、眼外肌、角膜、巩膜和视神经 | 20 | 辨认不出一项扣5分 | | |
| 2 | 角膜解剖 | 20 | 角膜解剖不完整扣10分 | | |
| 3 | 虹膜睫状体解剖 | 20 | 虹膜破坏扣5分，睫状体破坏扣5分 | | |
| 4 | 晶状体解剖 | 20 | 晶状体解剖不完整扣5分 | | |
| 5 | 玻璃体、视网膜解剖 | 20 | 视网膜解剖无法暴露扣5分 | | |
| | 合计 | 100 | | | |

评分人：　　　　　　　　　　　　　　　　　　　　年　月　日

# 1.2　眼屈光介质检查与分析

### 【实训意义】

眼睛能看清外界物体需要具备以下三个条件：①眼的屈光介质透明；②外界物体在视网膜所成的像恰好落在视网膜黄斑中心凹，其成像清晰，且有足够的大小；③视路具有正常的功能。

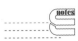

notes

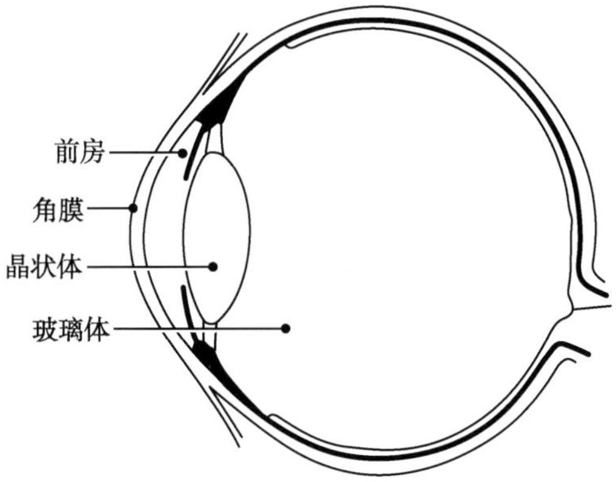

图 1-2-1　眼的屈光系统

因此，要看清外界物体，其中的一个重要条件就是必须要保证眼的屈光介质透明且屈光系统正常。从总体来说，眼球是一个凸透镜成像，外界光线经过眼睛一系列折射、反射作用，最终成像在视网膜上。眼的屈光系统包括：角膜、房水、晶状体、玻璃体（图 1-2-1）。检查眼屈光介质时，应按照由外到内、先右眼后左眼的顺序进行检查，这样可以避免某些病变在检查过程被遗漏。

本实训项目：通过对眼屈光介质的检查与分析，了解并熟悉眼睛各屈光介质的光学特征，从而进一步认识眼屈光介质在眼清晰成像过程中的重要性；掌握眼睛各屈光介质的检查方法、诊断结果，具备一定的独立检查能力与正确解读诊断结果的能力。为今后学习眼科其他检查与诊断奠定基础。

### 1.2.1　眼屈光介质检查与分析——角膜

【相关拓展知识】

1. 角膜的正常形态与生理特性　眼球最前面的光学组织是角膜，角膜水平径大约 11mm，垂直径约 10mm，垂直径略小于水平径，呈横椭圆形结构。角膜占眼球外壁的 1/6，覆盖虹膜、瞳孔及前房，角膜富有十分敏感的感觉神经末梢组织，无血管。因此，如有外界物体与角膜接触，眼睑便会不由自主地闭合以保护眼睛。角膜从解剖结构上从外到内可分为 5 层，分别为：上皮细胞层（可再生）、前弹力层（不可再生）、基质层（不可再生）、后弹力层（可再生）、内皮细胞层（不可再生）。角膜的整体屈光力大约为 43.05D，占眼球总屈光力的 2/3 以上，角膜前表面覆盖一层非常薄的泪液，由于泪液膜很薄，因此，泪液膜不影响眼的屈光力，但当角膜表面泪液缺乏时，其前表面的屈光力就会减弱，视网膜成像就会出现模糊。

2. 角膜的异常形态与生理特性以及处理建议

（1）圆锥角膜：表现为局限性角膜圆锥样突起，视力进行性下降，由于不规则散光的出现，无法用框架眼镜进行散光的矫正（图 1-2-2）。处理建议：早中期患者可配戴框架眼镜或 RGP（硬性透氧性角膜接触镜）镜片进行视力矫正；视力无法矫正或圆锥角膜发展较快者，可转诊眼科行角膜移植术。

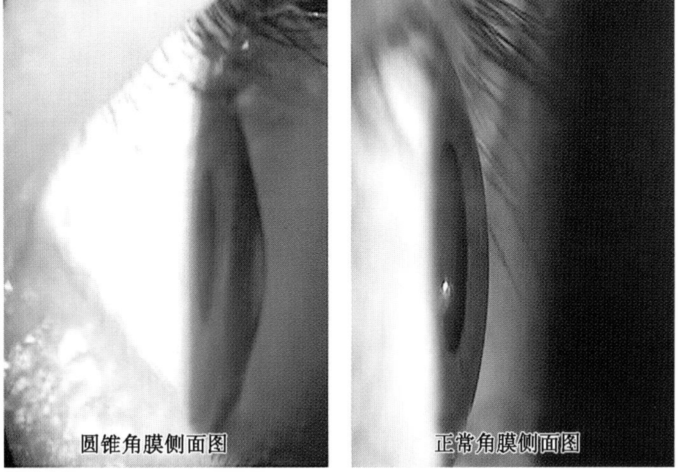

图 1-2-2　圆锥角膜侧面图与正常角膜侧面图

（2）角膜上皮损害：多由长期过度配戴角膜接触镜所致，表现为角膜中央上皮水肿，灰白色浑浊。上皮水肿会引起视力模糊，持续时间较长可发展为上皮脱落或上皮糜烂（图1-2-3）。处理建议：缩短配戴角膜接触镜的时间或停止戴镜，提高角膜获得氧气量。对于停戴后角膜上皮损害没有得到改善的，可转诊眼科。

（3）角膜新生血管：裂隙灯下可见分支状血管从角膜边缘伸入角膜透明区，新生血管与角膜缘拱环血管网相连，一些闭合的新生血管为灰白色的血管翳（图1-2-4）。处理建议：选择高透氧性的角膜接触镜或者停戴镜片，尽量选择不含防腐剂的、过敏反应较小的护理液产品。对于确实严重的病例，可转诊眼科。

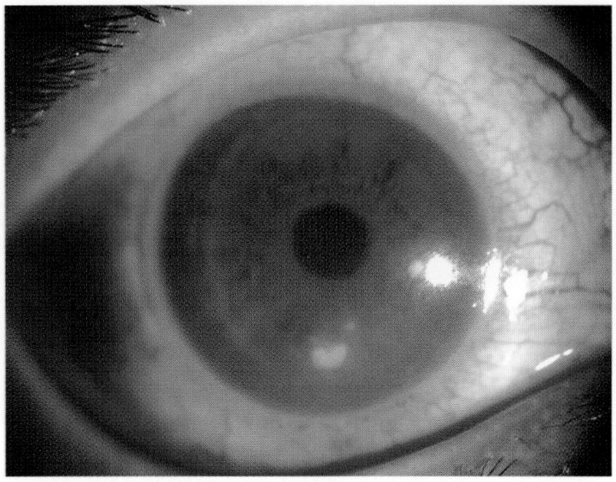

图1-2-3 角膜上皮损害

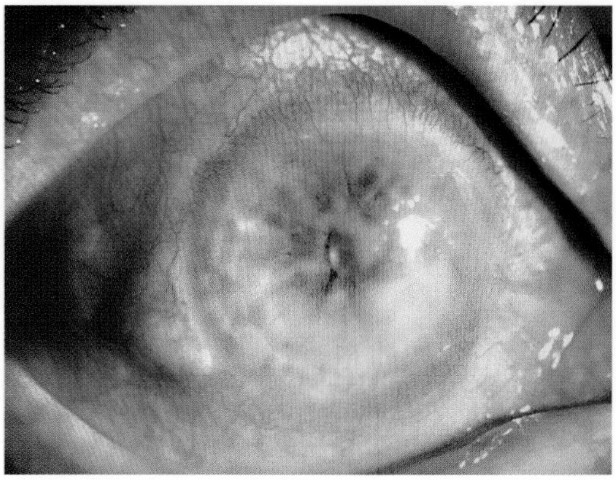

图1-2-4 角膜新生血管

## 【实训内容】

### 一、实训目的

1. 掌握眼屈光介质中角膜的诊查方法及注意事项。

2. 了解眼屈光介质中角膜的光学及解剖特征。

### 二、实训准备

1. 环境准备 视光实训室（明亮光线、暗室各一间）。

2. 用物准备 眼科用笔灯、直尺、裂隙灯显微镜、无菌棉签、消毒镊子、角膜测厚仪、检查床。

3. 检查者准备 穿白大衣、洗手、戴帽子和口罩。

### 三、操作步骤

1. 让被检者取坐位，在明亮光线的室内用眼科用笔灯以望诊的方法检查。必要时用裂隙灯显微镜在暗室下进行检查。

2. 用笔灯结合裂隙灯显微镜进行角膜的一般常规检查。首先在自然光线下用眼科用笔灯观察角膜的弯曲度，观察是否有圆锥角膜、扁平角膜、角膜膨隆等。如怀疑圆锥角膜，可让被检者向下看，此时角膜顶点可将下睑中央部微微顶起。然后观察角膜是否有混浊，可用裂隙灯显微镜在暗室中用直接照明法观察，是角膜瘢痕或是角膜水肿、浸润、溃疡等。其次再观察角膜异物及新生血管，其位置在浅层或是深层。浅层角膜新生血管常见于角膜血管翳，表现为角膜浅层呈树枝样的新生血管。深层角膜新生血管常见于角膜基质炎，有毛刷样新生血管长入角膜深基质层间，全角膜呈粉红色。最后用裂隙灯显微镜的后部照明法检查有无角膜后沉着物（KP），观察KP的类型即尘状、中等大小或是羊脂状。

3. 用直尺测量角膜直径。嘱被检者平视前方一固定目标，将直尺放于被测眼前，观察并记录角膜水平径数值，再次测量角膜垂直径数值。一般正常人角膜水平径大约 11mm，垂直径约 10mm。

4. 用无菌棉签测试角膜知觉。嘱被检者取坐位平视正前方，用消毒镊子取无菌棉签上的少部分棉花纤维，检查者手持消毒镊子从被检者一侧靠近其角膜并让棉花纤维接触角膜，观察被检者有无知觉反应。知觉正常者会立刻出现瞬目眨眼；若瞬目反应迟钝，表示角膜知觉减退；若角膜知觉完全消失，则接触角膜后无任何反应。

5. 用角膜测厚仪测量角膜厚度。让被检者仰卧在检查床上；检查者坐在患者头侧；向被检眼滴入表面麻醉眼药水（盐酸奥布卡因），嘱被检者闭眼数分钟；用 75% 酒精消毒超声探头，待探头酒精挥发干燥；让被检者睁开双眼，并注视正上方某一固定目标；检查者一手持探头，从一侧逐渐移近被检眼；探头接近角膜表面时，垂直轻轻接触角膜表面；检查者另一手可辅助轻轻撑开被检眼眼睑；在同一点上重复测量多次，取其最小值或平均值；根据临床需要，在角膜中央、旁中央、周边等不同位置进行测量；完成测量后，向被检眼滴入抗生素眼药水；消毒探头，置于原位。

6. 整理清洁用物，记录检查结果。

## 四、注意事项

1. 进行角膜检查时，动作应轻柔，避免刺激被检者的角膜。

2. 检查角膜知觉时，无菌棉签不能触碰到睫毛或眼睑。应严格遵循无菌原则，避免交叉感染。

## 五、实训记录报告

姓名__________学号__________实训日期__________指导教师__________

表 1-2-1 实训记录报告（眼屈光介质检查与分析——角膜）

| 实训条件 | 记录 | 实训内容 | 实训结果 |
|---|---|---|---|
| 实训人员 | | 角膜的常规检查 | |
| 实训环境 | | 角膜水平径、垂直径的测量 | |
| 实训用物 | | 角膜知觉的检查 | |
| 实训对象 | | 角膜的厚度测量 | |
| 注意事项 | | | |
| 成绩记录 | | 教师签名 | |

## 六、实训考核评分标准

表 1-2-2 实训考核评分标准（眼屈光介质检查与分析——角膜）

| 序号 | 考核内容 | 配分 | 评分标准 | 扣分 | 得分 |
|---|---|---|---|---|---|
| 1 | 素质要求 | 15 | 着装整洁、举止得体，态度和蔼。 | | |
| 2 | 操作前准备 | 15 | 环境准备、用物准备、检查者准备。错一项，扣 5 分 | | |
| 3 | 角膜常规检查 | 20 | 错一项，扣 5 分 | | |
| 4 | 角膜水平径、垂直径测量 | 10 | 错一项，扣 5 分 | | |
| 5 | 角膜知觉检查 | 20 | 错一项，扣 5 分 | | |
| 6 | 角膜厚度检查 | 20 | 错一项，扣 5 分 | | |
| | 合计 | 100 | | | |

评分人： 年 月 日

## 1.2.2　眼屈光介质检查与分析——前房

### 【相关拓展知识】

#### 一、前房的光学特征与房水的生理特征

前房是由角膜、虹膜、瞳孔区晶状体、睫状体前部共同围成的腔隙。前房内充满了无色的液体，即房水，房水中98%是由水构成，前房深度是指在光轴方向从角膜后顶点到晶状体前表面之间的深度距离，前房深度会影响眼光学系统的总屈光力。前房深度加深会使眼总的屈光力减少，相反，前房深度变浅会使眼的总屈光力增加，前房深度每减少1mm，眼的总屈光力约增加1.4D。

房水由睫状体的无色素上皮分泌产生，总量为0.25～0.3ml，是充满前后房的透明液体。主要功能是：提供角膜后部、晶状体、小梁网代谢所需要的物质，同时参与组成屈光介质。房水生成后进入后房，经瞳孔流入前房，然后主要通过小梁网，经Schlemm管进入深部的巩膜静脉丛离开眼球。

#### 二、前房与房水的异常以及处理建议

1．前房浅　以van Herick法周边前房深度≤1/4为标准，配合眼压测量，对眼压>21mmHg的患者，不予散瞳检查，以免诱发前房角关闭眼压升高。处理建议：持续性眼压升高，前房深度较浅可转诊眼科排除青光眼（图1-2-5）。

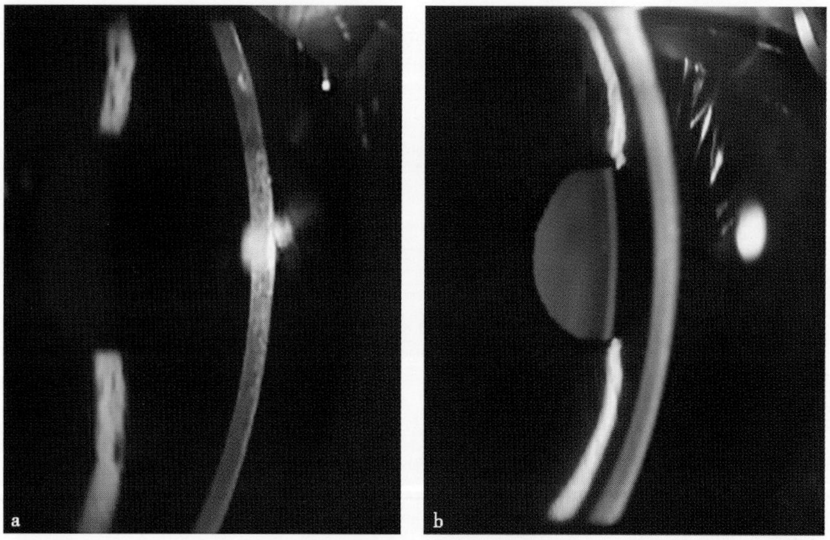


图1-2-5　正常前房与异常前房

a．正常前房深度　b．前房深度变浅

2．前房积脓　裂隙灯检查可见大小一致的灰白色尘状颗粒，近虹膜面向上运动，近角膜面向下运动，当房水中大量炎性细胞沉积于下房角内，可见液平面，即为前房积脓，前房积脓是眼前段炎症的可靠指标。处理建议：转诊眼科行睫状肌麻痹以及抗炎处理（图1-2-6）。

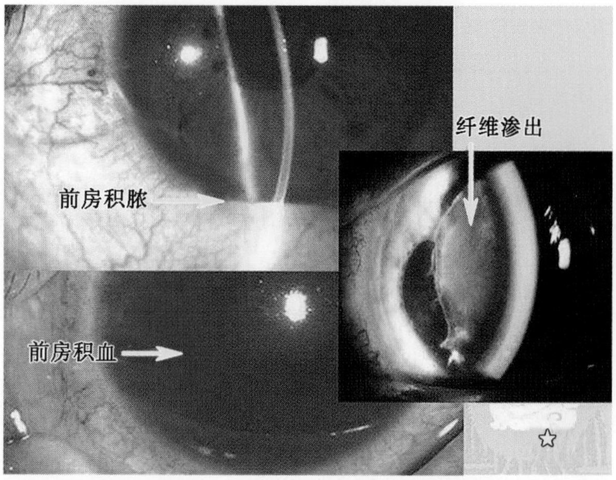


图1-2-6　前房积脓、积血与纤维渗出

### 【实训内容】

#### 一、实训目的

1．掌握眼屈光介质中前房深度、

房水透明度的诊查方法及注意事项。

2. 了解眼屈光介质中前房的光学特征及房水的生理特征。

## 二、实训准备

1. 环境准备　视光实训室（明亮光线、暗室各一间）。

2. 用物准备　聚光手电筒、裂隙灯显微镜。

3. 检查者准备　穿白大衣、洗手、戴帽子和口罩。

## 三、操作步骤

1. 让被检者取坐位，在明亮光线的室内用聚光手电筒以望诊的方法检查。必要时用裂隙灯显微镜在暗室下进行检查。

2. 前房及房水简易检查法　用手电筒由外眦处平行于虹膜照向内眦处，根据虹膜被照亮的范围大致判断中央前房的深度。若虹膜完全被照亮则为深前房；若虹膜光亮到达虹膜鼻侧小环与角膜缘之间则为中前房；若鼻侧虹膜有阴影被照亮≤1mm 则为浅前房。正常的前房内充满无色透明的房水，可用手电筒直接照亮前房，观察前房中有无混浊、积血、积脓等。若有外伤或眼内炎等病变后可使房水变得混浊或有积血、积脓。少量的房水混浊肉眼不可识别，积血、积脓会因重力的关系沉积在前房的底部，并随着被检者头位的移动而积血或积脓的液面随之移动。

3. 前房及房水裂隙灯显微镜检查法（图 1-2-7）　裂隙灯显微镜采用直接照明法，将光带调至窄光带，观察前房深度，正常前房深度为 2~3mm，若少于 2mm 则提示有发生闭角型青光眼的可能。使用裂隙灯显微镜 van Herick 法检查周边前房深度时，裂隙灯光带应调整至最亮、最窄，方向与裂隙灯视轴呈 60° 夹角，裂隙灯光束从颞侧角膜缘照射在周边虹膜表面，被照面形成的三条光带由外到内分别是角膜上皮表面，角膜内皮表面以及虹膜表面，估计角膜内皮到虹膜表面的距离与角膜上皮到角膜内皮表面的距离的比值，可分为四级：<1/4、=1/4、>1/4 且<1/2、≥1/2。进一步询问病史并做进一步的检查。然后可将裂隙灯显微镜光线调至细小光柱照射入前房，观察房水内有无混浊、积血、积脓等（图 1-2-7）。

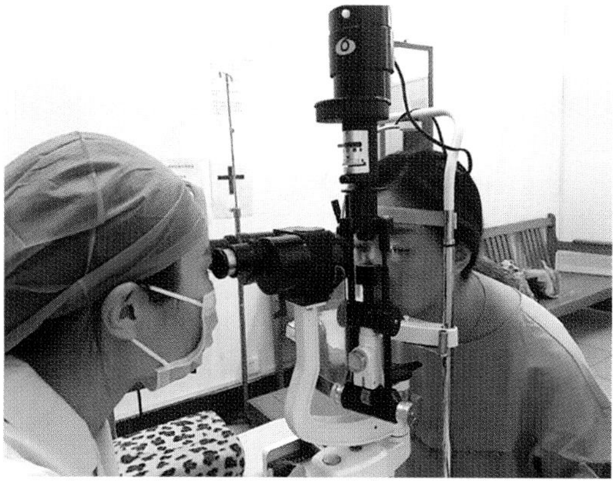

图 1-2-7　前房及房水裂隙灯显微镜检查法

4. 整理清洁用物，记录检查结果。

## 四、注意事项

1. 检查过程中，用聚光手电筒或是用裂隙灯显微镜照射眼部时间不宜过长。

2. 若发现前房变浅或有房水积血、积脓、混浊等应进一步询问病史并做进一步的检查。

## 五、实训记录报告

姓名＿＿＿＿＿＿学号＿＿＿＿＿＿实训日期＿＿＿＿＿＿指导教师＿＿＿＿＿＿

表 1-2-3　实训记录报告（眼屈光介质检查与分析——前房）

| 实训条件 | 记录 | 实训内容 | 实训结果 |
|---|---|---|---|
| 实训人员 | | 前房及房水深度简易检查 | |
| 实训环境 | | | |
| 实训用物 | | 前房及房水深度裂隙灯显微镜检查 | |
| 实训对象 | | | |
| 注意事项 | | | |
| 成绩记录 | | 教师签名 | |

六、实训考核评分标准

表1-2-4 实训考核评分标准(眼屈光介质检查与分析——前房)

| 序号 | 考核内容 | 配分 | 评分标准 | 扣分 | 得分 |
|---|---|---|---|---|---|
| 1 | 素质要求 | 10 | 着装整洁、举止得体,态度和蔼 | | |
| 2 | 操作前准备 | 20 | 环境准备、用物准备、检查者准备。错一项扣5分 | | |
| 3 | 前房及房水的简易检查 | 30 | 正确用手电筒检查前房深度及房水混浊程度,做好记录。错一项扣10分 | | |
| 4 | 前房及房水的裂隙灯显微镜检查 | 30 | 正确使用裂隙灯显微镜直接照明法检查前房深度及房水混浊程度等,做好记录。错一项扣10分 | | |
| 5 | 实训结果分析 | 10 | 教师根据实训报告判分 | | |
| | 合计 | 100 | | | |

评分人: 年 月 日

## 1.2.3 眼屈光介质检查与分析——晶状体

【相关拓展知识】

### 一、晶状体的光学特征与生理特性

晶状体是屈光介质中重要的组成部分,它能改变自身的形状及厚度进行调节,对不同距离的物体起到聚焦的作用,使得眼前远中近不同距离的物体都能清晰的聚焦在视网膜黄斑中心凹上。看远处时,晶状体的曲率变小,晶状体变扁平;看近物时,晶状体曲率增大,屈光力增加。晶状体通过变化自身曲率,改变其屈光力的作用称为晶状体的调节。晶状体的屈光力变化范围在16～26D,平均等效屈光力约为19.11D,占眼总屈光力的1/3。

晶状体成双凸形,不含血管及色素。晶状体纤维排列整齐规则,层层相叠。晶状体生长缓慢,50岁以后晶状体的颜色就会逐渐变黄,随着年龄的增加,晶状体代谢能力下降,晶状体纤维变性,囊膜下钙质沉积,导致晶状体混浊,按晶状体的混浊部位可分为皮质性、核性、囊膜下性白内障等。与此同时晶状体弹性下降,不易改变自身形状及曲率,致此老年人眼的晶状体对入射光线的调节能力下降。

### 二、晶状体异常以及处理建议

1. 晶状体位置异常 可分为晶状体前脱位与晶状体半脱位。全脱位时裂隙灯可观察到晶状体脱位至前房内或者玻璃体腔内等其他位置。半脱位时在瞳孔区仍有部分晶状体。在裂隙灯下观察可作出明确判断(图1-2-8)。处理建议:部分患者可通过配镜或角膜接触镜获得有效视力,如有并发症则转诊眼科行手术治疗。

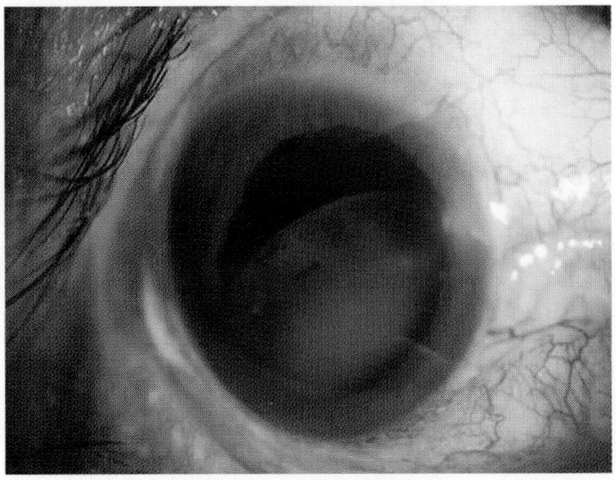
图1-2-8 晶状体脱位

2. 白内障 晶状体透明度降低或者颜色改变所导致的光学质量下降的退行性改变。晶状体在裂隙灯显微镜下观察可见点状、冠状以及绕核性的浑浊,不同类型的白内障分别有其特征性的浑浊表现,患者自觉症状包含视力下降、屈光状态改变、单眼或双眼复视、视野缺损等改变(图1-2-9)。处理建议：根据患者屈光状态改变进行验光调整，保证患者视觉质量。当配镜无法提高患者视力到正常生活工作状态，可转诊眼科行白内障手术治疗。

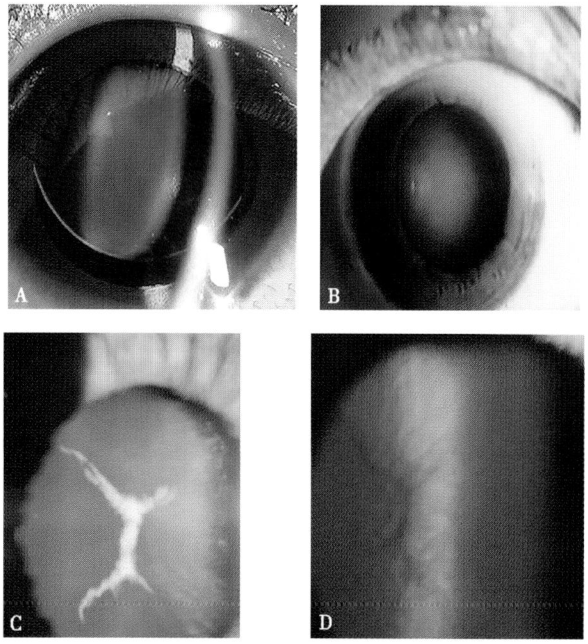


**图 1-2-9　晶状体不同的形态**

A. 晶状体脱位　B. 老年性白内障　C. 先天性白内障　D. 晶状体高密度

## 【实训内容】

### 一、实训目的

1. 掌握眼屈光介质中晶状体的诊查方法及注意事项。

2. 了解眼屈光介质中晶状体的光学特征及生理特征。

### 二、实训准备

1. 环境准备　视光实训室（明亮光线、暗室各一间）。

2. 用物准备　聚光手电筒、裂隙灯显微镜。

3. 检查者准备　穿白大衣、洗手、戴帽子和口罩。

### 三、操作步骤

1. 让被检者取坐位，在明亮光线的室内用聚光手电筒以望诊的方法检查。然后用裂隙灯显微镜在暗室下进行详细检查。

2. 用聚光手电筒照射晶状体，首先观察晶状体的位置，有无脱位、半脱位等；其次观察晶状体的透明度，有无混浊，混浊物是在晶状体的囊膜下、皮质或是核内等。如有前葡萄膜炎时，色素可沉积于晶状体前表面，新鲜的虹膜后粘连被药物拉开后，在晶状体前表面可留下环形色素，表现为晶状体前混浊。

3. 晶状体是透明的，而且大部分在虹膜之后，所以要了解晶状体的全面情况应用 1% 阿托品眼药膏或 0.5% 托吡卡胺眼药水扩瞳后用裂隙灯显微镜进行详细检查。主要用裂隙灯弥散光照射法和直接焦点照射法。首先检查晶状体有无混浊，其混浊的部位是囊膜、皮质或是核内；其次检查晶状体混浊的色泽，老年性白内障可呈乳白色、棕黄色、棕黑色，先天性白内障可呈蓝色；再次检查晶状体混浊的形态，有点状、片状、花瓣状、放射状、锅巴状、楔形等；最后检查晶状体混浊的厚度与面积（见图 1-2-9）。

4. 整理清洁用物，记录检查结果。

**四、注意事项**

1. 如需扩瞳检查，需提前让指导老师检查前房深度及测量眼压并询问有无青光眼的病史等，切勿盲目扩瞳。

2. 用聚光手电筒检查晶状体时需保持手电筒的光线明亮。

**五、实训记录与小结**

姓名____________学号____________实训日期____________指导教师____________

**表1-2-5 实训记录报告（眼屈光介质检查与分析——晶状体）**

| 实训条件 | 记录 | 实训内容 | 实训结果 |
|---|---|---|---|
| 实训人员 | | 晶状体的简易检查 | |
| 实训环境 | | | |
| 实训用物 | | 晶状体的裂隙灯显微镜检查 | |
| 实训对象 | | | |
| 注意事项 | | | |
| 成绩记录 | | 教师签名 | |

**六、实训考核评分标准**

**表1-2-6 实训考核评分标准（眼屈光介质检查与分析——晶状体）**

| 序号 | 考核内容 | 配分 | 评分标准 | 扣分 | 得分 |
|---|---|---|---|---|---|
| 1 | 素质要求 | 10 | 着装整洁、举止得体，态度和蔼 | | |
| 2 | 操作前准备 | 20 | 环境准备、用物准备、检查者准备。错一项扣5分 | | |
| 3 | 晶状体的一般检查 | 30 | 用聚光手电筒检查晶状体的位置及晶状体混浊程度。错一项扣10分 | | |
| 4 | 裂隙灯显微镜下的检查 | 40 | 用裂隙灯弥散光照射法和直接焦点照射法检查晶状体有无混浊、混浊的色泽、形态及混浊的厚度及面积。错一项扣10分 | | |
| | 合计 | 100 | | | |

评分人： 年 月 日

## 1.2.4 眼屈光介质检查与分析——玻璃体

### 【相关拓展知识】

**一、玻璃体的形态特征与生理特性**

玻璃体位于晶状体后、视网膜前，正常状态下是一种透明的弹性凝胶体，充满眼球后段。玻璃体总体积约3.9ml，约占眼球容量的4/5。玻璃体本身无血管，主要成分是水和胶质，通过玻璃体的光线基本上不发生散射，因而玻璃体具有良好的透明度。玻璃体是眼内容积最大的屈光介质，其主要功能是支持视网膜、脉络膜、巩膜和晶状体，维持眼球形状。玻璃体凝胶随着年龄的增长会出现液化，玻璃体液化最先见于中央玻璃体，随着年龄的增长玻璃体后脱离的概率增加。玻璃体无再生能力，如液化流失所造成的空隙由房水填充。

**二、玻璃体的异常与处理建议**

1. 玻璃体混浊与液化　是玻璃体疾病常见的体征，当玻璃体内固体成分聚集，或有血液进入玻璃体内，出现不透明体，称为玻璃体混浊；玻璃体也可因各种因素发生玻璃体内代谢变化，导致玻璃体凝胶主体的液化和凝缩，玻璃体液化后其基底部后的玻璃体与视网膜相互分离，称为玻璃体后脱离（PVD）；玻璃体纤维增生主要表现为玻璃体内纤维膜或条索形成，由于纤维增生组织常与视网膜相连，容易引起牵拉性视网膜脱离。处理建议：转诊眼科行手术治疗。

2．玻璃体积血　眼底检查时，大量的出血使得整个眼底无法窥视，根据症状与眼底检查进行诊断。玻璃体积血多由于眼内血管疾性疾病和损伤所导致，也可由全身性疾病所引起。处理建议：出血量少不需要特别处理，患者可自行吸收。出血量大吸收困难者，转诊眼科行玻璃体切割手术。

## 【实训内容】

### 一、实训目的

1．掌握眼屈光介质中玻璃体的诊查方法及注意事项。

2．了解眼屈光介质中玻璃体的特点及病理改变。

### 二、实训准备

1．环境准备　视光实训室。

2．用物准备　裂隙灯显微镜、前置镜、眼科B型超声仪、75%医用酒精、耦合剂、检查床。

3．检查者准备　穿白大衣、洗手、戴帽子和口罩。

### 三、操作步骤

1．让被检者取坐位，用裂隙灯显微镜在暗室下进行检查。

2．前部玻璃体可直接在裂隙灯显微镜下观察。用直接焦点照射法检查前1/3玻璃体，正常情况下，前部1/3玻璃体呈疏松的、无定形的薄纱样结构，随眼球运动而变化形状。检查后部玻璃体需加一前置镜，充分散瞳后，将前置镜放于被检者眼前，光线与裂隙灯显微镜呈10°以内夹角，寻找焦点依次后移检查后部玻璃体（图1-2-10）。

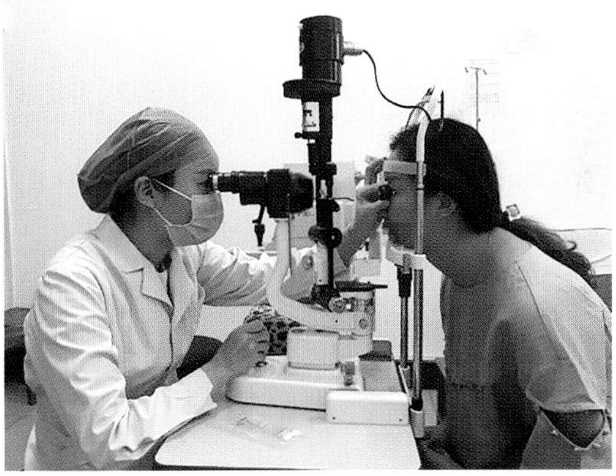

图1-2-10　裂隙灯显微镜下检查玻璃体

3．如屈光介质混浊而不能用裂隙灯显微镜检查时，可用眼科B型超声仪进行检查（图1-2-11）。B超检查可以显示玻璃体混浊的程度及部位，有无玻璃体后脱离，是否合并视网膜脱离等眼内形态改变。首先打开B超仪器，输入患者资料，用75%医用酒精进行探头消毒，嘱被检者平躺于检查床上，闭双眼，将耦合剂涂于被检眼上；其次进行B超的测量，进行垂直、水平、鼻侧、下方、颞侧、上方扫描，用高增益查找玻璃体混浊，降低增益显示病变厚度。如发现病变再次进行横向和纵向扫描，必要时可进行八个方位的扫描；最后选择病变特征明显的图像冻结、保存并打印出结果（图1-2-12）。检查结束后将被检者眼睑上的耦合剂擦拭干净。

4．整理清洁用物，记录检查结果。

### 四、注意事项

1．做眼B超前，对被检者简单说明操作，以消除其紧张心理，使其精神放松。

2．眼B超检查时需要在被检者眼睑表面涂抹耦合剂，检查结束时应给予清洁。

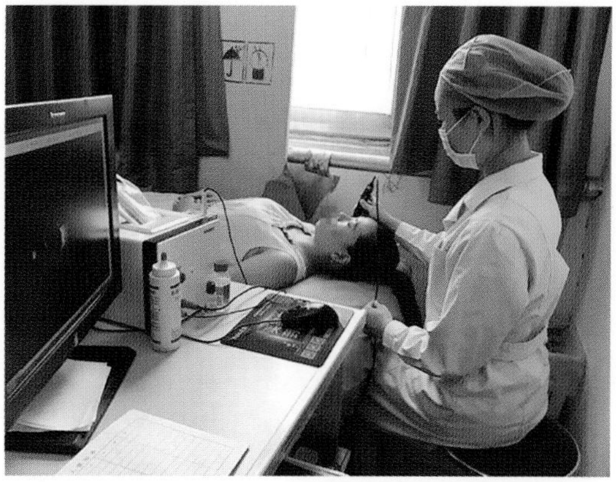

图 1-2-11　眼部 B 型超声仪下检查玻璃体

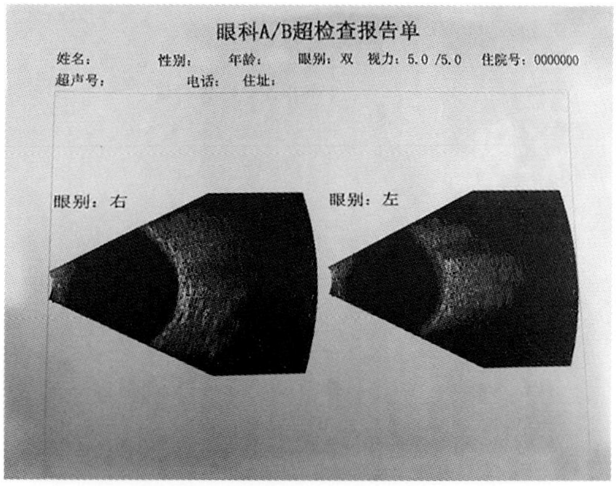


图 1-2-12　眼部 B 型超声仪检查结果

## 五、实训记录报告

姓名＿＿＿＿＿＿学号＿＿＿＿＿＿实训日期＿＿＿＿＿＿指导教师＿＿＿＿＿＿

表 1-2-7　实训记录报告（眼屈光介质检查与分析——玻璃体）

| 实训条件 | 记录 | 实训内容 | 实训结果 |
|---|---|---|---|
| 实训人员 | | 裂隙灯显微镜下检查玻璃体 | |
| 实训环境 | | | |
| 实训用物 | | 眼科 B 型超声仪检查玻璃体 | |
| 实训对象 | | | |
| 注意事项 | | | |
| 成绩记录 | | 教师签名 | |

## 六、实训考核评分标准

表 1-2-8　实训考核评分标准（眼屈光介质检查与分析——玻璃体）

| 序号 | 考核内容 | 配分 | 评分标准 | 扣分 | 得分 |
|---|---|---|---|---|---|
| 1 | 素质要求 | 10 | 着装整洁、举止得体，态度和蔼 | | |
| 2 | 操作前准备 | 20 | 环境准备、用物准备、检查者准备。错一项扣 5 分 | | |
| 3 | 裂隙灯检查玻璃体 | 20 | 用裂隙灯显微镜直接焦点照射法检查前 1/3 玻璃体，然后加前置镜检查后部玻璃体。错一项扣 10 分 | | |
| 4 | 眼科 B 型超声仪检查玻璃体 | 50 | 用眼科 B 型超声仪检查玻璃体混浊的程度及部位。应正确开机，告知被检者平躺；应正确消毒探头；应正确进行 B 超的测量；应正确找对玻璃体混浊的程度及部位；应正确选择图片、打印并保存。错一项扣 10 分 | | |
| | 合计 | 100 | | | |

评分人：　　　　　　　　　　　　　　　　　　　　　　　　年　月　日

# 1.3 眼底检查与分析

## 【实训意义】

眼底检查是眼视光初始眼健康检查中非常重要的一个环节，由于眼底的血管与神经是全身唯一可以通过肉眼在无创伤条件下直接观察到的血管与神经，对于初始眼健康检查中眼底和视路疾病的筛查有着直观、高效、无创伤的作用。同时如高血压、糖尿病等全身性的器质病变在眼底也会有相应表现，通过眼底的检查就可以了解这些疾病的发生与发展过程。所以对于从事本专业的学生来说，掌握通过眼底检查设备进行眼底检查，对于验光与角膜接触镜的验配工作都有帮助，是非常实用的一项视光学诊断技术。

本实训项目：通过依靠眼底检查设备对眼底的检查，了解并熟悉基本的眼底生理结构，通过对于眼底镜的熟练使用，从而进一步提高对眼底的检查能力；并将检查到的各项体征结合到验光技术与角膜接触镜验配技术中去，为屈光患者的综合诊断与处置奠定良好基础。

## 【相关拓展知识】

1. 眼底的基本形态与特征　通常认为的眼底是眼球后极部的内侧面，其上覆盖有无色透明的视网膜，在视网膜上面有视盘与黄斑，视网膜动静脉从视盘穿过。

正常视网膜是一种精细样薄膜状组织，呈橘红色反光，可分为视网膜色素上皮层与感光视网膜两部分。在视网膜的后部，视网膜内的各层都终止于视盘。

视盘多为圆形或者椭圆形，呈淡红色，鼻侧颜色略红，颞侧颜色略浅，垂直径 1.7mm，横径 1.5mm，边缘因色素沉着边界清晰，可称为视盘。而位于视盘中央部或稍偏向颞侧位置的生理凹陷颜色相对较浅，称为视杯。生理凹陷大小与视盘大小之比称为杯盘比值（C/D），正常杯盘比为 $C/D \leqslant 0.3$。视盘是视神经纤维聚合组成视神经的起始端，由于不存在视觉细胞，所以不产生视觉，在视野中是生理盲点。

视网膜中央血管穿过视盘表面后分为鼻上、鼻下、颞上及颞下四支，以后再反复分为更多细小分支，布满整个视网膜。动、静脉管径粗细之比约为 2∶3，相互交叉时可出现压迹。动脉颜色鲜红，静脉颜色暗红。正常时，动、静脉走行舒缓，管径逐渐变细。而发生病变时，则出现管径粗细不均、迂曲、扭转，甚至出现闭塞等变化。

黄斑位于视盘的颞侧下方，是视轴的终点。黄斑区富含叶黄素，比周围视网膜颜色稍暗。黄斑中央的凹陷称为黄斑中心凹，是视力最敏锐的地方。黄斑区视网膜偏薄，色素上皮细胞稠密，视网膜后的脉络膜毛细血管密集，反光较弱，因此成年人颜色为暗红色，婴幼儿以及青少年则为红褐色（图 1-3-1）。

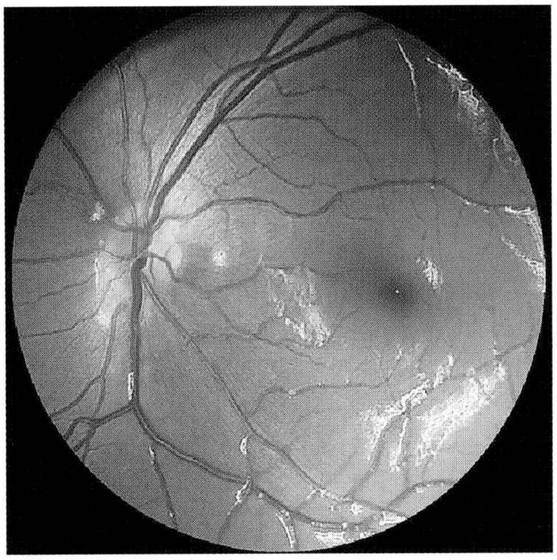

图 1-3-1　青少年眼底

2. 检眼镜基本原理　检眼镜属于眼部形态学检测设备，是眼科一种重要的常用设备，也是眼底检查的主要设备。直接检眼镜采用梅氏检影镜原理，包含照明系统与观察系统两部分，能为检查者提供一个无立体感的正像。观察系统包括窥孔与聚焦补偿系统，补偿透镜可以为检查者提供 +20～−25D 的聚焦补偿范围。

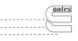

## 【实训内容】

### 一、实训目的

1. 掌握眼底基本生理结构。

2. 掌握直接检眼镜的使用方法与流程。

### 二、实训准备

1. 环境准备　视光实训室(暗室一间)。

2. 用物准备　直接检眼镜。

3. 检查者准备　穿白大衣并洗手,取站位。

4. 被检者准备　端坐位,平视前方。

### 三、操作步骤

1. 位于暗室环境中,打开直接检眼镜电源,检查者位于被检者右侧,右手持直接检眼镜,右眼通过窥孔观察被检者右眼,然后同样位于左侧,左手持镜,左眼观察被检者左眼。

2. 将聚焦补偿透镜转盘拨至“0”位,距离受检眼 2～5cm,结合检查者与被检查者的屈光状态,将聚焦补偿系统拨盘拨至观察眼底最清晰位置。嘱患者向正前方注视,检眼镜光源通过瞳孔偏颞侧 15°可以照射和观察到视盘,再分别依鼻上、鼻下、颞上、颞下血管走向检查视网膜周边部。最后嘱患者注视直接检眼镜光源,可观察到被检查者黄斑部区域。

3. 认真记录眼底检查与视野检查结果,并逐一对阳性体征进行诊断。①记录视盘大小与形状,来判别是否存在先天发育异常的情况;②记录视盘的颜色,来判别是否存在视神经萎缩的情况;③记录视盘边界是否清晰,结合周边视野是否缩窄,特别是鼻下方,来判别被检查者是否存在视盘水肿或视神经炎;④记录患者杯盘比大小,如 $C/D>0.6$,结合被检者眼压与视野的情况,来判别被检者是否存在青光眼;⑤记录眼底血管的颜色,形态,是否有搏动,交叉压迫症以及动静脉的比例关系,来判别患者是否存在原发性心脑血管疾病;⑥记录黄斑中心凹光反射情况,结合患者自身视力情况,以及视物变形,中心部固定暗点,来判别患者是否存在近视性黄斑变性,并正确记录黄斑中心凹的注视性质;⑦记录视网膜是否存在出血,渗出,以及大小、形状、数量,来判别被检查眼是否存在眼底出血或内分泌系统疾病。

### 四、注意事项

1. 眼底检查选择暗室条件,视野对照法检查选择自然光环境。

2. 遵循检查顺序避免漏查。

3. 检查时动作轻柔而迅速,尽量不造成被检者的不适。

4. 检查完毕后关闭直接检眼镜电源。

### 五、实训记录报告

姓名__________学号__________实训日期__________指导教师__________

**表 1-3-1　实训记录报告(眼底检查与分析)**

| 实训条件 | 记录 | 实训内容 | 实训结果 |
|---|---|---|---|
| 实训人员 | | 右眼眼底检查 | |
| 实训环境 | | | |
| 实训用物 | | 左眼眼底检查 | |
| 实训对象 | | | |
| 注意事项 | | | |
| 成绩记录 | | 教师签名 | |

## 六、实训考核评分标准

表 1-3-2 实训考核评分标准（眼底检查与分析）

| 序号 | 考核内容 | 配分 | 评分标准 | 扣分 | 得分 |
|---|---|---|---|---|---|
| 1 | 操作前准备工作 | 20 | 环境准备：暗室环境。<br>用物准备：直接检眼镜<br>检查者准备：穿白大衣并洗手。<br>被检者准备：平视前方，端坐位<br>错一项扣 2.5 分 | | |
| 2 | 眼底视盘的检查与记录 | 20 | 正确使用直接检眼镜，正确辨认视盘颜色、大小，形状，边缘是否清晰，以及杯盘比，并做记录，错一个扣 5 分 | | |
| 3 | 眼底血管的检查与记录 | 20 | 正确辨认眼底血管的颜色，形态，是否有搏动，交叉压迫症以及动静脉的比例关系，并做记录，错一个扣 5 分 | | |
| 4 | 眼底黄斑的检查与记录 | 20 | 正确辨认黄斑中心凹光反射情况，确认黄斑中心凹注视性质，错一个扣 10 分 | | |
| 5 | 视网膜的检查与记录 | 20 | 正确辨认记录视网膜是否存在出血，渗出，以及大小、形状、数量。并做记录，错一个扣 5 分 | | |
| | 合计 | 100 | | | |
| 否定项说明：操作时间超过 8min | | | | | |

评分人： 年 月 日

# 1.4 瞳孔检查与分析

## 【实训意义】

瞳孔检查与分析是视光学初始检查不可或缺的一部分。瞳孔是位于虹膜中央稍偏鼻下侧的圆形孔，直径一般为 2～5mm，平均 4mm，两个瞳孔直径相差在 1mm 以内为正常生理现象。其大小随患者年龄、光线强弱、目标远近、屈光状态、情绪变化而有不同。瞳孔异常检查与诊断中应注意检查瞳孔的大小、形状、位置，观察双侧瞳孔是否等大、等圆。同时注意检查瞳孔直接对光反射、间接对光反射以及集合反射，特别要注意检查相对性传入性瞳孔障碍（RAPD）。瞳孔的功能障碍对于眼和脑神经系统疾病均能做出病灶的定位诊断，对于双眼视功能检查部分的结果准确性也会产生影响。

通过对瞳孔的检查与分析，了解并熟悉瞳孔的生理结构，从而进一步提高认识瞳孔功能障碍对于眼与脑神经系统的影响；掌握瞳孔异常检查的方法、诊断结果，具备一定的独立检查能力与正确解读诊断结果的能力，为今后学习眼视光学其他检查与诊断奠定基础。

## 【相关拓展知识】

瞳孔的开大肌与括约肌均属于平滑肌。在黑暗处或看远时瞳孔的散大是由瞳孔开大肌的收缩而产生，开大肌呈放射状位于虹膜周边部，收缩时使瞳孔散大，松弛时瞳孔缩小，瞳孔直径最大可至 8mm 左右。明亮处或看近时瞳孔的缩小是由瞳孔括约肌的收缩而产生，括约肌呈环形位于虹膜的游离缘，收缩时使瞳孔缩小，松弛时瞳孔开大，瞳孔直径最小可至 1.5mm 左右。两条肌肉虽然有拮抗作用，但是由交感及副交感神经支配从而维持精确的平

notes

衡，达到相互协调，即当一条肌肉收缩时，另外一条肌肉则处于松弛状态。

直接对光反射：在暗室内，用手电筒照射受检眼，该眼瞳孔迅速缩小的反应，此反应需要该眼瞳孔反射的传入和传出神经通路共同参与。

间接对光反射：在暗室内，用手电筒照射另侧眼，受检眼瞳孔迅速缩小的反应，此反应只需受检眼瞳孔的传出途径参与。

异常瞳孔反应：①相对传入性瞳孔阻滞：用光线照射患眼时，双侧瞳孔不缩小。而用光线照射健眼时，双侧瞳孔缩小，以 1s 间隔，交替照射双眼，健眼瞳孔缩小，患眼扩大。②Argyll-Robertson 瞳孔：直接光反射消失，集合反射存在。

调节反射：被检者由注视远距离目标转向注视近距离目标的过程中，瞳孔逐渐缩小的过程。

近反射：被检者在注视近距离目标过程中，瞳孔括约肌收缩产生瞳孔收缩、睫状肌收缩产生调节、内直肌收缩产生集合运动的过程。

## 【实训内容】

### 一、实训目的

1. 掌握瞳孔异常检查中形状、大小、对称性检查方式。
2. 掌握各种光反射的检查方式。
3. 熟悉瞳孔正常生理参数与对光反射流程。

### 二、实训准备

1. 环境准备　视光实训室(光线可调节为暗室)。
2. 用物准备　聚光手电筒或笔灯、直尺或瞳距尺、遮盖板。
3. 检查者准备　穿白大衣并洗手。
4. 被检者准备　被检者对光而坐。

### 三、操作步骤

1. 让被检者取坐位，在明亮光线的室内用眼科用笔灯以望诊的方法检查。
2. 检查者用肉眼直接观察。观察被检者双侧瞳孔形状是否等大、等圆、对称。
3. 使用瞳距尺或直尺测量出被检者双侧瞳孔在直视和自然光状态下的直径，并做记录，以 mm 为单位。
4. 光线调整至暗室状态，嘱被检者注视正前方。检查者用笔灯直接照射被检眼，观察被检眼的瞳孔是否迅速缩小，如迅速缩小说明被检眼瞳孔直接对光反射正常(图 1-4-1)。
5. 光线调整保留在暗室状态，嘱被检者注视正前方。检查者用笔灯照射被检眼的对侧眼，并以一手或隔板挡住光线以免对检查眼受照射而形成直接对光反射。同时观察被检眼的瞳孔是否迅速缩小，如迅速缩小说明被检眼瞳孔间接对光反射正常(图 1-4-2)。

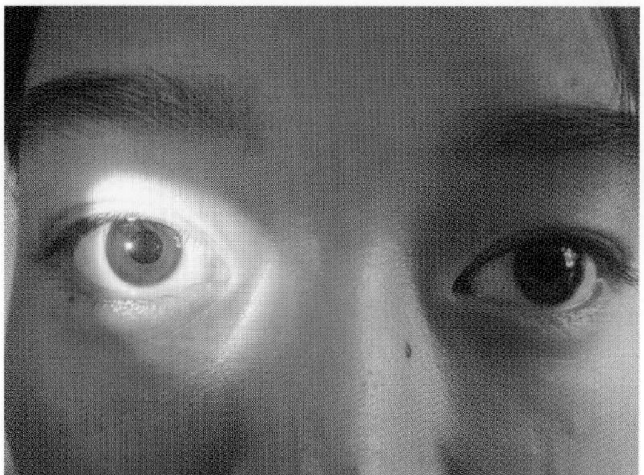

图 1-4-1　瞳孔直接对光反射

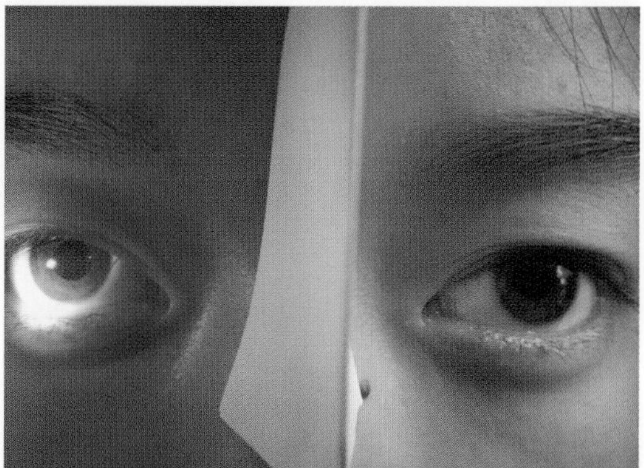

图 1-4-2　瞳孔间接对光反射

notes

6. 光线调整保留在暗室状态，嘱被检者注视正前方，检查者用笔灯照射被检者患侧眼，双侧瞳孔不缩小。而用光线照射被检者健侧眼时，双侧瞳孔缩小，以1秒间隔，交替照射双眼，健眼瞳孔缩小，患眼扩大，说明被检者存在异常瞳孔反应-相对传入性瞳孔阻滞。

### 四、注意事项

1. 瞳孔对光反射结果在记录时：0=瞳孔完全没有缩小，1=瞳孔轻度缩小，2=瞳孔中度缩小，3=瞳孔明显缩小。改变速度：缓慢缩小记为"−"，迅速缩小记为"+"。如：OD直接对光反射2+；间接对光反射2+，OS直接对光反射2+；间接对光反射2+。

2. 在相对性传入性瞳孔障碍（RAPD）的检查结果记录中。如果两眼被照时瞳孔收缩的程度和幅度相同，则认为Marcus-Gunn瞳孔阴性；如果两眼被照时瞳孔收缩的程度和幅度不同，则认为Marcus-Gunn瞳孔阳性。

### 五、实训记录与小结

姓名＿＿＿＿＿＿学号＿＿＿＿＿＿实训日期＿＿＿＿＿＿指导教师＿＿＿＿＿＿

表1-4-1　实训记录报告（瞳孔检查与分析）

| 实训条件 | 记录 | 实训内容 | 实训结果 |
|---|---|---|---|
| 实训人员 | | 瞳孔直接、间接对光反射检查 | |
| 实训环境 | | | |
| 实训用物 | | 相对性传入性瞳孔障碍检查 | |
| 实训对象 | | | |
| 注意事项 | | | |
| 实训讨论 | 1. 影响瞳孔直径的因素有哪些？ | | |
| | 2. 影响瞳孔形状与对称性的因素有哪些？ | | |
| | 3. 瞳孔对光反射的分类与操作方法？ | | |
| 成绩记录 | | 教师签名 | |

### 六、实训考核评分标准

表1-4-2　实训考核评分标准（瞳孔检查与分析）

| 序号 | 考核内容 | 配分 | 评分标准 | 扣分 | 得分 |
|---|---|---|---|---|---|
| 1 | 完成对瞳孔形状，对称性，外观检查 | 20 | 每少一项，扣10分 | | |
| 2 | 瞳孔直径的测量与记录 | 20 | 操作错误或记录错误，扣10分 | | |
| 3 | 直接对光反射与记录 | 20 | 操作错误或记录错误，扣10分 | | |
| 4 | 直接对光反射与记录 | 20 | 操作错误或记录错误，扣10分 | | |
| 5 | 相对传入性瞳孔阻滞的检查与记录 | 20 | 操作错误或记录错误，扣10分 | | |
| | 合计 | 100 | | | |
| 否定项说明：操作时间超过3min | | | | | |

评分人：　　　　　　　　　　　　　　　　年　月　日

## 1.5　斜视与双眼运动检查与分析

### 【实训意义】

斜视是眼科疾病中比较常见的一种，由于斜视患者的双眼不能同时注视目标，不仅影响患者的外观，更影响患者的视觉功能和质量，尤其是对于儿童青少年，视功能的影响是更为严重的；不仅造成视力下降，更有甚导致弱视、失去双眼视功能。故斜视严重影响了患者

notes

的学习、生活和工作，导致身心俱损。因此对于斜视来说，应做到早检查、早诊断、早治疗。

斜视可分为共同性斜视和麻痹性斜视两大类，共同性斜视眼球无运动障碍，麻痹性斜视则有眼球运动受限，故患者的双眼运动检查也格外重要。除此之外，斜视临床处理过程中常用的检查方法主要有角膜映光法、遮盖法、棱镜加遮盖试验。下面就以上几种检查方法做详细阐述。

### 1.5.1 角膜映光法

**【相关拓展知识】**

角膜映光法又称为Hirschberg测试法，是由Hirschberg于1875年设计而得名，是查看眼位有无偏斜的常用测试方法。即让被检者注视笔灯，检查者通过被检者角膜上的灯光反射点位置偏离瞳孔中心位置的方向和大小来判断眼位的偏斜类型和大小。对于轻度斜视者，由于偏离位置较小，很难通过角膜映光来发现斜视，但对于较大的斜视来说，却不失为一种简单快捷的操作方法，因此临床应用较为普遍，尤其适用于婴幼儿的斜视检查。

检查目的：角膜映光法通常是在其他眼位精细检查方法不能使用时，来确定眼位的偏斜类型和大小。

角膜上反光点的位置通常反映视轴的位置，由于大部分人的瞳孔轴及视轴都会有细微的差异，从而导致角膜反光点位置不在瞳孔中心，形成了假性的斜视，尤其在kappa角（瞳孔轴及视轴所产生的角）较大的情况下，更为明显。因此在较大kappa角的情况下，角膜映光法测试中，我们应该考虑kappa角的存在。kappa角5°以内为生理性。正kappa角超过10°外观给人以外斜视感觉；负kappa角外观给人以内斜视感觉。kappa角可认为是双眼单视状态下的生理斜度，在判断斜视发生时的斜视角大小时，要考虑kappa角影响。

**【实训内容】**

**一、实训目的**

1. 能使用角膜映光法来确定眼位的偏斜类型和大小。
2. 熟悉kappa角的存在。
3. 掌握kappa角在角膜映光法中的影响。

**二、实训准备**

1. 环境准备　暗室或者半暗室；检查距离0.5m。
2. 物品准备　凳子，遮盖板，笔灯。
3. 注意观察两眼角膜上反光点的位置与瞳孔中心的位置关系。

**三、操作步骤（视频1.5.1）**

视频1.5.1 角膜映光法

1. 被检者不戴眼镜，睁开双眼。
2. 检查者手握笔灯，将笔灯对准患者面部中央，与眼同高，距离患者约50cm，嘱患者注视笔灯灯光。
3. 遮盖被检者左眼，检查者的眼睛位于笔灯正后方，观察被检者右眼角膜上反光点的位置和瞳孔的相对位置，确定右眼kappa角。可能有以下三种情况：

（1）角膜反光点位于瞳孔中心中央部（kappa角为0）

（2）角膜反光点位于瞳孔中心稍鼻侧（正kappa角）

（3）角膜反光点位于瞳孔中心稍颞侧（负kappa角）

临床常见为正 kappa 角，若正 kappa 角较大，外斜者显得斜视度更大，内斜者显得斜视度较小。

4. 遮盖被检者右眼，重复第三步操作，观察左眼角膜反光，确定左眼 kappa 角。

5. 撤掉遮盖板，观察被检者双眼注视时，两眼的角膜反光位置。

6. 比较第 3、4 步单眼注视时角膜反光位置和第 5 步中双眼注视时的角膜反光位置：

（1）如果单眼注视时与双眼注视时每只眼的角膜反光位置相同，说明被检者没有斜视。

（2）如果有一眼的反光位置不同，说明被检者有斜视：角膜反光点位置相同的眼是注视眼，另一眼为偏离眼。①根据偏离眼上的瞳孔反光点和 kappa 角反光点之间的位置关系，判断斜视类型；②观察偏离眼上的瞳孔反光点和 kappa 角反光点之间的偏移量（mm），就是此偏离眼的偏移量（图 1-5-1）。

例如：患者左、右眼单眼注视笔灯时的角膜反光点均在瞳孔中心的鼻侧 1mm 处，说明患者左右眼的 kappa 角都是 +1mm；当患者两眼同时注视笔灯灯光时，右眼反光点偏向瞳孔中心鼻侧 1mm，说明此时右眼反光点位置恰位于自身 kappa 角反光点之处，反光位置相同，由此可知右眼为注视眼；而此时左眼反光点偏向瞳孔中心颞侧 1mm，说明左眼瞳孔反光点偏离其 kappa 角反光点位置颞侧 2mm。反射光点位置 1mm 的偏离相当于 $22^{\Delta}$，因此，患者左眼内斜视 $44^{\Delta}$。

图 1-5-1 显示双眼同时注视笔灯，右眼偏离瞳孔中心 +0.5mm，与右眼单独注视时的 kappa 结果相同仍为 +0.5mm，所以右眼为注视眼；而左眼偏离瞳孔中心 −2.5mm 与左眼单独注视时的 kappa 结果 +0.5mm，有 −3mm 的差异，表示为左眼 $66^{\Delta}$ 内斜视。

图 1-5-2 显示双眼同时注视笔灯，右眼偏离瞳孔中心 +2.5mm，与右眼单独注视时的 kappa 结果 +0.5mm，故有 2mm 的差异；而左眼偏离瞳孔中心 +0.5mm 与左眼单独注视时的 kappa 结果 +0.5mm 相同，因此左眼为注视眼，右眼 $44^{\Delta}$ 外斜视。

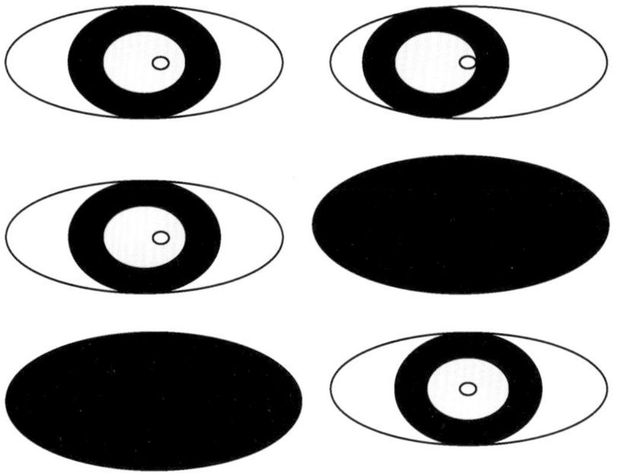

图 1-5-1　角膜顶点映光检查

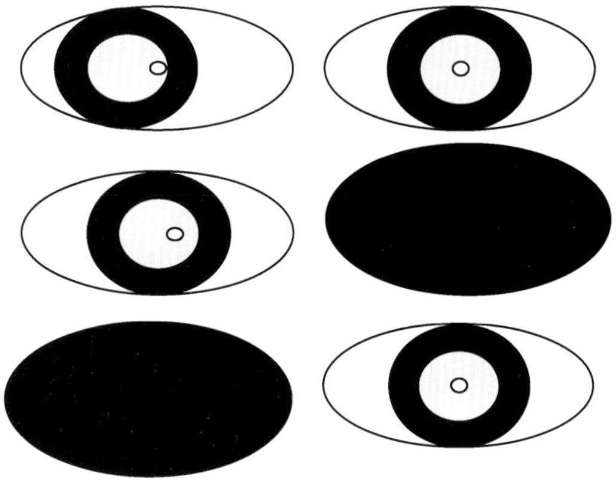

图 1-5-2　确定偏斜程度与大小

在上述检查方法中由于偏离的距离不好估计，所以在通常的应用中把瞳孔缘和角膜缘作为两个参考标志：①非注视眼角膜映光点位于瞳孔缘，相当于眼位偏斜 15°：反光点位于鼻侧瞳孔缘，说明外斜 15°；反光点位于颞侧瞳孔缘，说明内斜 15°；②映光点位于角膜缘，相当于偏斜 45°：映光点位于鼻侧角膜缘，外斜 45°；映光点位于颞侧角膜缘，内斜 45°；③角膜映光点位于瞳孔缘与角膜缘中间，相当于偏斜 30°：位于鼻侧，外斜 30°；位于颞侧，内斜 30°。

如图 1-5-3 所示：左眼外斜分别为 15°；30°；45°。

如图 1-5-4 所示：左眼内斜分别为 15°；30°；45°。

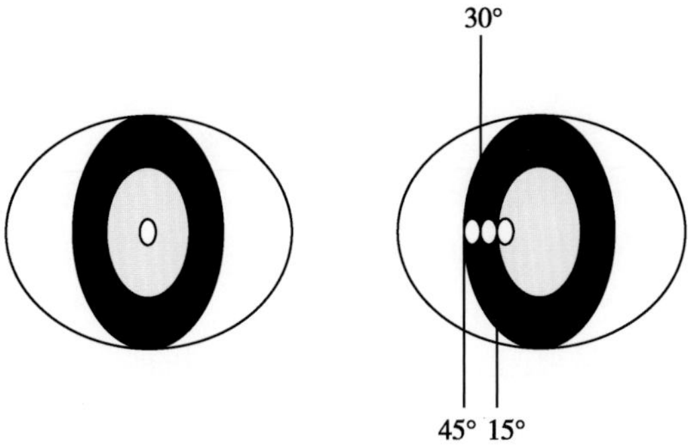

图 1-5-3　左眼外斜分别为 15°；30°；45°

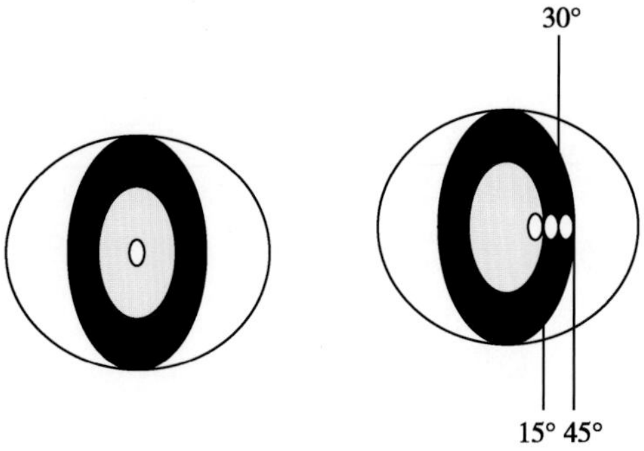

图 1-5-4　左眼内斜分别为 15°；30°；45°

7. 记录结果

（1）根据偏离眼上的瞳孔反光点和 kappa 角反光点之间的位置关系，判断斜视类型（表 1-5-1）。

**表 1-5-1　角膜反光点位置与偏斜类型的关系**

| 瞳孔反光点相对 kappa 角反光点的位置 | 偏斜类型 |
|---|---|
| 鼻侧 | 外斜视 |
| 颞侧 | 内斜视 |
| 上方 | 下斜视 |
| 下方 | 上斜视 |

（2）观察偏离眼上的瞳孔反光点和 kappa 角反光点之间的偏移量（mm），就是此偏离眼的偏移量（反射光点位置 1mm 的偏离相当于 $22^{\Delta}$）。

## 四、注意事项

由于偏离的距离不好估计，所以在通常的应用中把瞳孔缘和角膜缘作为两个参考标志：①非注视眼角膜映光点位于瞳孔缘，相当于眼位偏斜 15°，反光点位于鼻侧瞳孔缘，说明外斜 15°；反光点位于颞侧瞳孔缘，说明内斜 15°；②映光点位于角膜缘，相当于偏斜 45°。映光点位于鼻侧角膜缘，外斜 45°；映光点位于颞侧角膜缘，内斜 45°；③角膜映光点位于瞳孔缘与角膜缘中间，相当于偏斜 30°；位于鼻侧，外斜 30°；位于颞侧，内斜 30°。

## 五、实训记录与小结

姓名____________学号____________实训日期____________指导教师____________

**表 1-5-2　实训记录报告（角膜映光法）**

<table>
<tr><th>实训条件</th><th>记录</th><th>实训内容</th><th>实训结果</th></tr>
<tr><td>实训人员</td><td></td><td rowspan="2">右眼角膜映光检查</td><td rowspan="2"></td></tr>
<tr><td>实训环境</td><td></td></tr>
<tr><td>实训用物</td><td></td><td rowspan="2">左眼角膜映光检查</td><td rowspan="2"></td></tr>
<tr><td>实训对象</td><td></td></tr>
<tr><td>注意事项</td><td colspan="3"></td></tr>
<tr><td>成绩记录</td><td></td><td>教师签名</td><td></td></tr>
</table>

## 六、实训考核评分标准

表 1-5-3　实训考核评分标准(角膜映光法)

| 序号 | 考核内容 | 配分 | 评分标准 | 扣分 | 得分 |
|---|---|---|---|---|---|
| 1 | 工作距离的判定 | 10 | 检查距离不相符者，扣10分 | | |
| 2 | 检查者被检者水平高度是否持平 | 20 | 检查者与被检者眼睛水平高度不一致者，扣20分 | | |
| 3 | 笔灯位置<br>是否正确 | 10 | 笔灯未对准患者面部中央，与眼同高者，扣10分 | | |
| 4 | 观察方法 | 10 | 不能准确观察者，扣10分 | | |
| 5 | 偏斜类型判定 | 20 | 不能判断偏斜类型者，扣20分 | | |
| 6 | 记录结果 | 30 | 记录结果不清楚，一次扣10分 | | |
| | 合计 | 100 | | | |
| 否定项说明：操作时间超过6min | | | | | |

评分人：　　　　　　　　　　　　　　　　　　　　　　　　年　月　日

## 1.5.2　遮盖法

### 【相关拓展知识】

遮盖试验检查是一种操作简单、方便易行的定性检查方法(为 stilling-1885 年首创，并被 Duane-1889 年推广使用)，可以很快地确定眼位偏斜的性质和方向，测定不同注视眼位时眼球偏斜的特征，判断斜视眼的固视状态，发现眼球运动有无异常，此方法是斜视临床检查中最常用的一种检查方法(旋转性斜视不能用此法检查)。遮盖试验又分为交替遮盖和遮盖与去遮盖两种方法。

交替遮盖检查法如图 1-5-5 所示，检查者用遮盖板遮盖被检者一眼，嘱被检者另一眼注视视标，遮盖时间超过 5s 后，很快将遮盖板移向另一眼，观察刚刚被遮盖眼在去掉遮盖时的运动状况，是否出现移动以及移动方向和移动速度，用以检查患者是否有斜位。在交替遮盖的整个过程中，由于患者始终有一眼被遮盖，单眼视物，没有双眼同时看的机会，也就没有建立融合的可能性，因此不能区分显斜视和隐斜视，但可以根据眼球的运动来鉴别正位视和斜视。

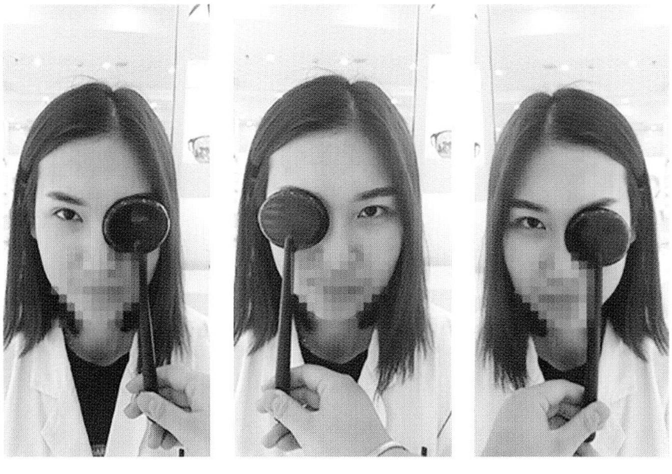

图 1-5-5　交替遮盖法检查

结果判断：只要被遮盖眼在去掉遮盖时发生运动则说明患者有斜视。

（1）如图 1-5-6 所示，如果去掉遮盖的左眼发生从外向内的运动，说明被遮的左眼在遮盖时处于颞侧位，为外斜视。

（2）如图 1-5-7 所示，在交替遮盖过程中，若去掉遮盖的眼发生从内向外的运动，说明被遮眼在遮盖时处于鼻侧位，为内斜视。

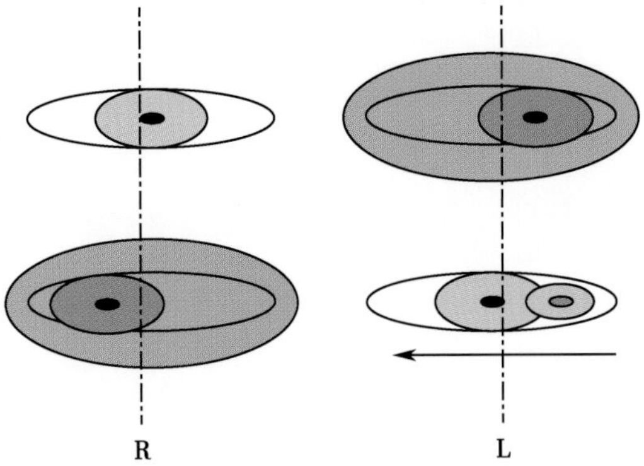


图 1-5-6　外斜视

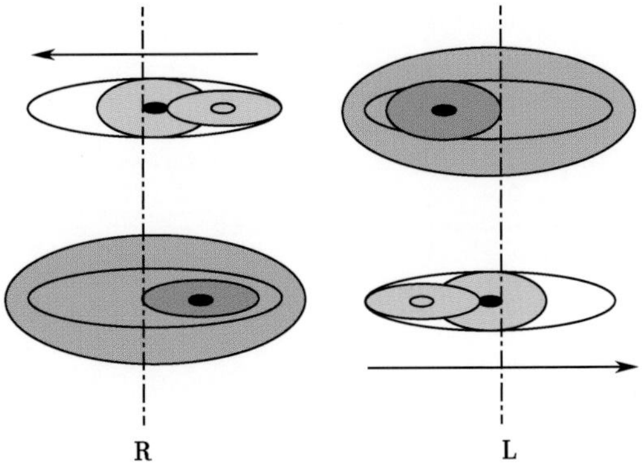


图 1-5-7　内斜视

（3）如果去掉遮盖的眼发生由上至正位移动（图 1-5-8），说明有垂直斜度倾向，为该眼上斜视。

（4）如果去掉遮盖的眼发生由下至正位移动（图 1-5-9），为该眼下斜视。

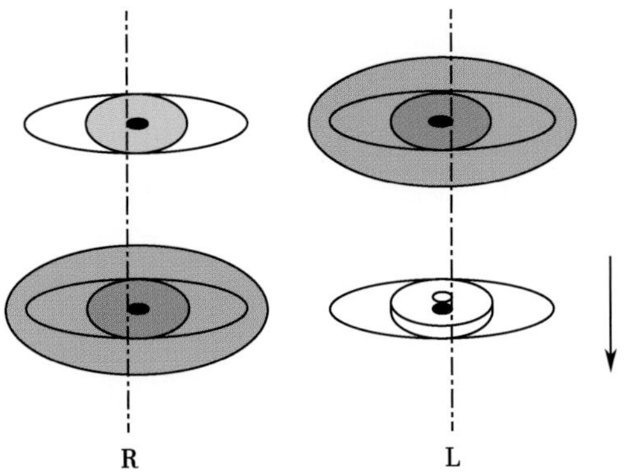


图 1-5-8　左眼上斜视

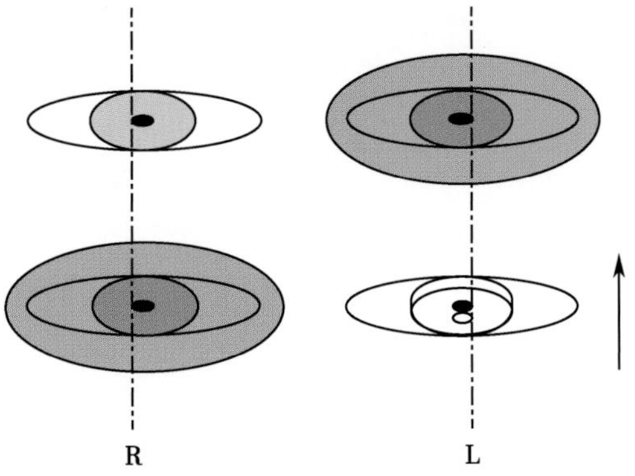


图 1-5-9　左眼下斜视

反复多次交替遮盖两眼，更能清楚辨别眼球位置的情况。

## 【实训内容】

### 一、实训目的

能使用交替遮盖法来区分正位与斜位。

### 二、实训准备

物品准备：凳子，遮盖板。

### 三、操作步骤

1. 检查者与被检者头位约在同一水平线上，被检者不戴眼镜，睁开双眼。

2. 检查者手持遮盖板遮盖被检者一眼，距离患者约 50cm，嘱被检者另眼注视视标。

3. 遮盖时间约超过 5s 后，迅速将遮盖板移向另眼，观察刚刚被遮盖眼在去掉遮盖时的运动情况，是否出现移动以及移动方向和移动速度。

4. 结果判断：只要被遮盖眼在去掉遮盖时发生运动则说明患者有斜视。

（1）如果去掉遮盖的左眼发生从外向内的运动，说明被遮的左眼在遮盖时处于颞侧位，为外斜视。

（2）在交替遮盖过程中，若去掉遮盖的眼发生从内向外的运动，说明被遮眼在遮盖时处于鼻侧位，为内斜视。

（3）如果去掉遮盖的眼发生由上至正位移动说明有垂直斜度倾向，为该眼上斜视。

（4）如果去掉遮盖的眼发生由下至正位移动，为该眼下斜视。

5. 记录结果：例： OD：内斜视 OS：内斜视

**四、注意事项**

在交替遮盖的整个过程中，患者始终有一眼被遮盖，单眼视物。检查过程要反复多次交替遮盖两眼，更能清楚辨别眼球位置的情况。

**五、实训记录报告**

姓名____________学号____________实训日期____________指导教师____________

表 1-5-4 实训记录报告（遮盖法）

| 实训条件 | 记录 | 实训内容 | 实训结果 |
|---|---|---|---|
| 实训人员 | | 右眼交替遮盖实验 | OD： |
| 实训环境 | | | |
| 实训用物 | | 左眼交替遮盖实验 | OS： |
| 实训对象 | | | |
| 注意事项 | | | |
| 成绩记录 | | 教师签名 | |

**六、实训考核评分标准**

表 1-5-5 实训考核评分标准（遮盖法）

| 序号 | 考核内容 | 分值 | 评分标准 | 扣分 | 得分 |
|---|---|---|---|---|---|
| 1 | 检查者被检者的位置关系 | 10 | 检查者与被检者眼睛水平高度不一致扣 10 分 | | |
| 2 | 遮盖时间的判断 | 20 | 遮盖时间超过 5s 后，每秒扣 5 分 | | |
| 3 | 观察方法 | 30 | 未观察被遮眼的运动情况或观察错误者扣 30 分 | | |
| 4 | 斜视类型判定 | 20 | 不能判断斜视类型者扣 20 分 | | |
| 5 | 记录结果 | 20 | 结果每写错一项扣 5 分 | | |
| | 合计 | 100 | | | |
| 否定项说明：操作时间超过 5min | | | | | |

评分人：　　　　　　　　　　　　　　　　　　　　　　　年　月　日

### 1.5.3 遮盖 - 去遮盖法

**【相关拓展知识】**

如图 1-5-10 所示，在遮盖 - 去遮盖检查过程中，检查者用遮盖板遮盖被检者一眼，嘱其另一眼注视目标，同时观察未遮眼的运动变化；遮盖时间超过 5s 后，将遮盖板快速撤离该眼，并观察该被遮眼在去掉遮盖时的运动情况。同样方法改变遮盖的眼别，再用遮盖板遮盖另眼，观察两眼的运动情况。

在遮盖 - 去遮盖的过程中，由于患者被遮盖眼有去掉遮盖的机会，能双眼视物，具有双眼同时看的机会，就有建立融合的可能，所以可以用来鉴别显斜视与隐斜。同时根据分别遮盖两眼时，眼位的变化和幅度大小，能判断注视眼别并能判断第一斜角与第二斜角是否相等。

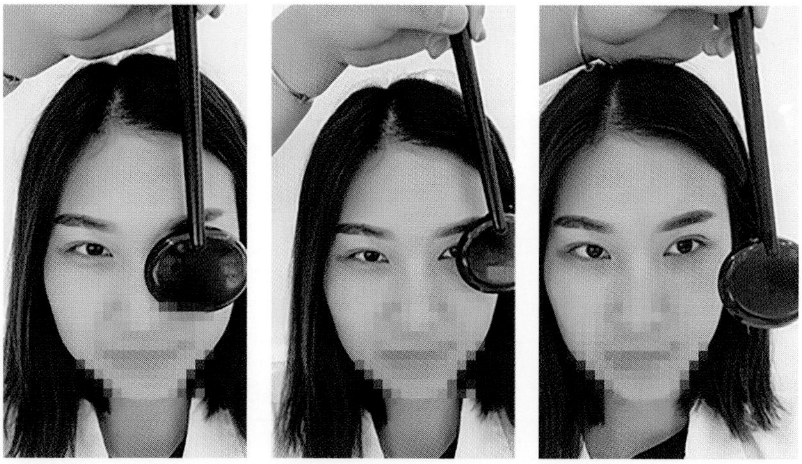

图 1-5-10　遮盖 - 去遮盖法检查

通常情况下，交替遮盖与遮盖 - 去遮盖法连续进行检查，首先通过交替遮盖法，发现患者被遮眼发生运动，即可判断为斜视，在此基础上，再进行遮盖 - 去遮盖检查。

结果分析判断：首先通过交替遮盖试验，观察患者被遮眼在撤掉遮盖时的眼球运动情况。若发现患者被遮眼出现运动，说明有斜视，至于是隐斜视还是显斜视，则需通过遮盖 - 去遮盖进行判断。例如用遮盖板遮盖左眼时，令右眼注视眼前目标，并观察遮盖左眼的同时，右眼有没有发生运动。若右眼没有发生运动，则有两种情况出现：①患者可能为隐斜视；②患者也可能为显斜视，遮盖的左眼可能为斜视眼。由于有交替遮盖的斜视诊断基础，此时被遮盖的左眼位置必定处于斜位上，通过被遮眼去遮盖时，被遮眼的运动变化再做鉴别：

（1）若遮盖板撤离遮盖的左眼后，左眼发生运动，则说明患者有隐斜，因为此时患者有了双眼同时看得机会，建立了融合将眼位拉回到了正位。

从内向外的运动，很快回到正位，如图 1-5-11 所示为内隐斜。

从外向内的运动，很快回到正位，如图 1-5-12 所示为外隐斜。

从上向下的运动，很快回到正位，如图 1-5-13 所示为左眼上隐斜。

从下向上的运动，很快回到正位，如图 1-5-14 所示为左眼下隐斜。

遮盖时，眼睛内移，去遮盖恢复注视时，眼睛向外运动恢复到正位。

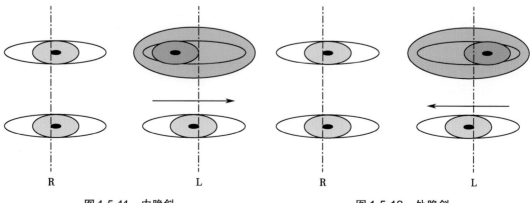

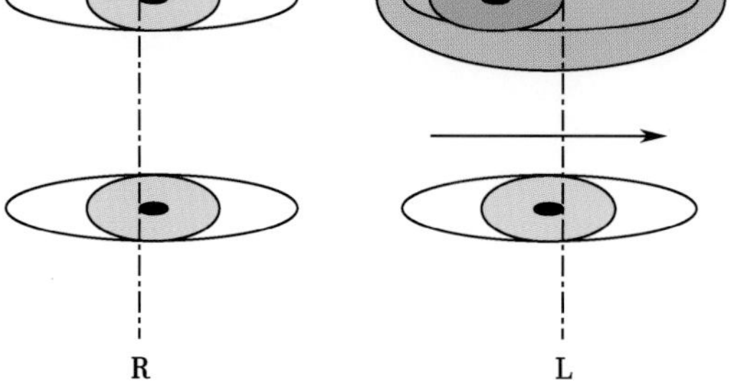


图 1-5-11　内隐斜

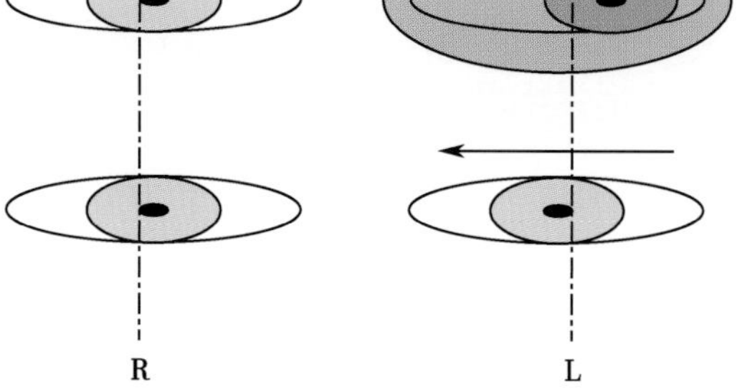


图 1-5-12　外隐斜

遮盖时，眼睛外移，去遮盖恢复注视时，眼睛向内运动恢复到正位。

遮盖时，左眼向上移动，去遮盖恢复注视时眼睛向下运动恢复到正位。

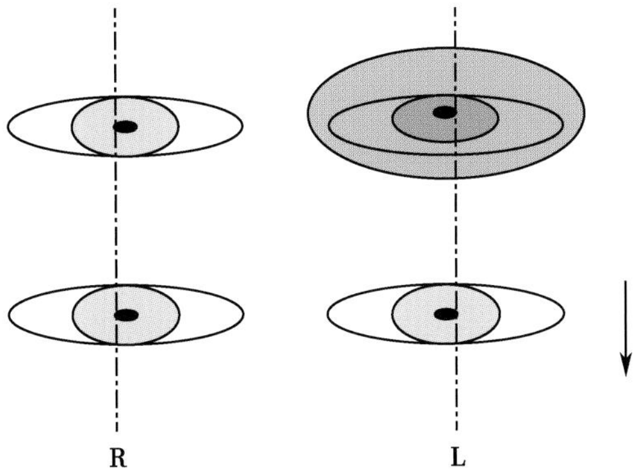


图 1-5-13 左眼上隐斜

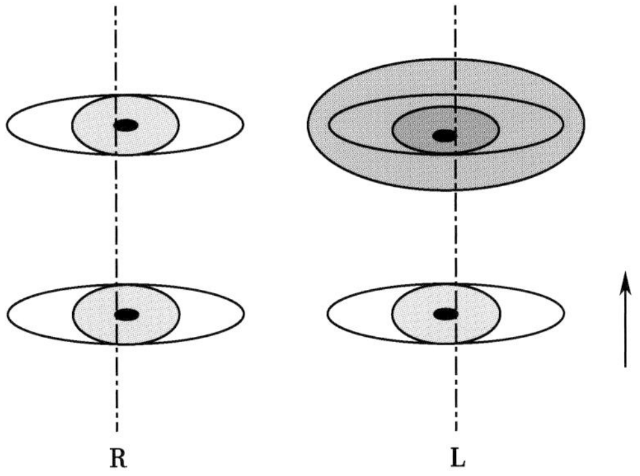


图 1-5-14 左眼下隐斜

遮盖时，左眼向下移动，去遮盖恢复注视时眼睛向上运动恢复到正位。

(2) 若遮盖板撤离遮盖的左眼后，此眼不发生运动，说明患者右眼为注视眼，左眼一直停留在斜位上，为显斜，此时患者有了双眼同时看的机会，眼位还不能拉到正位，说明融合功能缺失，为内显斜(图 1-5-15)。如图 1-5-16 所示，为外显斜。此时还需判断是交替性斜视或是恒定性斜视。

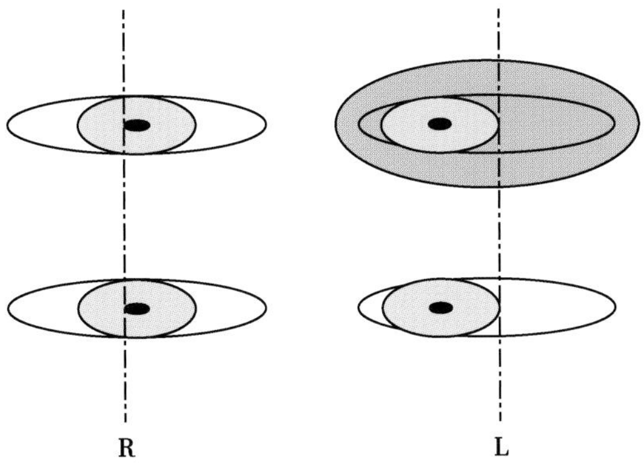


图 1-5-15 左眼去遮盖后不动为内显斜

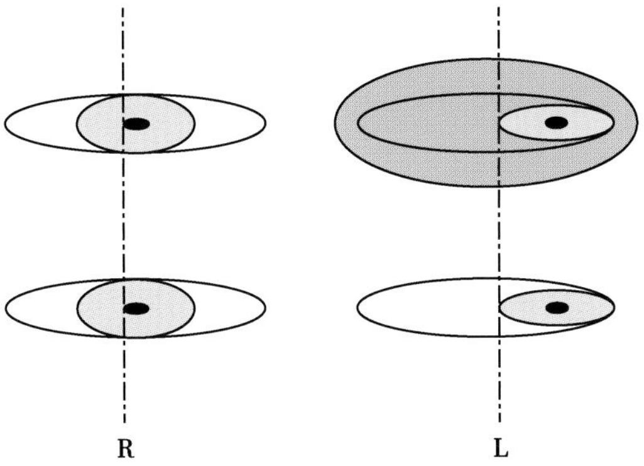


图 1-5-16 左眼去遮盖后不动为外显斜

交换遮盖眼，遮盖右眼，左眼注视目标，此时右眼应处于斜位，去掉右眼遮盖板，右眼不发生运动，说明右眼仍处于斜位上，左眼作为了注视眼，左右眼可分别作为注视眼，为交替性斜视。如图 1-5-17 所示为交替性内斜视，图 1-5-18 所示为交替性外斜视。

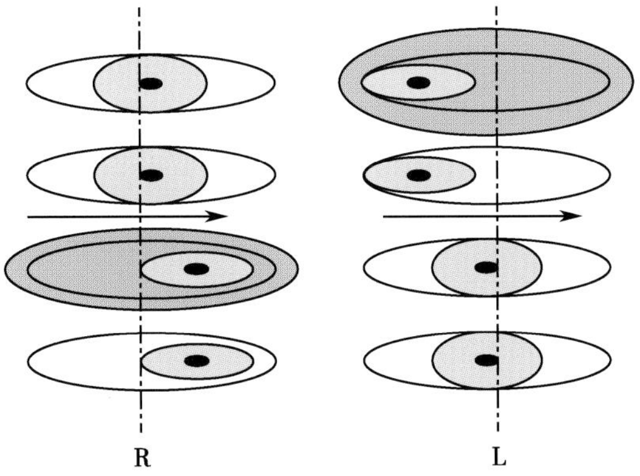


图 1-5-17 交替性内斜视

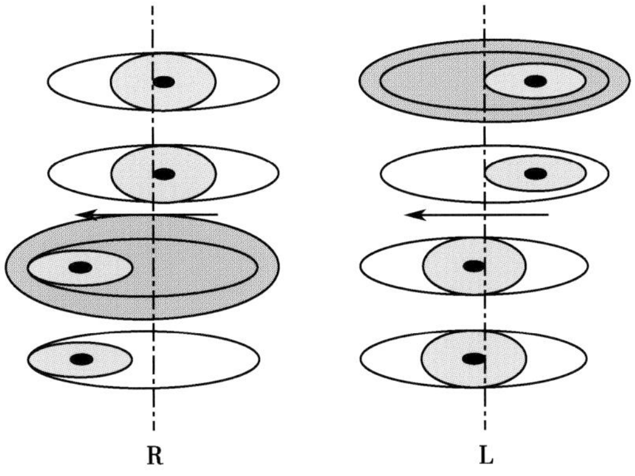


图 1-5-18 交替性外斜视

还可以根据两眼暴露出的显斜斜度大致判断第一、二斜角的关系：以健眼注视，麻痹眼的斜视角为第一斜视角；以麻痹眼注视，健眼的斜视角为第二斜视角。若两眼暴露出的显斜斜度大致相同，则说明第一、二斜角相等。若一眼暴露斜度大，另眼斜度小，说明第一、二斜角不一致，说明有麻痹因素。

若改遮盖眼别为右眼时，左眼注视目标，此时右眼应处于斜位，去掉右眼遮盖板，右眼发生运动，说明右眼回到了正位，再次作为注视眼，而左眼原注视目标不能维持而滑向斜视位，为恒定性斜视。图 1-5-19 所示为左眼恒定性的内斜视，图 1-5-20 显示为左眼恒定性的外斜视。

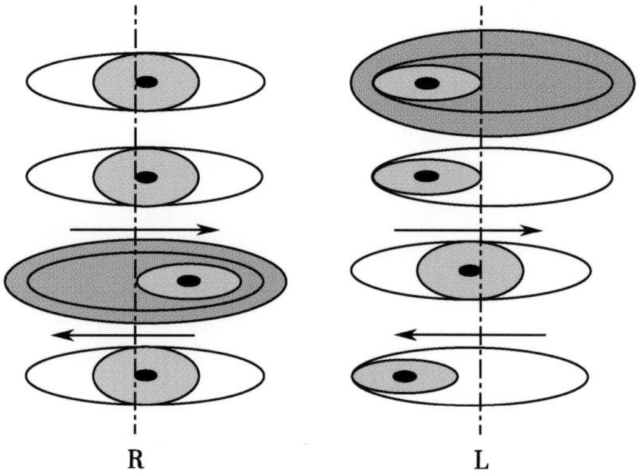


图 1-5-19　左眼恒定性的内斜视

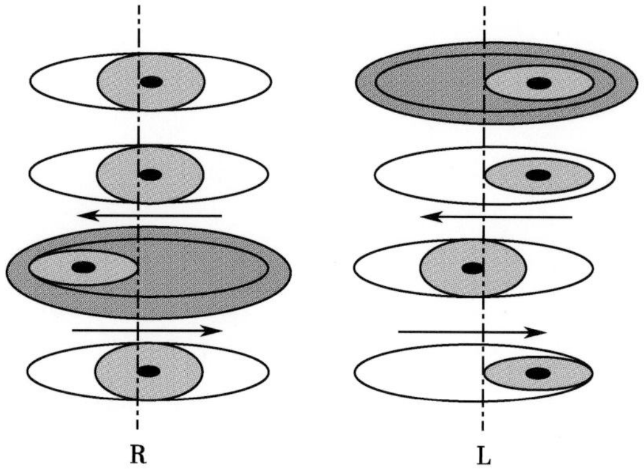


图 1-5-20　左眼恒定性的外斜视

若在交替遮盖后，明确了斜位类型，但在遮盖 - 去遮盖检查中，发现用遮盖板遮盖左眼时，右眼发生运动，说明在未遮盖左眼前，双眼均可注视物体的情况下，右眼并没有注视物体，可直接判断为显斜视，关于恒定性斜视和交替性斜视的判断，可根据上述（1）（2）内容进行鉴别，如图 1-5-21 所示为右眼恒定性的内斜视，如图 1-5-22 所示为右眼恒定性的外斜视。

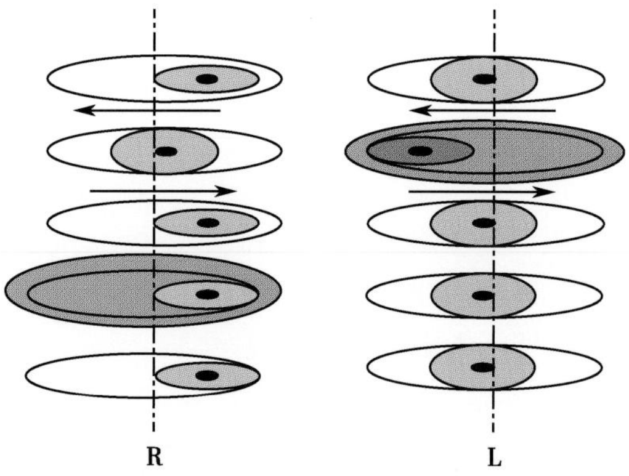


图 1-5-21　右眼恒定性的内斜视

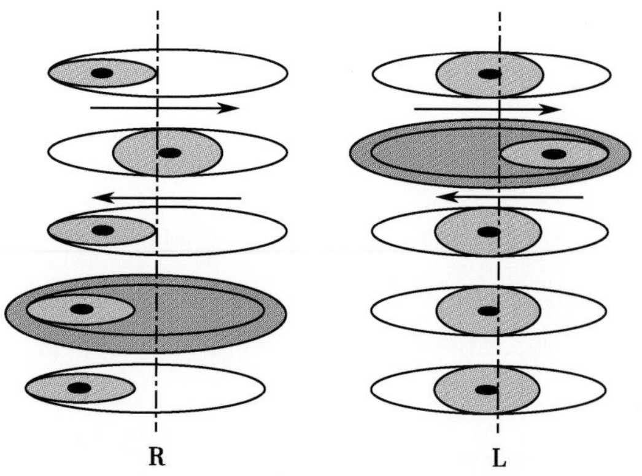


图 1-5-22　右眼恒定性的外斜视

在检查过程中，需要注意的是，应先做交替遮盖，观察被遮眼在去掉遮盖时的运动情况，判断有无斜视及其类型，再行遮盖 - 去遮盖检查，在遮盖时，观察未遮眼的运动情况；去遮盖时，观察被遮眼的运动情况，以鉴别隐斜视和显斜视。这个检查流程如图 1-5-23 所示。

遮盖检查法若结合三棱镜，就能够对斜视进行定量分析，在检查时三棱镜的放置原则是三棱镜的尖端指向眼位偏斜的方向，如内（外、上）斜视，三棱镜的尖端朝向鼻（颞、上）。然后在增加三棱镜度数的同时遮盖眼睛直至消除眼球转动为止，此时所放置的三棱镜度数即为斜视的偏斜度。

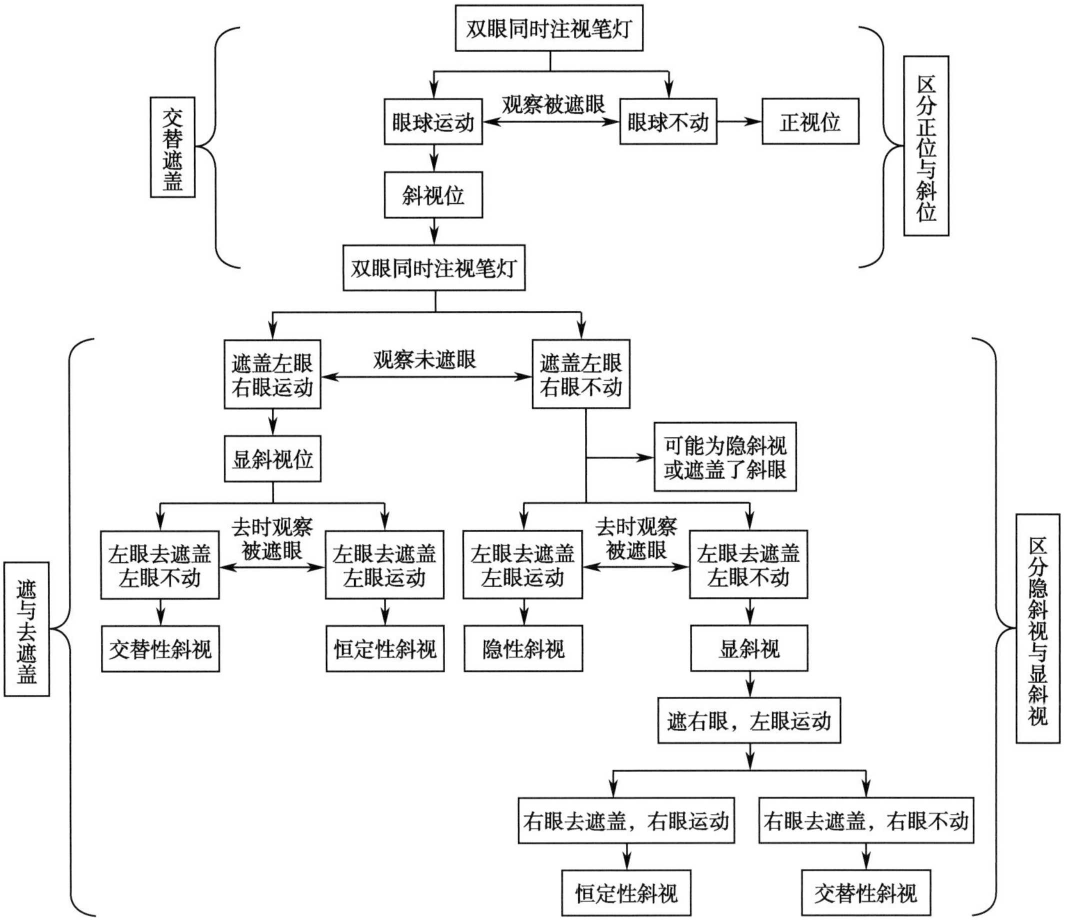


图 1-5-23　遮盖法检查流程图

在检查过程中，遮盖的时间可适当长一些，以消除双眼的融合反射，使结果更为准确。必要时，可再加大遮盖时间，可实行单眼 45min 的包扎遮盖，以期彻底打破融合，准确暴露眼位。

## 【实训内容】

### 一、实训目的

能使用遮盖 - 去遮盖法来区分隐斜与显斜。

### 二、实训准备

物品准备：凳子，遮盖板。

### 三、操作步骤

1. 检查者与被检者头位约在同一水平线上，被检者不戴眼镜，睁开双眼。

2. 检查者手持遮盖板遮盖被检者一眼，距离患者约 50cm，嘱被检者另眼注视视标。

3. 遮盖时间约超过 5s 后，迅速将遮盖板撤离（不要移向另一侧眼），观察遮盖眼在去掉遮盖时的运动情况，是否出现移动，如有移动需注意移动方向、幅度和移动速度。

4. 结果判断　例如用遮盖板遮盖左眼时，令右眼注视眼前目标，并观察遮盖左眼的同时，右眼有没有发生运动。若右眼没有发生运动，则有两种情况出现：①患者可能为隐斜视；②患者也可能为显斜视，遮盖的左眼可能为斜视眼。由于有交替遮盖的斜视诊断基础，此时被遮盖的左眼位置必定处于斜位上，通过被遮眼去遮盖时，被遮眼的运动变化再做鉴别：

（1）若遮盖板撤离遮盖的左眼后，左眼发生运动，则说明患者有隐斜，因为此时患者有了双眼同时看的机会，建立了融合将眼位拉回到了正位。

1）从内向外的运动，很快回到正位，为内隐斜。

2）从外向内的运动，很快回到正位，为外隐斜。

3）从上向下的运动，很快回到正位，为左眼上隐斜。

4）从下向上的运动，很快回到正位，为左眼下隐斜。

（2）若遮盖板撤离遮盖的左眼后，此眼不发生运动，说明患者右眼为注视眼，左眼一直停留在斜位上，为显斜，此时患者有了双眼同时看的机会，眼位还不能拉到正位，说明融合功能缺失。此时还需判断是交替性斜视或是恒定性斜视。

1）换眼再进行一次遮盖 - 去遮盖：交换遮盖眼，遮盖右眼，左眼注视目标，此时右眼应处于斜位，去掉右眼遮盖板，右眼不发生运动，说明右眼仍处于斜位上，左眼作为了注视眼，左右眼可分别作为注视眼，为交替性斜视。

2）若改遮盖眼别为右眼时，左眼注视目标，此时右眼应处于斜位，去掉右眼遮盖板，右眼发生运动，说明右眼回到了正位，再次作为注视眼，而左眼原注视目标不能维持而滑向斜视位，为恒定性斜视。

3）若在交替遮盖后，明确了斜位类型，但在遮盖 - 去遮盖检查中，发现用遮盖板遮盖左眼时，右眼发生运动，说明在未遮盖左眼前，双眼均可注视物体的情况下，右眼并没有注视物体，可直接判断为显斜视。

5．记录结果：例： OD：上隐斜 OS：上隐斜

**四、注意事项**

应先做交替遮盖，观察被遮眼在去掉遮盖时的运动情况，判断有无斜视及其类型，再行遮盖 - 去遮盖检查，在遮盖时，观察未遮眼的运动情况；去遮盖时，观察被遮眼的运动情况，以鉴别隐斜视和显斜视。在检查过程中，遮盖的时间可适当长一些，以消除双眼的融合反射，使结果更为准确。

**五、实训记录与小结**

姓名____________学号____________实训日期____________指导教师____________

**表 1-5-6 实训记录报告（遮盖—去遮盖法检查）**

| 实训条件 | 记录 | 实训内容 | 实训结果 |
|---|---|---|---|
| 实训人员 | | 右眼遮盖 - 去遮盖试验 | OD： |
| 实训环境 | | | |
| 实训用物 | | 左眼遮盖 - 去遮盖试验 | OS： |
| 实训对象 | | | |
| 注意事项 | | | |
| 成绩记录 | | 教师签名 | |

**六、实训考核评分标准**

**表 1-5-7 实训考核评分标准（遮盖 - 去遮盖法检查）**

| 序号 | 考核内容 | 配分 | 评分标准 | 扣分 | 得分 |
|---|---|---|---|---|---|
| 1 | 检查者被检者的位置关系 | 10 | 检查者与被检者眼睛水平高度不一致，扣10分 | | |
| 2 | 遮盖时间的判断 | 20 | 遮盖时间超过5s及以上者，每秒扣5分 | | |
| 3 | 观察方法 | 20 | 未观察被遮眼的运动情况或观察错误者，扣20分 | | |

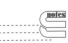

续表

| 序号 | 考核内容 | 配分 | 评分标准 | 扣分 | 得分 |
|---|---|---|---|---|---|
| 4 | 斜视类型判定 | 20 | 不能判断斜视类型者，扣20分 | | |
| 5 | 前提检查做否 | 20 | 未做交替遮盖者，扣20分 | | |
| 6 | 记录结果 | 10 | 结果每写错一项，扣5分 | | |
| | 合计 | 100 | | | |
| 否定项说明：操作时间超过5min | | | | | |

评分人：　　　　　　　　　　　　　　　　　　　　　　　年　月　日

### 1.5.4　棱镜加遮盖法

**【相关拓展知识】**

棱镜的光学作用是使光线的传播方向向基底方向偏折（图1-5-24），使物体A通过棱镜后，感觉来自于B点；应用这一原理，可以通过棱镜改变角膜反光点的位置如（图1-5-25），也可以影响被检者在观察物体★时的眼球运动情况。

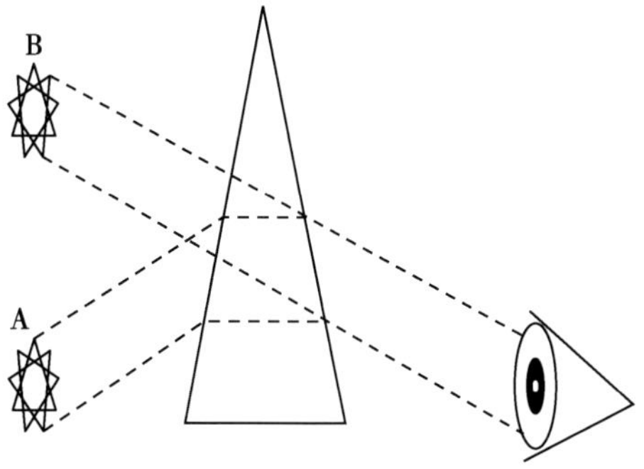


图1-5-24　棱镜的光学作用

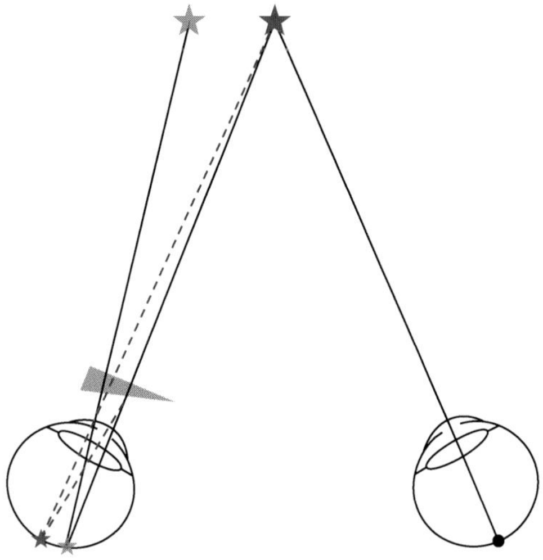

图1-5-25　通过棱镜改变角膜反光点的位置

棱镜加盖试验是非常简单的一种临床常用检查方法，能比较精确的测定眼位偏斜量，可以在任意注视方向和检查距离使用。

**一、检查目的**

利用棱镜，改变注视物的光线传播方向，中和偏斜的眼位，通过观察注视眼的眼球运动情况，确定眼位偏斜量。

在检查过程中，重点观察被检者的眼球运动情况。这种眼球运动属于心理视觉反射。当遮盖片由一眼移动到另一眼时，注视目标刺激到偏斜眼的周边视网膜，为了能够注视物体而诱发的注视反射使眼球发生运动，从而使视线转向注视目标，注视目标在眼底的投射像也立即从周边部移动到黄斑中心凹。在用棱镜中和的过程中，就是使视网膜上注视目标的物像由周边部不断向中心凹移动，当棱镜度数等于偏斜度数时，物像便落在了中心凹，不存在诱发眼球运动的神经冲动和注视反射，不再发生眼球运动。

**二、三棱镜加遮盖试验方法**

1. 三棱镜交替遮盖法　为他觉的斜视度定量检查，这种方法适用于共同性斜视，检查到的斜视度是隐斜和显斜两种偏斜的总和，不能把两部分斜视的度数分别表示出来。交替遮盖本身排除了融合功能的影响。

（1）检查方法：①检查者与被检者相距0.5m相对而坐；②将一注视目标笔灯置于相应检查距离，并令被检者注视笔灯；③检查者用遮眼板遮盖被检者一眼5s，然后从一只眼快速移向另一只眼（以免发生融合，不能暴露大斜视角）观察移去遮盖后的眼球运动情况。眼球运动方向和斜视方向相反。通常需经过数次交替遮盖后，眼位才能出现最大的分离状态（融合力方可被打破）；④手持三棱镜，根据斜视的方向把三棱镜加在一只眼前（尖对尖原则）；⑤继续交替遮盖两只眼，不断调整三棱镜的度数，直到交替遮盖时不再出现眼球运动为止；⑥此时中和眼球运动的三棱镜度数即为眼位的偏斜量。

**表1-5-8　斜视类型与三棱镜放置关系**

| | | | | |
|---|---|---|---|---|
| 内斜视 | 底向外 | | 上斜视 | 底向下 |
| 外斜视 | 底向内 | | 下斜视 | 底向上 |

（2）对伴有垂直水平两个方向均有斜视的患者，完全中和偏斜度数往往需要同时应用水平垂直方向的三棱镜。

2. 三棱镜遮盖-去遮盖法　本法适用各种共同性斜视和非共同性斜视。检查的过程中，由于双眼有同时视物的机会，有融合建立的可能，可以消除隐斜的影响，此时中和的棱镜结果为患者显斜视的度数。

（1）检查时，棱镜应该放在哪一只眼前，取决于斜视的类型。如果是共同性斜视，第一、二斜视角相等，放在左眼或右眼前没有区别，检查结果相同。如果是非共同性斜视，由于第一、二斜视角不等，则一定要把三棱镜分别放置在两只眼前，各检查一次。

（2）检查方法：①检查者与被检者相距0.5m相对而坐；②将一注视目标笔灯置于相应检查距离，并令被检者注视笔灯；③检查者用遮眼板遮盖被检者注视眼，在遮盖注视眼时，观察偏斜眼的运动方向，根据运动方向，确定所加棱镜的基底方向（方法同三棱镜交替遮盖法）；④手持棱镜，将三棱镜放在偏斜眼前，注视眼重复遮盖与去遮盖，观察偏斜眼的运动情况，不断调整三棱镜的度数，直到遮盖注视眼时，偏斜眼不再出现眼球运动。此时三棱镜度即为患者的显斜视度数；⑤更换注视眼重复上述检查。

（3）注意事项

1）上述检查方法均不适用于旋转性斜视。

2）所加棱镜的方向必须正确，如果发生倾斜，则会发生垂直方向的分离，导致人为假性垂直斜视。

**三、主观三棱镜法加交替遮盖法**

上面所讲的三棱镜加交替遮盖法属于客观检查法，病人的眼球运动状况需要检查者来观察，然后根据眼球的运动状态来调整棱镜度数。对于小角度的斜视来说，由于眼球运动微小，因不能觉察而忽略，使检查结果的精确度下降。而主观交替遮盖法则是根据患者在检查过程中，感受到的物像摆动移位来确定斜视度数。由于患者感受到的物像移位幅度要比观察到的眼球运动幅度大许多，所以患者比较容易发现物像移位，不容易发生遗漏，使精确度超过2个三棱镜度。

1. 检查方法　类似于三棱镜加交替遮盖法。

（1）检查者与被检者相距0.5m相对而坐。

（2）将一注视目标笔灯置于相应检查距离，并令被检者注视笔灯。

（3）检查者用遮眼板遮盖被检者一眼5s，然后从一只眼快速移向另一只眼，同时询问患者看到前方的注视目标是否左右摆动。

2. 根据患者的反应，判断斜视类型，确定所加棱镜的基底方向。以前方注视目标的摆动方向与眼球运动方向相同，与斜视的方向相反。

（1）眼球运动方向由内向外，病人看到的视标移动方向也是由内向外，为内斜。

（2）眼球运动方向由外向内，病人看到的视标移动方向也是由外向内，为外斜。

3. 重复交替遮盖，询问患者注视目标是否发生摆动，不断调整所加棱镜的度数，直至患者看到的前方视标不发生摆动为止。此时所加的三棱镜为主观斜视度数。

当患者有垂直位斜视时，三棱镜中和方法同上，只是在进行交替遮盖时，患者将感觉到注视目标上下摆动：

右眼上斜视，当遮掩板从右眼移到左眼时，则注视目标向下移动。

左眼下斜视，当遮掩板从左眼移到右眼时，则注视目标向上移动。

## 【实训内容】

### 一、实训目的

利用棱镜，改变注视物的光线传播方向，中和偏斜的眼位，通过观察注视眼的眼球运动情况，确定眼位偏斜量。

### 二、实训准备

1. 环境准备　半暗室；检查距离 0.5m。

2. 物品准备　凳子，遮盖板，笔灯，棱镜（手持）。

### 三、操作步骤

1. 棱镜交替遮盖法　这种方法适用于共同性斜视，检查到的斜视度是隐斜和显斜两种偏斜的总和，不能把两部分斜视的度数分别表示出来。

（1）检查者与被检者相距 0.5m 相对而坐。

（2）将一注视目标笔灯置于相应检查距离，并令被检者注视笔灯。

（3）检查者用遮眼板遮盖被检者一眼 5s，然后从一只眼快速移向另一只眼观察移去遮盖后的眼球运动情况。（眼球运动方向和斜视方向相反）通常需经过数次交替遮盖后，眼位才能出现最大的分离状态。

（4）手持三棱镜，根据斜视的方向把三棱镜加在一只眼前（尖对尖原则）。

（5）继续交替遮盖两只眼，不断调整三棱镜的度数，直到交替遮盖时不再出现眼球运动为止。此时中和眼球运动的三棱镜度数即为眼位的偏斜量。对伴有垂直水平两个方向均有斜视的患者，完全中和偏斜度数往往需要同时应用水平垂直方向的三棱镜。

2. 棱镜遮盖 - 去遮盖法　本法适用各种共同性斜视和非共同性斜视。此时中和的棱镜结果为患者显斜视的度数。

（1）检查准备：检查时，棱镜应该放在哪一只眼前，取决于斜视的类型。如果是共同性斜视，第一、二斜视角相等，放在左眼或右眼前没有区别，检查结果相同。如果是非共同性斜视，由于第一、二斜视角不等，则一定要把三棱镜分别放置在两只眼前，各检查一次。

（2）检查方法：①检查者与被检者相距 0.5m 相对而坐；②将一注视目标笔灯置于相应检查距离，并令被检者注视笔灯；③检查者用遮眼板遮盖被检者注视眼，在遮盖注视眼时，观察偏斜眼的运动方向，根据运动方向，确定所加棱镜的基底方向；④手持棱镜，将三棱镜放在偏斜眼前，注视眼重复遮盖与去遮盖，观察偏斜眼的运动情况，不断调整三棱镜的度数，直到遮盖注视眼时，偏斜眼不再出现眼球运动。此时三棱镜度即为患者的显斜视度数；⑤更换注视眼重复上述检查。

（3）记录结果：OD：$6^{\triangle}$内斜视

### 四、注意事项

1. 上述检查方法均不适用于旋转性斜视。

2. 所加棱镜的方向必须正确，如果发生倾斜，则会发生垂直方向的分离，导致人为假性垂直斜视。

3. 根据患者的反应，判断斜视类型，确定所加棱镜的基底方向。

4. 重复交替遮盖，询问患者注视目标是否发生摆动，不断调整所加棱镜的度数，直至患者看到的前方视标不发生摆动为止。此时所加的三棱镜为主观斜视度数。

**五、实训记录与小结**

姓名____________学号____________实训日期____________指导教师____________

**表 1-5-9 实训记录报告(棱镜加遮盖法)**

| 实训条件 | 记录 | 实训内容 | 实训结果 |
|---|---|---|---|
| 实训人员 | | 右眼棱镜加遮盖实验 | OD： |
| 实训环境 | | | |
| 实训用物 | | 左眼棱镜加遮盖实验 | OS： |
| 实训对象 | | | |
| 注意事项 | | | |
| 成绩记录 | | 教师签名 | |

**六、实训考核评分标准**

**表 1-5-10 实训考核评分标准(棱镜加遮盖法)**

| 序号 | 考核内容 | 配分 | 评分标准 | 扣分 | 得分 |
|---|---|---|---|---|---|
| 1 | 工作距离的判定 | 10 | 检查工作距离不准确者，扣 10 分 | | |
| 2 | 检查者被检者水平高度是否持平 | 20 | 检查者与被检者眼睛水平高度不一致者，扣 20 分 | | |
| 3 | 笔灯位置是否正确 | 10 | 笔灯位置不准确者，扣 10 分 | | |
| 4 | 棱镜的选择 | 30 | 棱镜选择错误者，一次扣 10 分 | | |
| 5 | 记录结果 | 30 | 记录错误者，每项扣 10 分 | | |
| | 合计 | 100 | | | |
| 否定项说明：操作时间超过 6min | | | | | |

评分人：　　　　　　　　　　　　　　　　　　　　　　　　年　月　日

## 1.5.5 双眼运动检查

### 【相关拓展知识】

双眼运动检查：双眼运动包括双眼同向运动及双眼异向运动。

1. 双眼同向运动　正常情况下，两眼在任何时间、任何方向注视都是协调一致的(图 1-5-26，九眼位)。

(1) 检查目的：了解一组配偶肌在各方向运动的协调情况，是否有强弱的变化。

(2) 检查方法：用笔灯或注视目标引导患者的两眼分别自第一眼位向左、右、上、下、颞上、颞下、鼻上和鼻下方运动，观察眼球运动是否到位。注意比较两眼的光点变化，以判断配偶肌的强弱。

(3) 结果判断：如果有眼肌麻痹或存在痉挛时，则双眼运动可表现出不同程度的异常，这种异常可通过比较终末眼位眼球运动的幅度和向不同方向注视时眼球偏斜的程度来判断。每个诊断眼位都由一对配偶肌起主要作用，这两条肌肉分别来自两只眼(表 1-5-11，记录方法见图 1-5-27)。如果一对配偶肌的力量失去平衡，则在某一诊断眼位上出现双眼运动的不对称，即出现斜视，使眼球落后的肌肉是力量弱的肌肉，往往是麻痹肌。双眼向正上方和正下方注视的眼位能够帮助我们判断眼球的上转和下转能力，显示垂直直肌和斜肌的内转和外转功能，用于诊断A-V征的特殊眼位。

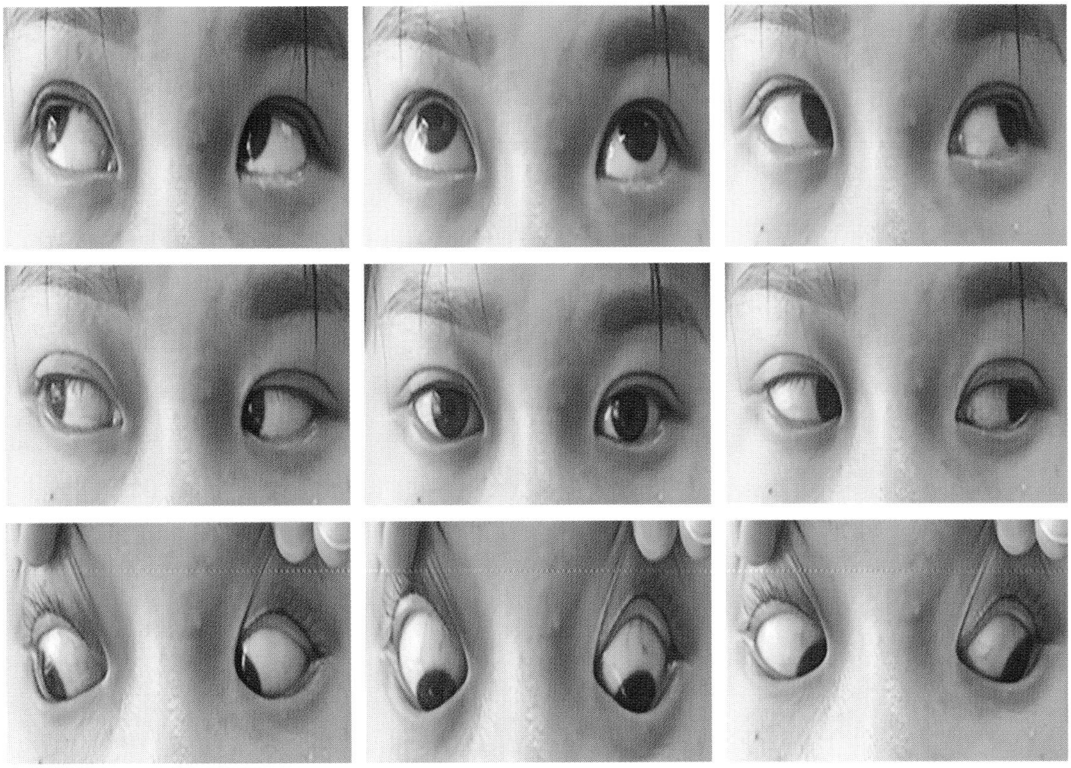

图1-5-26　眼外肌检查各诊断眼位图

表1-5-11　各诊断眼位的配偶肌

| 双眼眼球运动 | 配偶的眼外肌 |
|---|---|
| 水平向右 | 右外直肌（RLR）、左内直肌（LMR） |
| 水平向左 | 右内直肌（RMR）、左外直肌（LLR） |
| 右上注视 | 右上直肌（RSR）、左下斜肌（LIO） |
| 右下注视 | 右下直肌（RIR）、左上斜肌（LSO） |
| 左上注视 | 左上直肌（LSR）、右下斜肌（RIO） |
| 左下注视 | 左下直肌（LIR）、右上斜肌（RSO） |

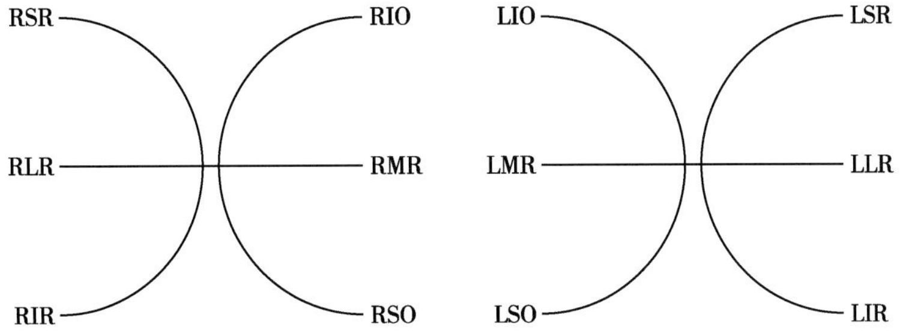


图1-5-27　眼外肌运动检查结果记录方法

右外直肌：RLR　左内直肌：LMR　右内直肌RMR、左外直肌LLR

右上直肌：RSR　左下斜肌：LIO　右下直肌：RIR　左上斜肌：LSO

左上直肌：LSR　右下斜肌：RIO　左下直肌：LIR　右上斜肌：RSO

2. 双眼异向运动 包括水平异向运动、垂直异向运动和旋转异向运动。异向运动的配偶肌为双眼内直肌进行集合运动，双眼外直肌进行分开运动，两眼上、下直肌进行垂直运动，两眼上斜肌进行内旋运动，两眼下斜肌进行外旋运动。

## 【实训内容】

### 一、实训目的

了解一组配偶肌在各方向运动的协调情况。

### 二、实训准备

1. 环境准备 检查距离0.5m。

2. 物品准备 凳子，笔灯。

### 三、操作步骤

1. 用笔灯或注视目标引导患者的两眼分别自第一眼位向左、右、上、下、颞上、颞下、鼻上和鼻下方运动，观察眼球运动是否到位。注意比较两眼的光点变化，以判断配偶肌的强弱。

2. 记录结果 见图1-5-27。

### 四、注意事项

如果有眼肌麻痹或存在痉挛时则双眼运动可表现出不同程度的异常，这种异常可通过比较最终眼位眼球运动的幅度和向不同方向注视时眼球偏斜的程度来判断。

### 五、实训记录与小结

姓名＿＿＿＿＿＿学号＿＿＿＿＿＿实训日期＿＿＿＿＿＿指导教师＿＿＿＿＿＿

表1-5-12 实训记录报告(双眼运动实验)

| 实训条件 | 记录 | 实训内容 | 实训结果 |
|---|---|---|---|
| 实训人员 | | 右眼九眼位检查 | OD: |
| 实训环境 | | | |
| 实训用物 | | 左眼九眼位检查 | OS: |
| 实训对象 | | | |
| 注意事项 | | | |
| 成绩记录 | | 教师签名 | |

### 六、实训考核评分标准

表1-5-13 实训考核评分标准(双眼运动实验)

| 序号 | 考核内容 | 配分 | 评分标准 | 扣分 | 得分 |
|---|---|---|---|---|---|
| 1 | 工作距离的判定 | 10 | 检查工作距离不准，扣10分 | | |
| 2 | 检查者被检者水平高度是否持平 | 20 | 检查者与被检者眼睛水平高度不一致者，每调整一次，扣10分 | | |
| 3 | 笔灯位置是否正确 | 10 | 笔灯位置不正确，扣10分 | | |
| 4 | 头位的位置 | 30 | 被检者与检查者头位不一致者，每调整一次扣10分 | | |
| 5 | 记录结果 | 30 | 记录结果每错一项，扣10分 | | |
| | 合计 | 100 | | | |
| 否定项说明：操作时间超过6min | | | | | |

评分人：　　　　年　月　日

notes

# 1.6　眼睑检查与分析

【实训意义】

眼睑（eyelids）位于眼球前方，构成保护眼球的屏障。眼睑分上睑和下睑，上下眼睑边缘部称为睑缘，其上有睫毛、一些腺体的开口和泪小点，上、下睑的睫毛分别向前上、下方整齐排列，它们阻挡尘埃、汗水等侵入眼内，但绝不与角膜相接触。上、下睑之间的裂隙称睑裂。两睑连接处分别称为内眦及外眦。正常平视时睑裂高度约8mm，上睑遮盖角膜上部1～2mm。

眼睑对保护眼球免受外力损害，维持眼球表面湿润，减少强光对眼的刺激等起重要作用。

从组织学上眼睑分为皮肤层皮下组织、肌层、睑板层和结膜层。故全身或局部皮肤粘膜肌肉等病变均可波及眼睑。眼睑的皮下组织比较疏松，某些全身性疾病如急性肾炎或心源性水肿可表现为眼睑水肿。

眼睑缺失、组织不全、神经支配异常或者位置异常均会导致眼睑闭合不全或不能，眼球与角膜暴露易损伤易感染，同时暴露的角膜与结膜十燥，会引起暴露性角结膜炎。

睑内翻、睑缘炎症、内眦赘皮等会引起倒睫，倒睫常常导致角膜上皮损伤甚至剥脱，易继发感染角膜炎，引起视力下降。

较大的眼睑肿物，如睑腺炎、睑板腺囊肿等会压迫眼球，引起不规则散光，视力下降。

睑板腺功能障碍或瞬目异常会导致泪膜稳定性差，泪膜破裂时间缩短，眼干涩、疲劳等干眼的症状体征，影响视觉质量。

眼睑的检查不仅可以反映和发现全身疾病，其结构与功能的正常也与眼部其他组织结构如角膜、结膜等的健康密切相关，与视力、屈光状态、用眼的舒适程度等息息相关。因此掌握眼睑的相关知识，掌握眼睑的正确检查方法是非常必要的。

## 1.6.1　眼睑外观检查与分析

【相关拓展知识】

眼睑血液供应丰富，故对炎症、外伤的修复能力较强，但因眼睑的静脉缺少静脉瓣，且与面静脉相延续，因此，在眼睑发生炎症时切不可随意挤压患处，以免导致感染向眼眶深部组织及颅内扩散。

睑缘炎有三种类型，睑缘炎的发生不仅和睑板腺、睫毛毛囊感染或功能异常有关，也与患者屈光不正长期未矫正引发疲劳有关，故发现此类患者应考虑去除诱因。

【实训内容】

**一、实训目的**

1. 掌握眼睑外观检查的顺序与方法。
2. 掌握翻眼睑的正确方法。
3. 正确记录眼睑外观检查的结果，能够使用术语描述。

**二、实训准备**

1. 环境准备　自然明亮的光线。

2. 用物准备　聚光手电筒、裂隙灯显微镜。

3. 检查者准备　穿白大衣并洗手。

4. 被检者准备　被检者对光而坐。

视频 1.6.1
翻眼睑

## 三、操作步骤(视频 1.6.1)

1. 眼睑的检查可在自然光或人工照明光下进行。

2. 检查者可用肉眼直接观察，必要时使用裂隙灯显微镜进行检查。

3. 检查时遵循先右后左、由表及里的顺序，若一眼患传染性疾病，应先检查健眼后再检查患眼，避免交叉感染。

4. 检查时应注意双眼对比观察，注意双侧是否对称，睁眼和闭眼是否自如。

5. 可观察或用拇指从内眦部到外眦部平滑触诊检查眼睑皮肤有无充血、水肿、压痛，有无皮疹、溃疡、瘢痕、肿物以及皮下结节、皮下出血、皮下气肿等情况。

6. 注意眼睑位置、形态、睑裂大小，有无上睑下垂或眼睑闭合不全。

7. 观察睑缘有无内翻、外翻、充血、肥厚及炎症等。

8. 观察睫毛有无乱生、倒睫、秃睫和睫毛根部有无鳞屑、脓痂或溃疡。

9. 拇指轻放在下睑缘贴近睫毛根部的地方，轻轻下拉可翻开下眼睑；嘱被检者注视下方，检查者拇指与食指放在上睑，食指轻轻下压睑板同时拇指上捻，可翻开上眼睑(图 1-6-1)，而后将睑皮肤固定于眶骨上缘，并注意不要压迫眼球，此时可以更清晰的观察睑缘，在裂隙灯下可观察睑板腺的排列与睑结膜的情况。观察结束后需把翻开的上下眼睑复原，以避免被检者不适。

10. 在某些中老年人，上睑内眦部的皮肤上有时可见呈软性扁平黄色斑，略呈椭圆形，进展缓慢无自觉症状，多为良性的黄色瘤。如中老年人的眼睑部出现小结节状隆起且逐渐增大则应高度警惕，如结节破溃或菜花样生长，应尽早切除做病理检查，以排除眼睑皮肤的恶性肿瘤。

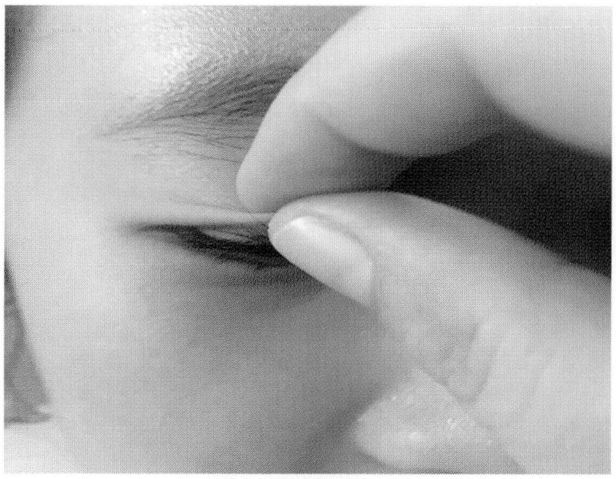

图 1-6-1　翻上眼睑

## 四、注意事项

1. 检查时光线要明亮。

2. 遵循检查顺序避免漏查。

3. 检查时动作轻柔而迅速，尽量不造成被检者的不适。

4. 检查完毕后检查者要洗手或消毒。

## 五、实训记录与小结

姓名__________学号__________实训日期__________指导教师__________

表 1-6-1　实训记录报告(眼睑外观检查与分析)

| 实训条件 | 记录 | 实训内容 | 实训结果 |
|---|---|---|---|
| 实训人员 | | 右眼眼睑外观检查 | |
| 实训环境 | | | |
| 实训用物 | | 左眼眼睑外观检查 | |
| 实训对象 | | | |
| 注意事项 | | | |
| 成绩记录 | | 教师签名 | |

notes

## 六、实训考核评分标准

表 1-6-2 实训考核评分标准（眼睑外观检查与分析）

| 序号 | 考核内容 | 配分 | 评分标准 | 扣分 | 得分 |
|---|---|---|---|---|---|
| 1 | 操作前准备工作 | 10 | 环境准备：自然明亮的光线。<br>用物准备：聚光手电筒、裂隙灯显微镜。<br>检查者准备：穿白大衣并洗手。<br>被检者准备：被检者对光而坐。<br>错一项扣 2.5 分 | | |
| 2 | 双眼对比观察 | 10 | 双眼是否对称，睁眼和闭眼是否自如。错一个扣 5 分 | | |
| 3 | 眼睑皮肤观察 | 20 | 眼睑皮肤有无充血、水肿、压痛，有无皮疹、溃疡、瘢痕、肿物以及皮下结节、皮下出血、皮下气肿等情况。观察和触诊认真，错一个扣 5 分 | | |
| 4 | 眼睑形态位置观察 | 10 | 观察睑裂大小，有无上睑下垂或眼睑闭合不全。错一个扣 5 分 | | |
| 5 | 睑缘与睫毛观察 | 20 | 睑缘有无内翻、外翻、充血、肥厚及炎症。睫毛有无乱生、倒睫、秃睫和睫毛根部有无鳞屑、脓痂或溃疡。错一个扣 5 分 | | |
| 6 | 翻眼睑 | 20 | 动作正确、轻柔，能够翻开眼睑进行观察。错一项扣 5 分 | | |
| 7 | 记录 | 10 | 少记录或错记录扣 5 分 | | |
| | 合计 | 100 | | | |
| 否定项说明：操作时间超过 5min | | | | | |

评分人：　　　　　　　　　　　　　　　　　　　　　　　　　　　　　　年　月　日

## 1.6.2 眼睑位置及运动检查与分析

### 【相关拓展知识】

眼睑闭合不全，指上、下眼睑不能完全闭合，导致部分或大部分眼球暴露的情况，又称兔眼。常见于面神经麻痹后，眼轮匝肌麻痹，使下睑松弛下垂；瘢痕性睑外翻，先天性眼睑缺损；眼眶肿瘤、甲状腺功能亢进等导致眼球突出，超过眼睑所能遮盖的程度；全身麻痹或重度昏迷时可发生暂时性功能性眼睑闭合不全。少数正常人睡眠时，睑裂也有一缝隙，但角膜不会暴露，称为生理性兔眼，无临床意义。

运动眼睑的肌肉有使上眼睑上提的上睑提肌；使下睑退缩的下睑缩肌；增大睑裂的 Müller 肌和关闭睑裂的眼轮匝肌四种。可让被检者作以上运动，如其中某一类肌肉病变，眼睑的位置和运动就会发生异常，临床上最常见的是上睑下垂。

睑裂的大小因人而异，性别、年龄、种族、眼别不同也有差别。有个别者见内眦及泪阜被垂直的半月状皱褶遮盖，临床上称为内眦赘皮，经常是双侧的，偶尔可见单侧的。该类人鼻梁较低，外观可见两眼距离较大，常被误认为是内斜视，称为假性内斜视。

### 【实训内容】

#### 一、实训目的

1. 掌握眼睑位置与运动的检查方法。
2. 了解新斯的明试验方法。

3. 正确记录眼睑位置及运动检查的结果，能够使用术语描述。

## 二、实训准备

1. 环境准备 自然明亮的光线。

2. 用物准备 聚光手电筒、测量仪、如需做新斯的明实验应准备注射针筒、注射液、酒精棉球等。

3. 检查者准备 穿白大衣并洗手。

4. 被检者准备 被检者对光而坐。

## 三、操作步骤

1. 眼睑的位置检查 检查时应观察上、下睑缘是否紧贴在眼球表面；嘱被检者闭眼，观察其上下睑可紧密闭合，闭眼时不暴露角膜；睁眼时上睑可充分上举，正常上睑缘位于10～2点上方角膜缘处，遮盖上方角膜2mm左右（图1-6-2）。如果眼睑位置异常，将会不同程度地影响眼的正常生理功能，对眼球形成损害。

2. 眼睑的运动检查 嘱被检者做睁、闭的瞬目运动，观察上下眼睑的开闭情况，观察上睑上提，下睑退缩的情况。

3. 睑裂的测量 测量时让被检者向前注视，检查者用测量仪测量。正常成人睑裂长度约27mm左右；测量睑裂高度时，嘱被检者眼自然向前注视，测量其上、下睑缘中点间的距离，正常成人平均为7．5mm左右；两内眦间距为30～35mm。

4. 上睑下垂的检查

（1）正常眼向前注视时，上睑遮盖上方角膜2mm。嘱被检者正视前方，用测量仪测量其上睑遮盖角膜上方的刻度。如果遮盖5mm，其下垂量为3mm。按测量结果上睑下垂可分：轻度下垂（1～2mm）、中度下垂（3mm）和重度下垂（4mm或以上）3种类型。

（2）上睑下垂的主要症状是上眼睑不能上抬，睑裂缩小，上睑缘遮盖部分或全部瞳孔（图1-6-3），因而患者常需皱额、耸眉，借以提高上睑。检查应注意有无抬眉现象。

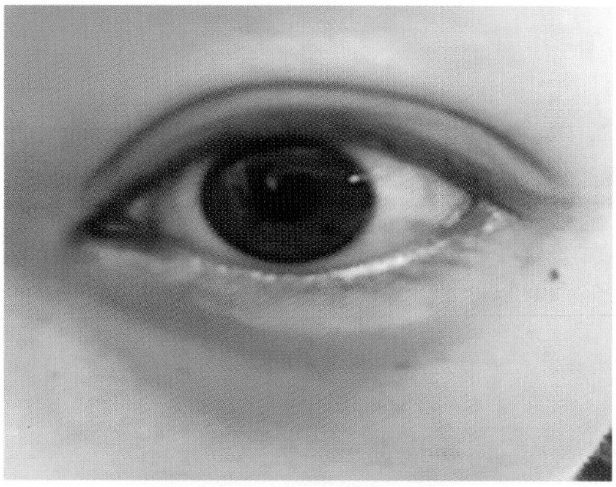

图1-6-2 正常眼睑位置

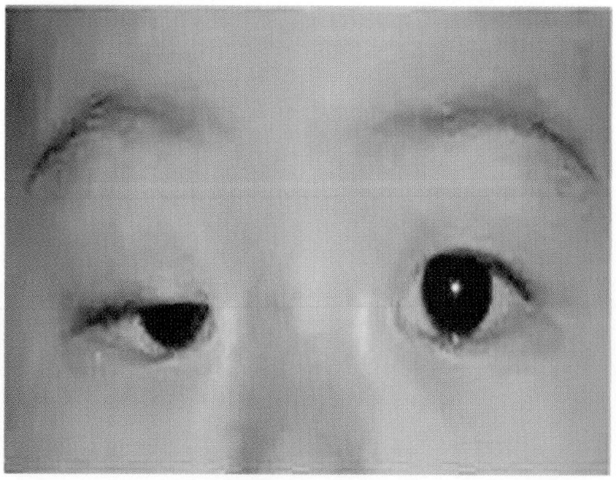

图1-6-3 上睑下垂

（3）可检查提上睑肌的功能：嘱患者向下注视，测量上睑缘位置，而后测量尽力向上注视时上睑缘的位置，检查时应以手指按压患者眉弓处，以限制额肌收缩，以减少误差。

若上睑缘盖过瞳孔者，在儿童期还可引起弱视。视力不正常者，应验光检查屈光度。对于双眼上睑下垂盖过瞳孔者，除前额皮肤皱纹加深外，患者常处于仰头姿态，严重者可引起脊柱畸形。

5. 新斯的明试验 适用于怀疑重症肌无力引起的上睑下垂。重症肌无力是因神经肌连接点传导功能障碍所致。疾病初期多为单眼下垂，然后发展为双眼。表现为清晨时较轻，下午和疲劳后加重。注射新斯的明后上睑下垂可暂时消失，因此可用以诊断并进行治疗。

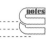

## 四、注意事项

1. 检查时光线要明亮。
2. 作眼睑测量前，应做好解释工作并取得被检者的配合。
3. 有上睑下垂者需注意观察有无代偿动作，并做好记录。
4. 检查完毕后检查者要洗手或消毒。

## 五、实训记录与小结

姓名＿＿＿＿＿＿学号＿＿＿＿＿＿实训日期＿＿＿＿＿＿指导教师＿＿＿＿＿＿

表 1-6-3　实训记录报告（眼睑位置及运动检查与分析）

| 实训条件 | 记录 | 实训内容 | 实训结果 |
| --- | --- | --- | --- |
| 实训人员 | | 右眼眼睑位置及运动检查 | |
| 实训环境 | | | |
| 实训用物 | | 左眼眼睑位置及运动检查 | |
| 实训对象 | | | |
| 注意事项 | | | |
| 成绩记录 | | 教师签名 | |

## 六、实训考核评分标准

表 1-6-4　实训考核评分标准（眼睑位置及运动检查与分析）

| 序号 | 考核内容 | 配分 | 评分标准 | 扣分 | 得分 |
| --- | --- | --- | --- | --- | --- |
| 1 | 操作前准备工作 | 10 | 环境准备：自然明亮的光线。<br>用物准备：聚光手电筒、测量仪。<br>检查者准备：穿白大衣并洗手。<br>被检者准备：被检者对光而坐。<br>错一项扣 2.5 分 | | |
| 2 | 眼睑的位置检查 | 20 | 观察上、下睑缘是否紧贴在眼球表面。被检者闭眼时观察上下睑可否紧密闭合。错一个扣 5 分 | | |
| 3 | 眼睑的运动检查 | 20 | 观察上下眼睑的开闭情况，观察上睑上提，下睑退缩的情况。<br>错一个扣 5 分 | | |
| 4 | 睑裂的检查 | 20 | 用测量仪测量睑裂长度、在上下睑缘中点测量睑裂高度，测量内眦间距，观察有无内眦赘皮。<br>错一个扣 5 分 | | |
| 5 | 上睑下垂的检查 | 20 | 能判断有无上睑下垂，用测量仪测量上睑覆盖角膜上部的刻度，观察上睑下垂的代偿动作。<br>错一个扣 5 分 | | |
| 6 | 记录 | 10 | 少记录或错记录扣 5 分 | | |
| | 合计 | 100 | | | |
| 否定项说明：操作时间超过 5min | | | | | |

评分人：　　　　　　　　　　　　　　　　　　年　月　日

（严　凯　李东升　孙梦琪　董　茗）

# 项目2　视标设计制作

**概述**

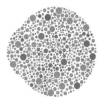

视光学检查离不开视标。传统验光中最重要的工具就是视力表，然而随着现代视光学的发展，双眼视的重要性越来越受到重视，双眼视检查也随着视光学的发展而逐渐深入。为了满足现代视光学检查的需求，检查中除了需要视力表外，还利用了各种各样按照视光学检查要求设计的视标。但就屈光检查而言，除了视力表外，常用的检查视标有红绿对比、远交叉十字、散光板、散光麻点等。而双眼视检查中，除了常规检查中常见的 Worth 四点、斜视定性定量检查、双眼平衡、不等像和立体视觉检查用视标外，针对不同设备设计的各种双眼视觉检查视标也是种类繁多。

视标的设计涉及多方面因素。不仅要考虑视标的设计距离与大小，在双眼视检查中更是要考虑投射视标所用的设备及其特性，并依据设备的特性要考虑采用不同的分视方式、左右眼所见图像的差异，除此之外还应考虑定性定量检查的精确性。当然，在检查中如何让检查者容易描述而被检者容易理解也是视标设计的一个重点。因此，通过对视标设计与制作的学习，熟悉不同视标的用途以及定性定量检查的方式方法；了解设备之间的不同特性与技术指标；掌握不同视标在相同检查中的用法、利弊以及适应人群等。为学好视光学，用好视标，做好检查打下坚实的基础。

## 2.1　视力表制作

### 【实训意义】

1. 视力检查与视力表　视力检查内容有：裸眼视力、矫正视力、远视力、近视力、单眼视力和双眼视力。裸眼视力检查可以了解屈光不正及眼病对视力的影响程度，利用裸眼远近视力可以定性屈光不正，评估屈光不正的程度；矫正视力是衡量屈光矫正精度，排除眼病的重要依据；双眼视力与单眼视力的对比是双眼视机能障碍检查的基础。不难看出，在视光学检查中视力（视锐度）检查有着重要的意义与价值，是最基础的检查。

视力表是衡量视力的最基本的量具，视力检查自然离不开视力表。视力表的设计有严格的标准，主要依据是人眼能分辨出两点间最小距离的视角是 1′ 视角，即为外界物体两个端点与眼结点间的连线在眼前形成的夹角。视力表的设计正是以此为基础（图 2-1-1）。

视力表按照检测距离来分有远用与近用两种视力表；按视标形式分类有E形视力表、C形视力表、图形视力表、数字视力表、字母视力表等。在记录形式上又分为分数记录法、

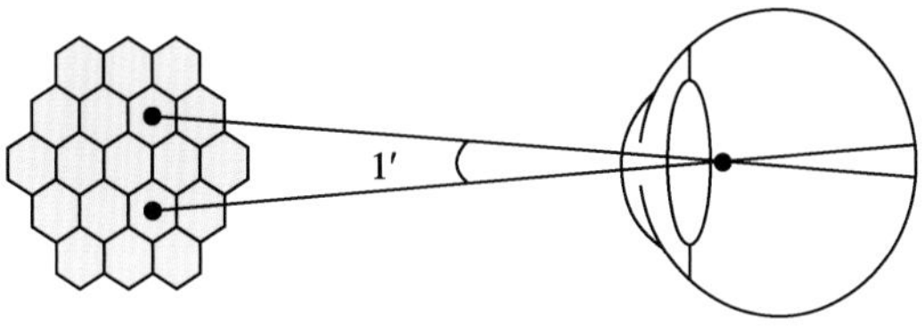


图 2-1-1　人眼最小分辨力 1′ 视角原理

小数记录法、对数记录法。无论哪种形式，视力表的设计与制作都必须严格按照设计的基础原理。但在实际检测过程中，视力表的使用是非常灵活的，只要掌握了视力表的设计、制作、记录和检测原理；清楚认识到各种设计方式的优缺点，就可以在任何条件下灵活使用视力表，以达到所需要的检查目的。尤其在遇到条件有限的情况下，更是可以利用所学的知识制作视力表，并且完成所需要的检查；此外，在选购设备时更清楚视标设计制作中存在的各种问题以及需求。

本实训项目：通过视标的制作，了解并熟悉视标的设计原理、视标形式、制作方法及过程、记录方法、视力的定量检查方法等，从而进一步提高视力表的多种应用能力；掌握正确的检查方法，具备在特定条件下制作视标，利用自制视标进行检查并准确定量的能力。

2. 屈光检查与常用视标　视力表在视光学检查中仅仅是作为检测视力的量具来使用的。在屈光学检查中，往往要利用各种以光学原理为依据设计制作的视标，对屈光状态进行定性定量检查，并且最终获得精确数据。因此，视力表是衡量视力的量具，而视标是进行屈光状态定性定量检查的工具。屈光检查的视标有用于初查发现散光用的散光板；有对散光轴向与散光度进行精调的特定视标；有用于远近球性屈光状态定性、初查确定范围以及最终精确用的红绿对比和远交叉十字线视标。

长期以来，屈光学检查过于依赖视力表，忽视了这些重要视标的使用。本实训不仅强调视力表的制作与应用，更重要的是科学的阐述视标的设计制作方法，以及设计的相关光学原理，以及在屈光检查中的各种应用方法。

由于红绿对比在实践中的应用广泛，本实训中此视标制作也作为重点进行介绍。

### 2.1.1　制作远近视力表

#### 【相关拓展知识】

#### 一、视力表设计要求

斯内伦（Snellen）最初设计的视力表，是以 5 倍的 1′ 视角作为视标的周边范围尺寸，视标的边宽与开口宽度分别为 1′ 视角。只要视标对人眼形成 5′ 视角，该视标所对应的视力就为 1.0。目前常用视力表，其设计原理就是以此为基础（图 2-1-2）。

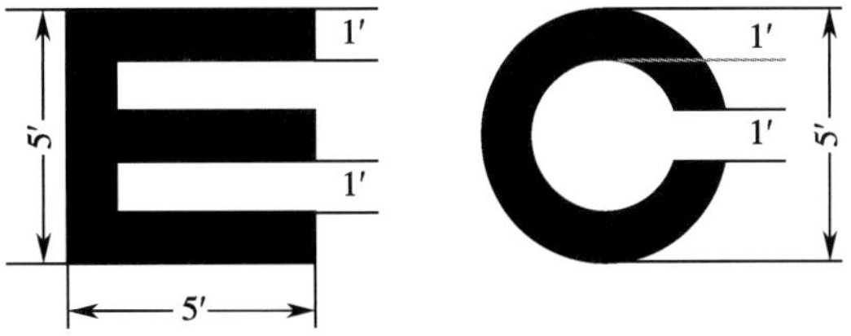


图 2-1-2　视力表设计原理 5′ 视角

目前，常用的视力表为E形视力表和C形视力表。然而这两种视力表在设计方面以及检查精度方面却存在着一些差异，C形视力表检查的精确度更高，尤其存在散光时的差异明显。

图 2-1-3，为常见视力表的 3 种设计形式，其中国际标准视力表由于中间的笔画长度只有 4′ 视角，其边缘处缺口实际大小有 3′ 视角，大于缺口设计要求 1′ 视角的 3 倍，该表的检测精度是图 2-1-3 中设计表现最差的，因此已经被逐渐淘汰。

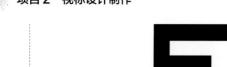

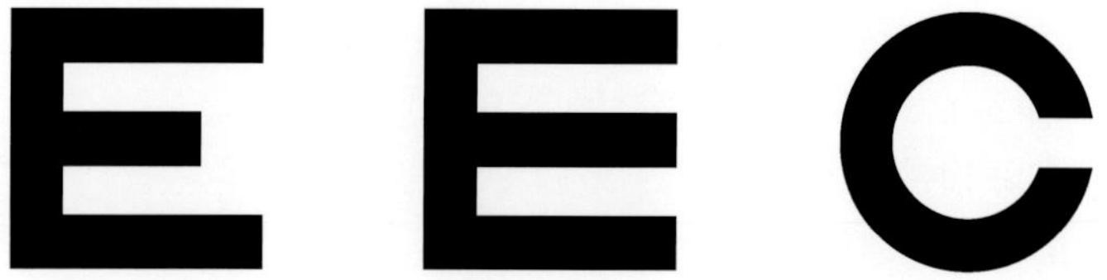
国际标准视力表
标准对数视力表
Landolt环形视力表

图 2-1-3 常见视力表

有了视力表设计标准，以 5′ 视角作为视标的周边范围尺寸，则视标的大小就可以通过所需要制作距离计算出来。

图 2-1-4 中 $L$ 为需要制作视标的距离，$h$ 为视标的标高。无论这个视标在多远，按照设计原理其对眼睛（结点）形成的视角都应为 5′，被检者在该距离上能够判断视标开口，则被检者的小数视力即为 1.0。

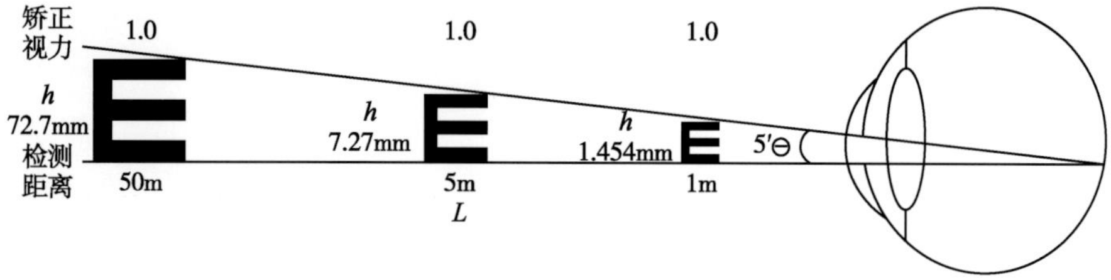


图 2-1-4 视标大小与视角和距离的关系

视标标高与设计距离的关系用式（2-1-1）表示为：

$$\tan 5' = \frac{h}{L} \tag{2-1-1}$$

式中 $h$ 为视标的标高；$L$ 为设计距离；tan5′ 约等于 0.001 454，为 5′ 视角的正切函数值。

## 二、视力的记录方式

目前国际上许多国家使用的记录方式为分数和小数的记录方式，我国常用的记录方式为小数及对数记录方法，而对数记录又是我国独有的一种记录方式。然而在视光学检查中，对数记录法有一定的缺陷，小数与分数记录方式相比较更为科学合理。

欧美国家多以分数记录法作为视力的记录方式。分数记录分为分子与分母两个部分，其中分子为实际检测距离，而分母为所用视标对人眼形成 5′ 视角的距离。以 5/25 为例说明，该视标正好在 25m 处对人眼形成 5′ 视角，用这个视标在 5m 处进行检测得到的分数视力即为 5/25。

而小数记录实际上就是分数记录的商。以分数记录 5/25 为例，其小数视力为 0.2。如果分数视力为 5/10，则小数视力为 0.5。

## 三、液晶视力表的制作要素

液晶显示器是最常用的显示方式。无论电视、计算器、汽车仪表、电脑还是手机屏幕，液晶显示方式在生活中无处不在。利用液晶显示器制作液晶视力表也是最可行的方式。因此，本实训中视标的设计制作主要以液晶显示器作为显示媒介，设计制作各种视标。

液晶视力表设计制作所需的应用软件及必要数据：

（1）液晶视力表设计制作所需的应用软件：液晶视力表制作的目的是为了最终检查而服务的，因此这个过程分为两个部分：①视力表制作，在这个过程中需要利用计算机辅助设计制作视力表；②在显示器上播放图片，而显示器显示出的每一个视标大小必须符合设计制作的尺寸要求。为了达到这样的目标，使用的制图软件必须为制作矢量图的制图软件，而播放软件则需要能够将制作的矢量图片全屏打开，这样视标在显示器上的显示大小就与设计制作的要求相符。软件的选择只要满足上述条件即可，本实训中选用一款简单的软件来进行演示，矢量图制作软件用的是“CorelDRAW 2018”，图片播放软件为 ACDsee。图片制作完成后的保存格式应为 JPG 格式。

（2）液晶视力表设计制作所需的必要数据：使用液晶显示器制作视标时，必须了解显示器的相关显示参数数据，这些数据主要有显示器屏幕的尺寸、长宽比、显示分辨率、点距、DPI 或 PPI 值（每 1 英寸的像素密度或液晶点数）。这些参数中有些可以直接利用网络搜索显示器的品牌与型号后，即可查找到详细数据，有些没有的数据可以利用现有数据计算得到。以 23 英寸长宽比 16∶9 显示器为例其基本参数如表 2-1-1 所示。

表 2-1-1　显示器基本参数表

| 基本参数 | |
|---|---|
| 屏幕尺寸 | 23 英寸（in） |
| 最佳分辨率 | 1 920×1 080 |
| 长宽比 | 16∶9 |
| 点距 | 0.265mm |

## 【实训内容】

### 一、实训目的

1. 掌握视力表的制作，了解视力表的设计原理。
2. 了解小数及分数视力记录法以及之间的关系。
3. 了解视标大小、设计距离和检查距离及视力之间的关系。

### 二、实训准备

1. 环境准备　视光实训室。

2. 用物准备　尺子、23 寸 1 080P（1 920×1 080）液晶显示器一台或自己的显示器（如笔记本电脑或手机）。

3. 制图软件，本实训以 CorelDRAW 2018 为范本讲解设计及制作过程。

4. 视标制作书面案例内容：视标设计距离分为远用与近用（近用视标设计距离为 0.40m 或 0.33m）、视力指标、所用记录方式（小数与分数）、远用及近用视标类型（E或C），表 2-1-2～表 2-1-5。

表 2-1-2　视标制作书面案例（一）

| 类型 | 设计距离 | 视力指标 | 视标类型 | 视标数量 |
|---|---|---|---|---|
| 远用视标 | 3m | 0.2、0.25、0.3 | C视标 | 4～8 个，依大小决定 |
| 近用视标 | 0.4m | 40/1、40/80 | E视标 | 每行 4 个视标 |

表 2-1-3　视标制作书面案例（二）

| 类型 | 设计距离 | 视力指标 | 视标类型 | 视标数量 |
|---|---|---|---|---|
| 远用视标 | 5m | 0.6、0.8、1.0 | E视标 | 4～8 个，依大小决定 |
| 近用视标 | 0.4m | 40/400、40/800 | C视标 | 每行 4 个视标 |

notes

表 2-1-4 视标制作书面案例（三）

| 类型 | 设计距离 | 视力指标 | 视标类型 | 视标数量 |
|---|---|---|---|---|
| 远用视标 | 4m | 0.3、0.4、0.5 | C视标 | 4～8 个，依大小决定 |
| 近用视标 | 0.4m | 40/67、40/50 | E视标 | 每行 4 个视标 |

表 2-1-5 视标制作书面案例（四）

| 类型 | 设计距离 | 视力指标 | 视标类型 | 视标数量 |
|---|---|---|---|---|
| 远用视标 | 2.5m | 0.15、0.2、0.25 | E视标 | 4～8 个，依大小决定 |
| 近用视标 | 0.5m | 50/125、50/100 | C视标 | 每行 4 个视标 |

## 三、操作步骤

（一）准备工作

1. 在书面案例中抽取一个案例。
2. 安装相关软件（矢量制图软件和图片播放软件）。
3. 查找或计算显示远近用显示器的长宽尺寸及分辨率（DPI 或 PPI 值）。
4. 计算所选案例远近视力表中各行视标的标高。
5. 小数与分数视力换算。

（二）制图过程

1. 选择并打开矢量图制作软件，并新建文件。本实训使用指导软件为 CorelDRAW 2018。图 2-1-5 中 a 为软件在电脑桌面显示的图标，图中 b 为打开过程中的过渡界面。

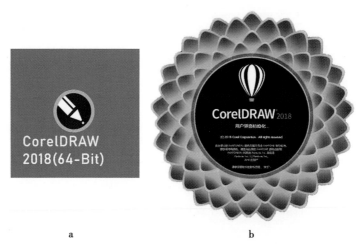

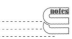


a　　b

图 2-1-5 CorelDRAW 2018 图标与打开过渡界面

2. 新建文档 CorelDRAW 2018 打开后，在开始界面中找到文件，单击文件并在下拉菜单中选择新建（图 2-1-6）。

3. 设定文档窗口参数 上一步选择新建后会出现一个窗口（图 2-1-7）。

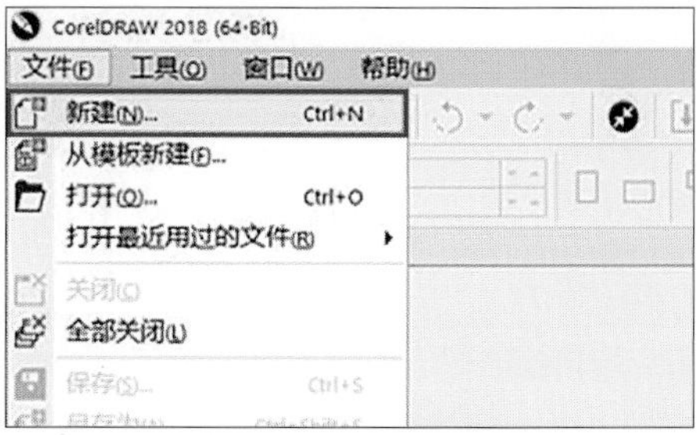


图 2-1-6 新建文档

图 2-1-7 显示为“创建新文档”窗口，该界面中的宽度、高度与渲染分辨率 DPI 应输入显示器的实际参数。宽度对话框右边一个对话框点击后出现一个下拉菜单，在该菜单中选择宽度与高度的单位，可以选择常用的毫米、厘米单位，也可以使用像素作为宽度与长度单位，这是因为宽度与长

度像素数量除以渲染分辨率（DPI）就等于显示器的实际宽度与高度尺寸（此时单位为英寸，1in=2.54cm，所以乘以 2.54 后才能转换为厘米单位）。

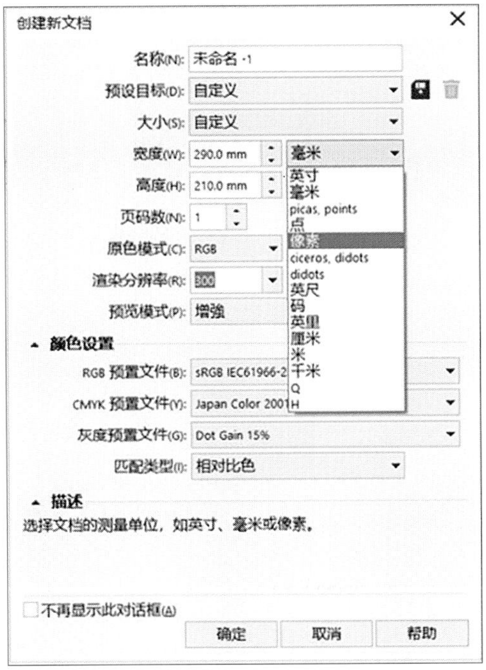


图 2-1-7　设定文档窗口参数

以图 2-1-8 为例，图中为 23 英寸，分辨率为 1 920×1 080 显示器文档窗口设定参数。图中左图为使用像素的设定方式，宽度 1 920 是指宽度上共有 1 920 列，高度 1 080 是指显示器屏幕高度上总共有 1 080 行，宽度右侧对话框显示新窗口宽度与高度用像素点数来确定，23 寸 1 080p 显示器的渲染分辨率（DPI）为 96，即每英寸长度中有 96 个像素点组成。右图中宽度和高度单位使用的是常用长度单位毫米，两种单位间软件可以自行进行计算并转换。

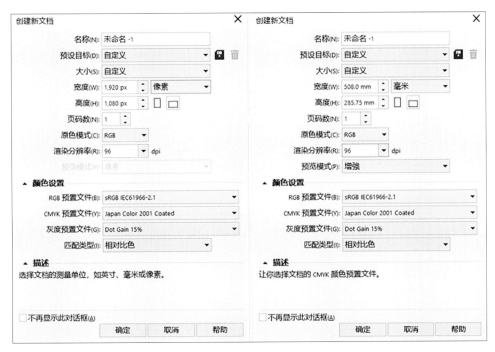


图 2-1-8　电脑显示器文档窗口具体参数设定

由图 2-1-7 和 2-1-8 可见，创建新文档窗口中，可以通过选择不同的单位利用软件进行相互间的换算，本实训以最佳分辨率为 1 920×1 080 的 14 英寸显示器为例，该显示器渲染分辨率 DPI 值为 158。在创建新文档时，渲染分辨率（DPI）值是固定不变的，而宽度和高度参数可以选择常用的长度单位如毫米，也可以选择像素（最佳分辨率）。

图 2-1-9 中可见两图中的渲染分辨率 DPI 值都为 158。而左图宽度与高度单位选择为像素，右图则为常用长度单位 mm。如果宽度与高度参数设定为宽度 1 920，高度 1 080 的情况下，重新选择毫米作为单位（图 2-1-9 中右图显示），则宽度与高度尺寸的显示也由原来的点数转变为毫米单位，右图显示软件自动计算的结果，其宽度为 308.658mm 和高度为 173.62mm，与 14 英寸显示器实际宽度与高度尺寸相同，软件自动将数据进行了计算并转换。因此，输入宽度和高度的单位可以根据获得的数据来确定，只要不修改渲染分辨率 DPI 值，系统会自动进行换算。

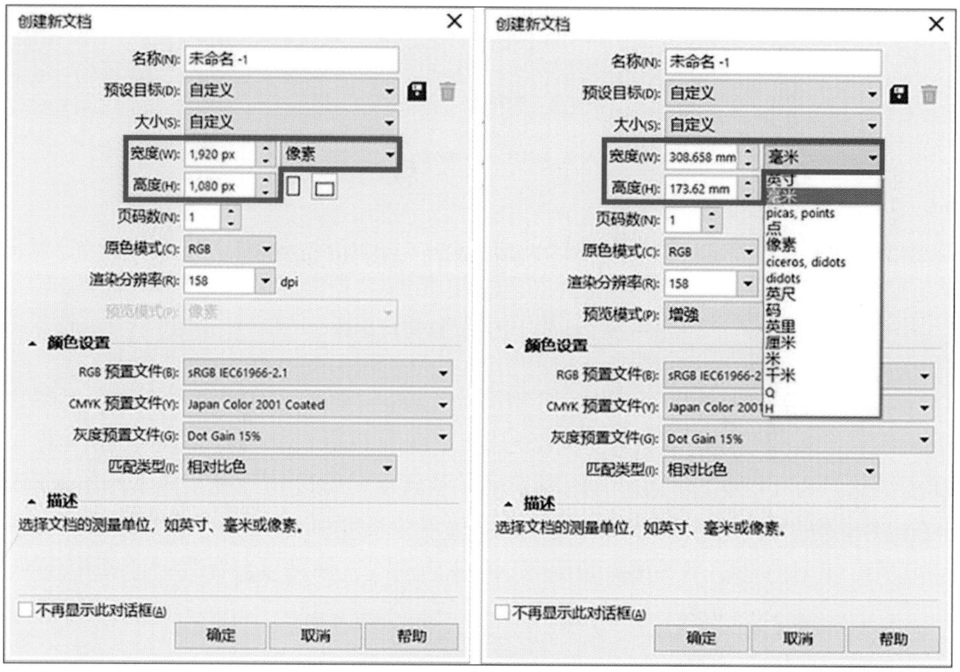


**图 2-1-9　14 英寸显示器新文档窗口参数设定**

图 2-1-9 为利用某型号笔记本电脑制作视力表时，新建文档窗口的参数设定，左图单位选择的像素，右图显示的是毫米。可以看到图 2-1-8 和图 2-1-9 中虽然显示器的行数与列数完全一样，但其 DPI 值高达 158（每英寸 158 像素），因此在转换为毫米单位后的高度与宽度尺寸明显小于图 2-1-8 中的尺寸。

注意：图 2-1-10 中可以看到，文档窗口为一长方形窗口，但在刚刚新建完成的时候可能并不能看到这个窗口边框，那是因为窗口被放大了，利用左边红框中的缩放工具将出口调整至可见，见图 2-1-10。

此外，此时窗口单位显示有可能是在新建窗口时选用的像素，而制图中的尺寸单位通常为厘米或毫米，为了后续的制图方便，最好将其调整为常用的毫米或厘米单位。

4. 制作视标样本　制作样本就是按照视标制作书面案例中要求制作一个E或者C视标（图 2-1-11）。

图 2-1-11 为样本的示范，视标中E视标样本的长宽尺寸相等，C视标样本的周边范围尺寸为标准的圆。样本的尺寸无限制，在制作具体视标时，可以利用样本进行复制后将样本的长宽尺寸修改为设计要求的长宽尺寸即可，为了计算及制作的方便，不允许实训将样

notes

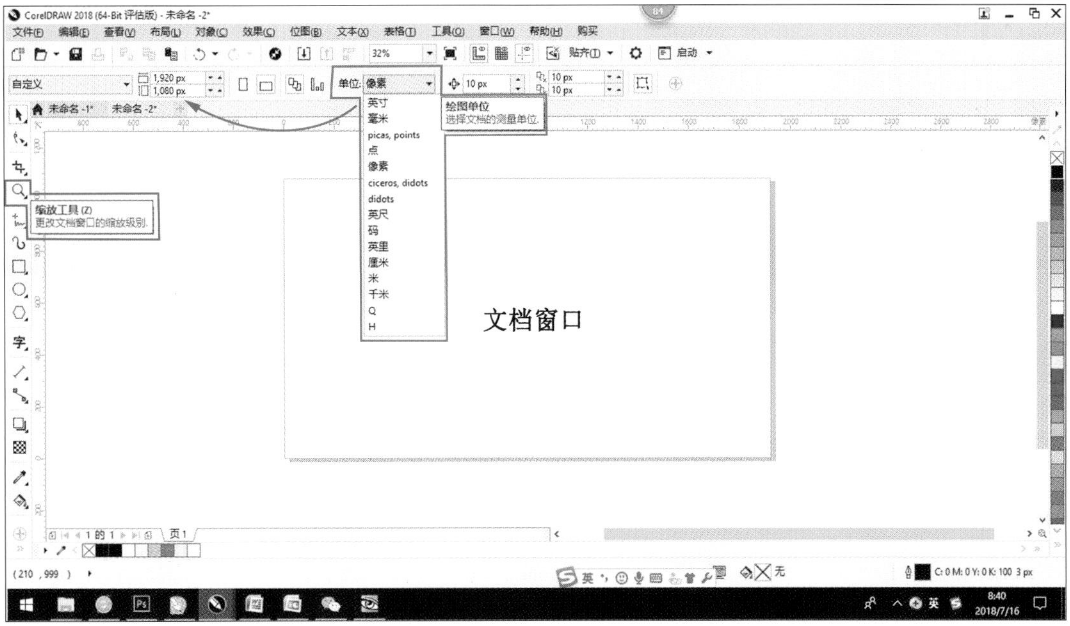


图 2-1-10　文档窗口的调整

本的周边范围尺寸定为 100mm。

（1）制作E视标样本

1）新建一个长 100mm，宽 20mm 的矩形：见图 2-1-12 利用左边工具栏中红色方框内的矩形工具制作一个矩形，并在上方工具栏中红色圆圈内修改矩形的长宽尺寸，修改时必须将右侧一锁形图标点击后，呈现出解锁状态，然后按设计要求分别修改长宽尺寸。

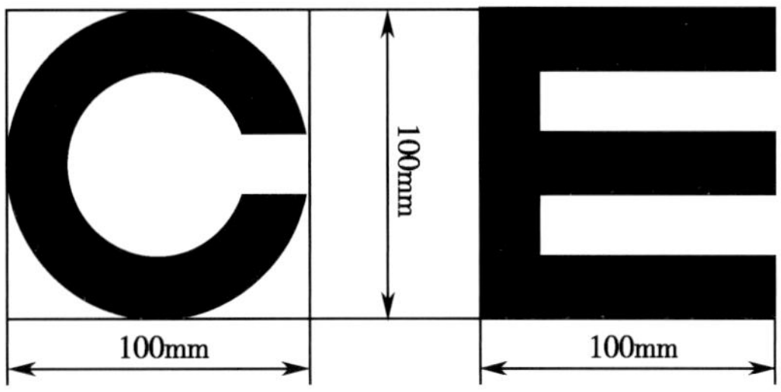


图 2-1-11　视标样本范例

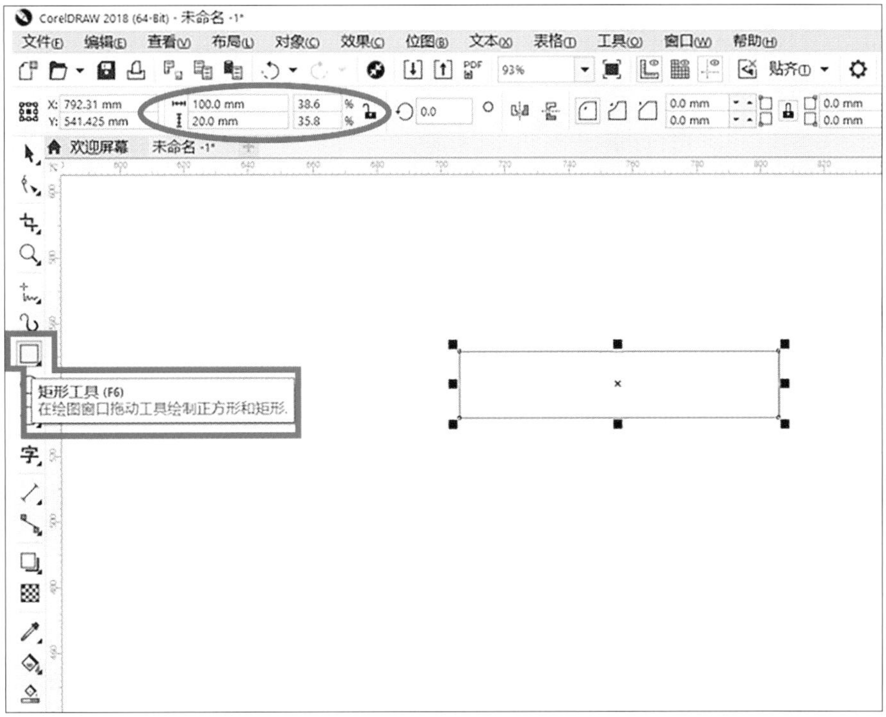


图 2-1-12　新建矩形

2）填充颜色并去除边框：图 2-1-13 右下角的红色方框内为颜色填充工具图标，单击后打开对话框，在对话框中选择均匀填充，后会出现下一级对话框（图 2-1-14）。

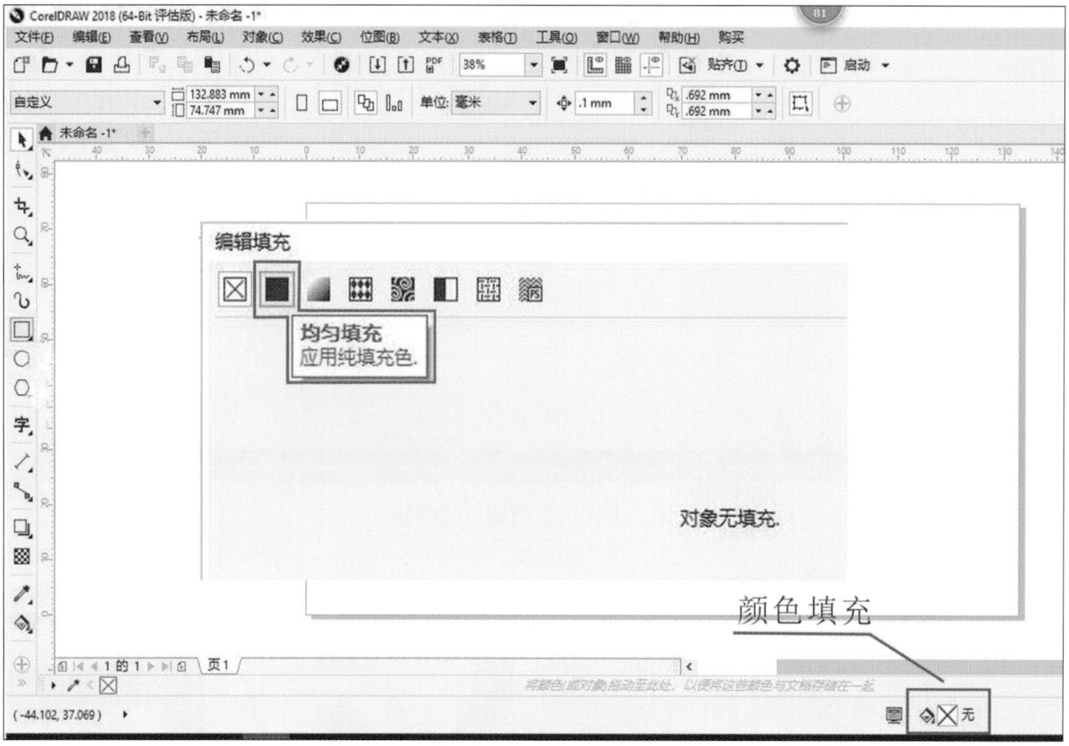


图 2-1-13　颜色填充工具

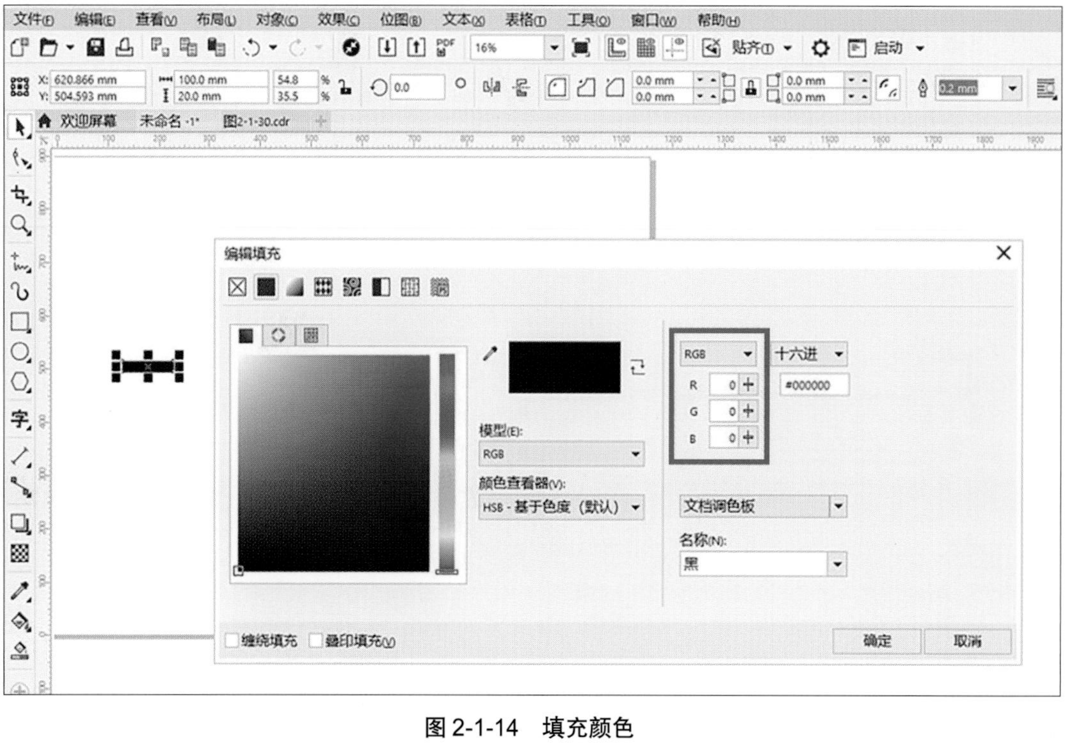


图 2-1-14　填充颜色

在填充颜色对话框中先将模型（颜色模型）调整为 RGB，再将 RGB 的颜色参数分辨调整为 0，即为纯黑色，然后点击确定，新建的矩形就被填充成黑色。然后点击上方工具栏中红色方框内的轮廓宽度，在下拉菜单中单击无，原本矩形的边框就会被去除（图 2-1-15）。

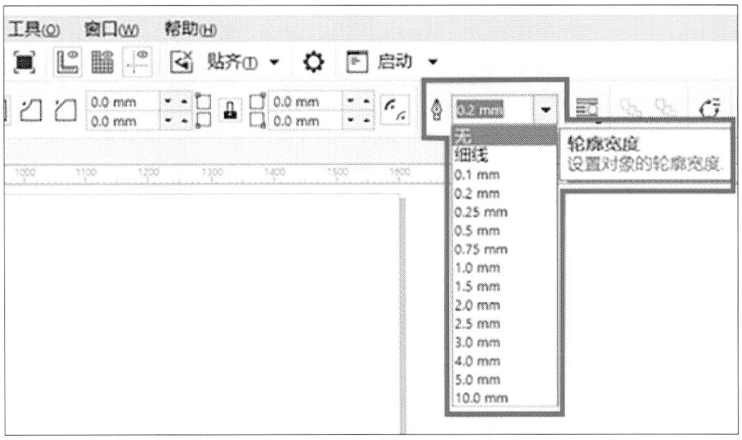


图 2-1-15　去除边框

在颜色填充后，边框必须去除，否则最终做出的视标尺寸与实际尺寸会存在一个边框的大小误差，误差大小取决于视标的大小，或边宽的尺寸。

3）复制矩形并将其中一个矩形旋转 90°：如图 2-1-16 所示，在左侧工具栏中点击“选择工具”选定已经填充好颜色并且去除边框的黑色矩形，右击鼠标在下拉菜单中单击复制，或用快捷键“Ctrl+C”复制，再次右击后在下拉菜单中单击粘贴，或用快捷键“Ctrl+V”进行复制。E视标有 4 个边框，因此要复制 4 个矩形，其中一个需与其他 3 个垂直，因此需在复制完成后，选定其中一个，并在上方工具栏中在旋转角度选框中修改成与其他三个矩形垂直的角度，如图中上方旋转角度选框中的角度旋转为 90°。

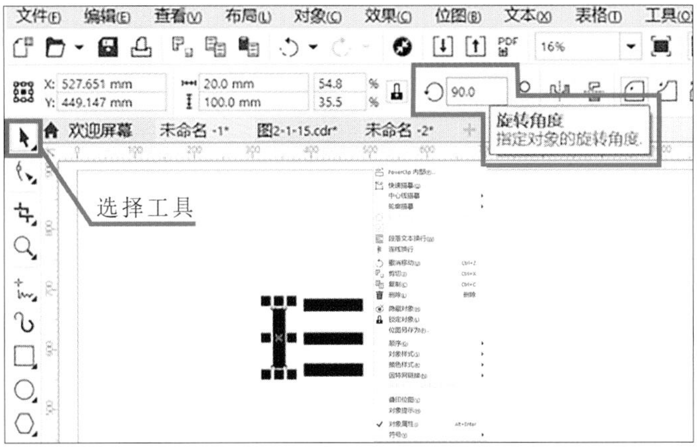


图 2-1-16　复制、旋转

4）对齐矩形：利用上方工具栏对象中的对齐与分布将组成E视标的 4 个矩形对齐。见图 2-1-17 中红色框内的对齐选项，利用这些选项分别将单个横向矩形与唯一一个竖向矩形对齐。三个横向矩形全部与竖向矩形左对齐；上方横线与竖向矩形顶部对齐；下方横向矩形与竖向矩形底部对齐；中间横向矩形与竖向矩形垂直居中对齐。图中 2-1-17 中的 E 为最终对齐后的E视标，当将 4 个矩形全选后，可以看到其长宽尺寸为 100mm×100mm 的正方形。

notes

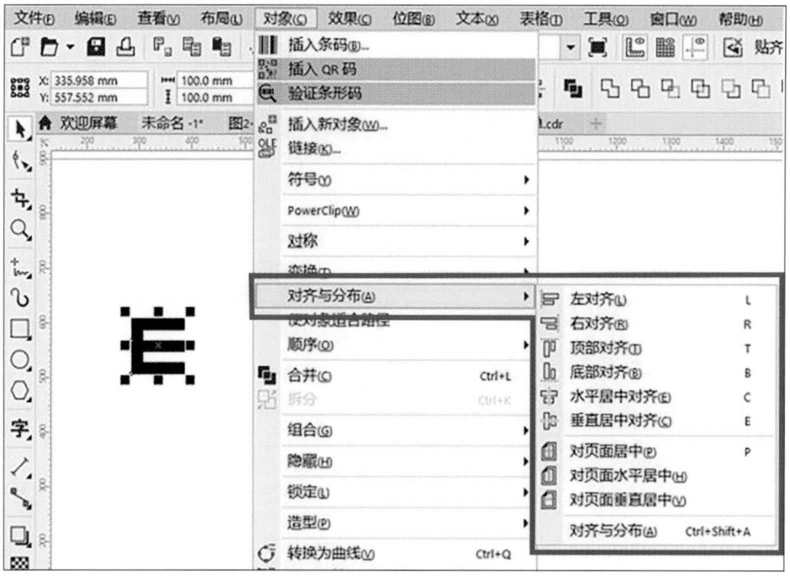


图 2-1-17　对齐矩形

5）组合：用选择工具或快捷键“Ctrl+A”将已经对齐的并组成E视标的四个矩形全部选定，然后右击鼠标在下拉菜单中选择组合对象将 4 个矩形组合成一个整体，便于后期复制或拖动。如果有需要，也可以取消组合。

至此，一个周边范围尺寸 100mm 的E视标样本制作完成（图 2-1-8）。

（2）制作C视标样本

1）建立参考线：

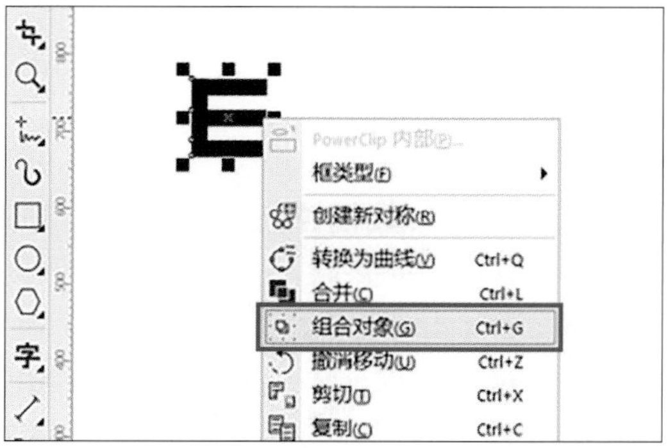


图 2-1-18

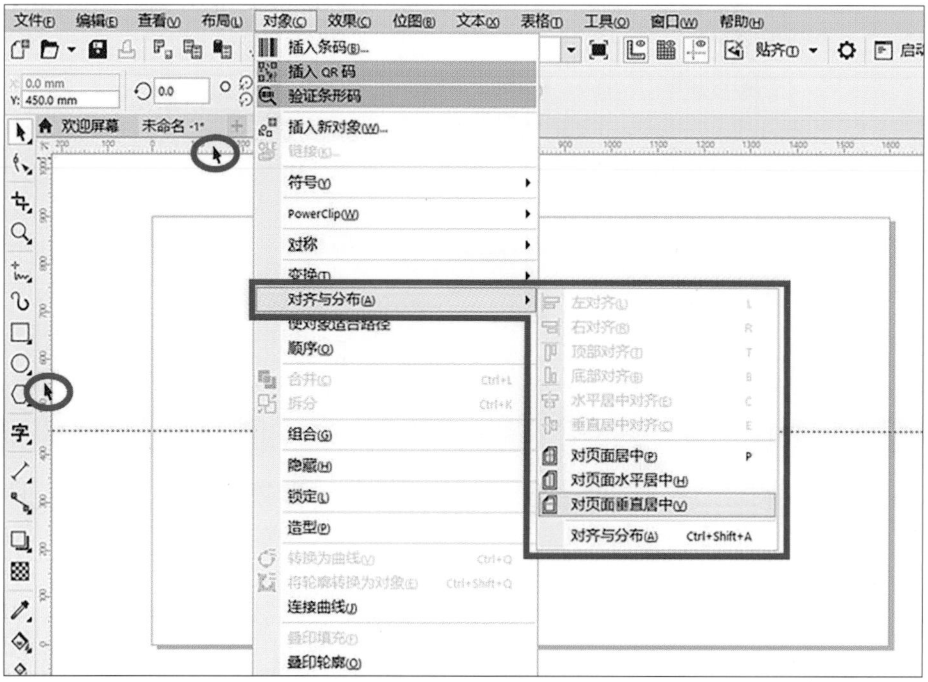


图 2-1-19　参考线

在标尺内按住鼠标左键（见图 2-1-19 左侧和上方标尺中红色圆圈内的鼠标箭头），拖动至窗口后松开鼠标左键，窗口内就会出现一条参考线，然后单击上方工具栏中对象，鼠标箭头指向下拉菜单中的对齐与分布，其右侧又会出现一个下拉菜单，点击对页面水平居中和对页面垂直居中，使得横竖参考线焦点位于窗口中心位置。

2）新建同心圆：点击左侧工具栏（图 2-1-20 中红色方框内）的椭圆形工具，在窗口新建直径 20mm、60mm 和 100mm 的三个圆。只要按住 Ctrl 键拖动鼠标即可建立正圆，圆的直径参数修改见图 2-1-12，或图 2-1-21 中左上角红色方框内。

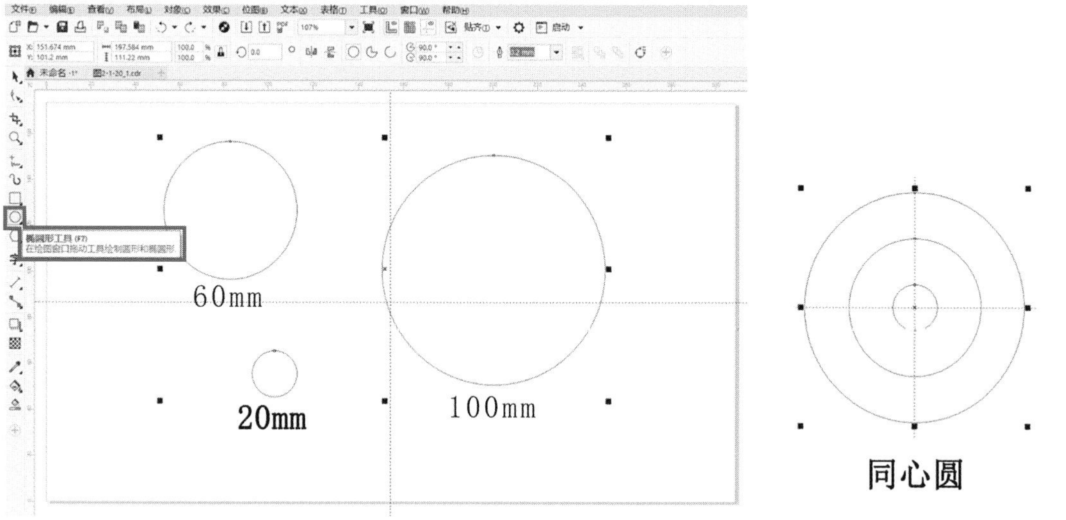


图 2-1-20

大小不等的三个圆建立完成后用选择工具或快捷键“Ctrl+A”将三个圆全选，然后点击工具栏上方对象菜单，鼠标指向下拉菜单中对齐与分布，在下一级菜单中单击对页面居中，是三个圆在页面中心形成一个同心圆，小圆直径与C视标缺口大小相同。

3）制作缺口：在小圆上边缘和下边缘各做一条参考线，参考线的垂直位置在水平中心线位置上下各 10mm 处，位置参数修改在上方工具栏左侧，图 2-1-21 中红圈内的对象位置栏中修改。然后在直径 60mm 和 100mm 两个圆间制作两条横线，如要修改横线长度，在上方工具栏中图 2-1-21 红色方框内对象大小栏中修改。横线垂直位置与新建的两条参考线的垂直位置一致。图 2-1-21 中下方横线与下方参考线的 $y$ 方向坐标都为 76.81，因此水平中心参考线的位置为 86.81，其上方参考线与横线的 $y$ 方向坐标位置则为 96.81。

4）智能填充：见图 2-1-22，点击左侧工具栏下方中智能填充工具（红框内），然后在需要填充的区域内再次点击，点击区域就会被填充上颜色。此时颜色不一定是所需要的颜色，则可点击右下方的编辑填充工具（见图 2-1-23 中下方红线所指位置），在打开的界面中先修改颜色模型为 RGB，再在下方 R、G、B 对应的框内输入黑色参数“0”，点击确定后，填充色立即变为黑色。

5）去除边框并组合：将全部对象全选后在轮廓宽度对话框中选择无后，边框立即消除。然后在对象范围内右击鼠标，在下拉菜单中选择组合对象，完成C视标制作。组合后的视标为一整体，直径为 100mm。

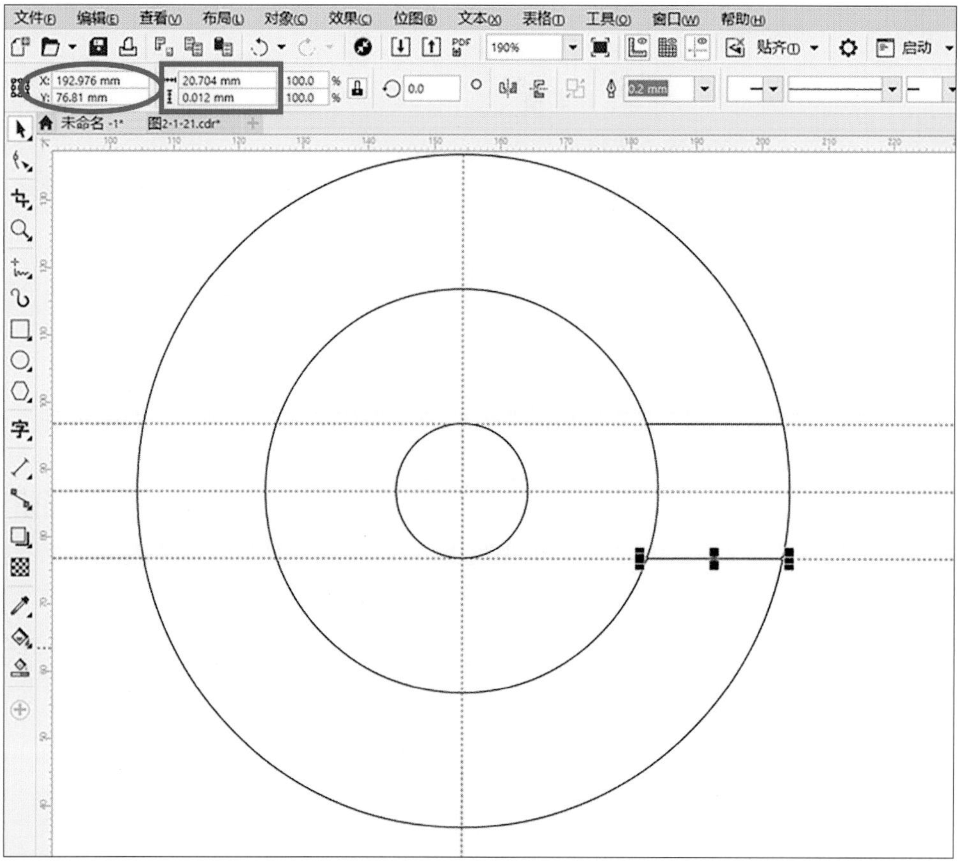
文件(F) 编辑(E) 查看(V) 布局(L) 对象(C) 效果(C) 位图(B) 文本(X) 表格(T) 工具(O) 窗口(W) 帮助(H)
190%
贴齐(T)
启动
X: 192.976 mm
Y: 76.81 mm
20.704 mm
0.012 mm
100.0
100.0
0.0
0.2 mm
未命名 -1*
图2-1-21.cdr*
字

图 2-1-21

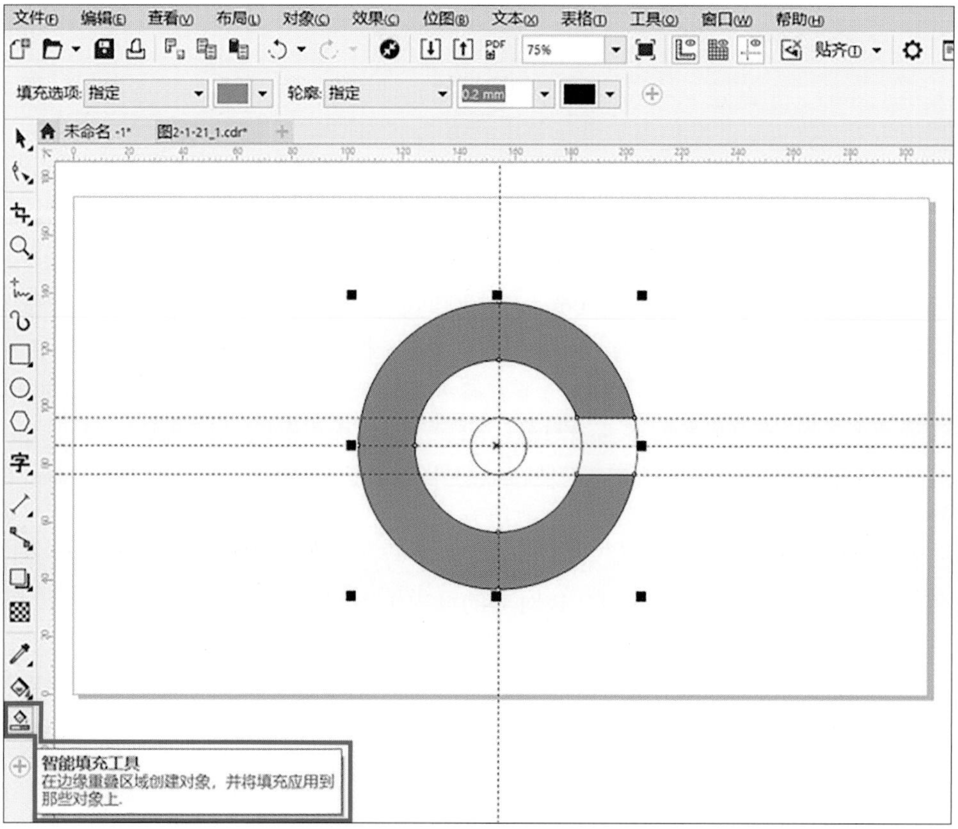
文件(F) 编辑(E) 查看(V) 布局(L) 对象(C) 效果(C) 位图(B) 文本(X) 表格(T) 工具(O) 窗口(W) 帮助(H)
75%
贴齐(T)
填充选项: 指定
轮廓: 指定
0.2 mm
未命名 -1*
图2-1-21_1.cdr*
字
智能填充工具
在边缘重叠区域创建对象，并将填充应用到那些对象上。

图 2-1-22

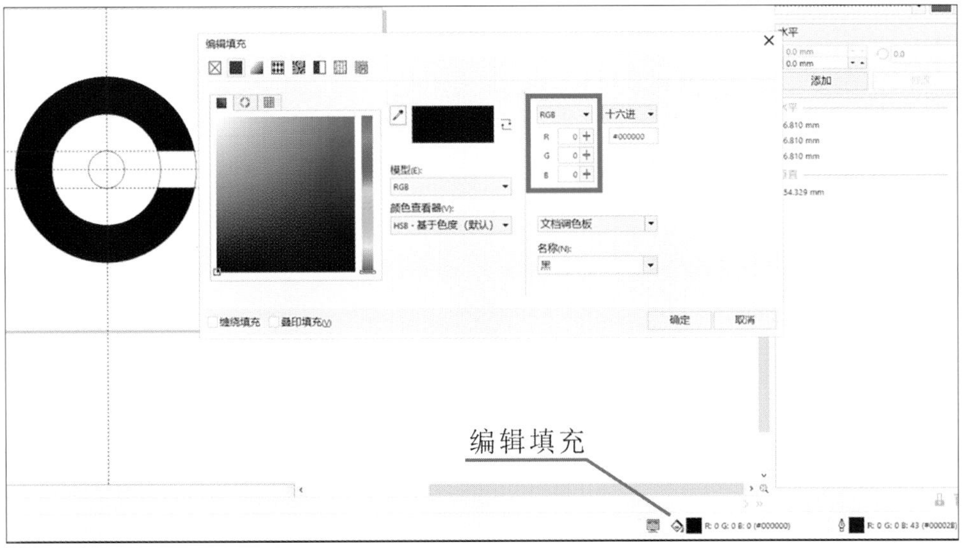


图 2-1-23

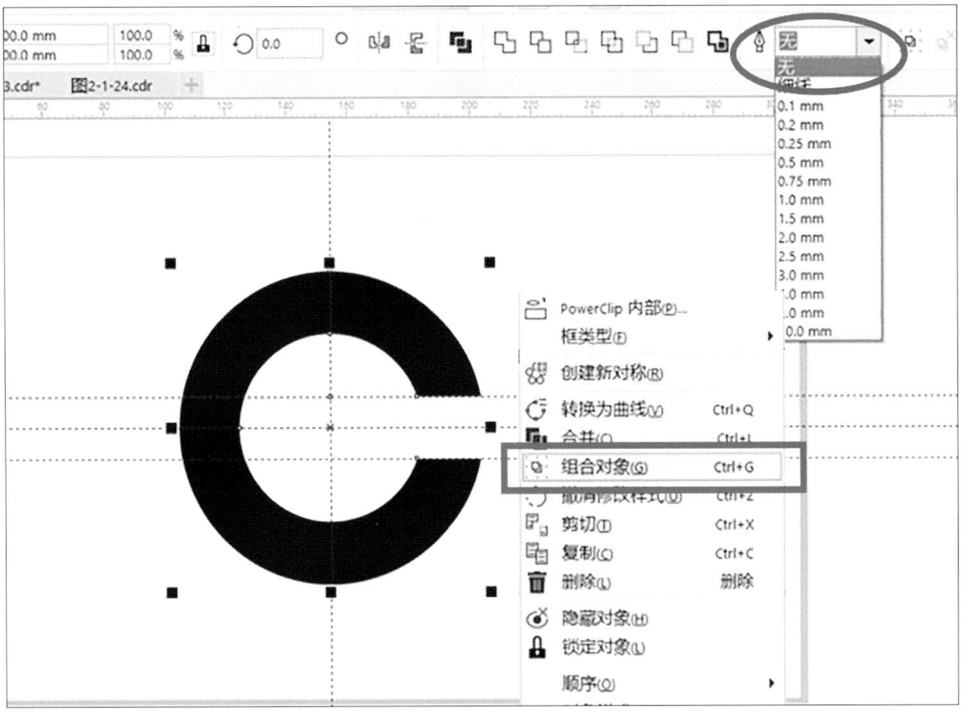


图 2-1-24

5. 制作精确视标　将制作好的样本在窗口复制，并按照准备工作中计算好的视标尺寸，修改复制样本的尺寸，且纵向由大到小排列视标。例如，案例中要求制作 5m 距离检测用 0.3、0.4、0.5 的C视力表，在做准备工作中已经计算出 3 个视标由大到小尺寸分别为 24.23mm、18.175mm、14.54mm，则将 3 个复制的样本尺寸分别修改为计算好的视标实际尺寸后按由大到小纵向排列，利用参考线可以纵向对齐视标（图 2-1-25）。

6. 制作多列视标　将原本制作完成的单列精确尺寸视标进行复制后，制成多列视标，利用参考线可以在水平方向及垂直方向对齐视标（图 2-1-26）。

7. 将各视标开口转向不同方向　图 2-1-27 中选定视标与其旁边的视标缺口角度不同，这是旋转的结果。

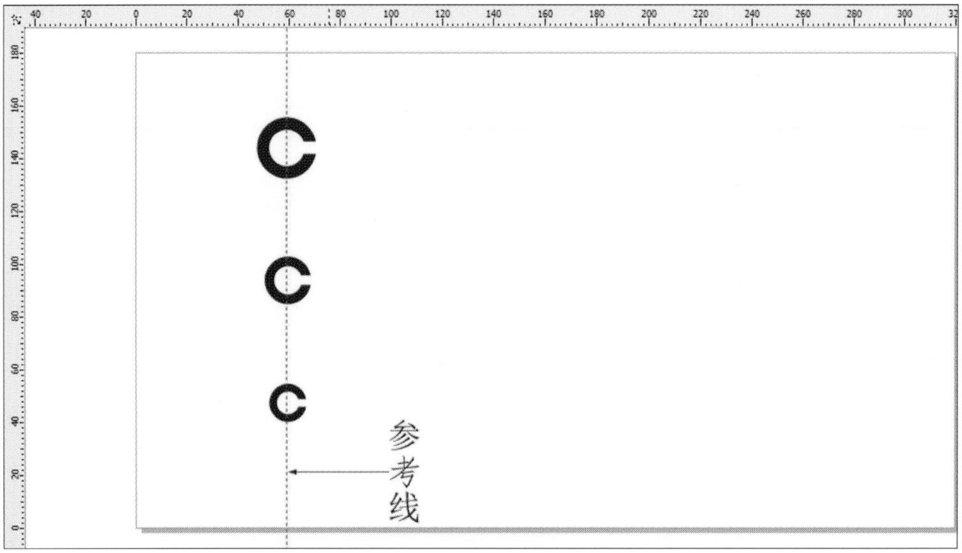


图 2-1-25　单纵向精确视标制作

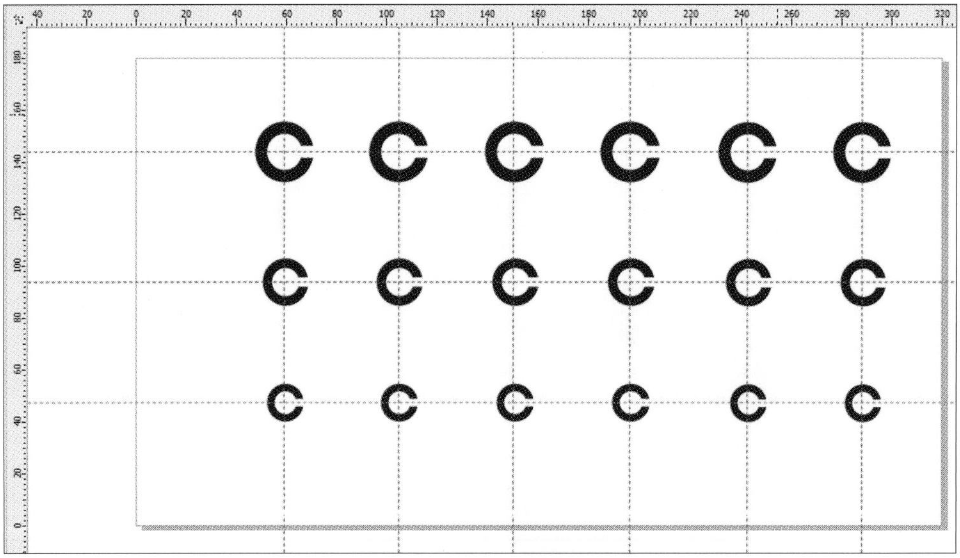

图 2-1-26　多列视标复制

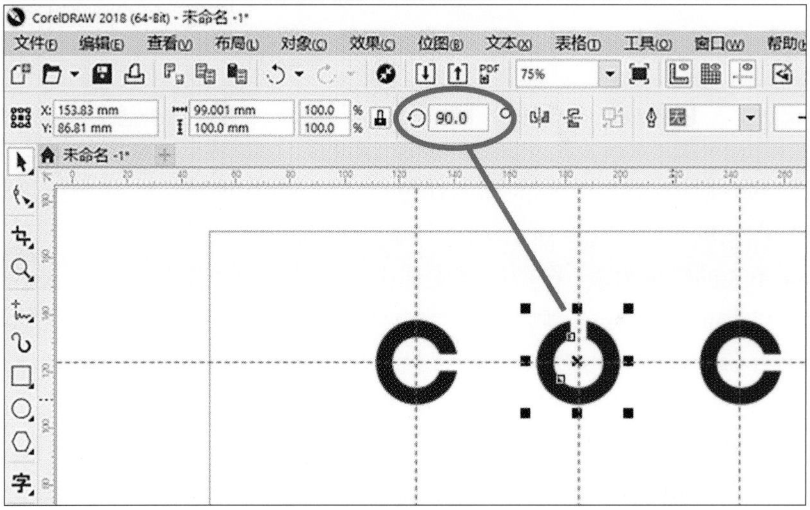


图 2-1-27　旋转视标缺口方向

当视标被选中后，上方工具栏中会出现旋转角度的一个对话框（见红圈圈出的区域），只需要按照所需要的缺口方向输入相应的角度，回车后即可改变视标的缺口方向。图中选定视标的圆缺口方向与其他视标一致，修改前该视标的角度为在对话框中显示为“.0”，将数据修改为 90.0 后，视标的缺口方向会被旋转到垂直向上的方向上。E视标只有 4 个开口方向，分别为 0、90、180、270。而C视标则有 8 个开口方向，分别是 0、45、90、135、180、225、270、315、360。旋转完成后情况如图 2-1-28 所示。

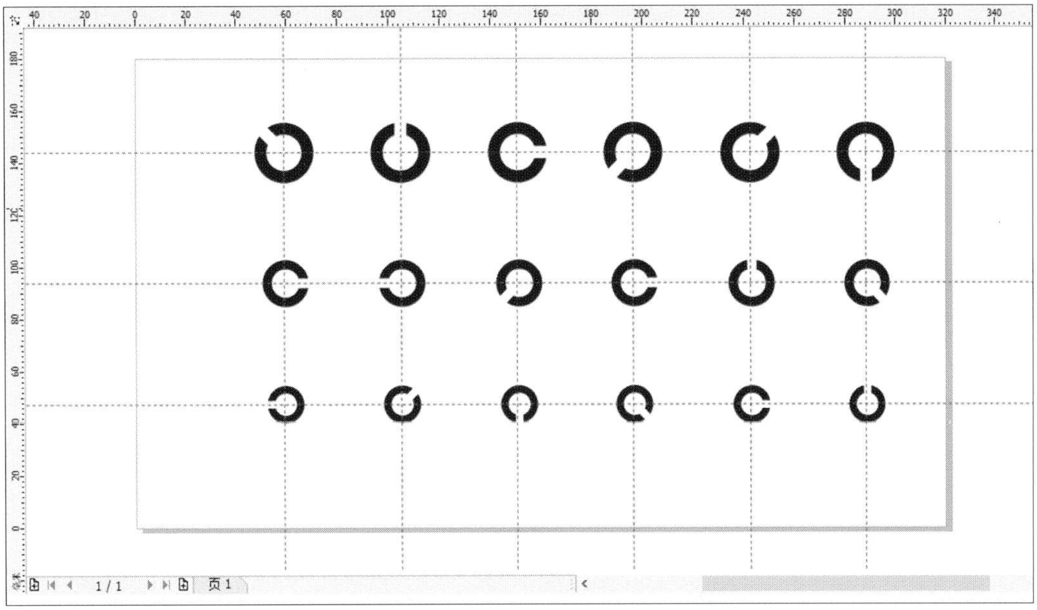

图 2-1-28　完成视标制作

8. 标注每行视标的小数及分数视力　将换算好的小数与分数视力对应标注于各行。0.3、0.4、0.5 对应的分数视力分别是 5/16.67、5/12.5、5/10（图 2-1-29）。

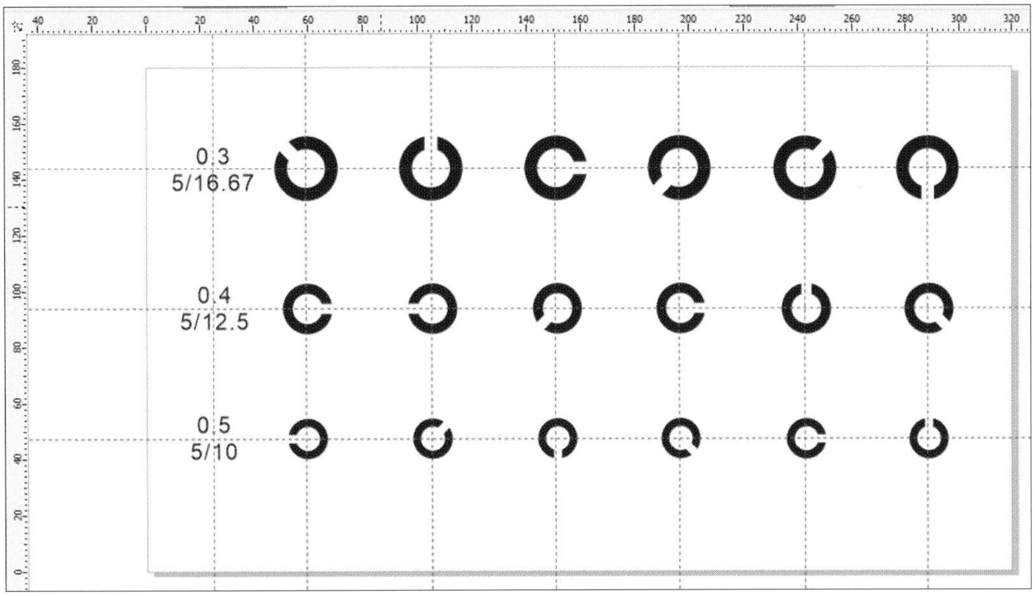


图 2-1-29　标注小数分数视力

9. 制作边框　版面仅仅是用来限制视标的制作范围，虽然版面的长宽尺寸与实际显示器的长宽尺寸相同，但并非是视力表图片播放时的真实边框，如果不制作边框，则视标在实际全屏幕播放时的尺寸会大于设计要求，边框尺寸在操作步骤“2. 设定文档窗口尺寸”已经获得，其尺寸大小与文档窗口尺寸一致。

图 2-1-30，制作边框时首先在左侧菜单中点击“矩形工具”（左侧红色双矩形方框圈出区域），然后在原版面前制作一个矩形，再在左上角尺寸对话框中（左上角红色椭圆圈出的区域）将原数据改为显示器实际边长与边宽，并且在对象中的对齐与分布中选择对页面居中。最后在矩形区域内鼠标右键单击后，在下拉菜单中找到“顺序”后，鼠标剪头指向顺序时又会出现一个下拉菜单，在其中找到并点击“到页面背面”，至此视力表制作完成（注意，矩形边框的轮廓线宽度为 0.2mm，需去除边框，去除方法参看图 2-1-24）。

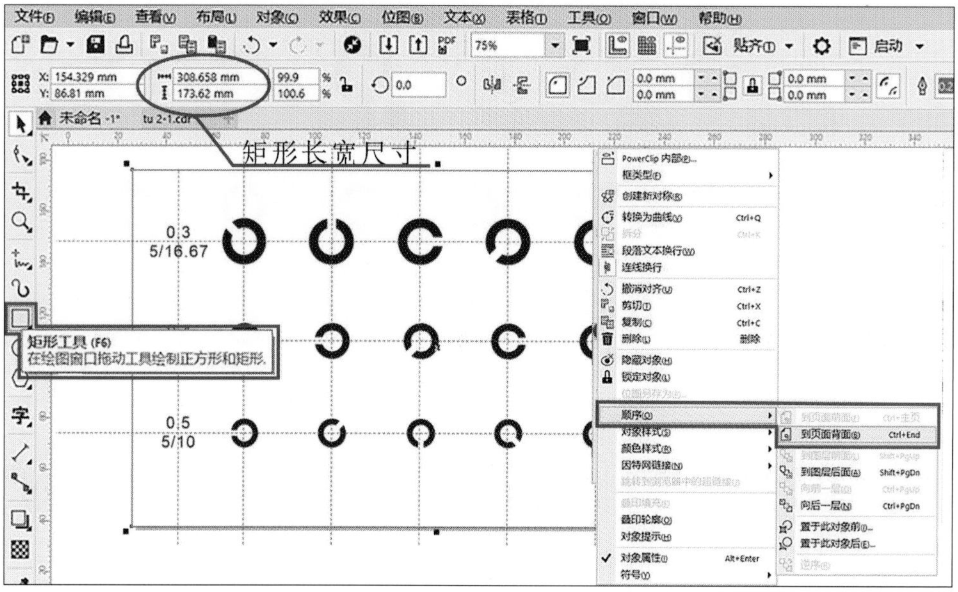


图 2-1-30　制作边框

10. 保存文件　保存文件时首先保存 CDR 文件，以备修改；文件播放为 JPG 格式，因此，还需将图片导出为 JPG 格式文件。导出可以在工具栏文件下拉菜单中寻找导出选项，也可以用快捷键“Ctrl+E”导出。导出窗口注意导出颜色模式选择必须是 RGB（24 位），此外还需注意下方宽度高度和分辨率与设计需求一致，如不一致可在导出到窗口进行修改。

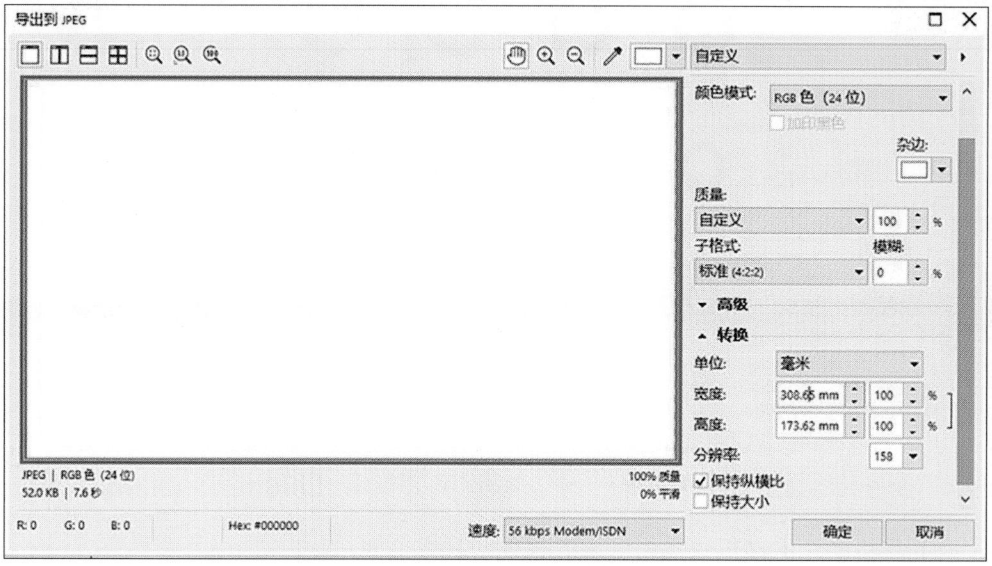


图 2-1-31　导出前转换位图基本参数修改

分辨率是一个重要的数据，其表示方式有 DPI 或 PPI 值两种形式。DPI（Dot Per Inch）即点 / 英寸；PPI（Pixel Per Inch）即像素 / 英寸 。DPI 原是印刷上的计量单位，意指每平方英寸上，所印刷的网点数（Dot Per Inch）。现在大多数的人已将数码影像的解析度用 DPI 表示。但是因为印刷时计算的网点大小（Dot）和电脑的显示像素（Pixel）并非相同，所以较专业的人士会用 DPI 表示解析度，比如我们一般所看到的杂志封面，对质量好的厚纸一般采用 350DPI，在相对较薄的纸面上打印图片时常采用 300DPI。但是在一些数码产品上，比如数码相机，则多采用 PPI 表示。

在一些软件中分辨率用 DPI 表示，如本实训使用软件中的分辨率一栏就是用 DPI 表示的，见图 2-1-31。大多数厂家的产品介绍中显示器的基本参数内，大多喜欢用 PPI 表示。在制图中，需要根据显示器的该值确定图像分辨率，否则图像的尺寸和清晰度都将与设计制作要求不符。值根据显示器的品牌和型号可以搜索到，如果找不到的，可以利用一些基本参数进行计算。基本的计算方式也有两种，分别是利用点距进行计算和利用最佳长宽显示分辨率进行计算。

（1）能够点距计算 DPI 值：DPI 值：由于 1in ≈ 25.4mm，再用 25.4 除以点距就可以得到 DPI 值，如表 2-1-1 中显示，23 英寸液晶显示器的点距为 0.265mm，有 25.4/0.265 约等于 96。因此，该显示器的分辨率 DPI 值为 96 像素 / 英寸。

（2）利用最佳长宽显示分辨率计算：表 2-1-1 中最佳分辨率一栏显示数据为 1 920×1 080，为显示器在长度由 1 920 列组成，高度上由 1 080 行组成，在已知显示器长宽尺寸的情况下可轻松算出 DPI 值。以表 2-1-1 中数据为例，已知 1 英寸等于 2.54cm，显示长和高度经计算后分别为 50.9cm 和 28.6cm，则利用长度和列数计算结果为：先将里面转换为英寸则有 50.9/2.54 ≈ 20in，由于在长度上有 1 920 列，所以 DPI=1 920/20=96。

利用高度和行数计算结果为：先将里面转换为英寸则有 28.6/2.54 ≈ 11.26in，由于在高度上有 1 080 行，所以 DPI=1 080/11.26 ≈ 96。

可见，利用长度和列数与利用高度和行数得出 DPI 的结果一致。

（三）图片播放

1. 用所需软件打开视力表　本实训用的图片播放软件为 ACDsee 作为示范。图 2-1-32 为使用该软件打开视标后的实际界面。

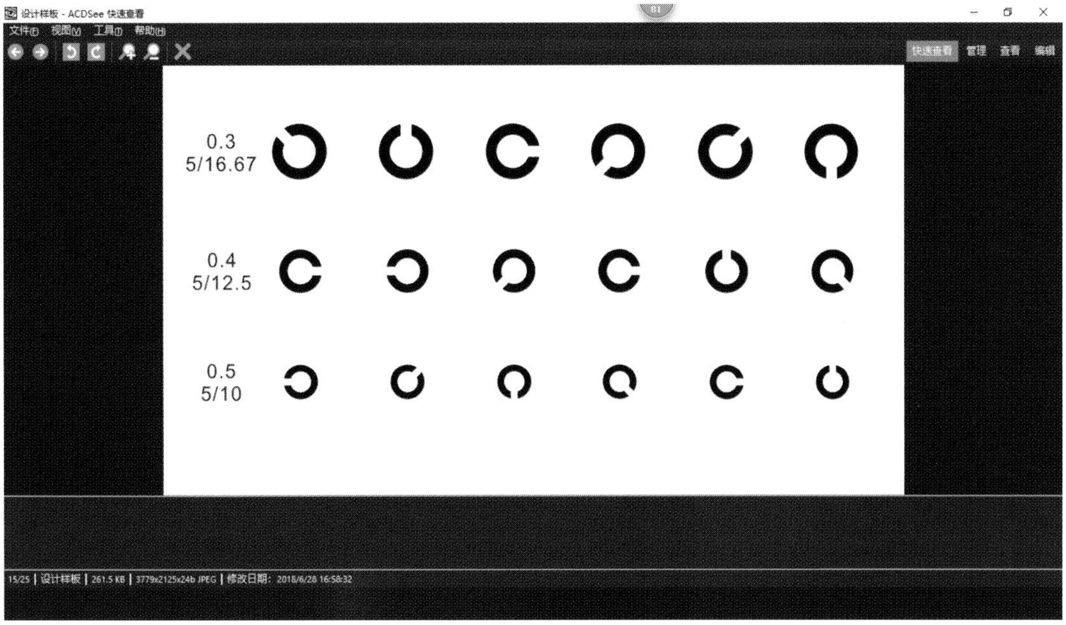


图 2-1-32　ACDsee 打开视标后的初始界面

图片打开如果没有进入全屏模式，则每个视标的的尺寸与实际不符，必须进入全屏模式，才能让每个视标在显示器上显示的尺寸与实际设计尺寸相符。

2. 设置全屏显示：设置全屏显示的方式有两种：①在工具栏的视图中选择“全屏幕”，图2-1-33中的a图；②点击鼠标右键，在下拉菜单中选择“全屏幕”（图2-1-33b，图2-1-34）。

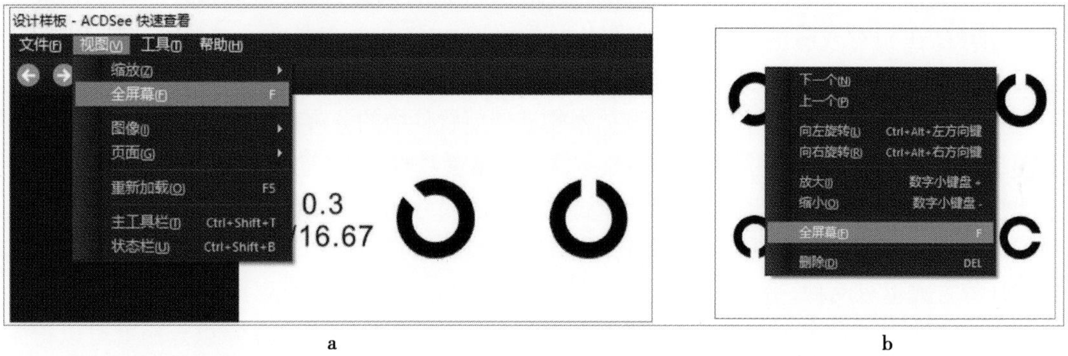


图2-1-33　全屏选择方式

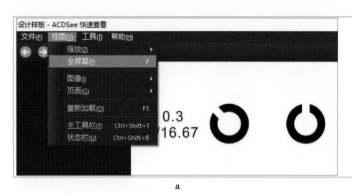

全屏幕打开后的尺寸与设计尺寸完全相符（图2-1-34）。

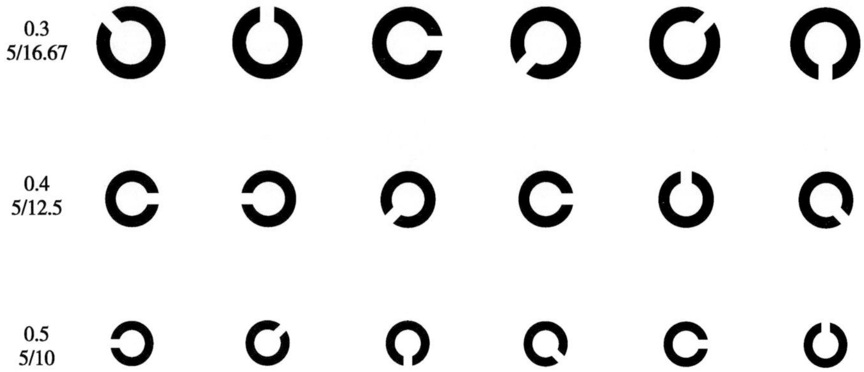


图2-1-34　全屏打开后的实际界面

## 四、注意事项

1. 远近视力表制作必须以显示器的尺寸与分辨率为依据。

2. 近用视力表除了要在手机上显示外，还需要打印，打印近视力表最好使用亚光相纸，用高精度打印模式打印，打印分辨率设置为DPI=300。

3. 近用视力表可以通过QQ或微信（原图）传至相应手机保存并打开图片，需保证显示尺寸与设计尺寸吻合。

4. 视标的记录方式必须小数与分数并存。

5. 本实训提供C和E视标的样本，可以下载应用。

6. 显示分辨率有两种表述：①列数与行数，如1 920×1 080；② DPI（像素密度）：像素/英寸。在显示器的基本参数中通常使用行数与列数的表述方式，在制图软件中分辨率则以DPI（像素密度）为主。不同尺寸显示器的行与列数可以相同，但像素密度则完全不同。

## 五、实训记录报告

姓名____________学号____________实训日期____________指导教师____________

✧ 填写说明：

1. 案例设计距离与案例视力指标，按照所抽取的案例实际数据进行填写。

2. 视标标高的单位为“mm”。

3. 记录法转换是指将抽取的书面案例中的小数视力转换为分数视力，而分数视力则需要转换为小数视力。

4. 屏幕标称尺寸以基本参数中常用的标注方式，即对角线的长度单位为“英寸”。

5. 显示器长度与宽度是指屏幕的实际长度与宽度，单位用“mm”。

6. 显示分辨率以基本参数中列数与行数的记录方式为准，如：800×600。

表 2-1-6　实训记录报告（视标制作）

| 项目 | 远用视标 | 近用视标 |
|---|---|---|
| 案例设计距离 | | |
| 案例视力指标 | | |
| 记录法转换 | | |
| 视标标高 | | |
| 视标长宽比 | | |
| 缺口宽度 | | |
| 屏幕标称尺寸 | | |
| 屏幕长宽尺寸 | | |
| 屏幕长宽比 | | |
| 显示分辨率 | | |
| 视力表边框长 | | |
| 视力表边框宽 | | |
| 分辨率（DPI） | | |

## 六、实训考核评分标准

表 2-1-7　实训考核评分标准（视力表制作）

| 序号 | 考核内容 | 配分 | 评分标准 | 扣分 | 得分 |
|---|---|---|---|---|---|
| 1 | 显示器长宽尺寸 | 10 | 远近用错一个，扣 5 分 | | |
| 2 | 显示分辨率 DPI 值 | 10 | 错一个，扣 5 分 | | |
| 3 | 视标的标高 | 25 | 错一个，扣 5 分 | | |
| 4 | 缺口宽度 | 25 | 错一个，扣 5 分 | | |
| 5 | 全屏显示视标尺寸精度 | 10 | 错一个，扣 2 分 | | |
| 6 | 视标齐整度 | 20 | 水平或垂直不齐，各扣 10 分 | | |
| | 合计 | 100 | | | |
| 备注：设计边框及视标设计尺寸可在 CDR 文件中查看，并与计算数据进行对比。全屏显示尺寸在远近用显示器上查看并与设计尺寸对比，近用打印视力表以打印尺寸与设计尺寸对比。 | | | | | |

评分人：　　　　　　　　　　　　　　　　　　　　　　　　年　月　日

## 2.1.2　红绿对比视标制作

### 【相关拓展知识】

### 一、红绿对比原理

红绿对比利用了光学中的色差原理。可见光线的波长在 400～780nm 之间，不同波长的光线所受的折射程度不同，而不同波长光线所带有的颜色特征也不同（图 2-1-35）。

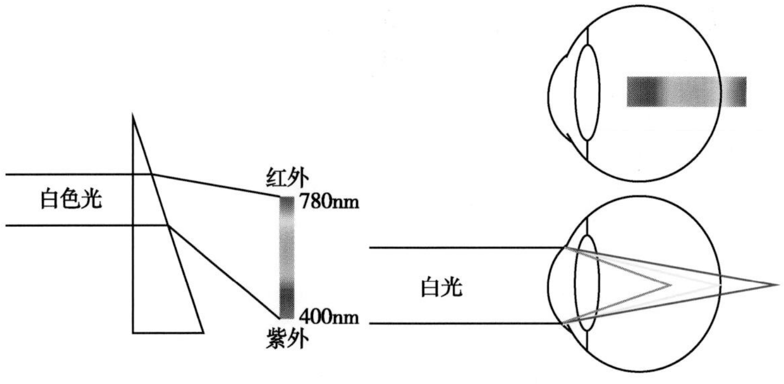


a　　　　b

图 2-1-35　红绿对比原理

555nm 的黄色光线作为基准光线（正视眼对其视敏度最大）成像于正视眼的视网膜上，红色光线成像于视网膜之后，而绿色光线则成像于视网膜前。两者距视网膜的距离约为 0.25D。见图 2-1-35 中 b 图。

图 2-1-36 中视网膜以实线标准的为正视眼或矫正眼，而实线前方虚线代表的为远视眼视网膜位置，实线后方虚线代表为近视眼视网膜位置。黄色光线成像于正视或矫正眼的视网膜上。而黄色光线波长正好介于红色与绿色之间 D 值相等的位置上。红色光线波长长折射率低，所以成像落于正视或足矫眼的视网膜后，而绿色光线波长短折射率高，成像落于正视或足矫眼的视网膜前。

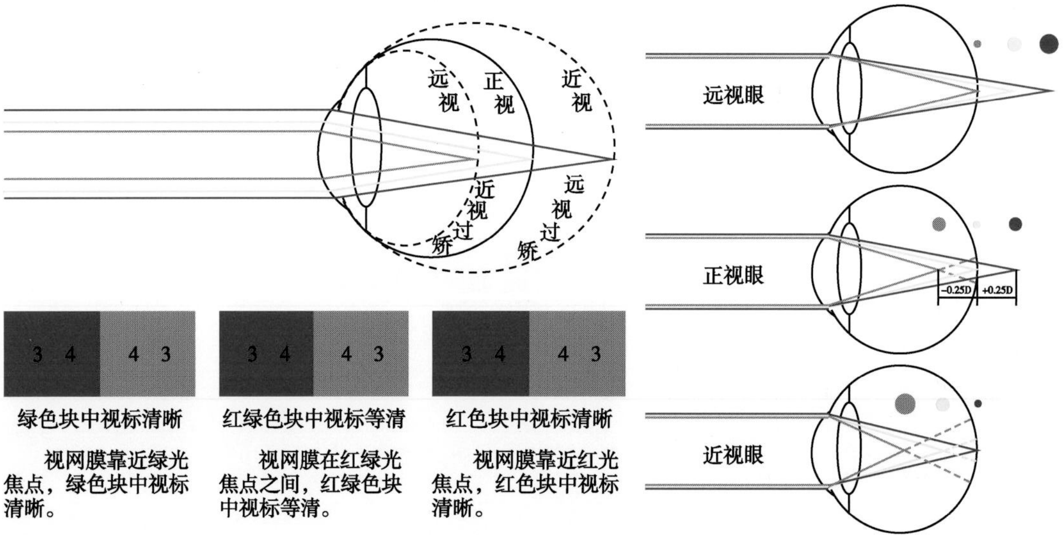


a　　　　b

图 2-1-36　屈光与矫正状态分析

从图 2-1-36 中的 b 组图不难看出，远视眼绿色光线焦点距视网膜最近，且光斑最小，因此绿色块内的视标清晰；正视眼黄色光线在视网膜上聚焦，光斑最小，红绿光斑大小一致，红绿色块中的清晰度相同；近视眼红色光线焦点最靠近视网膜，所以红色光斑最小，红色块中的视标清晰。

## 二、红绿对比在屈光检查中的应用

红绿对比视标通常出现在远用屈光状态的检查中，主要作用为球镜精调。其实，红绿对比视标也可以制作成近用视标，也远远不止球镜精调这一个作用，按照远用与近用的分类，大致可以分为以下几个作用：①远用视标确定屈光不正特性；②远用初查中确定最小弥散圈位置；③远用检查精调球镜度；④近用视标确定ADD；⑤也可以利用近用红绿视标确定屈光不正的性质与范围。

### 三、红绿对比视标设计制作

红绿对比视标分为远用与近用两种，视标的边框尺寸为显示器的长宽尺寸。为了保证像质，分辨率DPI值必须与实际显示器分辨率一致。这些数据可以通过显示器说明书或网络查找得到，也可以按照项目2.1.1视力表制作中的计算方式计算得到。

图2-1-37为红绿对比视标，可见视标的主体部分在黑色的背景下，由红绿两色块水平排列组成，色块中排列着大小不同的数字，也可以使用汉字或英文字母。红绿色块中，相同行上的视标大小完全一致，视标形式左右对称（如，红色中为3、4数字排列顺序，则绿色中为4、3数字排列顺序），见图2-1-37同行红绿色块中的数字排列顺序对称，从下到上对应视力逐渐降低。视标的标高以检查距离、以每行视标所对应注视力为依据计算得到，计算方式与视力表标高的计算方式相同，在项目2.1.1中有详细介绍。

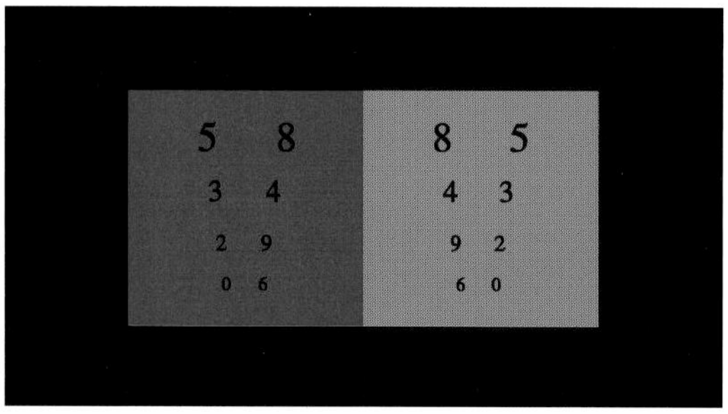


图2-1-37 红绿对比视标

## 【实训内容】

### 一、实训目的

1. 了解远近红绿对比视标的制作原理。
2. 掌握红绿对比视标的设计制作方法。
3. 了解远用红绿对比视标在屈光检查中的作用。
4. 了解近用红绿对比视标在老视验光中的作用。
5. 了解如何利用近用红绿对比视标进行近视屈光度评估。

### 二、实训准备

1. 用物准备 尺子、23寸1 080P液晶显示器一台或自己的显示器（如笔记本电脑或手机）。

2. 制图软件CorelDRAW 2018。

3. 视标制作书面案例内容：视标设计距离分为远用与近用（近用视标设计距离为0.40m或0.33m）、视力指标、远用及近用视标类型（数字、字母、E或C）、远用与近用显示器要求，见表2-1-8～表2-1-12。

表2-1-8 红绿对比视标制作书面案例（一）

| 类型 | 设计距离 | 视力指标 | 视标类型 | 对应显示器要求 |
|---|---|---|---|---|
| 远用红绿 | 3m | 0.2、0.3、0.4 | 数字 | 23寸1 920×1 080 |
| 近用红绿 | 0.4m | 0.1、0.2、0.4 | 字母 | 分辨率1 920×1 080手机 |

表2-1-9 红绿对比视标制作书面案例（二）

| 类型 | 设计距离 | 视力指标 | 视标类型 | 对应显示器要求 |
|---|---|---|---|---|
| 远用红绿 | 5m | 0.25、0.4、0.5 | E视标 | 23寸1 920×1 080 |
| 近用红绿 | 0.4m | 0.1、0.2、0.4 | 数字 | 分辨率1 920×1 080手机 |

表 2-1-10 红绿对比视标制作书面案例（三）

| 类型 | 设计距离 | 视力指标 | 视标类型 | 对应显示器要求 |
|---|---|---|---|---|
| 远用红绿 | 5m | 0.25、0.4、0.5 | 数字 | 23 寸 1 920×1 080 |
| 近用红绿 | 0.33m | 0.08、0.12、0.4 | E视标 | 分辨率 1 920×1 080 手机 |

表 2-1-11 红绿对比视标制作书面案例（四）

| 类型 | 设计距离 | 视力指标 | 视标类型 | 对应显示器要求 |
|---|---|---|---|---|
| 远用红绿 | 4m | 0.25、0.4、0.5 | 字母 | 23 寸 1 920×1 080 |
| 近用红绿 | 0.33m | 0.08、0.12、0.4 | 数字 | 分辨率 1 920×1 080 手机 |

表 2-1-12 红绿对比视标制作书面案例（五）

| 类型 | 设计距离 | 视力指标 | 视标类型 | 对应显示器要求 |
|---|---|---|---|---|
| 远用红绿 | 3m | 0.1、0.2、0.3 | 数字 | 23 寸 1 920×1 080 |
| 近用红绿 | 0.33m | 0.1、0.25、0.4 | 字母 | 分辨率 1 920×1 080 手机 |

4. 注意事项

（1）本实训中，使用的矢量图制作软件是 CorelDRAW 更高的 2018 版本，原因在于该版本的制图过程中显示的色彩与实际通过看图软件在显示器播放时的色彩之间基本没有差异；项目 2.1.1 制作远近视力表中使用的 X4 版本则存在差异，这就导致制作过程中与最终显示的颜色不一致有偏色的现象（图 2-1-38）。

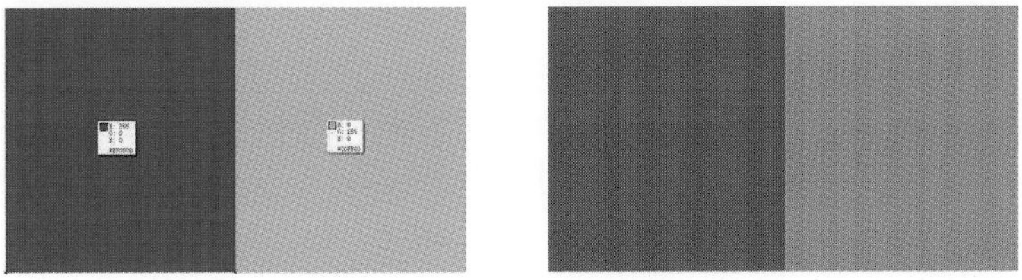

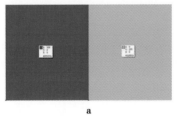

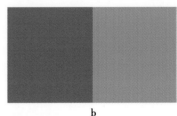

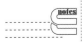

a　　　　b

图 2-1-38 偏色的现象

图 2-1-38 中 a 组图为 2018 版本软件在制作过程中与实际显示的对照，b 组则是 X4 版本制图过程与实际显示之间的差异。在两个软件中，红、绿的颜色参数完全一样，正确保存后使用看图软件打开的结果也完全相同，见 a 和 b 组图右侧为用看图软件打开后，显示器实际显示结果。a 组图中左边使用制图软件显示的红绿色块与右侧看图软件打开后，显示器实际显示的结果完全相同，而使用 X4 制图过程中软件显示的颜色与看图软件打开后显示器实际显示的颜色之间存在偏差。因此，并不是说 X4 版本不能用，而是在制作时颜色与最终显示颜色不一致而已，两个版本在界面与工具栏上虽然有一些小的差异，但不影响实际使用。

（2）在使用E或C制作红绿对比视标时，同行视标开口不能一致，且红绿色块中的视标开口为对称设计。

（3）由于手机的尺寸多样，不好完全统一，为了保证近红绿对比中小视标的精细度，分辨率需要达到 1 920×1 080 以上。

## 三、操作步骤

（一）准备工作

1. 在书面案例中抽取一个案例。

2. 安装相关软件(矢量制图软件和图片播放软件)。

3. 查找或计算显示远近用显示器的长宽尺寸及分辨率(DPI值)。

4. 计算所选案例远近红绿色块中各行视标的标高。

5. 规划红绿色块的长宽尺寸，必须能够容纳所有视标。

(二) 制图过程

1. 选择并打开矢量图制作软件 参见项目2.1.1。

2. 新建文档 参见项目2.1.1。

3. 设定文档窗口参数 参见项目2.1.1。

4. 建立矩形 红绿色块由长宽尺寸完全相同的两个矩形组成，制图时先利用左侧工具栏中的矩形工具，制作一个矩形(图2-1-39)。

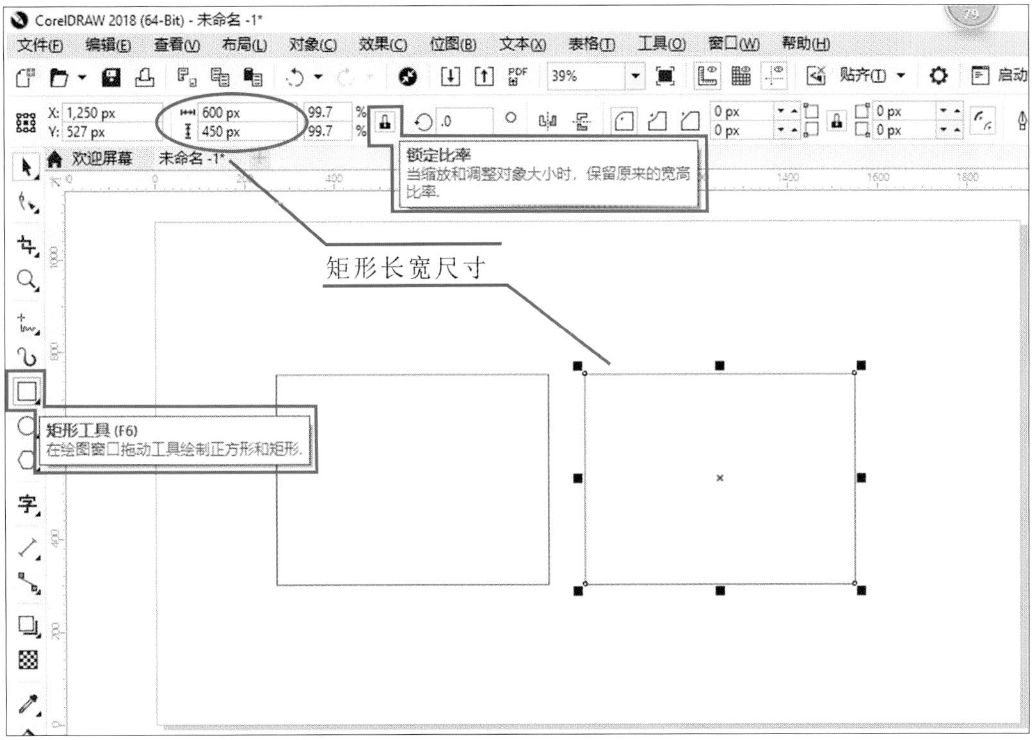


图2-1-39 矩形的建立

矩形的长宽尺寸在左上角工具栏中进行修改，图2-1-39中左上方红圈所圈出的为矩形长宽尺寸。修改尺寸时需要将其右侧一个“锁定比例”工具中的锁形图案点击成为开锁状态，只有在此状态下，才能分别修改长宽尺寸，否则当缩放和调整对象时，将保留原来的长宽比例。当矩形调整成设计尺寸后，再复制一个矩形，然后开始下一步，对齐矩形分别填充红绿色。

5. 填充颜色 选中所需要填充颜色的矩形后，点击软件右下角颜色填充图标(图2-1-40)。

单击图标后会出现一个窗口且弹出一个对话框，在对话框左上角的图标中选择“均匀填充”后，对话框会变为图2-1-41中所示状态。

在图2-1-41中有两个红圈圈出来的模型工具，在其下拉菜单中选择RGB红绿蓝的颜色参数设定模式。然后再将所需要的颜色参数0～255分别输入对应的参数栏(图2-1-42)。

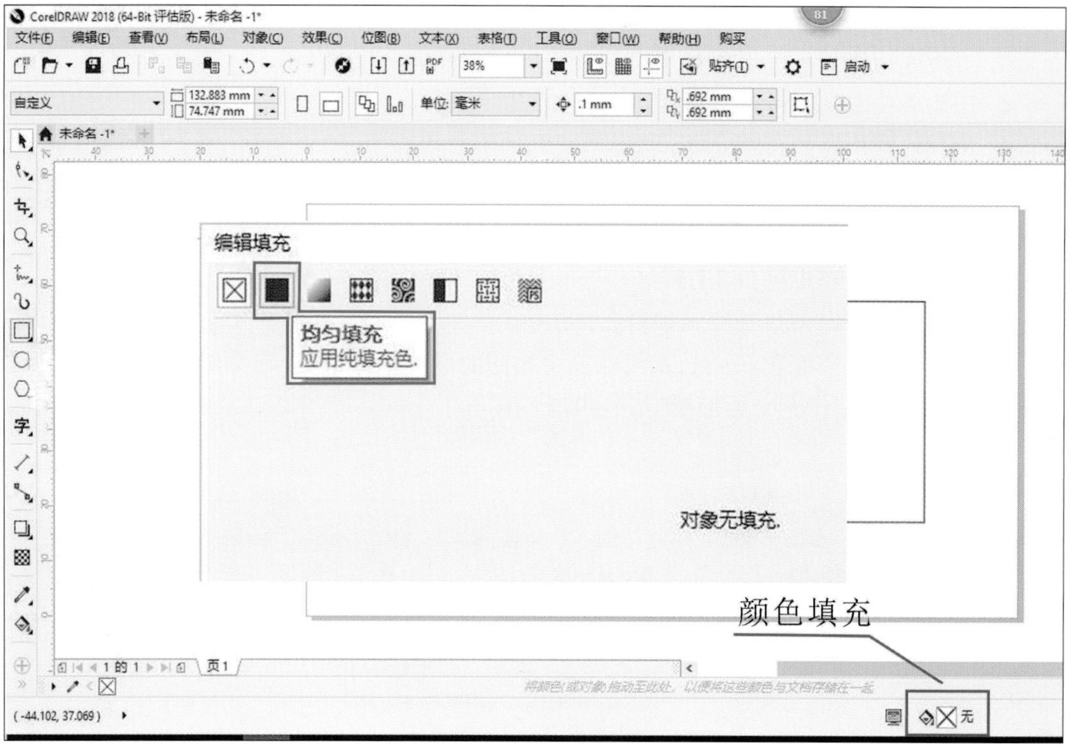


图 2-1-40　颜色的填充

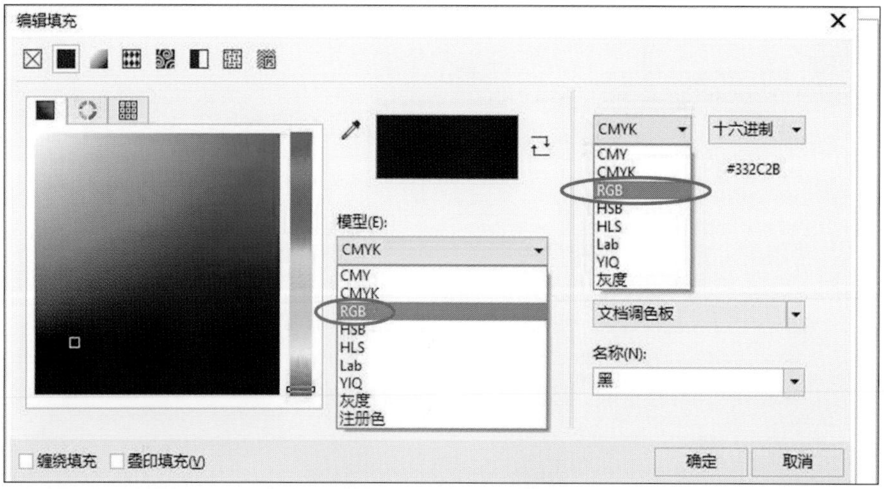


图 2-1-41　颜色均匀填充

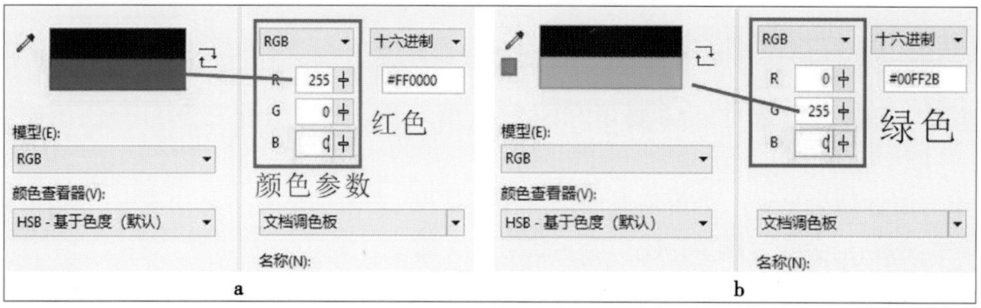


图 2-1-42　调整 RGB 的参数获得红绿蓝等色

图 2-1-42 中左图红色 RGB 的颜色参数分别为 255、0、0；b 图中绿色 RGB 颜色参数分别为 0、255、0；要想获得蓝色则 RGB 的颜色参数分别为 0、0、255；如果 RGB 参数都为 0 时是黑色；所有参数都为 255 时为白色。通过调整 RGB，红绿蓝三种颜色的参数，就可以得到任意想要得到的颜色。将颜色参数输入好后，按回车键，所选的矩形中就会填充上所需要的颜色。颜色填充好后，将红绿色块合拢并去除黑色边框（图 2-1-43）。

图 2-1-43　合拢红绿色块并去除边框

6. 插入视标　将计算好尺寸的大小视标分别插入红绿色块，并且排列整齐。以图 2-1-37 为例，图中分别有四行视标对应视力分别为 0.4（对应数字 06、60）、0.25（对应数字 29、92）、0.12（对应数字 34、43）、0.08（对应数字 58、85）。以最大一组数字，红色块中的 58 和绿色块中的 85 为例，其对应视力为 0.08，经计算其标高应为 6mm。

图 2-1-44，首先在左侧工具栏中找到图标中有“字”的文本工具，点击后在窗口中输入文字，如图中的 5 和 8。此时文字的大小并不一定是计算好的实际大小，需要在相应的对话框中进行修改。图中右上角红圈圈出的为输入文字后的初始字号“36pt”，而左上方的红圈圈出的是文本的长宽尺寸，但在初始状态下的长宽尺寸却为零，需要将文本中的文字全选后将鼠标移动至文本框内，才会显示其实际尺寸，然后进行修改（图 2-1-45）。

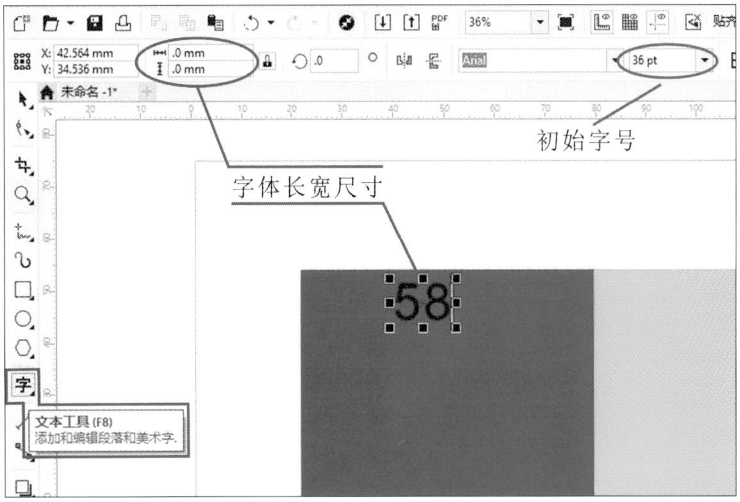


图 2-1-44　视标的插入

图 2-1-45 中右上角字号框中的字号依然是 36pt，将文本框中的数字全选，并且将光标（见图中文本框中的红圆圈）移动到文本框内后，左上角文本的长宽尺寸就由图 2-1-44 中的长宽都为 0 变为了实际长宽尺寸，图中的宽度为 13.738mm，高度为 9.284mm。前面计算了红绿对比视标中最大一行数字的标高应为 6mm，因此，视标中 58 的标高就应该由图 2-1-45 中的 9.284mm 修改为图 2-1-46 中的 6mm。需要注意的是，为了保证字符大小等比改变，对象大小对话框右侧“锁”的图标应处于锁定状态而非开锁状态（见图 2-1-45 和图 2-1-46）。

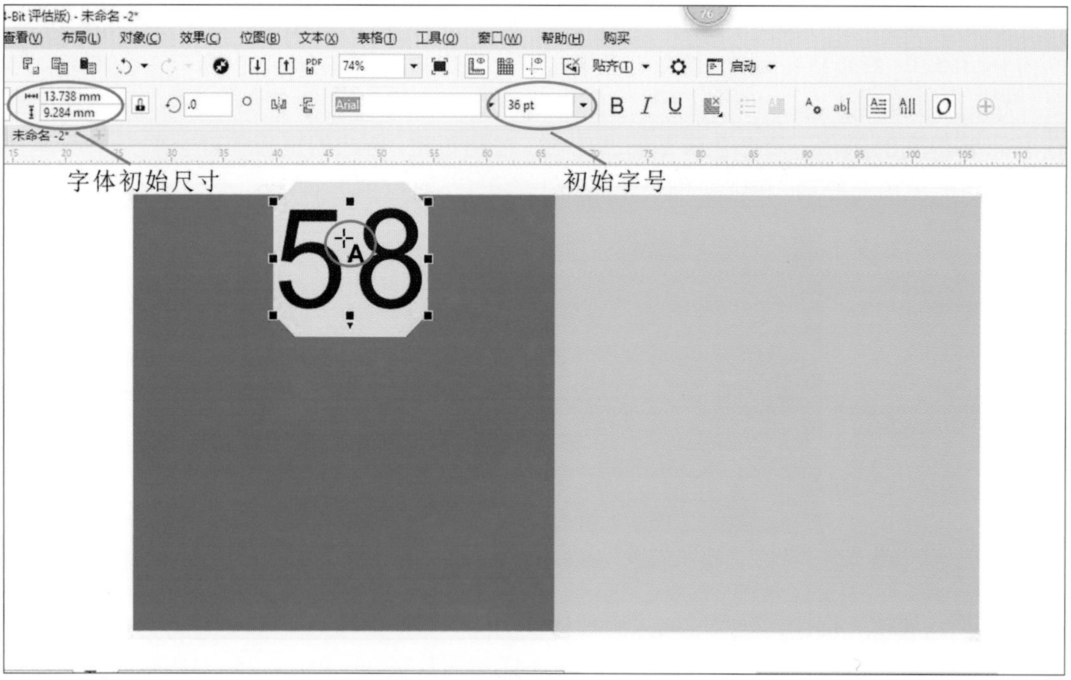


图2-1-45　视标插入后具体修改

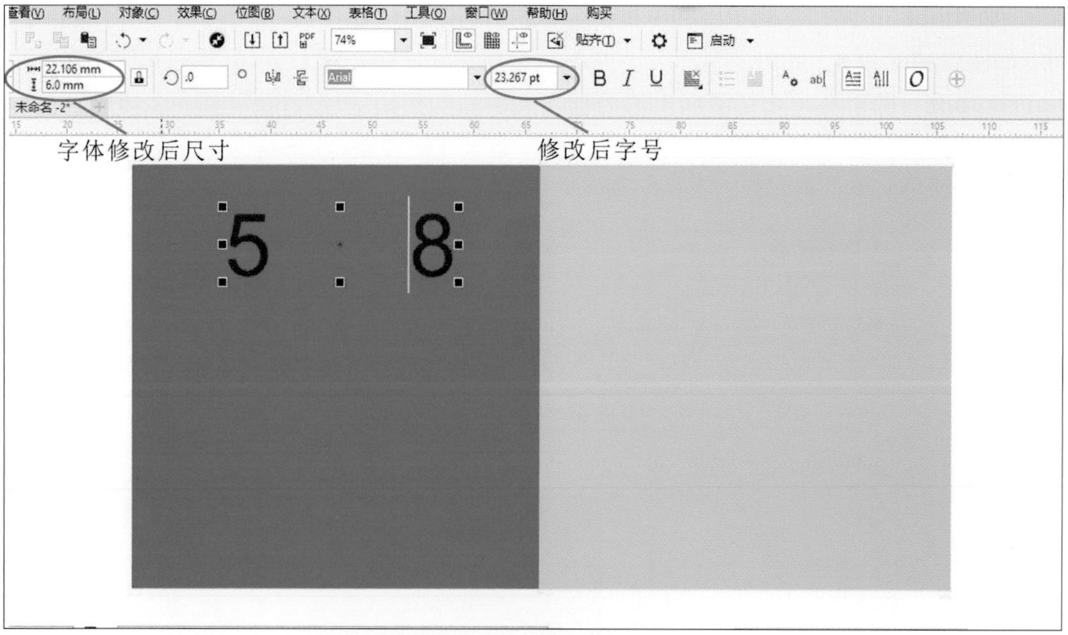


图2-1-46　设定锁定状态图标

图2-1-46中数字58的标高已经变成6mm，且等比例缩小，右侧字号也由原来的36pt变为了修改后的23.267pt，数字间隔在修改数字大小后也已经拉开，此时红绿色块中58数字的大小与间隔都已经调整好，接下来顺序插入其他字符，并有规律的排列在红绿色块中（图2-1-47）。

图2-1-47中数字由下到上逐行增大，红绿色块中每行数字大小一致且为对称结构，及红色58对应绿色85、红色34对应绿色43、红色29对应绿色92、红色06对应绿色60。至此，红绿色块以及其中视标的制作已经完成，为了保证全屏显示为实际大小尺寸与设计完全相符，还需要制作一个边框。

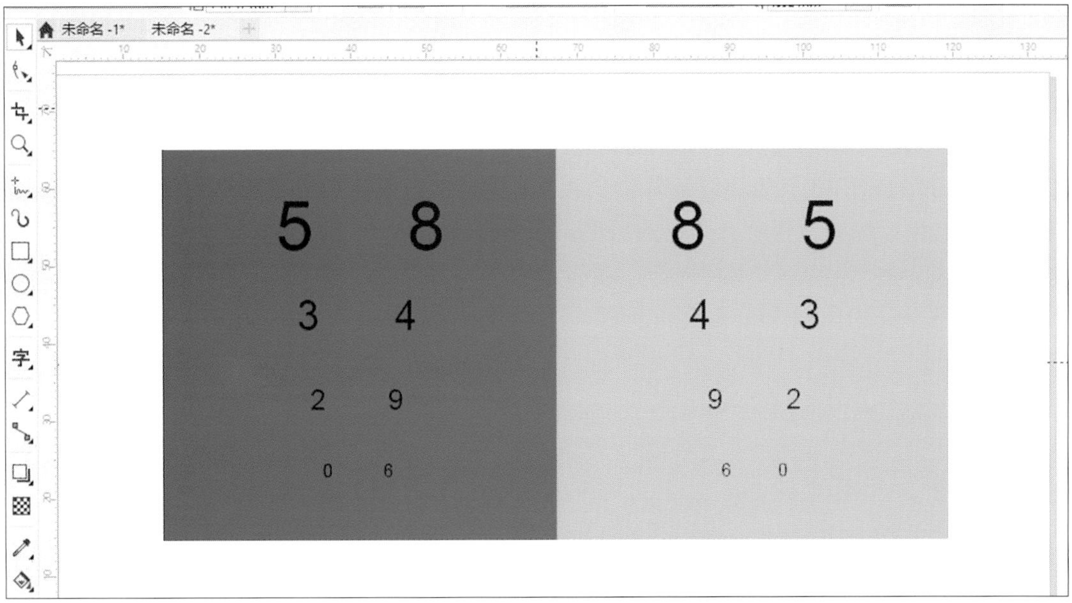


图 2-1-47　相应视标的插入

✧ 注意：字体的默认颜色不一定是黑色，需要将其颜色 RGP，参数修改为 0、0、0 的纯黑色。方法一样是选择颜色填充工具，再点击均匀填充然后选择 RGB 进行颜色参数修改，具体方法见第 5 步填充颜色。

7. 制作边框　文档的边宽只是设定了制作范围，保存为 JPG 图片后，打开图形的大小并非以文档窗口为准，而是以实际图片的长宽为准，所以如果不制作边框，则最终图片播放时实际显示为红绿色块的长宽尺寸，与设计要求不符，因此还需要最终制作一个边框才能保证全屏显示后红绿色块与其中视标的大小能够满足设计要求。而边框的尺寸与文档窗口尺寸完全相同（图 2-1-48）。

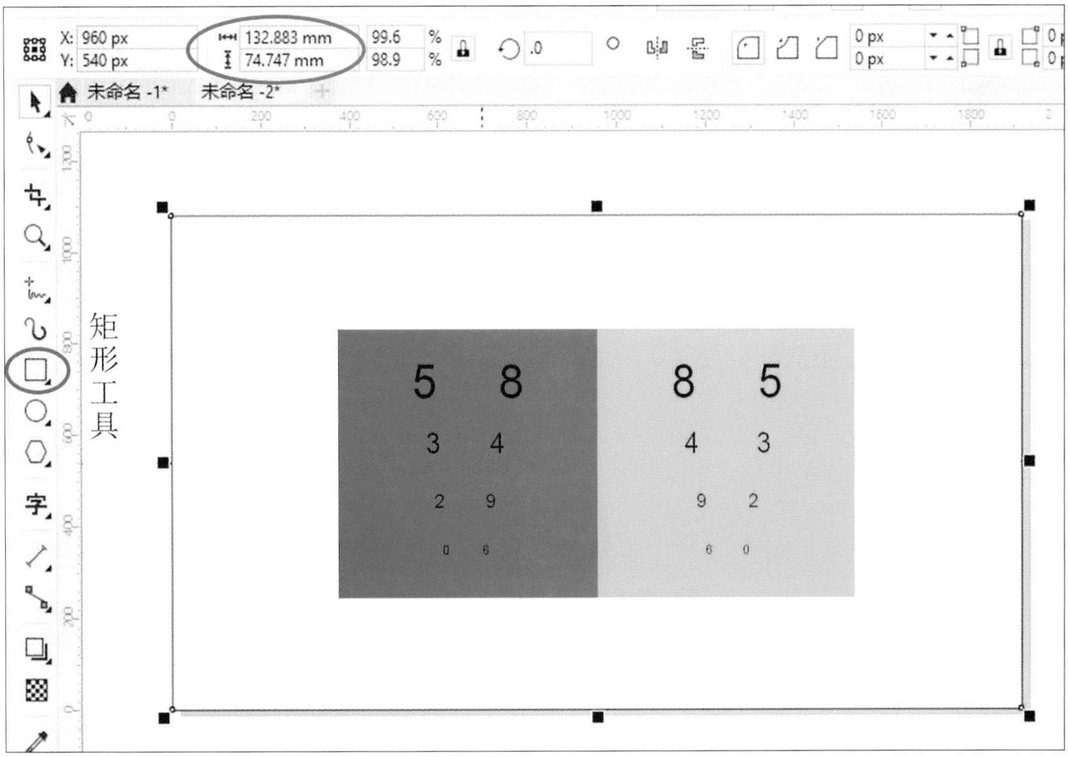


图 2-1-48　边框的制作

见图 2-1-48，在左侧工具栏中选择矩形工具建立一个长方形，然后再在左上方红色椭圆形圆圈内的对话框中输入矩形的长宽尺寸，使得该矩形尺寸与文档窗口尺寸完全相同，为播放视标用显示器实际尺寸。

8. 填充颜色并调整图层顺序　填充颜色的做法与第 5 步完全相同，只是颜色填充完成后，会覆盖掉原来的红绿色块以及其中的视标，这是因为黑色矩形位于所有图层的最前面，需要将此黑色矩形调整到所有图层的后面，见图 2-1-49。

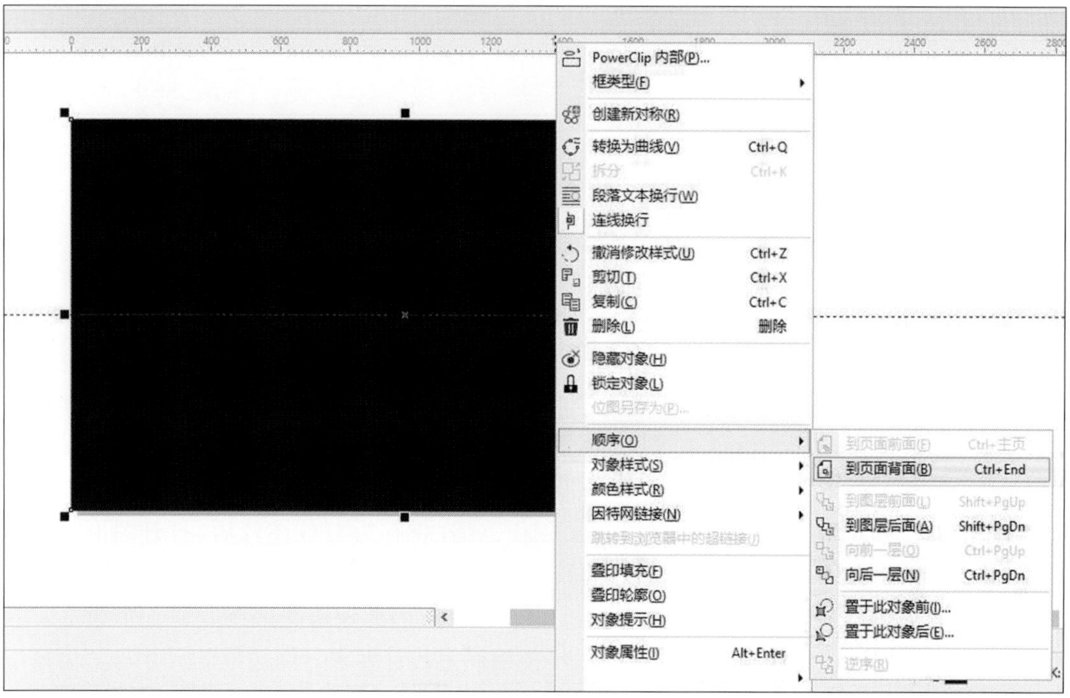

图 2-1-49　颜色填充与图层调整顺序

图 2-1-49 为调整图层顺序的方法。首先在合适矩形内单击鼠标右键后出现第一层下拉菜单，在下拉菜单中找到顺序并将鼠标移动至该选项上就会在该菜单右侧出现另一个下拉菜单，在其中单击到页面背面，最终出现图 2-1-50 中显示制作完成的整个视标。

9. 保存及导出图片　见图 2-1-50，红绿视标制作完成后，点击左上角文件，在下拉菜单中选择“导出”或用快捷键“Ctrl+E”将图片导出为 JPG 格式以便于利用看图软件进行播放。也可以在文件中选择保存将文件保存为 CRD 格式以便需要时进行修改。

为了保证视标制作时的颜色与最终显示器打开时候的颜色相同，在导出的对话框中要修改保存设置中的颜色模式，由默认的“CMYK 色（32 位）”修改为“RGB（24 位）”然后点击确定完成保存（图 2-1-51）。

（三）图片播放

图片播放请参看项目 2.1.1。

**四、注意事项**

1. 红绿对比视标制作也可以使用其他一些制图软件，例如使用“Photoshop”也可以制作远用及近用的红绿对比视标，个人可以根据自己对软件的熟悉程度选用适合的软件。

2. 近用红绿对比视标除了手机上显示外，还需要打印，打印近视力表最好使用亚光相纸，用高精度打印模式打印，打印分辨率 DPI 以制图为准。

3. 近用视力表可以通过 QQ 或微信（原图）传至相应手机保存并打开图片，手机屏幕参数与设计尺寸吻合才能保证显示尺寸符合要求。

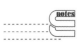

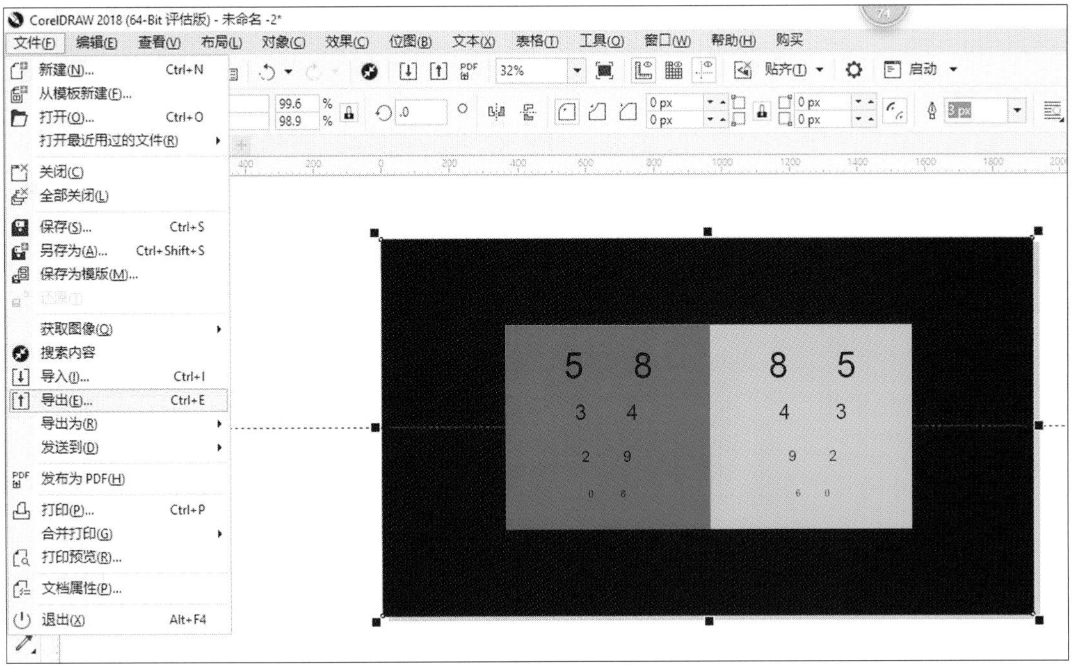


图 2-1-50　图片的保存及导出

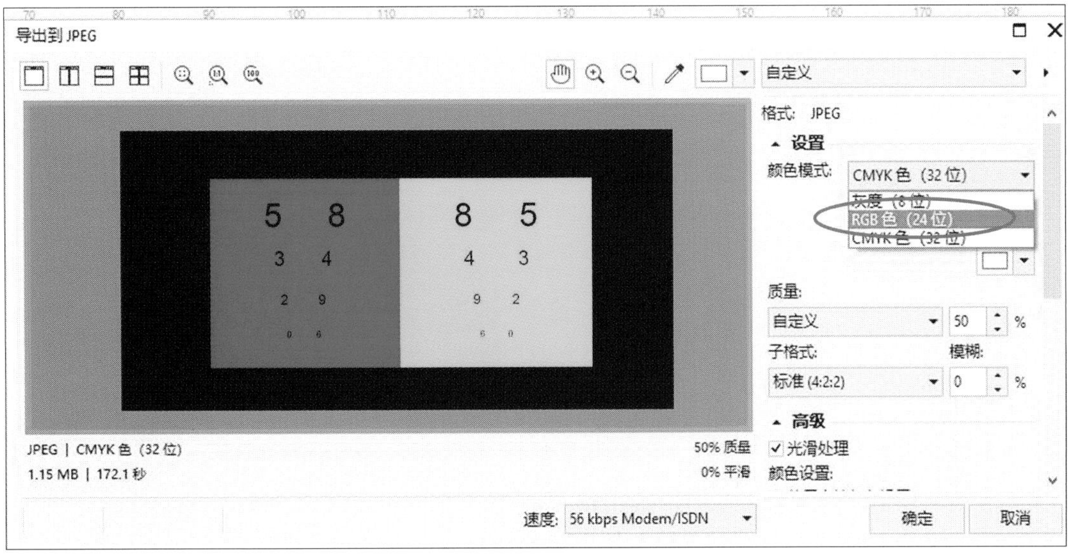


图 2-1-51　保存设置的颜色模式为 RGB（24 位）

4. RGB 色彩设定时，三色中两种颜色数值是 0 时为纯色，用一种颜色在调整 0～255 数值时，其亮度发生改变，越接近 255 亮度越高，反之亮度越低（见图 2-1-52）。

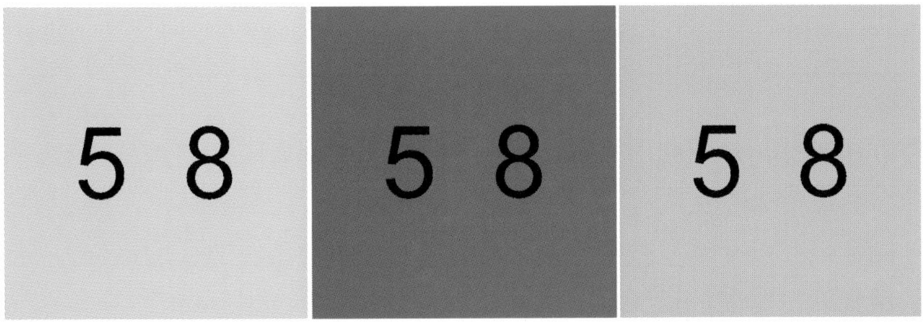


图 2-1-52　视标色块的亮度、对比度及颜色调整

图 2-1-52 中左边的绿色参数 RGB 分别为 0、255、0；中间红色参数 RGB 分别为 255、0、0；图中就能明显感觉到绿色亮度大于红色，其中数字的颜色为纯黑 RGB 参数分别为 0、0、0。当红绿色块亮度不一致的时候，其中视标与背景的对比度也存在差异，亮度大一侧的对比度强，此时被检者很容易误判亮度大、对比度强一侧更清楚。为了降低绿色的亮度，使得红绿色块的亮度和对比度一致，因此必须降低绿色的亮度，在 R 与 B 参数都为 0 的情况下，减低 G 的颜色参数，就能够使得红绿色块的亮度与对比度趋同。

图 2-1-52 中右侧绿色的颜色参数 RGB 分别为 0、170、0，此时亮度明显低于左侧绿色块。经照度仪的检测对比，右侧绿色块与中间红色块完全相同，用肉眼就可以明显感觉到左右绿色块与中间红色块之间的亮度与对比度差异，明显是左侧亮度与对比度大，右侧绿色块与中间红色块相比则无明显差异。因此，在制作红绿对比视标过程中，如果能够利用照度仪调整色块的亮度，视标的制作将会更加科学、规范。

很显然，红绿对比不仅仅要考虑颜色，同时还需考虑照度。不同显示器的亮度、对比度及颜色存在差异，所以颜色参数完全可能存在差异。

5. 为了增加对比度，字体颜色必须为纯黑，因此在插入文本后，必须用颜色填充工具修改文本颜色，其颜色参数 RGB 分别为 0、0、0。

6. 如果案例要求用E或C作为视标时，可选用 2.1.1 中的数字化素材修改尺寸和开口方向即可。

7. 保存过程中如果需要修改所作视标整体图片的宽高尺寸以及分辨率，可将右侧滑条拉到下方，可见在导出菜单右下方出现“转转”对话框，可在其中修改各项数据，改变图像的大小及分辨率（见图 2-1-53）。

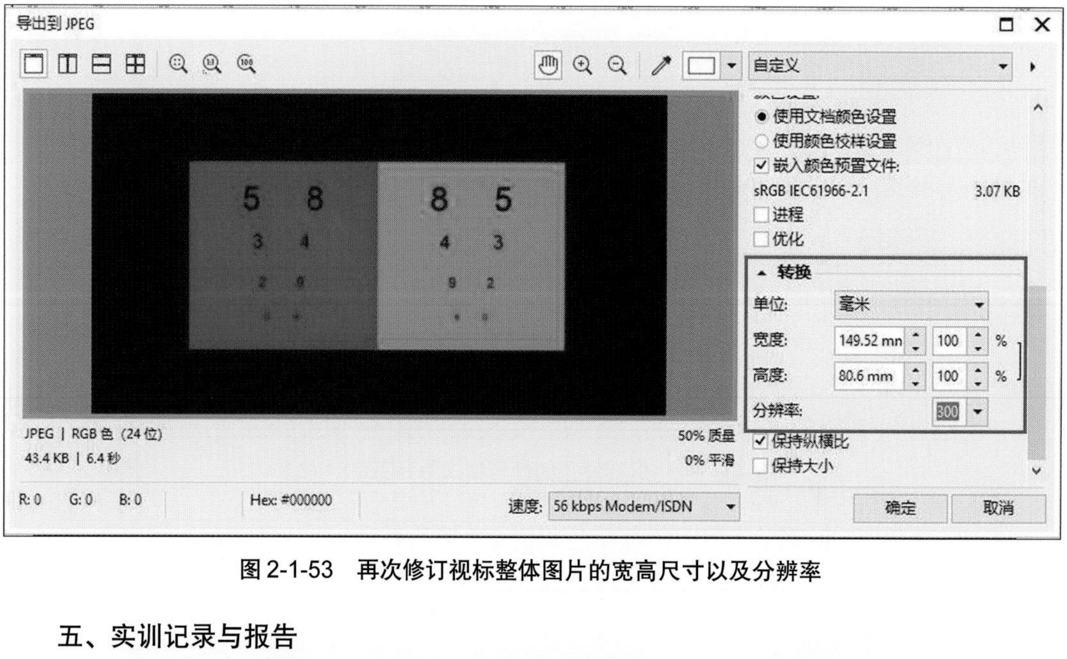


图 2-1-53　再次修订视标整体图片的宽高尺寸以及分辨率

## 五、实训记录与报告

姓名____________学号____________实训日期____________指导教师____________

填写说明：

1. 案例设计距离与案例视力视标，按照所抽取的案例实际数据进行填写。
2. 视标标高单位为“mm”。
3. 屏幕标称尺寸以基本参数中常用的标注方式，即对角线的长度单位为“英寸”。
4. 显示器长度与宽度是指屏幕的实际长度与宽度，单位用“mm”。
5. 显示分辨率以基本参数中列数与行数的记录方式为准，如：800×600。

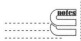

表 2-1-13　实训记录报告(红绿对比视标制作)

| 项目 | 远用视标 | 近用视标 |
|---|---|---|
| 案例设计距离 | | |
| 案例视力视标 | | |
| 屏幕标称尺寸 | | |
| 屏幕长宽尺寸 | | |
| 视标标高 | | |
| 红绿色块尺寸 | | |
| 红色参数 | | |
| 绿色参数 | | |
| 黑色参数 | | |
| 视标齐整度 | | |
| 显示分辨率 | | |
| 视标边框尺寸 | | |
| 分辨率(DPI) | | |

## 六、实训考核评分标准

表 2-1-14　实训考核评分标准(红绿对比视标制作)

| 序号 | 考核内容 | 配分 | 评分标准 | 扣分 | 得分 |
|---|---|---|---|---|---|
| 1 | 显示器长宽尺寸 | 10 | 远近用错一个，扣 5 分 | | |
| 2 | 视力表边框尺寸 | 10 | 远近用错一个，扣 5 分 | | |
| 3 | 显示分辨率 DPI 值 | 10 | 远近用错一个，扣 5 分 | | |
| 4 | 视标显示尺寸精度 | 30 | 错一个，扣 5 分 | | |
| 5 | 红绿色块亮度平衡度 | 20 | 由指导老师评判 | | |
| 6 | 全屏显示视标色彩 | 10 | 由指导老师掌握 | | |
| 7 | 视力表齐整度 | 10 | 不整齐，扣 1 分 | | |
| | 合计 | 100 | | | |
| 备注：视标设计尺寸及色彩参数可在 CDR 文件中查看，并与实训报告数据进行对比。红绿色块对比平衡度有条件的可利用照度仪进行测量比对。 | | | | | |

评分人：　　　　　　　　　　　　　　　　　　　　　　　　年　月　日

# 2.2　双眼视视标制作

## 【实训意义】

1. 深入了解双眼视检查的目的　验光配镜中遇到的很多配镜不适的问题，常见症状有头晕、头痛、复视、混淆视、远用疲劳、近用疲劳、视物倾斜变形、嗜睡等。而这些症状有一个共同的特征——只要遮挡一只眼睛症状就会完全消失。导致这些问题的根源实际上是双眼视出现了问题，如屈光参差引起两眼影像不等；不同的斜视特性及量值会导致有人表现为远用疲劳、有人表现为近用疲劳、有人出现复视、有人会出现有时间规律的头痛现象。这些问题对患者的生活、学习、工作带来不同的困扰，甚至会对自身或他人的安全造成影响。要想解决这些问题，就必须进行双眼视机能的检查，对症解决制定合理的光学矫正处方。

2. 掌握双眼视检查中常见的分视方式　双眼视检查分为双眼视功能检查和双眼视机能检查两大部分。双眼视功能主要以三级视功能检查(同时知觉、融合功能、立体视觉)为主。双眼视机能检查的重点则是眼肌，此外聚散运动也是双眼视机能检查的组成部分。因此，斜视定性定量检查、同时知觉、融合功能、立体视觉检查、不等像检查以及双眼平衡是双眼视检查中最基础最重要的组成部分。不同的检查项目用不同的视标进行检查，不同的视标又有不同的设计制作原理和特定的检测方式。

无论是哪种双眼视检查视标都有一个共同点，就是视标的不同部分在检查时对应不同的眼别。如大家熟悉的狮子与笼子的图对，就是在使用同视机进行同时知觉检查时使用的一组一级图对（图 2-2-1）。

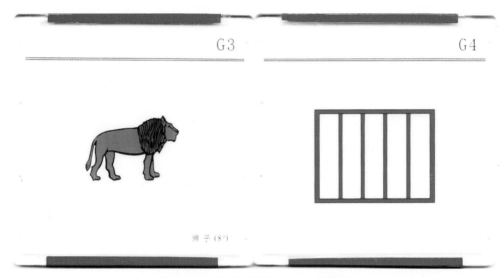


图 2-2-1　同时知觉检查一组一级图对

图中的狮子与笼子分别置于同视机左右两侧镜筒，此时两眼不能同时看到狮子与笼子，而是分别对应图对中的一张图片，左眼只能看到狮子，右眼则只能看到笼子。如果具备同时知觉，则大脑会同时反映出笼子与狮子，反之只能看到笼子或狮子则不具备同时视。在具备同时视的情况下，狮子在笼子内则为正位，如果狮子在笼子外则说明存在斜视。

双眼视检查过程中，两眼各自看到的图像不一样的现象被称为分视。分视的方式多种多样，同视机采用将两个完全不同或部分不同的图对分别置于左右眼前，各自对应镜筒内图片的方式进行分视。也可以设计制作一张图，利用其他分视方式，让两眼分别看到图片的不同部分（图 2-2-2）。

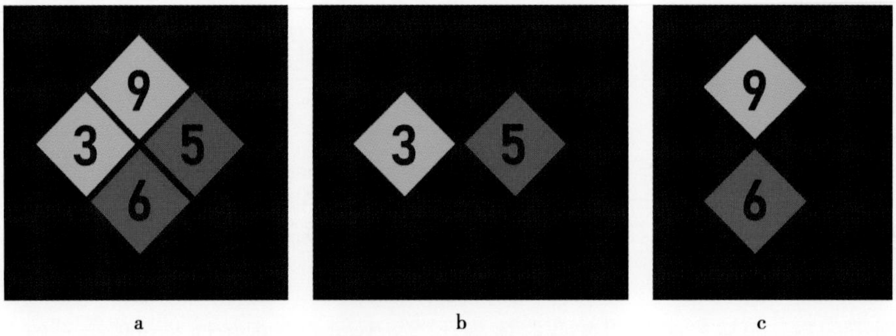


图 2-2-2　分视方式

图 2-2-2 中左图是完整的双色偏振平衡视标，这个视标在同一个图片中分布着绿 3、红 5、红 6、绿 9 四个数字。在左右眼不同偏振角偏振片的作用下，左眼只能看到水平的绿 3 和红 5，而右眼则只能看到红 6 和绿 9。此时的分视方式为偏振分视。

在双眼视检查过程中采用的分视方式有同视机的分视、有偏振分视、有红绿分视、开关式分视、有马氏杆分视和棱镜分视等多种分视方法。红绿分视与偏振分视分别还有不同的分类，如偏振分视有线偏振与圆偏振之分。投影视力表采用的是线偏形式，而液晶视力表则以圆偏振分视为主。

3. 知道不同分视方式视标的设计制作原理

（1）偏振分视：投影仪中制作的视标是以幻灯形式出现的，不存在分辨率的问题，为了实现双眼视标的偏振分视，在视标不同部分前还要贴上不同偏振角的偏振片，以对应检查时综合验光仪上或手持式偏振片上左右眼分视的偏振片，实现与检查眼的对应（图 2-2-3）。图中左侧原始视标是指没有覆盖偏振片前幻灯片的原样，而右图在最上行和最下行分别放置了 P135° 和 P45° 偏振角的偏振片，正好对应了综合验光仪上，两侧功能盘上偏振片的偏振角。因此，在检测时，在不同偏振角偏振片的分视作用下，右眼所见为上行和中行视标，而左眼所见为下行和中行视标，中行视标起固视作用，上下两行覆盖了偏振片的视标与中间行未覆盖偏振片的视标相比，颜色偏暗。而偏振分视液晶显示器中的双眼视检查用视标的设计制作与投影仪不同。首先，这种液晶显示器本身就与普通液晶显示器不同。所有液晶显示器上的每个液晶点都有一定的偏振方向，普通液晶显示器上所有的液晶单元点亮时所发出的偏振光的偏振方向完全一致，而能实现偏振分视液晶显示器的液晶偏振角就存在差异，但这种差异不以点为单位，而是以行为单位，即奇数行和偶数行的偏振方向完全相反。

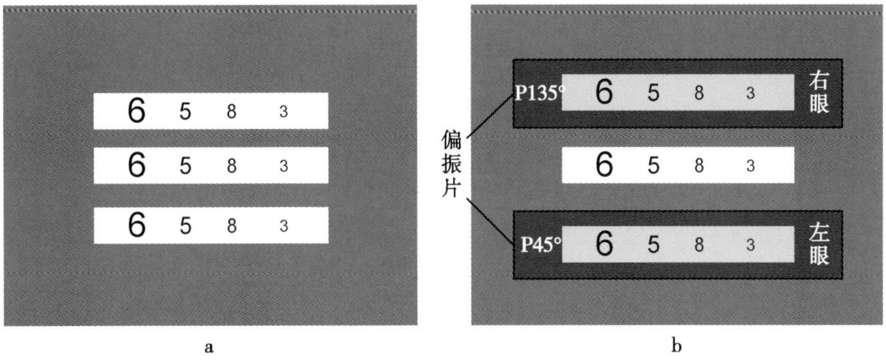


图 2-2-3　偏振分视

此类液晶显示器的这种特性使得观察者在配戴偏振分视眼镜后，单眼只能看到所有像素的一半。例如，显示器分辨率为 1 920×1 080，则 1 080 为行数，即在高度上有 1 080 个点组成，1 920 为列数，为在长度上有 1 920 个点组成。当观察者戴上偏振分视眼镜后观察一幅完整图像时，假设右眼只能看到图像的奇数行，则左眼只能看到图像的偶数行，每个眼睛只能看到 540 行的液晶点，实际上左右眼各自只能看到图像的一半，但当两眼的像经过大脑完成融合后实际上双眼所看到的是完整清晰的影像。利用这种液晶显示器的特性，只要让两眼所见的视标分别在奇数行或偶数行，就能够轻松地制作出双眼视觉检查视标了（图 2-2-4）。

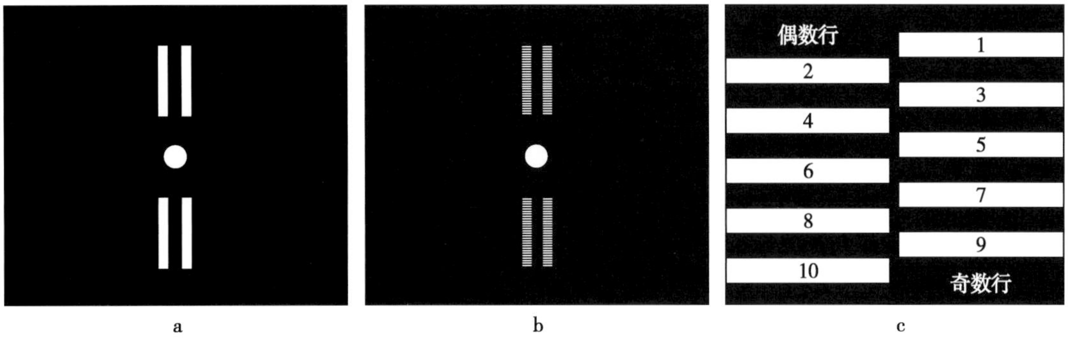


图 2-2-4　偏振分视液晶制作立体视标的设计

图 2-2-4 为使用偏振分视液晶制作立体视标的设计方法。图中可以看到图 a 和图 b 看上去视标的清晰度存在一定差异，造成这种现象的原因是 a 图中左右竖线条中奇数行与偶数行液晶单元都是同时点亮的，而图 b 则不是，将图 b 左右线条放大并靠近后所呈现出来的现象就是图 c 所显示的，图 c 中右侧竖线条是奇数行点亮，而左侧竖线条却是偶数行点亮，由于 b 图中竖线条像素只有 a 图的 1/2，所以 b 图看上去的亮度与画质的清晰度就会低于 a 图。在配戴分视眼镜后，正常者两眼所见线条会融合成一根竖线，因此两眼所看到的将是完整的全像素立体影像，并不会影响画质的清晰度（图 2-2-5）。

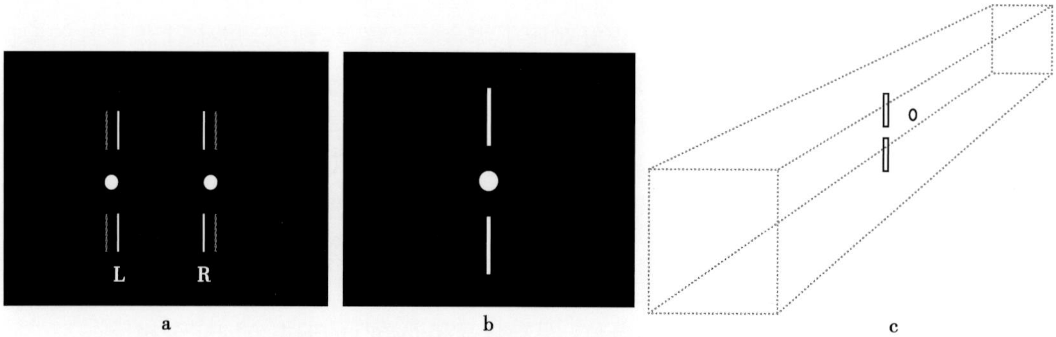


图 2-2-5 二视标立体视标交叉视定性检查视标设计

图 2-2-5 是二视标立体视标交叉视定性检查视标设计的方式。图中 a 可以看到，当右眼所见为圆点左侧一组视标，左眼所见为圆点右侧一组视标，对照图 2-2-4 中 c 图，右眼所见为左侧偶数行、左眼所见为右侧奇数行，此时为交叉视，两眼同向后所看到的两根竖线会融合为一根全像素竖线，而竖线与点的关系为竖线在点前，离观察者近的位置，如图 2-2-5 中 c 图所示。如果右眼看到是图 2-2-4 中 c 图的奇数行，而左眼对应的图中左侧偶数行，为同向视特性，被检者所见为竖线在点后面，离观察者较远的位置（图 2-2-6）。

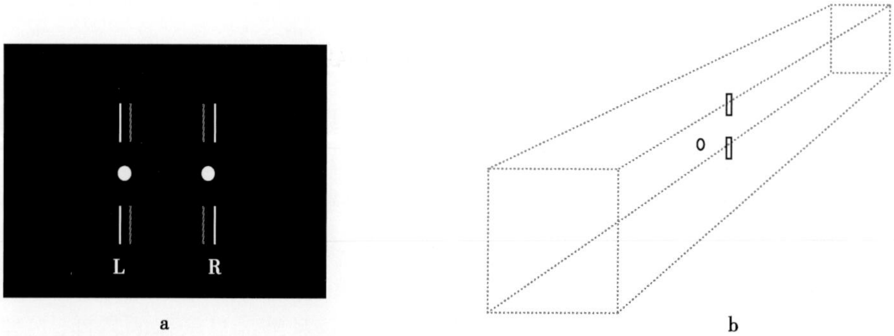


图 2-2-6 同向视特性示意图

偏振分视液晶和快门式液晶显示器，也可以利用显示器自带的 2D—3D 转换功能来设计视标。这两类显示器上有一个 2D—3D 的转换功能，可以将左右格式，右左格式、上下格式或下上格式的图片转换为检查用的图片。图 2-2-7 中 a 为水平分开成左右格式的图片，在 2D—3D 转换后就成为 b 图中所示情况。

图 2-2-7 中 a 图为左右格式的视标设计图，右边为右眼观察的视标，左边为左眼观察的视标，两视标并排放置形成左右格式的图片。利用 2D—3D 转换功能，并且选择其中的左右格式，即可将 a 图合成为 b 图所见的完整视标。

（2）红绿分视：普通液晶显示器虽然不能制作偏振分视的双眼视检查视标，但是可以利用红绿分视的原理进行设计制作（图 2-2-8）。

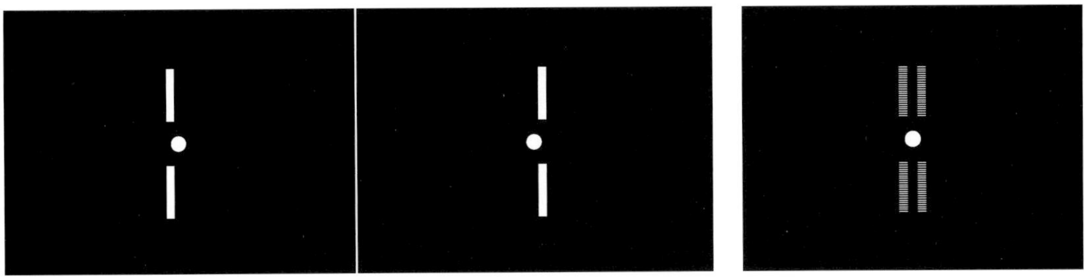

a　　　　　　b

图 2-2-7　2D—3D 转换功能设计视标

红绿分视是利用不同滤光片允许透过不同波长光线的原理，而不同波长的光线又表现出不同的颜色特征，红绿分视视标的设计巧妙地利用了这个原理。在使用红色与绿色滤光片观察红绿分视视标时，红色滤光片只允许通过红色光，滤除绿色光；绿色滤光片只允许通过绿色光线，滤除红色波长光线。

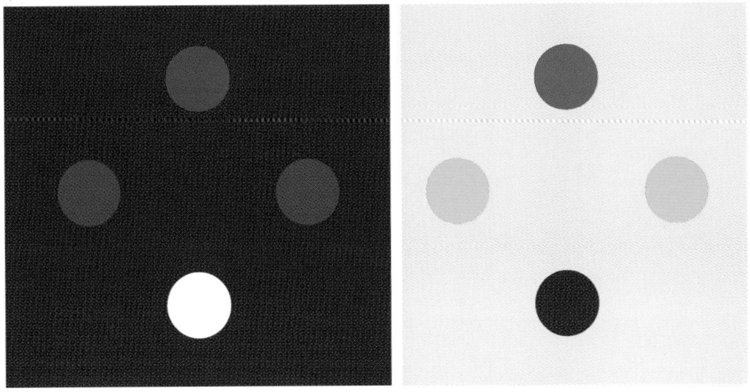

图 2-2-8　红绿分视的两种设计

红绿分视有两种设计方式（图 2-2-8）。同为 Worth 四点，但由于背景不同，使其分视后所看到的现象也存在差异。图中左图为黑色背景，在右眼前覆盖红色滤光片，左眼前覆盖绿色滤光片后，右眼在红色滤光片的作用下，只能看到上方红色的圆点以及下方的白色圆点，白色圆点在红色滤光片的作用下也变为红色的圆点，而绿色被红色滤光片分视掉，融于黑色的背景中；左眼在绿色滤光片的作用下，只能看到左右绿色的圆点以及下方的白色圆点，白色圆点在绿色滤光片的作用下也变成绿色圆点，而上方的红点被绿色滤光片分视掉，融于黑色的背景中（图 2-2-9）。

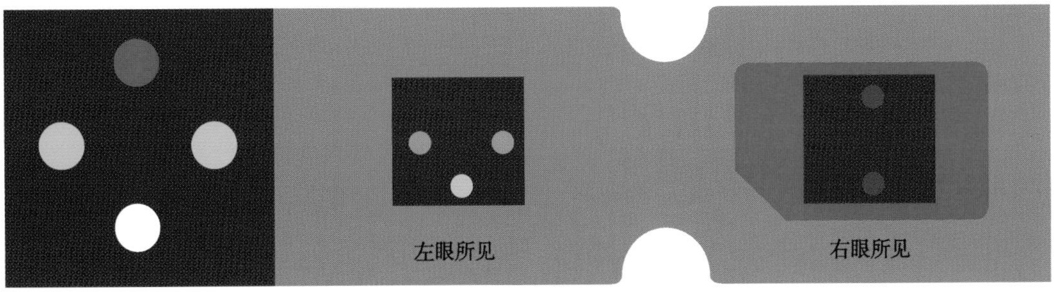


图 2-2-9　不同背景分视所见现象存在的差异

当 Worth 四点的颜色不变，而底色变成白色或浅灰色背景后，红绿滤光片分视出来的效果则呈现出截然不同的分视特性（图 2-2-10）。以浅灰色或白色为背景的红绿分视视标中，在红色滤光片的作用下背景会变成红色，在绿色滤光片的作用下则会变成绿色。因此，右眼看到的背景为红色，左眼看到的背景为绿色。右眼在红色滤光片作用下，视标中红色圆点通过红色滤光片，由于背景被红色滤光片过滤为红色，因此红点融于背景中难以察觉，而绿色圆点则被红色滤光片阻隔为黑色圆点；左眼在绿色滤光片作用下，视标中绿色圆点通过绿色滤光片，由于背景被绿色滤光片转变为绿色背景，绿色圆点融于绿色的背景中，而红色圆点则被绿滤光片阻隔为黑色圆点，下方的黑点被两眼共同观测到，成为固视点。

在以白色或浅灰色作为背景的这个 Worth 四点图中，双眼只能看到黑色的点，右眼通过红色滤光片看不到红色圆点，反而看到的是左右以及下方的三个黑点；而左眼通过绿色滤光片看不到两个绿色圆点，看到的则是上下两个黑点。

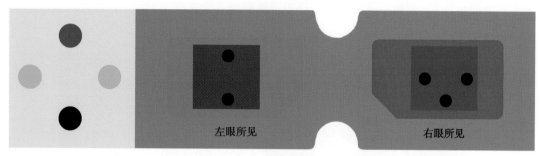


图 2-2-10 白色或浅灰色为背景分视后效果

这两种背景设计使用于不同检查。在斜视定性定量检查以及融合功能检查中，为了能够更好的分视，应该使用黑色背景。在不等像检查中，两种颜色形成的色块会给人距离及大小不同的错觉；而立体视觉定性定量检查中红绿色块会干扰融像，导致立体视觉检测时出现偏差甚至是无法进行检查。所以，不等像及立体视觉定性定量检查视标适宜使用白色或浅灰色背景，此时在红绿色滤光片的分视作用下，视标中红色与绿色的视标都会被分视为相同的黑色。

4. 学习设计制作双眼视觉检查视标的意义

（1）通过双眼视觉检查视标的设计制作，可以全方位了解不同显示器的工作原理及分视方式。

（2）了解不同检查项目用双眼视觉检查视标的设计原理、设计标准及检查方式。

（3）能够分清设备的优劣、视标设计是否标准规范、如何进行设备的配套使用等。

（4）可以利用常规工具及软件自制双眼视觉检查视标，一方面可以满足不同检查需求，要查什么就能做出什么视标；另一方面可在条件有限的情况下自制检查视标以满足检查要求。

5. 注意事项　由于显示器的条件限制，本实训中设计制作视标的分视方式重点以两种红绿分视的方式为主。如果能够制作偏振分视，或快门式分视方式的，予以加分。

### 2.2.1 同时知觉与融合功能视标制作

【相关拓展知识】

#### 一、视标制作原理

1. 融合功能与同时知觉检查视标的设计差异　融合功能与同时知觉检查视标在设计上存在差异，下面以同视机中的一级图对（同时知觉检查）和二级图对（融合功能检查）为例来说明（图 2-2-11）。

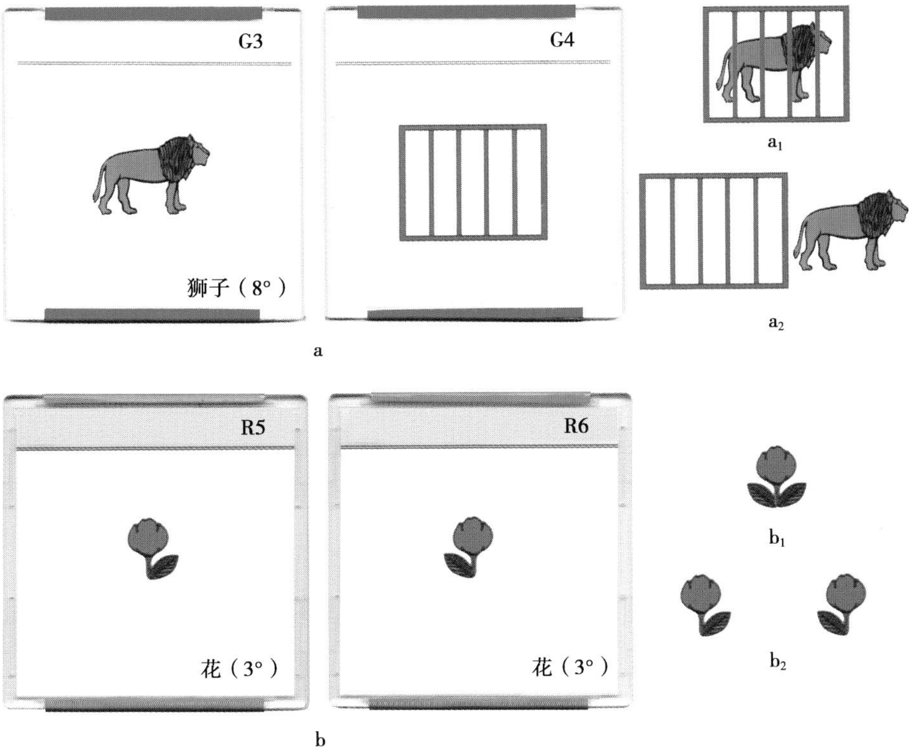


**图 2-2-11　融合功能与同时知觉检查**

a．一级图对（同时知觉）　$a_1$：正常所见　$a_2$：斜视所见

b．二级图对（融合功能）　$b_1$：正常或抑制　$b_2$：复视所见

从图 2-2-11 上组图对的狮子和笼子可以看出，一级图对（同时知觉）图片 G3 和图片 G4 的图像是完全不相同的，G3 中只有狮子，G4 中只有笼子。而下方的二级图对（融合功能）花则不同，两张图片中都有完全相同的花蕊，图片 R5 中只有花蕊左侧的叶子，图片 R6 中只有花蕊右边的叶子。这两组图对中最典型的差异在于二级图对中有起固视作用的部分，就是两张图片中完全相同的花蕊，而一级图对中完全没有这样相同的部分。

在使用二级图对进行融合功能检查时，正是由于两张图片中相同部分起到的固视作用，当被检者为正位眼或存在较小隐性斜视，以及当目标方向与位置变动时，在眼肌协调运动的作用下，始终能将两个图像融合为一个完整的正确的图像，如图中 $b_1$ 图所示。但是，如果被检者存在较大斜视，或聚散功能异常者在改变注视距离后，不能将两张图片融合为单一完整的图像者，即为融合功能异常，如图中 $b_2$ 所示。

在使用一级图对进行同时知觉的检查中，由于两张图片中没有相同部分起固视作用，两眼所见图像位置关系与被检者的眼位有关。以图 2-2-11 中狮子笼子图对为例，正位眼所见为狮子在笼子正中，如图中 $a_1$ 示。但只要被检者存在斜视，无论斜视大小，狮子与笼子的位置就会发生变化，甚至狮子在笼子外面任意的位置上，如图中 $a_2$ 所示，假设被检者右眼看到的笼子在左眼看到的狮子的左侧，则说明被测者存在交叉性复视为外斜视。反之，狮子在笼子的左侧为同向性复视特征，说明被检者是内斜视。

以狮子笼子为例，无论狮子在不在笼子里，只要被测者能够同时看到狮子和笼子就说明被检者存在同时视。但斜视者是否存在融合功能却要用专门的图对，这种图对中必须有相同部分起固视作用，如图 2-2-11 中花的图对。由于一级图对对斜视特别敏感，因此在利用同视机进行斜视定性定量检查中利用的是一级图对，融合功能检查则用二级图对。

2. 视标大小　同时知觉与融合功能检查视标的大小通常以对应视野为计算依据，对应视野由周边融合视标对应视角 10°至中心融合视标对应视角 1°的范围区间。

同时知觉与融合功能检查视标的大小，只要知道对应的视角大小和检查距离，利用正切函数就不难计算出视标的尺寸，计算方法见式（2-2-1）。

$$h=L\times\tan\alpha^{\circ} \qquad (2\text{-}2\text{-}1)$$

式中 $h$ 为视标的最大标高，$L$ 为视标设计与检测距离，$\alpha$ 为对应视角范围。

## 二、视标制作方式

同时知觉与融合功能检查视标可以依据观察方式设计制作。在使用投影仪与液晶视力表制作融合功能检查视标时，一般采用在同一视标内使用红绿分视的方式，如 Worth 四点图，同视机则是采用图对的方式（图 2-2-12）。图中 a 图为同视机中的融合图对，b 图为投影和液晶视力表中常用的红绿分视 Worth 四点图。图中 a 组图对起固视作用的为两图片中完全相同的花蕊，而 Worth 四点图中起固视作用的视标为下方的白点，这是两只眼睛都能看到的部分。

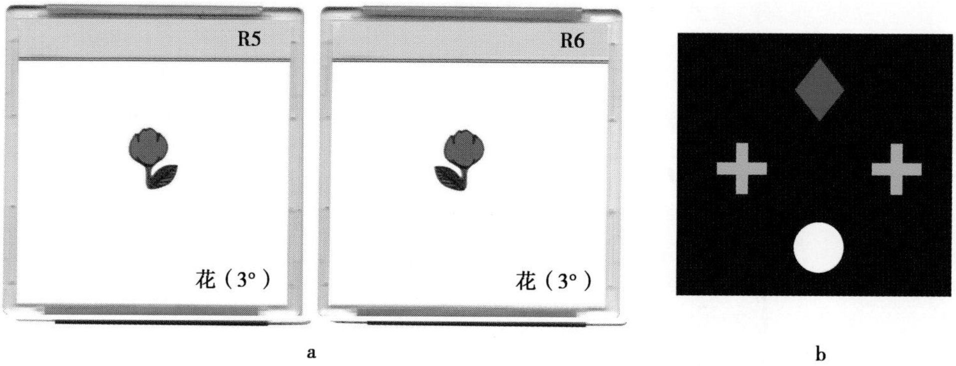


图 2-2-12　视标制作方式

a 图：为同视机中的融合图对

b 图：为投影和液晶视力表中常用的红绿分视 Worth 四点图

设计制作同时知觉或融合功能视标分别可以采用图对分视和红绿分视两种形式。红绿的视标只需要按照视标的设计距离与对应视野计算视标的大小，制作完成后，配戴红绿分视用眼镜即可进行检查。如果制作图对，则可以采用设计检查距离 10cm，两图片中心距离间隔以被测试者瞳距而定，视标的标高按照对应视野计算。视标制作完成后，检查时将图对放置在眼前 10cm 处，正视眼或配戴矫正眼镜后，再在眼前置入 +10D 的标准镜片，即可进行同时知觉或融合功能的检测。

## 三、图对制作举例

按照被检者瞳距为 64mm，制作周边融合检查图对。按照设计与制作要求，两图对中心应该为被检者瞳距，因此两图对中心间距应该为 64mm；又因最终检测距离为 10cm，经计算视标的标高为

$$h=L\times\tan\alpha^{\circ}=100\times\tan10^{\circ}=17.6\text{mm}$$

视标最终制作完成后的结果（图 2-2-13）。图 2-2-13 中两图对的中心间距约为 64mm，视标高度约为 17mm，64mm 附近瞳距者只要在眼前（正视眼或配戴矫正眼镜后）放置 +10D 镜片后，在 10cm 处观察，有正常融像者即能将其看成左右叶片完整的花，如图 2-2-11 中的 c 图。

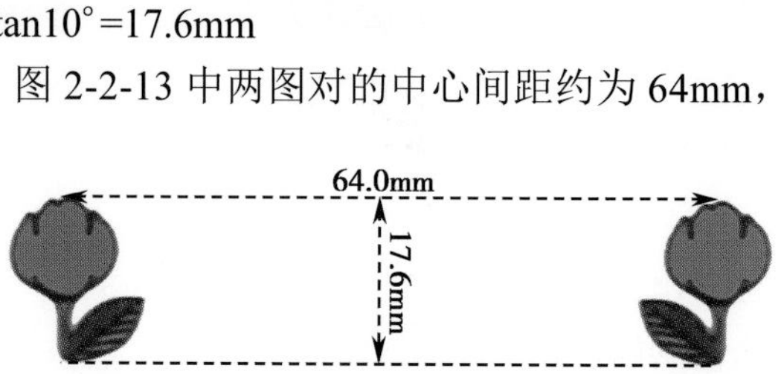


图 2-2-13　图对制作举例

## 【实训内容】

### 一、实训目的

1. 了解同时知觉与融合功能检查的意义。

2. 了解双眼视觉检查图对与视标的设计制作方法。

3. 学会自己动手制作同时知觉与融合功能检查视标。

4. 能够在有限条件下自制或利用自制视标进行同时知觉与融合功能检查。

5. 掌握两种不同的分视方式。如同视机及视功能筛查仪采用图对进行分视的方式，投影、液晶视力表和颜氏立体图等用的是红绿分视方法。

### 二、实训准备

1. 环境准备　视光实训室。

2. 用物准备　尺子、23 寸 1 080P 液晶显示器一台或自己的显示器（如笔记本电脑或手机）。近用图对可打印，也可放在手机中使用。红绿分视视标，≤1m 的中近距离用视标可以直接在 23 寸显示器显示，也可以在手机中显示。

3. 标准镜片箱，需含红绿片。

4. 制图软件，CorelDRAW 2018。本实训使用 CorelDRAW 2018 讲解制作方式。

5. 视标制作书面案例内容　视标设计距离分为远用与近用、对应视野、分视类型、检查内容、瞳距等（表 2-2-1～表 2-2-4）。

表 2-2-1　同时知觉与融合功能视标制作案例（一）

| 类型 | 设计距离 | 对应视野 | 分视类型 | 检查内容 | 瞳距 |
|---|---|---|---|---|---|
| 近用图对 | 0.1m | 12° | 图对分视 | 同时知觉 | |
| 远用视标 | 5m | 3° | 红绿分视 | 融合功能 | |

表 2-2-2　同时知觉与融合功能视标制作案例（二）

| 类型 | 设计距离 | 对应视野 | 分视类型 | 检查内容 | 瞳距 |
|---|---|---|---|---|---|
| 近用图对 | 0.15m | 7° | 图对分视 | 融合功能 | |
| 远用视标 | 3m | 5° | 红绿分视 | 同时知觉 | |

表 2-2-3　同时知觉与融合功能视标制作案例（三）

| 类型 | 设计距离 | 对应视野 | 分视类型 | 检查内容 | 瞳距 |
|---|---|---|---|---|---|
| 近用图对 | 0.1m | 10° | 图对分视 | 同时知觉 | |
| 近用视标 | 0.33m | 7° | 红绿分视 | 融合功能 | |

表 2-2-4　同时知觉与融合功能视标制作案例（四）

| 类型 | 设计距离 | 对应视野 | 分视类型 | 检查内容 | 瞳距 |
|---|---|---|---|---|---|
| 近用图对 | 0.15m | 7° | 图对分视 | 融合功能 | |
| 远用视标 | 1m | 3° | 红绿分视 | 同时知觉 | |

✧ 注意事项：

1. 近用同时知觉与融合功能图对可以打印出来使用，也可以在手机中显示使用。红绿分视视标设计距离≤1m 时可选择使用手机播放。

2. 瞳距一栏填写实训者真实瞳距。

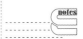

notes

三、操作步骤

（一）准备工作

1. 在书面案例中抽取一个案例。

2. 安装相关软件（CorelDRAW 2018）。

3. 查找或计算显示远近用显示器的长宽尺寸及分辨率（DPI 或 PPI 值）。

4. 依据对应视野计算所选案例远用与近用图对或视标中图形的标高。

（二）图对制作过程

1. 制作或选择一张适合制作同时知觉或融合功能的图片素材。由于对软件的熟悉程度不同，可选择自制或在网络上下载适合的图片素材，并保存在电脑中（图 2-2-14）。

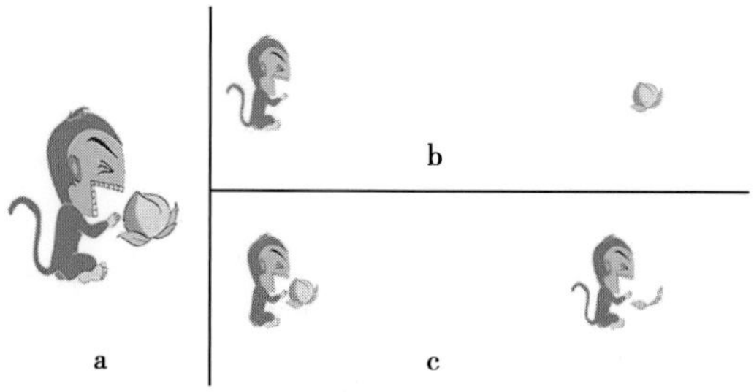


图 2-2-14　图对制作（1）

图 2-2-14 中（a 图）为事先准备好的素材猴子吃桃子，该素材可以将其简单的进行处理后变为同时知觉（b 图）或融合功能（c 图）检查图对。选择素材时尽量选择高清大图，以便修改时能够保持较好的清晰度。

2. 右键单击图片素材文件，用光标在下拉菜单中指向打开方式，在打开方式中选择 CorelDRAW 2018 打开图片（图 2-2-15）。

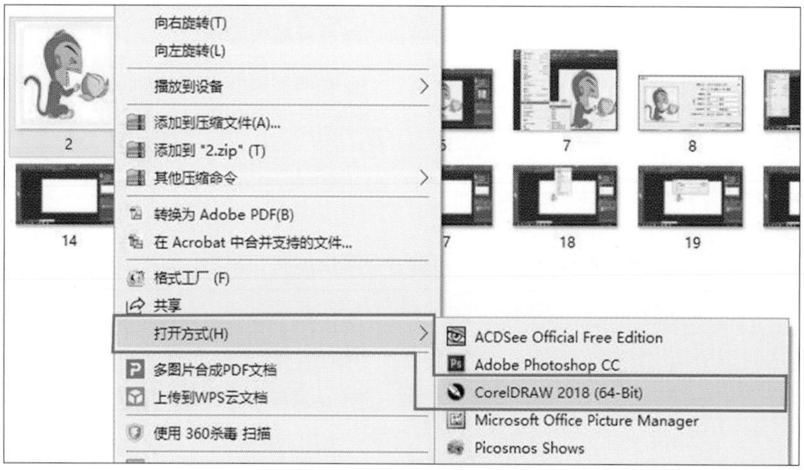


图 2-2-15　图对制作（2）

打开后的图片尺寸有可能大于窗口，可以使用左侧的缩放工具改变窗口大小以便于后续操作。

3. 裁剪并修改素材尺寸　图片素材往往有边框，并非图像的实际大小，而在制作图对或视标时，是以图像的实际大小为准，因此必须去除边框，而去除边框的方法就是利用软件中左侧工具栏中的裁剪工具（图 2-2-16）。

图 2-2-16 中左侧和工具栏红框内为裁剪工具图标，鼠标左键单击图标后用裁剪工具划定需要保留的部分，见图中白色选框内的区域为要保留区域，然后双击鼠标左键完成裁剪。

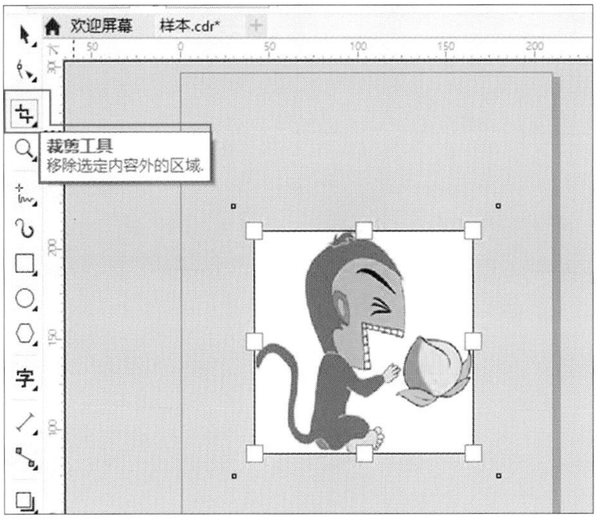


图 2-2-16　裁剪并修改素材尺寸

4. 修改素材尺寸　图像的大小与对应的视野相关，在准备工作中已经完成，图像的原始尺寸需要修改为对应视野计算的尺寸（图 2-2-17）。

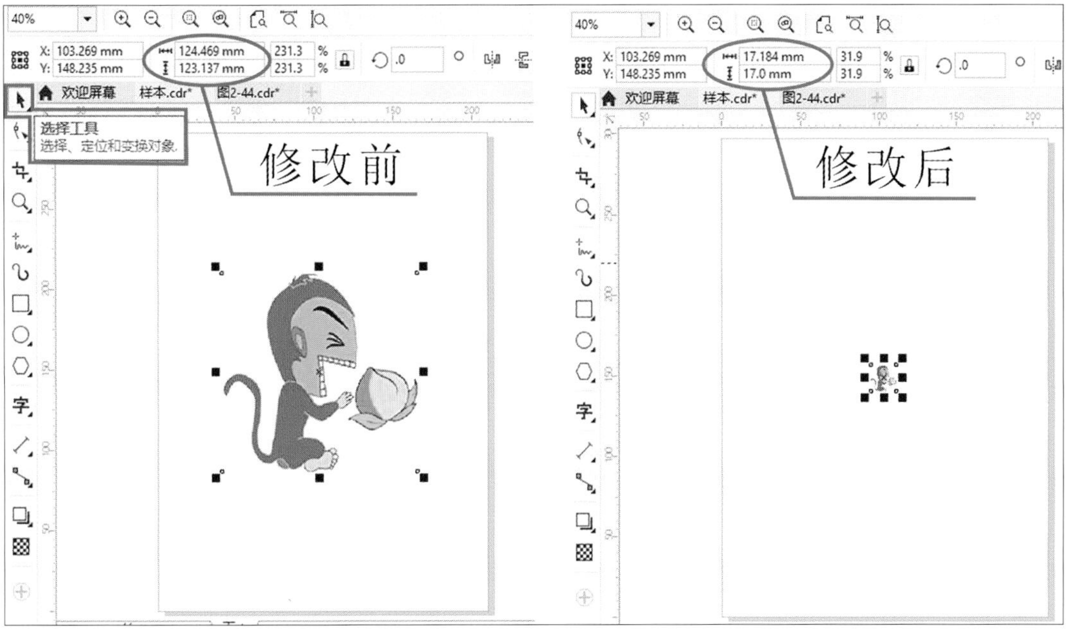


图 2-2-17　修改素材尺寸

图 2-2-17，鼠标左键单击左边工具栏红框中的选择工具，然后再左键单击目标图像后，在上方工具栏中会出现图像的原始尺寸，见左图中左上方红圈内为图片的原始尺寸，然后等比修改为按照设计要求计算的尺寸，见右图上方红圈为修改后的尺寸。

5. 修改文档窗口　图 2-2-17 中文档窗口不符合制作要求时，需要对窗口尺寸进行修改（图 2-2-18）。

图 2-2-18 为修改前后文档窗口的框型，左图为修改前，右图为修改后的文档窗口，参数为在某型号手机的长宽尺寸，该文档窗口大小针对该型号手机设计制作。

6. 建立参考线　建立参考线的目的是确定左右图对中心的位置，左右两图对中心距离是以被检者的瞳距为标准的，建立方式如图 2-2-19。

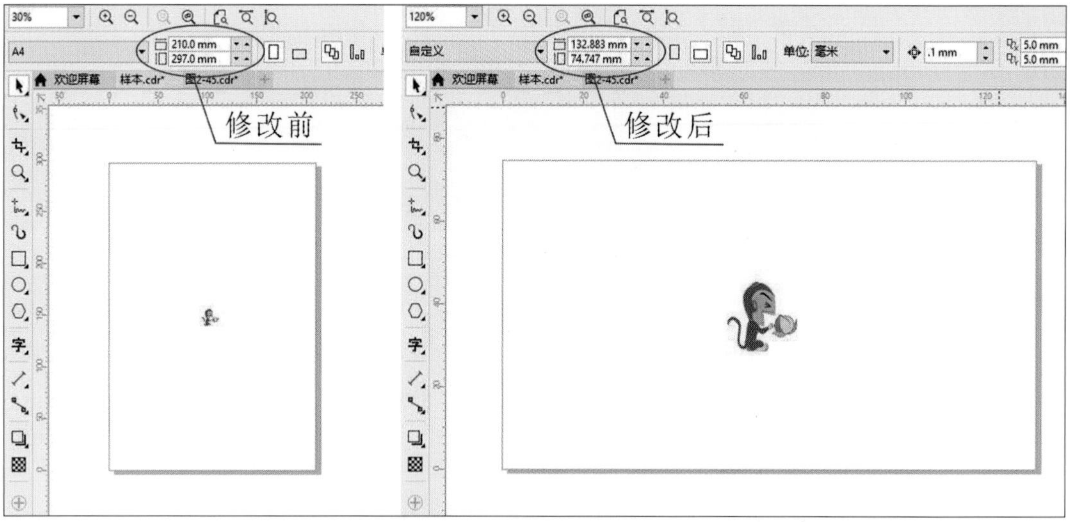


图 2-2-18　修改文档窗口

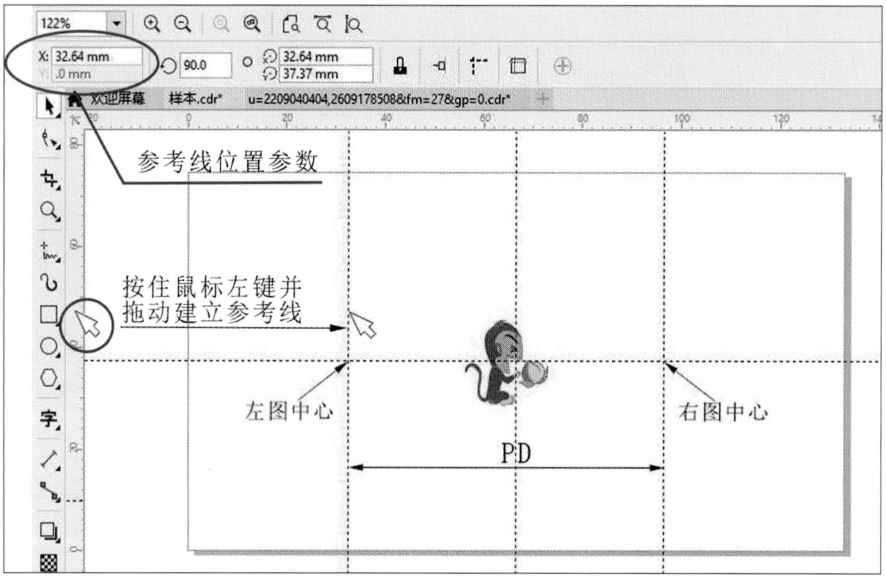


图 2-2-19　建立参考线

图 2-2-19 中的一条横虚线条和三条竖虚线条为参考线，横虚线条与中间一条竖虚线条的焦点为文档窗口的中点，左右两边的竖线条间距为被检者的瞳距。建立参考线时，先将鼠标指向横向或纵向标尺，见图中左侧工具栏用红圆圈出的鼠标箭头位置，然后按住鼠标左键拖动到指定位置区域。然后按照计算好的位置修改参考线位置参数，图左上角红色椭圆形区域内为参考线横向和纵向坐标参数，在其中输入参考线位置参数后，参考线就会移动到制定的精确位置。首先建立的是横向与纵向中心参考线，其参数为文档窗口横向与纵向尺寸的 1/2，以本案例为例，文档横向与纵向尺寸分别为 132.88mm 和 74.74mm，则其垂直与水平参考线的参数分别为 132.88/2=66.44mm、74.74/2=37.37mm。

水平参考线确定的是左右图对的中心高度，仅需要一条中心水平参考线即可。左右图对的中心间距为被检者的瞳距，这就需要在中心垂直参考线的两侧再建立两根参考线，这两根垂直参考线的坐标分别为中心垂直参考线加减 1/2 瞳距。例如，被检者的瞳距为 64mm，垂直中心参考线的坐标为 $x$: 66.44mm，则左右两侧垂直参考线的位置参数分别为 66.44−32=34.44 和 66.44+32=98.44mm。这两根垂直参考线与水平中心参考线的交点为左右图对的中心所在位置，交点坐标分别为：a 点 $x$: 34.44、$y$: 37.37；b 点 $x$: 98.44、$y$: 37.37。

7. 复制素材并放置于对应位置　将素材复制后分别将两图片中心移动到左右参考线的交点位置备用，左右图片位置参数在图 2-2-20 中左上角红圈中位置进行修改（图 2-2-20）。

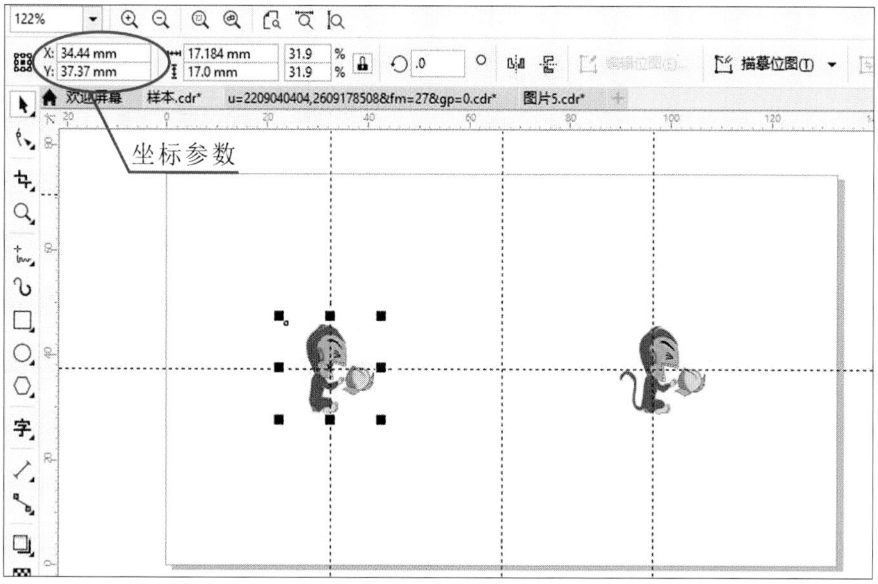


图 2-2-20　复制素材

8. 删除图对中不需要的区域

（1）同时知觉图对删除区域：在制作同时知觉图对时，左右图片没有共同区域，因此将不需要的部分删除即可，见图 2-2-21。

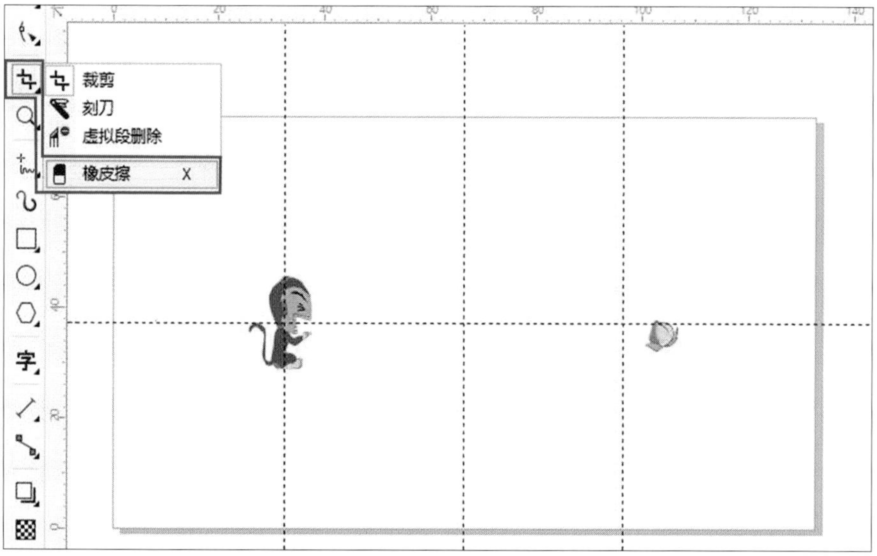


图 2-2-21　同时知觉图对删除区域

图 2-2-21 可见，左边图片中的桃子被删除，而右边图片中的猴子被删除。弹出的方式用鼠标左键点击左侧工具栏中裁剪图标右下角的黑色三角形，在下拉菜单中选择橡皮擦，然后将图片中不需要的区域擦除即可。

（2）融合功能图对删除区域：融合功能图对有两眼所见完全相同的区域，因此，两幅图对需要保留一些相似处（图 2-2-22）。

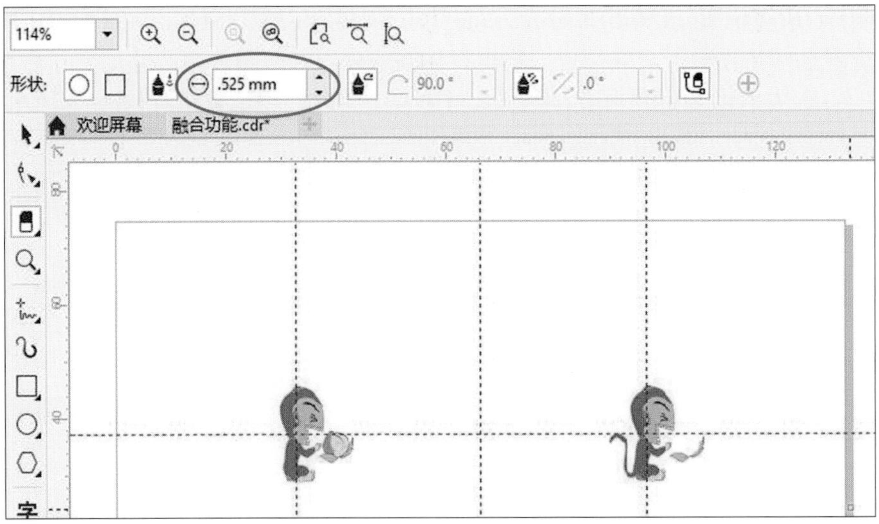


图 2-2-22　融合功能图对删除区域

图 2-2-22 中左图删除的是猴子尾巴保留了猴子身体和桃子，而右图中猴子完整，而桃子没有了，只留下了叶子。因此猴子身体和桃子的叶子成为两张图片的共同区域，在检测中起固视作用。

注意，使用橡皮擦时，橡皮擦直径大小在图 2-2-22 中左上方工具栏中红色区域内修改。

9. 制作边框　请参照项目 2.1.2 制图过程“7”中制作边框的目的与方法。边框的长宽尺寸与文档窗口的长宽尺寸完全相同，边框的颜色由制作者根据内容确定。但边框制作完成后需将其置于底层，请参照项目 2.1.2 的第 8 环节。

10. 保存，将图对保存为 JPG 格式文件以便于使用检查。并保存 CRD 格式文件以备需要时修改。

（三）红绿分视视标制作简介

Worth 四点为最简单常见的，使用红绿分视的融合功能检查视标，视标中有一个红圆、两个绿圆和一个白圆（图 2-2-23 左图）。

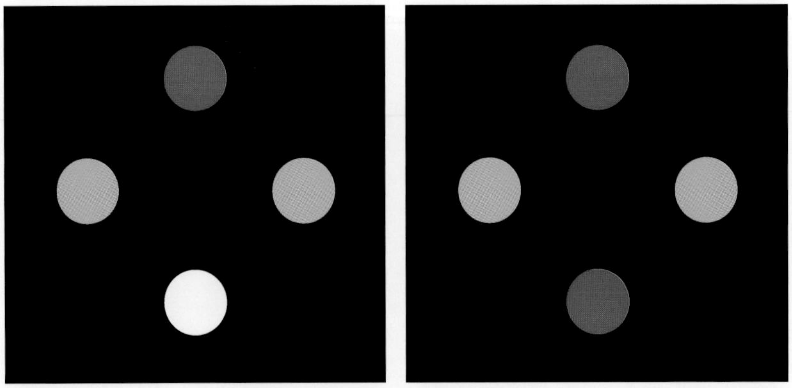

a　　　　b

图 2-2-23　红绿分视视标制作（1）

左图为红绿分视的融合功能检查视标 Worth 四点，视标下方的白点为两眼共同可见的部分，起固视作用。如果将白点变成红色，如图中右侧图，两红两绿四点图中没有起固视作用的共同部分，则就变为最简单的用红绿分视的同时知觉检查用视标了。

制作这样的视标没有多大的难度，利用 CorelDRAW 2018 就可轻松完成，步骤如下。

1. 新建文档窗口 文档窗口大小与显示器尺寸或制作要求一致。

2. 在文档窗口建立4个大小直径相同的圆，分布如图2-2-23所示，四点分布范围在案例或设计要求规定的距离上，视野对应的大小范围内。例如制作5m距离检测用红绿分视检查视标，对应视野2°，该视野在5m距离对应区域经计算：$h=L\times\tan\alpha^\circ=5\,000\times\tan2^\circ=174.5$mm，即四点分布在直径为174.5mm的圆内。

3. 在圆内填充所需颜色，填色可参照图2-2-23。

4. 制作黑色背景边框并置于底层。

5. 分别保存为JPG与CRD格式文件。导出JPG文件时，为了保证播放时的颜色与制图一致，颜色模式应设置为RGB色（24位）。

注意：视标的制作过程相对简单，但问题是如何能够让视标分视清楚，一旦出现分视不清的现象，则会对检查产生不利的影响（图2-2-24）。

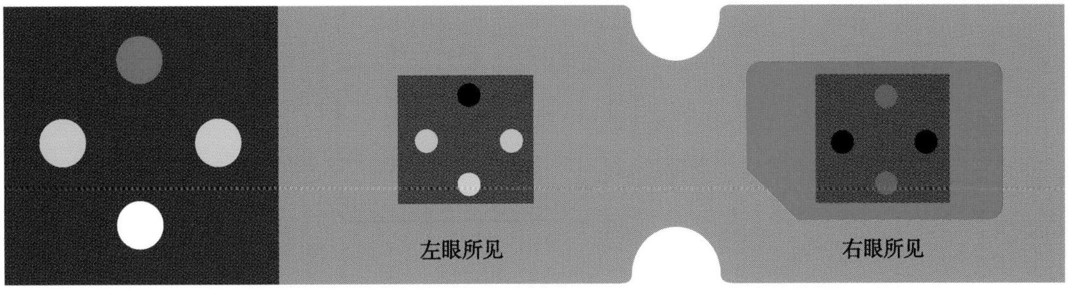


a

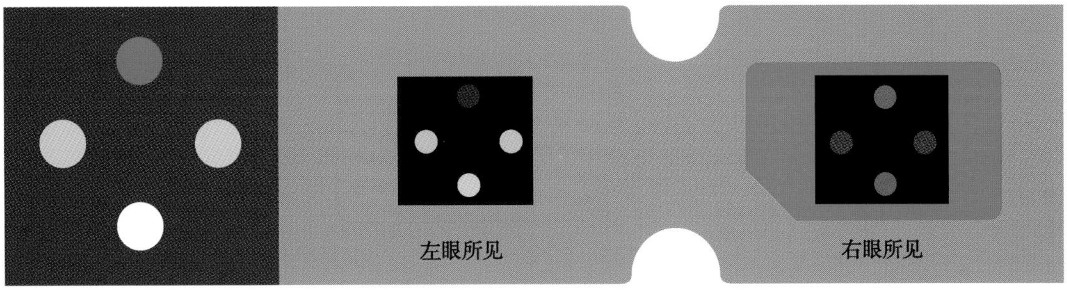


b

图2-2-24 红绿分视视标制作（2）

图2-2-24中为两种分视不清的情况，上图中滤光片不仅允许相同颜色的光线通过，而原本不应该显示出来的圆点，在其中呈黑色显露出来。这种情况说明背景颜色浅了或视标中的颜色深了。图中红色滤光片下绿色圆点呈现黑色时，可以采取加深背景黑色，如背景色中原RGB参数分别40、40、40，可调整至20、20、20，加深背景颜色，使得绿色视标被分视掉；如原绿色参数为120、0、0，也可调整至150、0、0，此时绿色的亮度增加也会融于背景。图2-2-24中的下图情况恰恰相反，未分视干净的颜色比背景色略亮，且呈现自身的颜色特征，说明背景色偏深，或红绿色偏浅。同样通过调整颜色参数，将背景色调淡或将红、绿色调深，同样可以使得各色块融于背景。颜色参数调整时，数值越大亮度越大，反之亮度越低。调整完成后，分视清晰状态（图2-2-25）。

调整颜色的过程中要用红绿片不断对着显示器修改，直至完全分视干净。如果更换显示器播放，需根据显示器播放视标的实际情况进行颜色的修改。

（四）图片播放

图片播放请参看项目2.1.1。

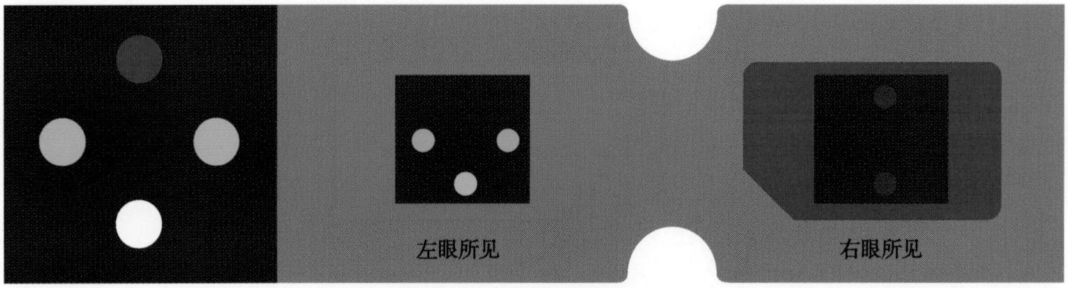


图 2-2-25 红绿分视视标制作(3)

## 四、注意事项

1. 务必分清制作同时知觉与融合功能图对的设计差异、视标的设计差异。

2. 本实训视标的制作同样可以使用 Photoshop 软件，可以根据自己对软件的了解与熟练程度选择合适的软件。

3. 图对的设计距离案例中有 0.1m 和 0.15m 两种，所需要的调节补偿为距离的倒数，而调节补偿需在矫正状态下。

4. 近距离观察图对时必须给予足够的调节补偿以避免调节对检查产生的影响。

5. 制作图对时，素材应在原图状态下移动到最终位置后再进行删除工作，以保证图对的位置的准确对应。如图 2-2-20、图 2-2-21 和图 2-2-22。

6. 图对或视标的大小通常以计算标高为准，计算时以案例中对应的视野范围与设计距离为计算要素。

7. 红绿分视视标的最大难点在如何将红绿色块融于背景色，需要不断的、耐心的反复调试。

8. 图对设计制作与瞳距有关，红绿分视视标设计与瞳距无关。

9. 制作图对可以将两图对裁剪下来，然后改变两图对中心位置即可成为可变瞳距图对，但要注意裁剪区域是以原完整素材中心作为裁剪中心以保证两图对的对应位置正确。这种做法只适用于纸质图对制作（图 2-2-26）。

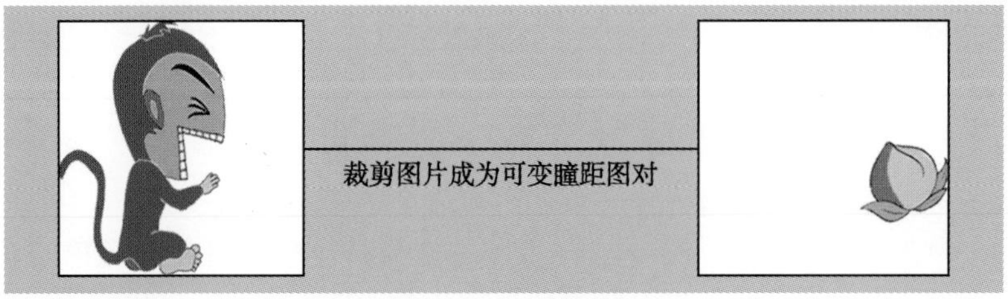


图 2-2-26 纸质图对制作

## 五、实训记录报告

姓名__________学号__________实训日期__________指导教师__________

✧ 填写说明：

1. 案例设计距离、对应视野、分视类型、检查内容、瞳距都按照所抽取的案例实际数据进行填写，对照实际制作结果予以评分。

2. 视标标高单位为“mm”。

3. 视标边框尺寸以基本参数中常用的标注方式，即对角线的长度单位为“英寸”。

4. 显示器长度与宽度是指屏幕的实际长度与宽度，单位用“mm”。

5. 图对的位置准确性以组合后与原素材进行位置比对，如图 2-2-26 两侧图对重叠后，与原图（图 2-2-14a 图）比对位置是否正确。

表 2-2-5　实训记录报告（同时知觉与融合功能视标制作）

| 项目 | 远用视标 | 近用视标 |
|---|---|---|
| 设计距离 | | |
| 对应视野 | | |
| 分视类型 | | |
| 检查内容 | | |
| 瞳距 | | |
| 视标标高 | | |
| 图对位置准确性 | | |
| 分视效果 | | |
| 视标边框尺寸 | | |
| 分辨率（DPI） | | |

## 六、实训考核评分标准

表 2-2-6　实训考核评分标准（同时知觉与融合功能视标制作）

| 序号 | 考核内容 | 配分 | 评分标准 | 扣分 | 得分 |
|---|---|---|---|---|---|
| 1 | 设计距离 | 10 | 与设计不符一个，扣 5 分 | | |
| 2 | 对应视野 | 10 | 与设计不符一个，扣 5 分 | | |
| 3 | 分视类型 | 10 | 远近做错一个，扣 5 分 | | |
| 4 | 检查内容 | 10 | 错一个，扣 5 分 | | |
| 5 | 瞳距 | 10 | 与案例要求不符一个，扣 5 分 | | |
| 6 | 视标标高 | 10 | 计算或制作错一个，扣 5 分 | | |
| 7 | 图对对称性 | 10 | 不对称，扣 10 分 | | |
| 8 | 分视效果 | 10 | 分视效果差，扣 10 分 | | |
| 9 | 视标边框尺寸 | 10 | 错一个，扣 10 分 | | |
| 10 | 分辨率（DPI） | 10 | 错一个，扣 10 分 | | |
| | 合计 | 100 | | | |
| 备注：视标设计尺寸及色彩参数可在 CDR 文件中查看，并与实训报告数据进行对比。 | | | | | |

评分人：　　　　　　　　　　　　　　　　　　　　　　　　　　年　月　日

## 2.2.2　斜视定性定量视标制作

### 【相关拓展知识】

1. 视标制作原理　视标的大小与设计要求：斜视定性定量检测视标的大小不应超过黄斑部对应的视野范围。黄斑直径为 2mm 对应的视野约为 5°，而 tan5°≈0.087 49。利用正切函数可以计算出各个距离上视标的最大尺寸（图 2-2-27）。

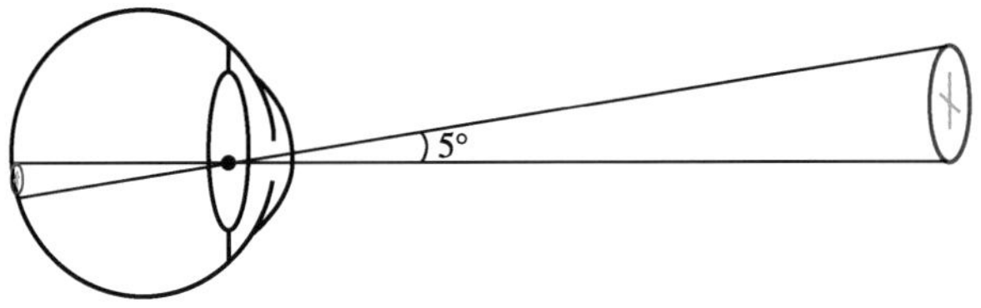


图 2-2-27　视标的大小与设计要求

$$h=L\times\tan5^{\circ} \tag{2-2-1}$$

式中 $h$ 为视标的最大标高，$L$ 为视标的制作距离。例如 5m 距离上的远视标通过计算后得到其最大标高为：

$$h=L\times\tan5^{\circ}=5\,000\times0.087\,49=437.45\text{mm} \tag{2-2-2}$$

经计算，该视标在 5m 处的最大标高为 437.45mm。

斜视定性定量检查视标大小在设计上除了要考虑小于黄斑部对应的视野外，最好能考虑到如何进行精确的定量（图 2-2-28）。

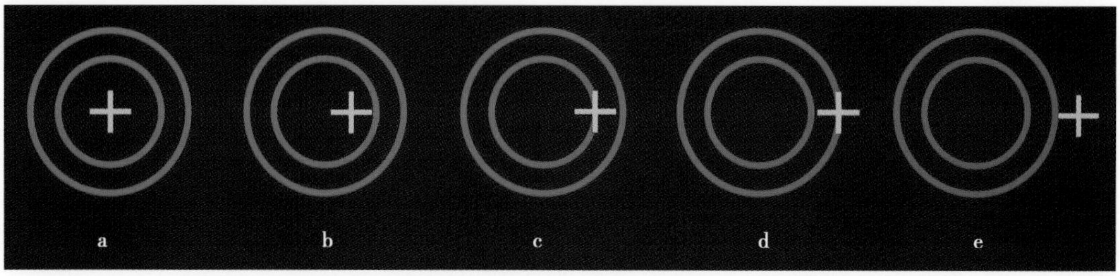


图 2-2-28　红绿分视斜视定性定量视标的一种设计形式

图中为红绿分视的斜视定性定量视标的一种设计形式。这个设计采用了双同心圆设计，有些设备采用的单圆设计。这个视标在设计中除了考虑到定性的便利外，更是充分考虑了定量的需求。如图所示，图中 a 为正位眼所见到的情况，而 b、c、d、e 十字偏移中心的量逐渐加大，定量值分别为 1、2、3、4 个棱镜度。b 图十字中心在小圆内，边缘搭小圆，为 1 个棱镜度，十字中心在小圆上为 2 个棱镜度，十字中心在大圆上为 3 个棱镜度，十字中心在大圆外边缘搭大圆为 4 个棱镜度。不难看出，视标的设计同时要考虑十字的大小，圆的直径。

在视光学检查中，通常使用采用棱镜度的记录方式，这是视光学设计的另一个依据。棱镜度的表示单位为（cm/m），即光线通过镜片 1m 距离时产生向底端的偏离程度为 1cm，而像向尖端位移 1cm 即为 1 棱镜度，符号为“△”。在不同距离上 1 棱镜度产生的偏移量与距离的倍数正相关。如 1 个棱镜度是像在 1m 距离位移 1cm，则在 5m 距离位移 5cm；2 个棱镜度像在 1 米位移 2cm，而在 5m 处位移 10cm。

2. 视标设计样板　斜视定性定量检查视标的设计方式多样，有的可以同时进行水平与垂直斜视的定性定向检查，而有些视标则具有针对性。图 2-2-29 中 a 和 b 为可以同时进行水平与垂直斜视定性定量检查的视标；而 c 专门针对水平斜视进行定性定量检查；d 则专门针对垂直斜视。

图 2-2-29 为斜视检查设计制作样板：

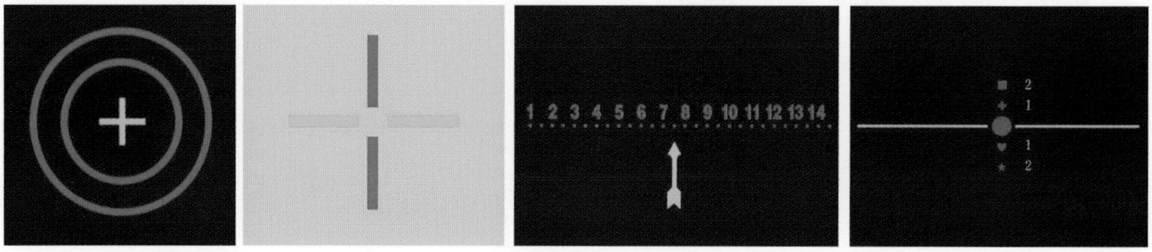


a　　b　　c　　d

图 2-2-29　斜视检查设计制作样板

## 【实训内容】

### 一、实训目的

1. 熟悉棱镜度与圆周度的记录与换算方式，掌握棱镜度与距离的关系和计算方法。

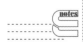

2. 熟悉斜视定性定量检查视标的设计制作原理，了解不同分视方式的视标制作原理。

3. 能利用计算机软件辅助制作远用或者近用检查视标。

4. 知道如何检查视标的分视效果，了解设备性能。

5. 通过视标的制作与设计，熟悉各种斜视定性定量检查的方式方法。

6. 能够在不同的记录方式之间进行换算（含棱镜度与圆周度换算，含棱镜合成与分解换算）。

## 二、实训准备

1. 环境准备 低照度视光实训室。

2. 用物准备 台式电脑配套23寸液晶显示器，分辨率1 920×1 080（也可使用自己的笔记本或电脑，但最终需要演示效果）、手持式红绿滤光片、应用软件（本实训以CorelDRAW 2018作为范本）。

3. 视标制作的案例若干（含距离、视标形式、针对类型、分视方法，表2-2-7～表2-2-10）。

表2-2-7 斜视定性定量视标制作案例（一）

| 检查内容 | 设计距离 | 定量范围 | 背景颜色 | 显示方式 |
|---|---|---|---|---|
| 斜视定性定量 | 5m | 3个棱镜度 | 黑色 | 液晶显示器 |

表2-2-8 斜视定性定量视标制作案例（二）

| 检查内容 | 设计距离 | 定量范围 | 背景颜色 | 显示方式 |
|---|---|---|---|---|
| 斜视定性定量 | 3m | 5个棱镜度 | 白色 | 液晶显示器 |

表2-2-9 斜视定性定量视标制作案例（三）

| 检查内容 | 设计距离 | 定量范围 | 背景颜色 | 显示方式 |
|---|---|---|---|---|
| 斜视定性定量 | 1m | 4个棱镜度 | 白色 | 手机 |

表2-2-10 斜视定性定量视标制作案例（四）

| 检查内容 | 设计距离 | 定量范围 | 背景颜色 | 显示方式 |
|---|---|---|---|---|
| 斜视定性定量 | 0.5m | 5个棱镜度 | 黑色 | 手机 |

## 三、操作步骤

1. 在视标制作案例中抽取1则案例，在规定时间内制作完成（本实训操作步骤以图2-2-28视标的制作为例）。

2. 制作草图 计算视标各组成部分尺寸（包含查找显示器参数作为边框尺寸和分辨率设定），以图2-2-28为例按照定量要求计算大圆小圆直径，十字大小和边框尺寸（图2-2-30）。

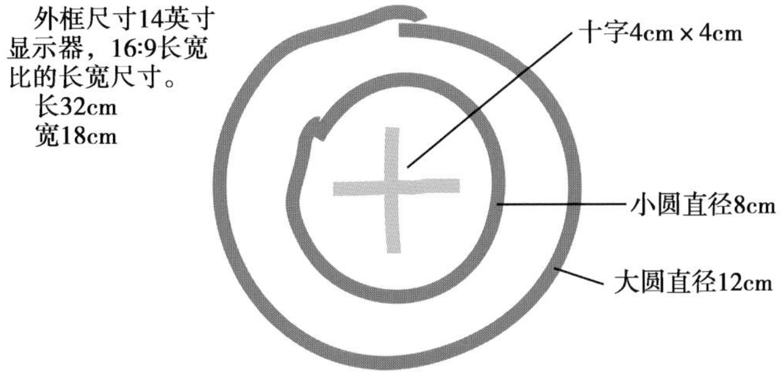


图2-2-30 制作草图

图 2-2-30 草图中标注出十字的长宽尺寸，小圆和大圆直径，以及图片外框尺寸，本实训中制作讲解以 14 英寸 16∶9 显示器为设计制作依据，因此外框尺寸以此为依据。

彩图中设计为红圆绿十字（也可以用绿圆红十字），图中标注绿十字尺寸 4cm×4cm、小圆尺寸直径为 8cm、大圆直径为 12cm、边框长 32cm、宽 18cm。该尺寸显示器 DPI 值经计算为 158 像素 / 英寸。

3．打开矢量制图软件 CorelDRAW 2018，按照显示器长宽尺寸及分辨率（DPI 值）新建文档窗口。

4．建立参考线　水平方向参考线坐标为 90mm（1/2 边框宽度），垂直参考线坐标 160mm（1/2 边框长度），具体做法参见项目 2.2.1。

5．新建绿十字视标　见图 2-2-31 中左图，用左边工具栏中红色框框中的手绘工具在文档窗口绘制一条水平直线，并在左上方红圈圈出的线条长度栏里修改长度为计算好的十字长宽尺寸，本项目中十字的长宽尺寸为 4cm×4cm，则在水平线长度修改为 4mm。水平线条建好后，再建一根竖线，建立竖线的方式有两种：①依然用手绘工具建立竖线后修改竖线长度，并置于横线中心位置，与横线正交。②选择横线后将其复制并且粘贴（可右键鼠标在下拉菜单中选择复制与粘贴；也可利用快捷键 Ctrl+C 复制，Ctrl+V 粘贴）。粘贴完成后，在上方工具栏中红色方框圈出的旋转角度栏中将角度修改为 90° 后回车，复制的横线就会旋转 90° 并在第一根横线正中的位置垂直对称正交。

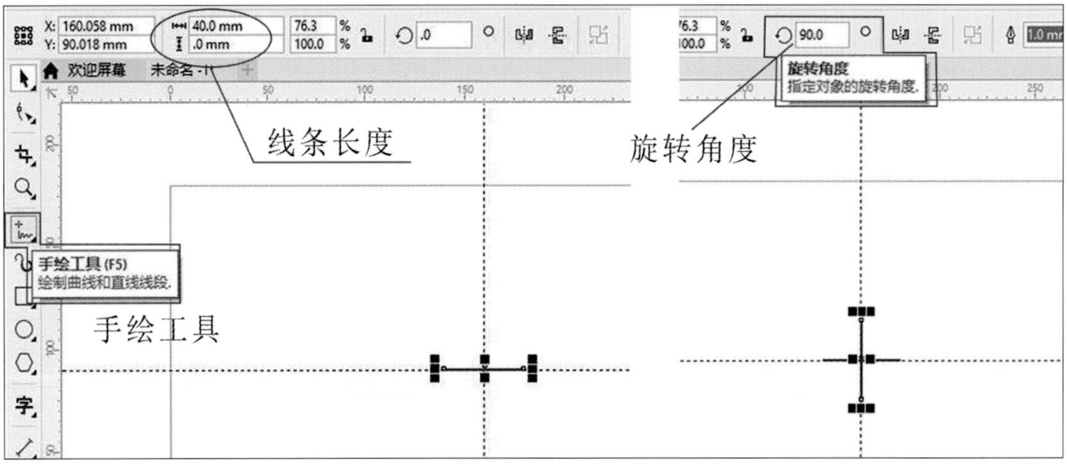


图 2-2-31　新建绿十字视标

6．组合十字并修改十字线宽与颜色　十字建立完成后将横竖线全部选定，右击十字后在下拉菜单中选择并点击“组合对象”。组合后的横竖线在被拖动的过程中一定是同时移动的，避免制图过程中横竖线单独移动产生位置偏差。十字位置坐标 $x$: 160mm、$y$: 90mm。

组合完成后依然在选定十字的状态下，双击右下角红色方框圈出的工具“轮廓笔”，在打开的对话框中按照设计要求修改十字线条的宽度和颜色，本案例十字为绿色，使用 RGB 为颜色模型时，R、B 都为“0”时 G 在 0～255 之间都为纯绿色，只是亮度不同而已。现在的绿色仅仅是预置而已，在后面还要结合背景色进行最终调整。预置值 R、G、B 分为 0、255、0（图 2-2-32）。

十字的颜色也可以选择蓝色，因为绿色滤光片可以阻断蓝色光线的透过。而使用蓝色的好处是，在同样分视程度下，蓝色块的照度会大于绿色，且与红色照度基本一致，照度越大对比越强，这样有利于在检查时辨认十字视标。

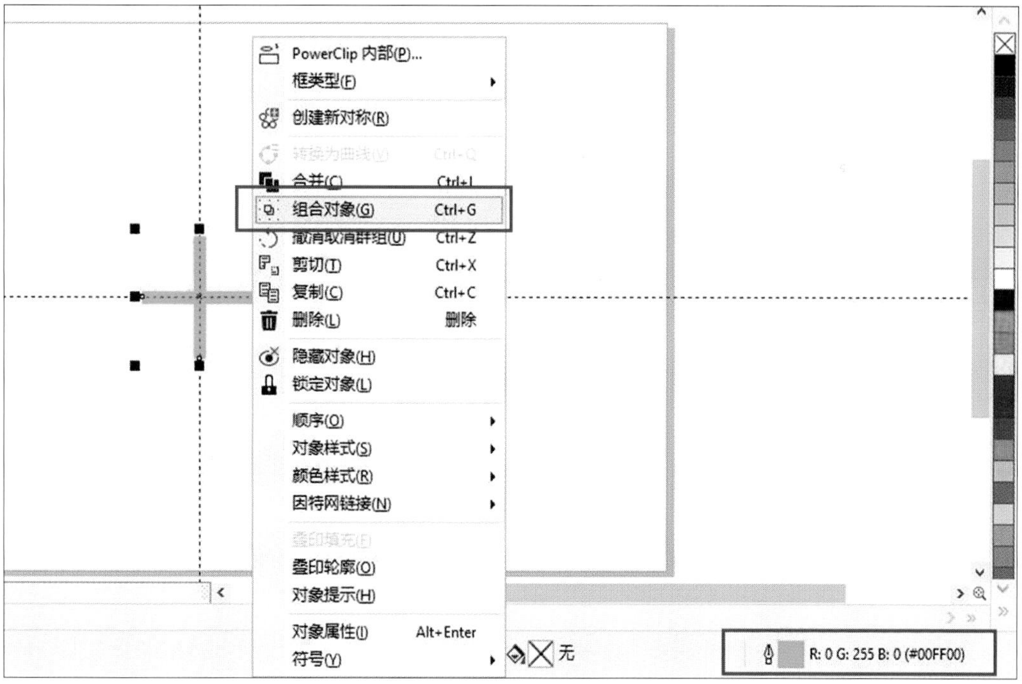


图 2-2-32　组合十字并修改十字线宽与颜色

7. 新建小圆　图 2-2-33，在左侧工具栏中点击红色方框圈出的“椭圆形工具”，然后按住 Ctrl 和鼠标左键，在文档窗口中新建一个圆，然后在左上方红圈圈出的位置按照计算值修改圆的水平与垂直直径，本案例中小圆直径计算值为 8cm，小圆建好后，用右下方红色方框内的轮廓笔修改圆的线条宽度与颜色。线宽与十字线的线宽相同，圆圈预置颜色参数 R、G、B 分别为 255、0、0，圆中心位置参数 *x*: 160mm、*y*: 90mm，与十字重叠，十字中心为圆心。

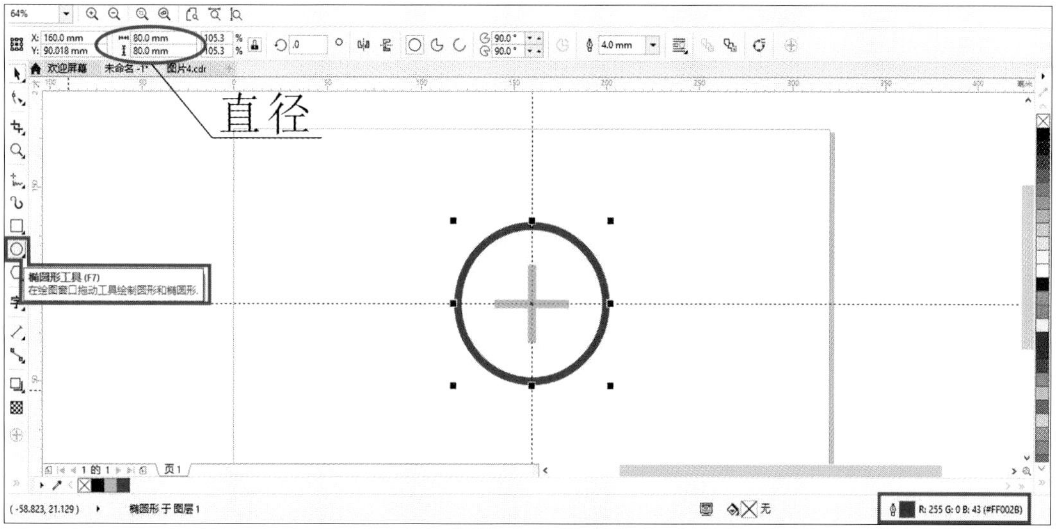


图 2-2-33　新建小圆

8. 建立大圆　大圆同样可以采用新建和复制两种方式，新建只需重复第（7）步，复制的具体方法见本实训第（5）步新建十字视标中的复制方法。复制完成后在图 2-2-33 中左上方椭圆圈出的工具栏中修改圆的水平与垂直直径分别为 10mm，其位置坐标 *x*: 160mm、*y*: 90mm。至此，视标的主题部分完成（图 2-2-34）。

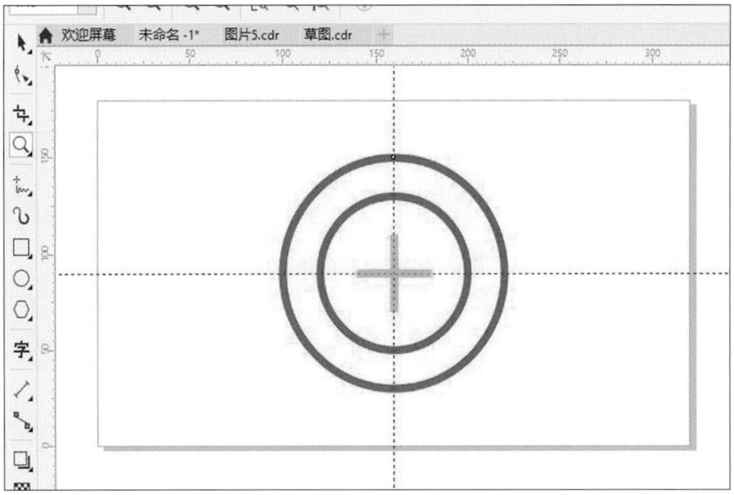


图 2-2-34　建立大圆

9. 建立黑色背景边框

图 2-2-35，先在左侧工具栏中红色方框内单击矩形工具，制作一个矩形，然后在上面椭圆形红框内修改矩形长宽尺寸 320mm×180mm，位置参数 $x$：160mm、$y$：90mm。然后填充黑色，预置颜色参数 R、G、B 分别为 0、0、0。接着鼠标右击后在下拉菜单中箭头指向顺序，再在其下拉菜单中点击到页面背面完成构图。

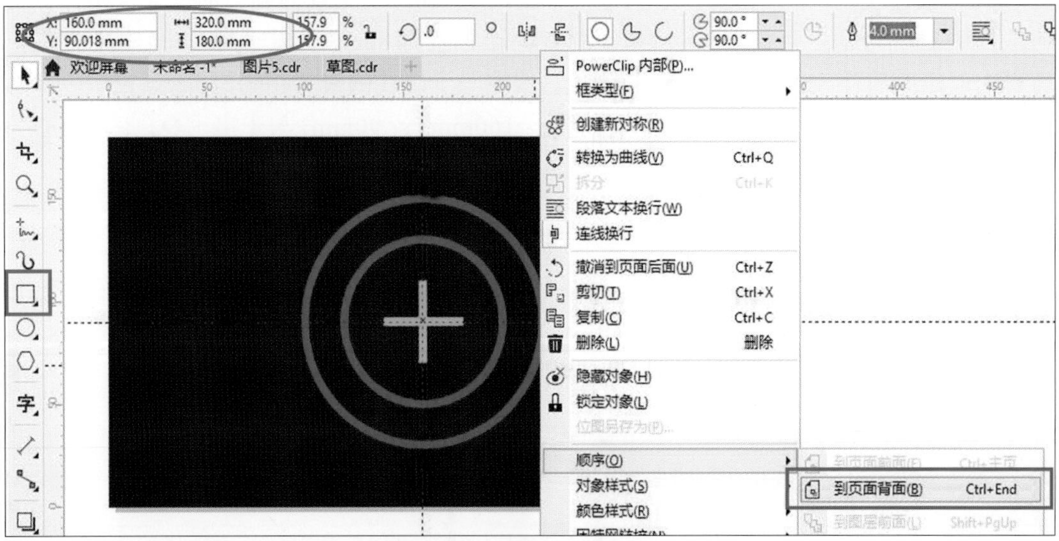


图 2-2-35　黑色背景边框建立

10. 调整颜色直至分视干净　在项目 2 中已经提到过这个问题，双眼视觉检查视标如果存在分视不清的问题，会影响双眼检测效果，尤其是在斜视定性定量检查中，一旦出现分视不清的现象，视标的残影会成为固视视标，从而影响斜视定性定量的检查精度。因此，在设计制作视标时尤其要注意视标的分视情况。

图 2-2-36 为本案例中分视不清时的两种情况。上一种情况属于背景色偏亮或红绿色偏暗是所见的情况。以红色滤光片中所见情景为例，假设背景的黑色 R、G、B 参数为 40、40、40，绿色 R、G、B 参数为 0、120、0 时，可能就会出现图中上一行红色滤光片后所见绿十字有一个浓重黑影残留。此时可以调整背景色进一步减低 R、G、B 数值，如将原来 R、G、B 由原参数降低至 20、20、20 时能使绿色融于背景就将参数固定于此；也可以在背景不变的情况下

增加绿色块的亮度直至绿色融于背景，如当绿色参数 R、G、B 由原参数增加至 0、180、0 时，绿色能够融于背景就固定此参数。

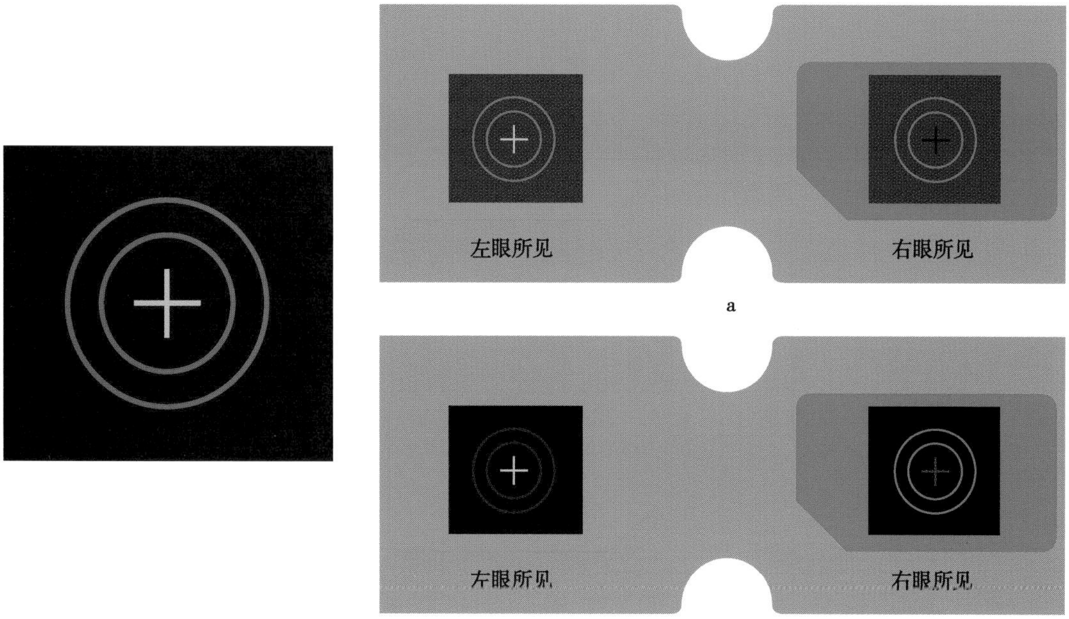


图 2-2-36　调整颜色直至分视干净

图 2-2-36 中下一组图中通过绿色滤光片观察时，红圈成暗红色显于背景中，通过红色滤光片观察时，十字成暗绿色显于背景之上。此类分视不清为背景色过深，或红、绿色的颜色偏亮所致，对相应颜色进行调整即可将红绿色块融于背景。以绿色滤光片中所见情况为例，假设原黑色 R、G、B 参数分别为 0、0、0，而红色 R、G、B 参数为 255、0、0。此时可以将背景颜色由原参数提高，如提高到 30、30、30 红色融于背景，就固定此背景参数；另一种方法就是逐渐降低红色参数，如逐渐降低原参数直至 150、0、0 时红色融于背景就将参数固定于此。

调整完成后通过各滤光片只能观察到同色视标，而异色视标被完全分视掉（图 2-2-37）。

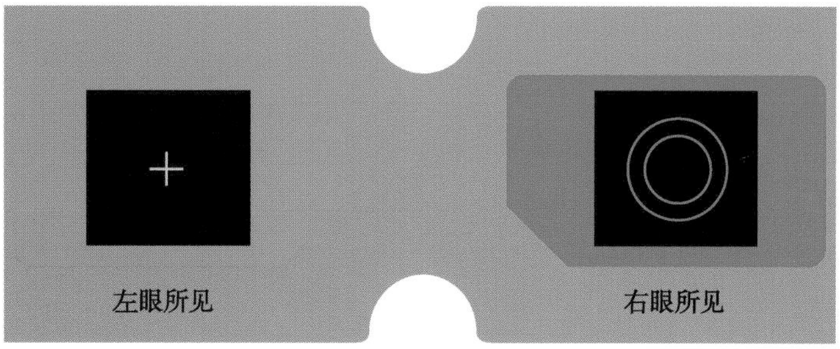


图 2-2-37　调整完成后所见视标

11. 保存文件　分别保存为 JPG 与 CRD 格式文件。导出 JPG 文件时，为了保证播放时的颜色与制图一致，颜色模式应设置为 RGB 色（24 位）。

## 四、注意事项

1. 视标制作大小不应超出黄斑部对应的视野范围。且具体尺寸大小与定量范围有关。

2. 由于实验条件限制，偏振分视视标的设计由红绿分视替代，但介绍制作过程中需要说明制作方式及两种偏振的设计及制作差异。

3．斜视定性定量检查的精确度与分视效果密切相关，因此处理好分视效果至关重要。

4．图2-2-29中有水平合并垂直斜视定性定量检查的设计方式，可以参考使用并且鼓励创新。

5．斜视定性定量检查视标通常采用黑色背景，且检查时最好在暗室进行，这样可以使得分视效果达到最佳。浅色背景并不太适合制作此类视标，因为浅色背景往往会起到固视作用，影响检测精度。

## 五、实训记录报告

姓名＿＿＿＿＿＿学号＿＿＿＿＿＿实训日期＿＿＿＿＿＿指导教师＿＿＿＿＿＿

✧ 填写说明：

1．案例设计距离、检查内容等按照所抽取的案例实际数据进行填写，并对照实际制作结果予以评分。

2．实训案例中的定量范围为棱镜度，在实训报告的表格中需要换算并填写成圆周度。

3．视标标高单位为“mm”。

4．屏幕标称尺寸以基本参数中常用的标注方式，即对角线的长度单位为“英寸”。

5．对应视野用视标的标高进行计算得到，可利用式（2-1-1）。

6．视标边框尺寸是指屏幕的实际长度与宽度，单位用“mm”。

表2-2-11　实训记录报告（斜视定性定量视标制作）

| 项目 | 远用视标 | 近用视标 |
|---|---|---|
| 设计距离 | | |
| 对应视野 | | |
| 分视类型 | | |
| 定量范围（°） | | |
| 检查内容 | | |
| 视标标高 | | |
| 分视效果 | | |
| 视标边框尺寸 | | |
| 分辨率（DPI） | | |

## 六、实训考核评分标准

表2-2-12　考核评分表（斜视定性定量视标制作）

| 序号 | 考核内容 | 配分 | 评分标准 | 扣分 | 得分 |
|---|---|---|---|---|---|
| 1 | 设计距离 | 10 | 制作与案例不相符，扣10分 | | |
| 2 | 对应视野 | 10 | 计算错误，扣10分 | | |
| 3 | 定量范围 | 10 | 范围错误，扣10分 | | |
| 4 | 检查内容 | 10 | 检查内容错误，扣10分 | | |
| 5 | 视标标高 | 10 | 与设计要求不一致，扣10分 | | |
| 6 | 分视效果 | 20 | 指导老师根据实际情况掌握 | | |
| 7 | 视标边框尺寸 | 10 | 与显示器不符，错一个扣5分 | | |
| 8 | 分辨率（DPI） | 10 | 与显示器值不同，扣10分 | | |
| 9 | 创新 | 10 | 有创新加10分 | | |
| | 合计 | 100 | | | |
| 备注：视标设计尺寸及色彩参数可在CDR文件中查看，并与实训报告数据进行对比。 | | | | | |

评分人：　　　　　　　　　　　　　　　　　　　　　　　　　年　月　日

## 2.2.3　不等像检查视标制作

### 【相关拓展知识】 视标制作原理

#### 一、不等像产生的原因

不等像是指两眼接收到像的大小不同，是导致配镜不适的一个重要原因。产生不等像的根本原因，为两眼的放大率不一致，这种现象通常发生在框架眼镜的配戴者身上。普遍观点认为，导致不等像的根本原因是屈光参差，实际上屈光参差仅仅是产生不等像的原因之一，不等像完全可以发生在两眼屈光度完全相等的框架眼镜配戴者身上，究其原因还是要从影响放大率的原因说起。

简单地说，引起框架眼镜放大率改变的原因有两方面：①在后顶点距离不变的情况下屈光度决定了放大率的改变；②屈光度不变时，后顶点距离的变化导致了放大率的改变。由此可见，并非屈光参差是导致不等像的原因，即使是两眼屈光度完全相同，由于两眼的后顶点距离不一样，同样会导致不等像的发生，从而影响配戴者的舒适度。

注：眼镜放大率一是屈光力放大倍率；二是眼镜形式放大倍率（包括：眼镜的折射率、中心厚度和其前表面屈光度值等因素，在屈光力放大倍率不变的情况下，镜片上述因素的变化，也将导致眼镜的放大倍率的改变）。眼镜的放大率是这两个倍率的乘积。

因此，不等像检查并不仅仅局限于屈光参差，遇到配镜不适者都可以利用这个检查进行诊断。如果被测试者的屈光度一致或基本一致的存在不等像，就必须注意其配戴眼镜左右两侧的后顶点距离是否一致，如果不一致就可能导致不等像的产生，从而影响配镜的舒适度，屈光度越高由此产生的影响越大。

#### 二、常见不等像视标设计

图 2-2-38 为投影视力表中常见偏振分视的两种不等像视标，左边为水平对齐视标，右边为垂直对齐视标。对于球性屈光参差而言，这两种视标可以任意选择，但在散光屈光参差的检查中，这两种视标的使用存在差异。以单纯性散光为例，当两眼散光轴向都在垂直方向时，其最大屈光力方向在水平方向，则只有可能在水平方向出现不等像，则需要选用水平对齐视标进行不等像检查；反之当两眼散光轴向都在水平方向时，其最大屈光力方向在垂直方向，则只有可能在垂直方向出现不等像，只需选用垂直对齐视标进行不等像检查。

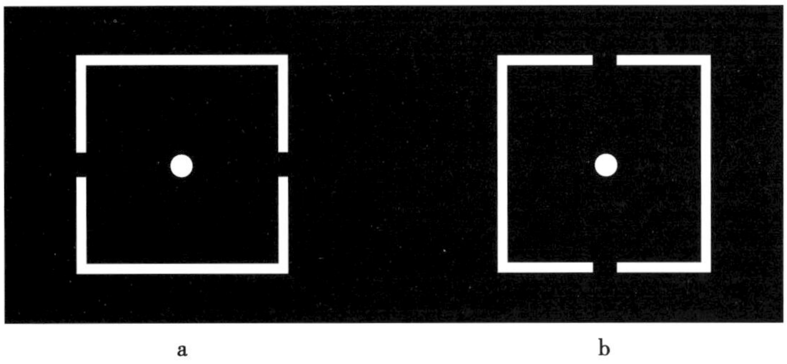


图 2-2-38　不等像视标

a. 水平对齐视标　b. 垂直对齐视标

#### 三、不等像视标定性定量方法

以图 2-2-39 垂直对齐视标为例，此视标针对水平轴向散光屈光参差，被检者对比左右半框后回答两边对齐无大小差异，则无不等像，如图中左图所示。如果被检者回答右半框小于左半框一个边，则说明被检者右眼像小于左眼 7%，见中图；如果被检者回答左半框小于右半框半个边，则左眼像小于右眼 3.5%，见右图。定量方法为两半框相差一条边，像的大小相差 7%，相差半条边为 3.5%。

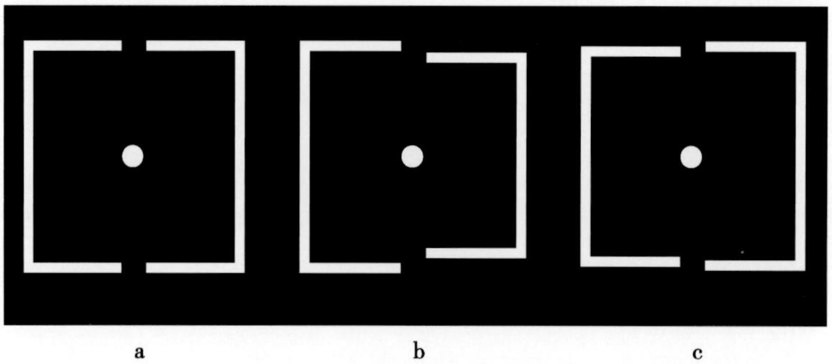


图 2-2-39 不等像定性定量方法

## 四、视标结构

图 2-2-40 为垂直不等像视标结构图，不等像视标有两个半框间隔约一个圆点距离对齐组成，中间的圆点起固视作用，为两眼共同看到的部分，图中两个半框的水平方向（含一个边宽的间隙）总长和垂直方向的宽度分别为 a 和 b，a、b 的长度相等。由于检查时两边大小相差一个边，两眼影像大小就会相差 7%（图 2-2-39 中图所示情况），因此设计时每个半框内框长度 c 是外框长度 b 的 93%（图 2-2-40）。

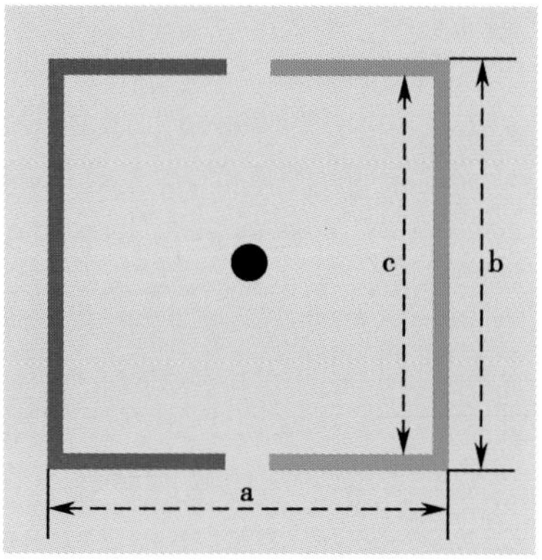


图 2-2-40 垂直对齐视标结构

## 五、背景色选择

由于常规显示器无偏振分视功能，仅能做红绿分视，因此本实训以红绿分视方式进行讲解。前面提到过，红绿分视有两种背景色，这两种不同的背景色的选择有一定的针对性，这在不等像视标选择背景色时尤为重要。

相同大小而颜色不同的色块会给被检者感受到的大小不一致，而黑色背景下所看到的是视标的原色，这样会影响被检者的判断，因此不等像视标在制作红绿分视时不易做成黑底，而是做成白色或者浅灰色底色。在这种背景下，红色滤光片的作用会将白色或浅灰色背景变为红色，原本的红色则被融于背景，而由于绿色块不能通过红色滤光片，则在背景前被显示为黑色；同样绿色滤光片将背景变为绿色而原本的绿色块则融于背景，红色被阻挡，在背景前成黑色显现出来。这种分视方式与黑色背景完全不同，黑色背景下滤光片只允许同色光透过，分视掉别的颜色，而白色或浅灰色背景下，则是将同色块融于到背景色中，将对侧色块以黑色显现出来（图 2-2-41）。

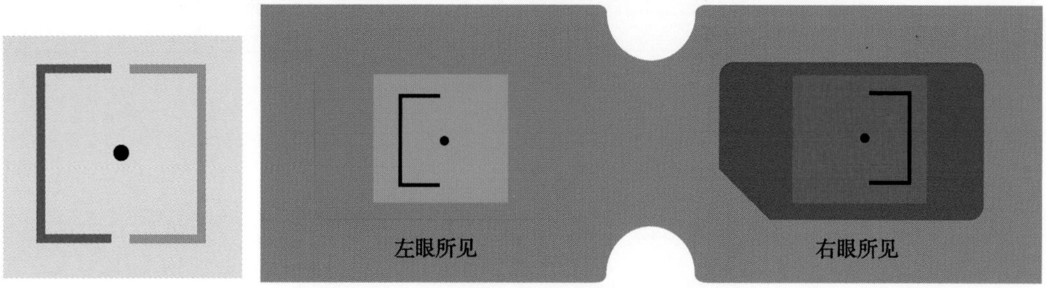


图 2-2-41 白色或浅灰色背景分视效果图

## 【实训内容】

### 一、实训目的

1. 了解不等像检查的意义、检查与使用方式。
2. 能够正确选择使用水平或垂直对齐视标。
3. 熟悉不等像检查视标的设计制作原理。
4. 了解红绿分视视标中不同背景色的设计与使用原理。
5. 能利用计算机软件辅助制作检查用视标。
6. 了解不等像产生的原因以及对配镜不适的影响。

### 二、实训准备

1. 环境准备　低照度视光实训室。

2. 用物准备　台式电脑配套 23 寸液晶显示器，分辨率 1 920×1 080（也可使用自己的笔记本或电脑，但最终需要演示效果）、手持式红绿滤光片、应用软件（本实训以 CorelDRAW 2018 作为范本）。

3. 视标制作的案例若干（含距离、视标形式、针对类型、分视方法，表 2-2-13～表 2-2-16）。

表 2-2-13　不等像检查视标制作案例（一）

| 检查内容 | 设计距离 | 针对散光轴向 | 背景颜色 | 对应视野 |
|---|---|---|---|---|
| 不等像检查 | 5m | 水平轴向散光 | 白色、浅灰色 | 2° |

表 2-2-14　不等像检查视标制作案例（二）

| 检查内容 | 设计距离 | 针对散光轴向 | 背景颜色 | 对应视野 |
|---|---|---|---|---|
| 不等像检查 | 4m | 垂直散光轴向 | 白色、浅灰色 | 3° |

表 2-2-15　不等像检查视标制作案例（三）

| 检查内容 | 设计距离 | 针对散光轴向 | 背景颜色 | 对应视野 |
|---|---|---|---|---|
| 不等像检查 | 3m | 水平散光屈光参差 | 白色、浅灰色 | 4° |

表 2-2-16　不等像检查视标制作案例（四）

| 检查内容 | 设计距离 | 针对散光轴向 | 背景颜色 | 对应视野 |
|---|---|---|---|---|
| 不等像检查 | 2m | 垂直散光轴向 | 白色、浅灰色 | 5° |

✧ 注意：本实训视标设计一律采用 23 寸长宽比为 16∶9 的液晶显示器，DPI：96。

### 三、操作步骤

1. 在视标制作案例中抽取一则案例，在规定时间内制作完成。本实训以表 2-2-17 为例设计制作。

表 2-2-17

| 检查内容 | 检测距离 | 针对散光轴向 | 背景颜色 | 对应视野 |
|---|---|---|---|---|
| 不等像检查 | 6m | 垂直散光轴向 | 白色、浅灰色 | 2° |

2. 制作草图，并计算各部分尺寸　图 2-2-42，图中将视标的颜色分布确定好。从图中可见视标的右半框为绿色左半框为红色，这符合白色或浅色背景分视后右眼所见为右半框左眼所见为左半框的分视要求。草图中还需要将计算好的尺寸标注出来。由于该视标对应

视野为 2°，检测距离为 6m，利用项目 2.2.1 中式（2-2-1）即可计算出视标标高为 210mm，由于其为正方形设计，因此视标的长宽尺都为 210mm。半框的内框为外框的 93%，由此计算可得内框尺寸为 195mm，由此就可以计算出视标的每个边宽都为 7.5mm。视标中的固视点的直径和两半框的间距没有明确要求，可完全相同。但固视点直径过小固视作用不明显，两半框的间距过小则可能会出现合拢的现象，间距过大则影响对比的精度，因此这里固视圆点直径与半框间距设计为 20mm。

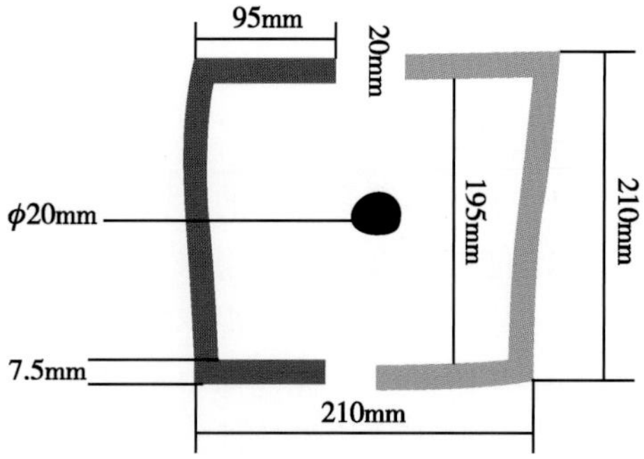


图 2-2-42　草图

3. 打开矢量制图软件 CorelDRAW 2018，按照显示器长宽尺寸及分辨率（DPI 值）新建文档窗口。

4. 建立参考线　水平方向参考线坐标为显示器宽度的 1/2，垂直参考线坐标为 1/2 显示器高度，具体做法参见项目 2.2.1。2.2.1 中参考线较多，位置较为复杂，因此位置是输入坐标确定的。而这里的参考线仅仅需要制作文档窗口的水平与垂直居中参考线即可，因此可以采用图 2-2-43 的方法简单定位参考线位置。

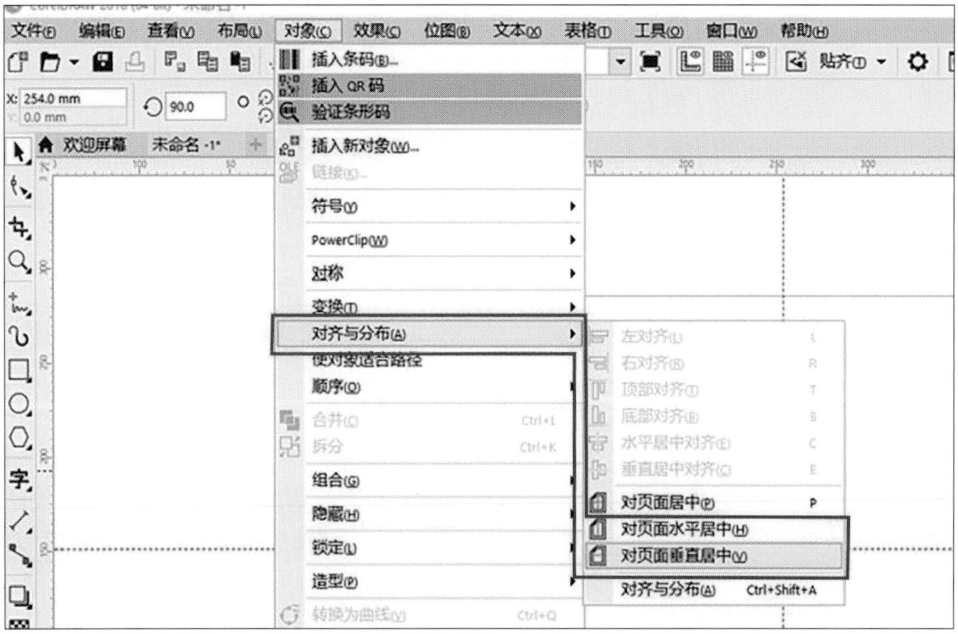


图 2-2-43　居中参考线

参考线建立后，在软件上方工具栏中找到并点击对象，在下拉菜单中可见对齐与分布，鼠标箭头指向对齐与分布后在二级下拉菜单中会出现对页面水平居中和对页面垂直居中。本案例中选定的是垂直参考线，因此选定的是垂直居中。在不等像视标制作中，仅需要水平和垂直两根居中参考线即可。

5. 新建半框　为了制作的简便，这里介绍利用矩形组合建立半框的方法。在草图中可见垂直对齐视标的框高为 210mm，框宽为 95mm 及边框宽度为 15mm。利用这几个数据可以非常容易的搭建出半框来。

首先建立一个长宽为 210mm×15mm 和 95mm×15mm 的两个矩形，见图 2-2-44。

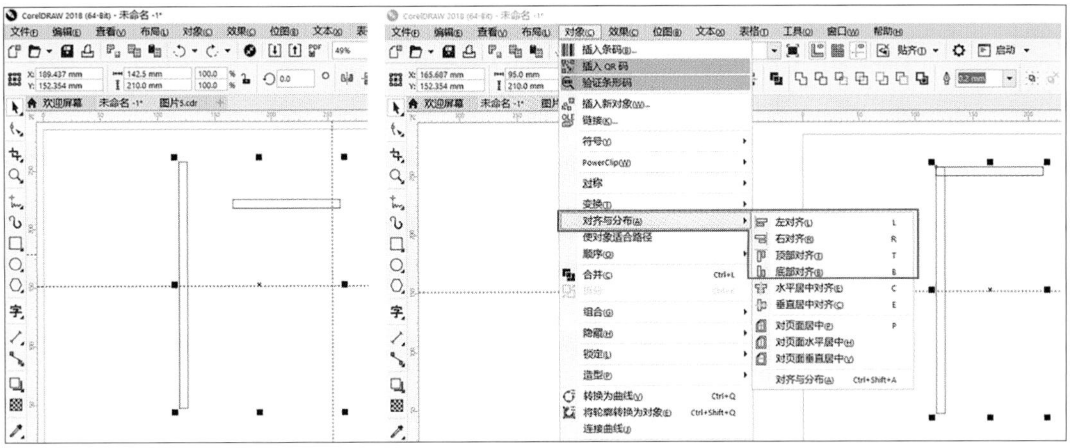


图 2-2-44　新建半框

图 2-2-44 中左图为新建好的两个矩形，将新建好的矩形全选，然后单击上方工具栏中的对象，并将鼠标箭头指向第一级菜单中的对齐与分布，在二级下拉菜单中点击红色方框内所需要的对齐方向，如本案例中选择了左对齐和顶部对齐后，两个矩形成右图中的位置关系。两个矩形对齐后将其组合（图 2-2-45）。

组合前先将两个对齐的矩形全选，然后右击鼠标在下拉菜单中选择“组合对象”，如图 2-2-45 左图中红色方框。如果不进行组合在后续新建矩形并完成半框的过程无法顺利完成。

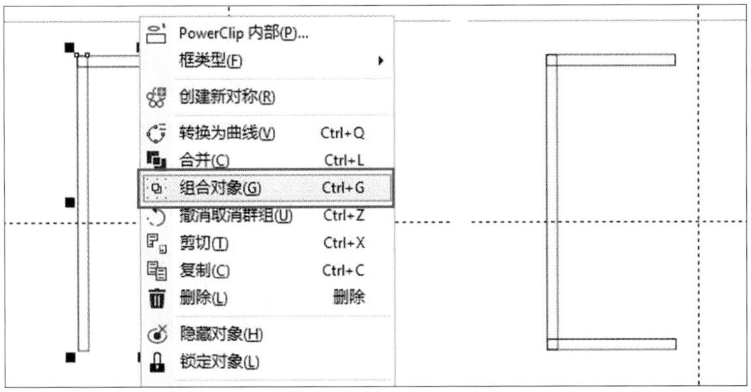


图 2-2-45　组合并完成半框

组合完成后，再建一个 95mm×15mm 的矩形，并且与组合好的两个矩形再次进行左对齐和下对齐形成（图 2-2-45 中右图的完整半框），并再次全选三个矩形进行组合完成新建半框。

6. 完成两半框并填充预置颜色　不等像视标有两个半框对齐组成并略微分开，此时只要将已经建成并且组合好的半框进行复制即可。复制好的半框与原建半框完全重合，只需将复制的半框水平分开即可。然后将复制的半框做镜像处理，图 2-2-46 左图中上方工具栏红色方框中的图标为水平镜像工具图标，单击即可将所选半框水平翻转为镜像状态。两个半框完成并且成相互的镜像关系后，调整两半框间距，按照草图标注为 20mm。

半框完成后在软件右下角可以看到“编辑填充”和“轮廓笔”两个工具（图 2-2-47）。这两个工具在左侧工具栏中也能找到，如果左侧工具栏中没有找到可以添加进去。先用编辑填充中的均匀填充分别填充两个半框对应的预置颜色，然后在轮廓笔中宽度一栏选择“无”或无边框去掉边框。颜色填充完成并去掉边框后，将两半框组合。

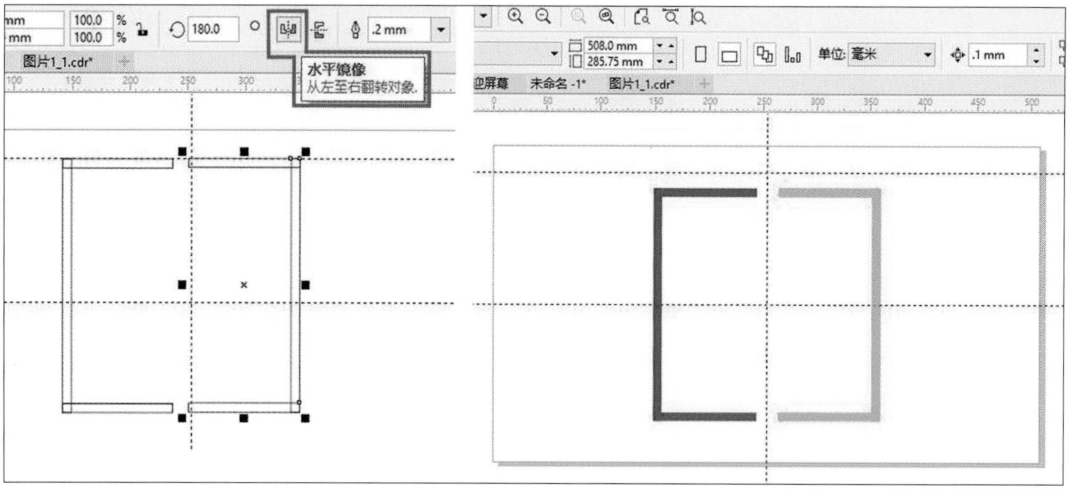


图 2-2-46　完成两半框并填充预置颜色

不等像视标外框建完后，将外框移动到文档窗口的正中。移动方式是选定组合好的外框，然后在左上角的坐标栏内分别输入水平与垂直参考线的坐标后回车即可完成。本案例中的中心位置坐标 *x*：254.0mm *y*：142.875mm。移动完成后的视标状况如图 2-2-48 中右图所示。

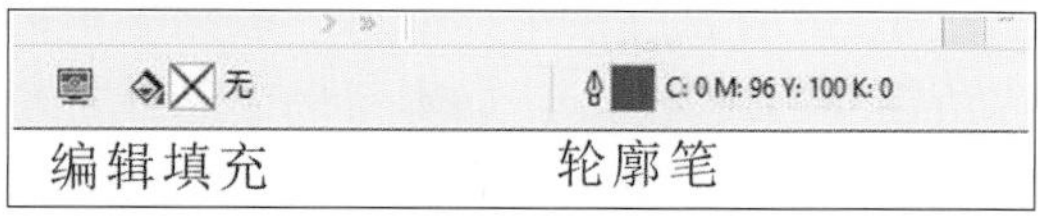


图 2-2-47　工具图标

7. 新建固视圆

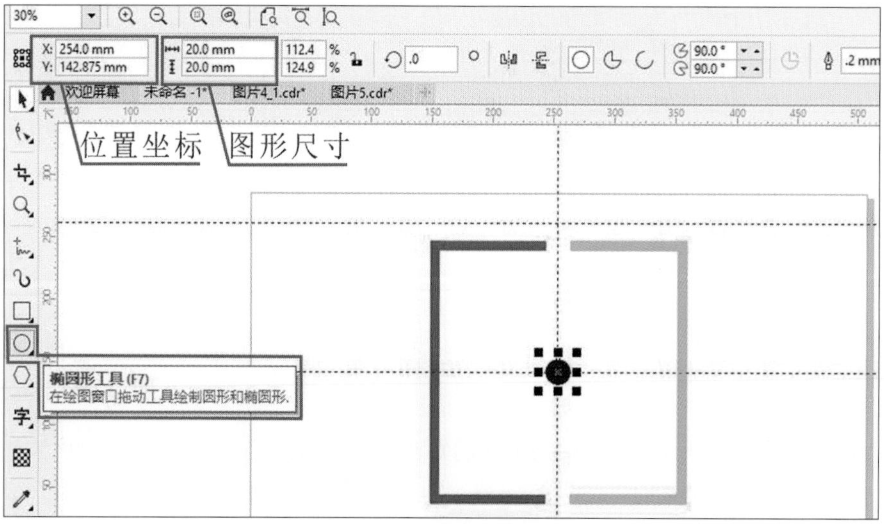


图 2-2-48　新建固视圆

图 2-2-48，在左边工具栏中选择椭圆形工具，制作一个圆形，圆形长宽直径在上方工具栏中修改，图 2-2-48 中上方右侧的红色方框，其位置参数在上方工具栏的左边红色方框修改。圆建好并输入正确位置参数后，就会和方框的中心重合，如图中所示。至此视标的主题部分建立完成，只需再建立一个边框即可。

8. 建立边框、填充预置背景色并将边框置于底层　边框的长宽尺寸与文档窗口和显示器的长宽尺寸一致。边框的制作目的与方法在前面的视标制作中提到，详情参见前面的视标制作实训项目。背景色预置参数 R、G、B 分别为 240、240、240。这个环节完成后，不等像视标制作完成（图 2-2-49）。

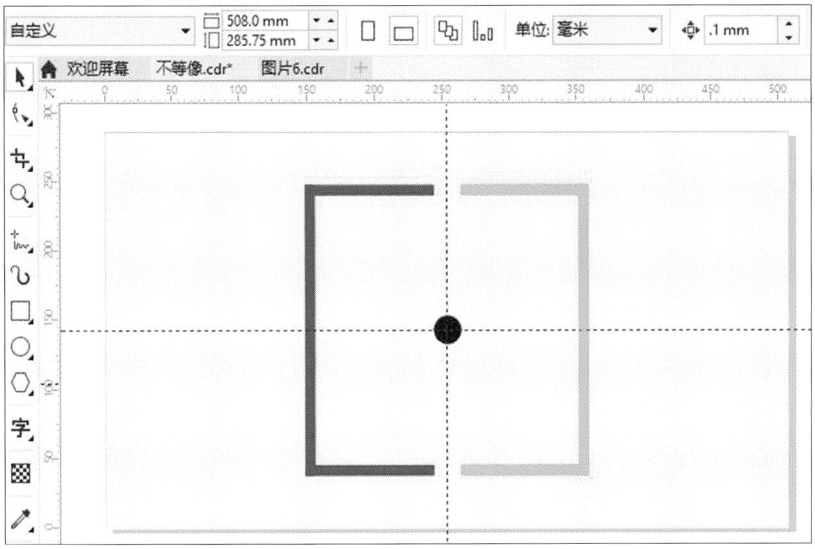


图 2-2-49 完成

9. 调整背景或视标颜色　调整背景与视标中红绿色的目的是为了保证分视的质量，调整方法在项目 2.2.2 中有详细介绍，请参阅。分视后的情况详见项目 2.2.4 操作步骤（10）。

10. 保存　将文件保存为 CDR 文件，并导出为 JPG 格式文件。CDR 文件便于修改，而 JGP 格式文件为最终播放用的文件格式。保存 JPG 文件时注意在颜色模式中选择"RGB 色（24 位）"。以保证输出图像颜色与制图一致。

**四、注意事项**

1. 大小完全相同的两个不同颜色的色块会产生大小不同的错觉。因此，在本项目中，虽然为红绿分视，但分视后不能显示色块的颜色，视标在分视后应该为深灰或黑色。这就使得背景色不能为黑色，而是浅灰色或白色。

2. 不等像视标两个半框之间的间距需要控制好。间距过大会造成对比困难，但间距过小往往两个半框会融合成一个完整且有深度的矩形框，也会对不等像的检测产生影响。

3. 摩根正常值规定，<3$^{\Delta}$BI 为正常值，由此可见有不少人都有这种外隐斜的特征，在使用垂直对齐视标进行不等像检查时就会出现两个半框融合为完整矩形的现象。因此，对非散光屈光参差者进行不等像检查时，在条件允许的情况下，以水平对齐视标为首选。如果没有选择只能使用垂直对齐视标时，一旦发生两个半框合拢的现象（这是由于外斜视的特征为交叉性复视，在分视状态下使用垂直对齐视标进行检测时，右半框会向左移动，而左半框则向右移动导致两半框合拢），可使用一定量基底向内的棱镜将其分离（图 2-2-50）。

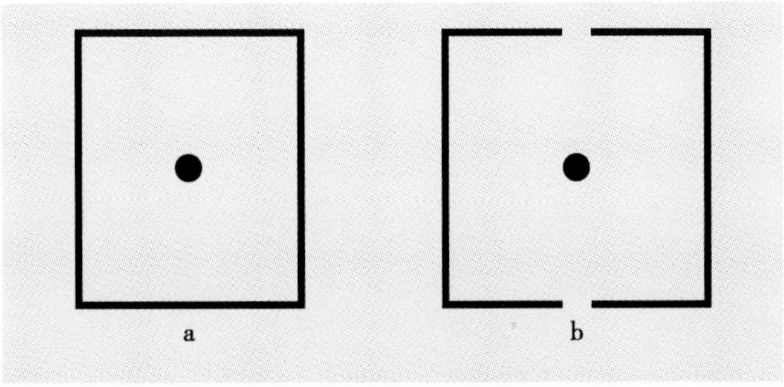


图 2-2-50 外隐斜所见

4. 与黑色背景红绿分视视标相同，为了在不同滤光片下将不需要的视标分视干净，需要不断调整色块与背景颜色的关系，这需要在红绿片的辅助下，耐心处理。

5. 在实际制作不等像视标时大小没有严格的规定，但太大和太小都不利于检查，通常视标的大小以对应视野2°～3°较为适宜。

## 五、实训记录与小结

姓名____________学号____________实训日期____________指导教师____________

✧ 填写说明：

1. 案例设计距离、对应视野、对应轴向按照所抽取的案例实际数据进行填写，并对照实际制作结果予以评分。

2. 对比方向是指不等像可能存在的方向，与散光轴向相关。

3. 视标标高的单位为"mm"，以设计要求中的对应视野为依据，可利用式（2-1-1）进行计算。

4. 屏幕标称尺寸以基本参数中常用的标注方式，即对角线的长度单位为"英寸"。

5. 视标边框尺寸是指屏幕的实际长度与宽度，单位用"mm"。

表 2-2-18　实训记录报告（不等像检查视标制作）

| 项目 | 远用视标 |
|---|---|
| 设计距离 | |
| 对应视野 | |
| 对应轴向 | |
| 对比方向 | |
| 视标标高 | |
| 内框框高 | |
| 分视效果 | |
| 视标边框尺寸 | |
| 分辨率（DPI） | |

## 六、实训考核评分标准

表 2-2-19　实训考核评分标准（不等像检查视标制作）

| 序号 | 考核内容 | 配分 | 评分标准 | 扣分 | 得分 |
|---|---|---|---|---|---|
| 1 | 设计距离 | 10 | 案例与实际制作不相符，扣10分 | | |
| 2 | 对应视野 | 10 | 视标大小与对应视野不符，扣10分 | | |
| 3 | 对应轴向 | 10 | 做反扣10分 | | |
| 4 | 对比方向 | 10 | 错误扣10分 | | |
| 5 | 视标标高 | 10 | 实际制作与计算结果不一致，扣10分 | | |
| 6 | 内框框高 | 10 | 内框高不是外框高93%，扣10分 | | |
| 7 | 分视效果 | 20 | 指导老师掌握 | | |
| 8 | 视标边框尺寸 | 10 | 长或宽不对，一个，扣5分 | | |
| 9 | 创新 | 10 | 有创新，加10分 | | |
| | 合计 | 100 | | | |
| 备注：视标设计尺寸及色彩参数可在CDR文件中查看，并与实训报告数据进行对比。 | | | | | |

评分人：　　　　　　　　　　　　　　　　　　　　　　　年　月　日

notes

### 2.2.4　立体视标制作

【相关拓展知识】

**一、立体视觉的意义**

人类的视觉不仅仅是对光刺激、形状、颜色和刺激方向等的反应，更是对三维空间和时间的判断与认知。人类并不是生活在一个静止的世界中，是空间三维和时间一维的四维体。因此，人类的最高一级视功能并不是相对简单的立体视觉，而是时间参与情况下的、更为复杂的运动立体视觉。简单地说运动和静止实际上就是单位时间内物体相对位置变化的情况。

人眼除了能够简单的判断运动和静止以外，更是能够精确地对物体的方向、运动轨迹、相对应的位置关系、距离关系和运动的速度等做出精确的判断，这些高级视功能必须建立在完整的双眼视觉的基础之上。然而，很多人由于各种各样的双眼视机能障碍，导致立体视觉水平的降低，甚至缺失。立体视觉水平的降低或缺失，会对人们的生活、学习和工作带来不良后果，甚至会影响行车安全，导致交通事故等。所以，立体视觉精确定性定量检查有着重要的意义和价值。

**二、立体视觉形成简介**

图 2-2-51 中 a 图，黑色圆点与人眼之间有一个黄色星星，当人眼注视黑色圆点时黄色星星成为次视目标时，由图中可以看到，主视目标经过两眼各自节点后，成像于视网膜黄斑部形成黄斑对应关系，而人眼与圆点之间的次视目标经过节点后不能在视网膜上形成对应关系，而是成像在黄斑部的颞侧对称的位置上，形成视网膜对称关系。由于人眼形成的是倒像，因此当次视目标在黄斑颞侧形成对称关系时，大脑恰恰会认为落于黄斑颞侧的像来自主视目标的鼻侧，形成交叉性复视，这就是 Panum 视区中的交叉性复像区。

图 2-2-51 中 b 图，黑色圆点远端有一个蓝色三角形，当人眼注视黑色圆点时蓝色三角形成为次视目标时，由图中可以看到，主视目标经过两眼各自节点后，成像于视网膜黄斑部形成黄斑对应关系，而次视目标三角形经过节点后不能在视网膜上形成对应关系，而在黄斑部的鼻侧对称的位置上成像，形成视网膜鼻侧对称关系，由于前面提到的倒像关系，大脑恰恰会认为落于黄斑鼻侧的像来自主视目标的颞侧，成同向性复视特征，这就是 Panum 视区远端的同向性复像区。

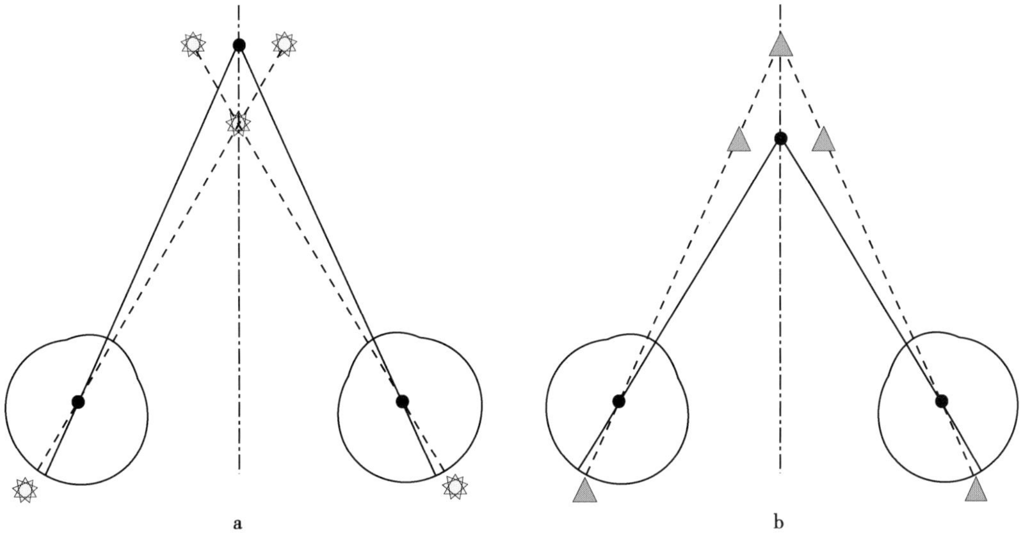


**图 2-2-51　立体视觉形成原理**
a. 交叉性复视　b. 同向性复视

当人眼注视某一目标时，在主视目标前后的次视目标在视网膜上形成对称关系，经大脑整合后实际反映出来的是复视像。当大脑发现有一个次视目标的像为交叉性复视像时，就会判断其比主视目标近。相反当次视目标在同向性复像区内时，大脑也会立即做出反应，该目标比主视目标远。次视目标距离主视目标越远，复视像的间距也就越远。

**三、立体视觉检测视标制作原理**

视锐度是可以用视力来衡量的，同样立体视锐度也可以进行定性与精确定量的检查。立体视觉定性定量检查视标就是利用了同向性复视和交叉性复视进行定性检查，利用复视像的间距转换为立体视锐度的方式进行定量的原理设计制作（图 2-2-52）。

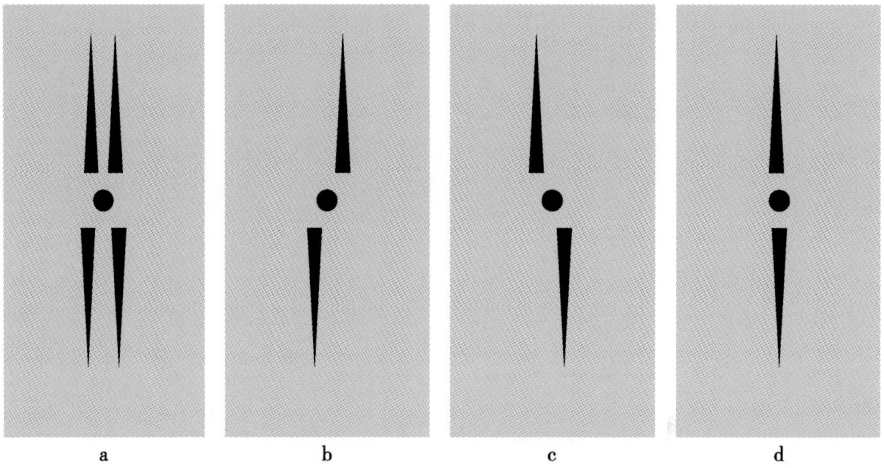


图 2-2-52　立体视标设计原理

a. 正常视标　b. 分视后右眼所见　c. 分视后左眼所见　d. 正常融像后所见

图 2-2-52 中 a 图为立体视标的一种常见设计形式。图中圆点为固视点，圆点上方为一组正三角形，而下方为一组倒三角形，图中可见上一组三角形与下一组三角形中的间距存在差异。检查时，被检者需在分视状态下观察视标，分视后左右眼所看到视标的部分存在差异。见 b 图为分视后右眼所见，在该设计中右眼看到的是圆点上方右侧三角形和圆点下方左侧三角形；而 c 图为分视后左眼所见，图中显示左眼看见的是圆点上方左侧三角形和圆点下方右侧三角形。如果被检者双眼融像正常，则最终被检者会将圆点上方和下方的三角形组看成是单一的三角形（图 2-2-52 中 d 图）。

当双眼观察圆点上方三角形时右眼看到右侧像，左眼看到左侧像，上方三角形组模拟了同向性复视特征。而双眼观察圆点下方视标时，右眼只能看到左侧三角形，而左眼只能看到右侧的三角形，下方三角组模拟了交叉性复视特征。对照图 2-2-51 以及图解可知，固视圆点就相当于主视目标，而圆点上方模拟同向性复像区的一组三角形融像后就会感觉比圆点远，而下方模拟交叉性复像区的三角形则会感觉比圆点更近，其空间位置感觉如图 2-2-53 所示。

图 2-2-52 中的 a 图可见圆点上方与下方三角形的间距不同，由此可以产生不同的深径觉，间隙越大深径觉越明显，立体视锐度的定量单位为“°”即圆周度，数值越大深径觉越明显，数值越小则表明立体视锐度越高。

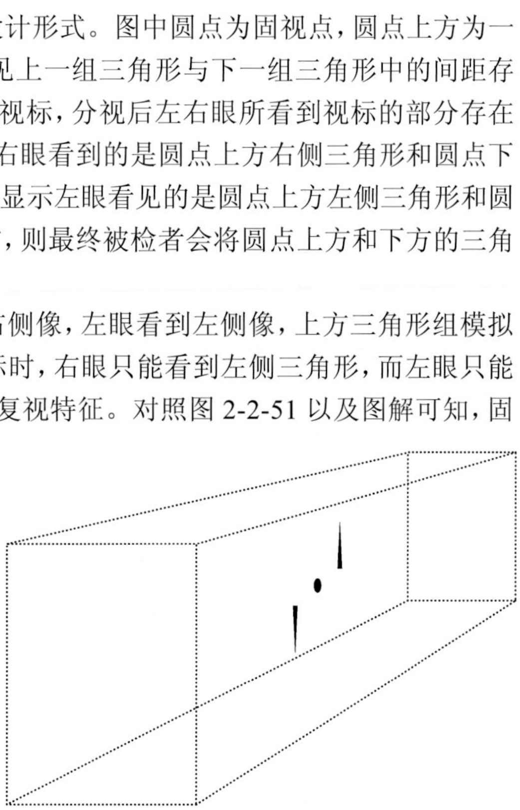

图 2-2-53　立体视标融像后的空间位置

## 四、常见立体视标

图 2-2-54 中是常见的 4 种立体视标，a 为同视机中的立体图对；b 为红蓝分视的随机点阵图；c 为偏振分视的立体图；d 为投影视力表及液晶视力表中常见的 4 视标立体视标。

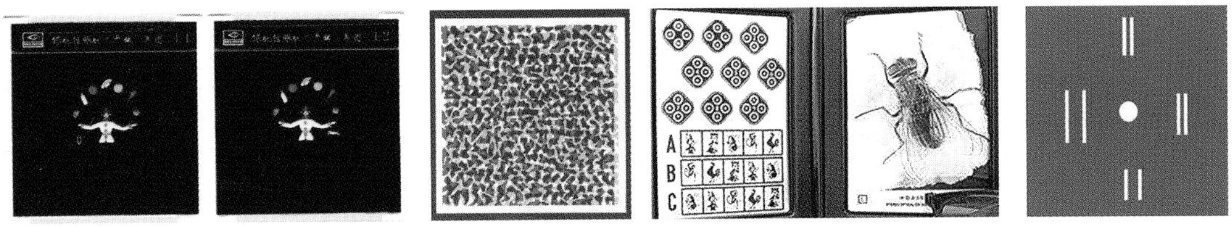

a　　b　　c　　d

图 2-2-54　常见立体视标

图 2-2-55 为完整的立体视觉定性定量检查视标。这个检查视标中共有 10 个区块，检查过程时被检者在分视状态下观察视标，正常者会发现每个区块的 6 个图形中都有一个图形是凸起的，另一个是向后凹陷的。每个区块的定量值都不相同，由左到右、由上到下逐渐减小。视锐度分别是：上行由左到右为 1 200″、1 000″、800″、600″、400″；下行由左到右分别为 200″、100″、80″、60″ 和 40″。正常人立体视锐度应该<60″。

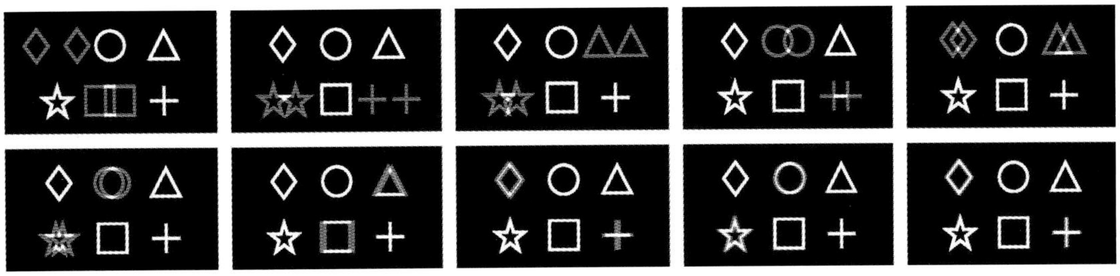

图 2-2-55　立体视觉定性定量检查视标

## 【实训内容】

### 一、实训目的

1. 进一步了解立体视觉的重要性 。
2. 了解 Panum 视区中同向性复像区与交叉性复像区与立体视觉形成的关系。
3. 认识立体视觉形成的基本原理 。
4. 了解立体视标的设计以及制作原理。
5. 逐步掌握立体视觉的定性与定量方法。

### 二、实训准备

1. 环境准备　低照度视光实训室。

2. 用物准备　台式电脑配套 23 寸液晶显示器，分辨率 1 920×1 080（也可使用自己的笔记本或电脑，但最终需要演示效果）、手持式红绿滤光片、应用软件（本实训以 CorelDRAW 2018 作为范本）。

3. 视标制作的案例若干（含距离、对应视角、设计要求、显示方式，表 2-2-20～表 2-2-23）。

表 2-2-20　立体视觉视标制作案例（一）

| 检查内容 | 设计距离 | 对应视野 | 4 视标设计要求 | 显示方式 |
|---|---|---|---|---|
| 立体视觉检查 | 5m | 2° | 上下凸起，左右凹陷 | 液晶显示器 |

表 2-2-21　立体视觉视标制作案例(二)

| 检查内容 | 设计距离 | 对应视野 | 4 视标设计要求 | 显示方式 |
|---|---|---|---|---|
| 立体视觉检查 | 3m | 3° | 上下凸起，左右凹陷 | 液晶显示器 |

表 2-2-22　立体视觉视标制作案例(三)

| 检查内容 | 设计距离 | 对应视野 | 4 视标设计要求 | 显示方式 |
|---|---|---|---|---|
| 立体视觉检查 | 5m | 2° | 上右凸起，下左凹陷 | 液晶显示器 |

表 2-2-23　立体视觉视标制作案例(四)

| 检查内容 | 设计距离 | 对应视野 | 4 视标设计要求 | 显示方式 |
|---|---|---|---|---|
| 立体视觉检查 | 3m | 3° | 上右凹陷，下左凸起 | 液晶显示器 |

✧ 注意：本实训立体视标为液晶显示器用，采用分视方式为红绿分视。但如果右眼与左眼接收到的视标颜色不同，会影响立体视觉定性定量检测精度，所以视标分视后两眼显示出来的视标部分都应该为黑色或深灰色，因此背景色应采用白色或浅灰色。视标可以用红绿也可以用红蓝。

**三、操作步骤**

1. 在视标制作案例中抽取一则案例，在规定时间内制作完成。本实训以表 2-2-24 为例设计制作。

表 2-2-24　立体视觉视标制作案例

| 检查内容 | 设计距离 | 对应视角 | 2 视标设计要求 | 显示方式 |
|---|---|---|---|---|
| 立体视觉检查 | 4m | 2.5° | 上凹陷，下凸起 | 液晶显示器 |

2. 制作草图，并计算视标标高，合理安排各部分尺寸，标注尺寸与颜色。

图 2-2-56 中标注了完整的经过计算后的结构尺寸和颜色布局，在立体视标的实际与制作中，没有对视标中红绿色块的长宽尺寸有要求只要视标的标高符合设计要求即可，但红绿色的长宽尺寸一定要在检测距离上能清晰分辨。

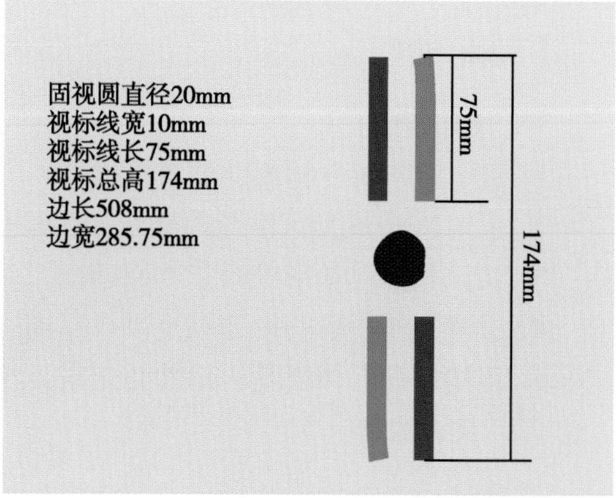


图 2-2-56　草图

视标标高的计算请参照前面视标制作实训项目。

3. 建立文档窗口(请参见前几项实训)。

4. 新建参考线：只需要新建水平和垂直中心参考线以便于后续视标居中，新建方式及坐标修改请参见前面实训项目。

5. 新建一个矩形、再复制三个矩形(总共需要四个矩形)。

6. 将矩形分上下两排整齐排列：排列好后的高度为视标实际设计要求的高度，本案例中为 174mm(图 2-2-57)。

7. 按草图填充颜色、去除矩形边框并居中：

图 2-2-58 为按草图的颜色分布分别在各矩形中填充颜色，填充好后在居中状态下各色块的位置与分布状态。这样的颜色分布在红绿分视的情况下，才会出现右眼看到上一组的

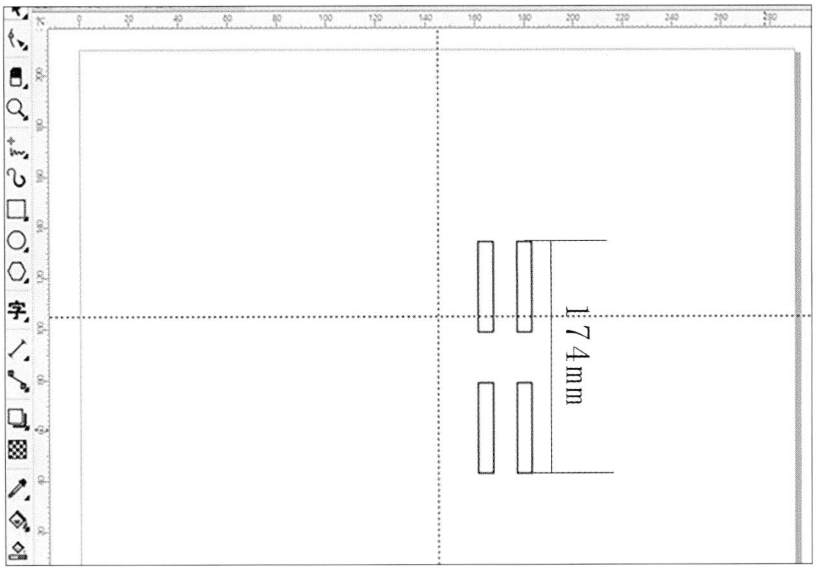


图 2-2-57 新建并排列矩形

右侧视标，下一组的左侧视标，左眼看到上一组左侧视标，下一组右侧视标，使得上一组视标形成同向视，下一组视标形成交叉视。

在移动已经排列好的四个矩形时，需要在全选或者组合状态（组合后依然可以去组合）下整体移动，为了移动位置的准确性，最好按照水平与垂直居中参考线的坐标输入 X 和 Y 方向的坐标后回车，参数修改在图中左上方红圈内。

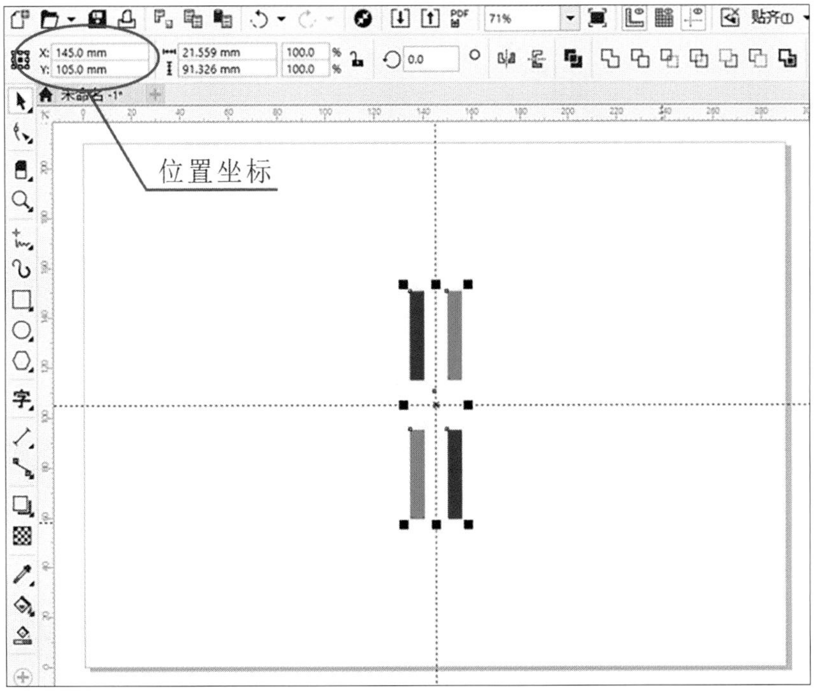


图 2-2-58 填充颜色、去边框、居中

8. 新建固视圆并居中　在左侧工具栏中选择椭圆工具新建圆形（Ctrl+ 左键拖动为圆），然后填充黑色或深灰色，这样两眼就能都看到该圆，再将圆移动居中，这样视标的主题就建成了（图 2-2-59）。

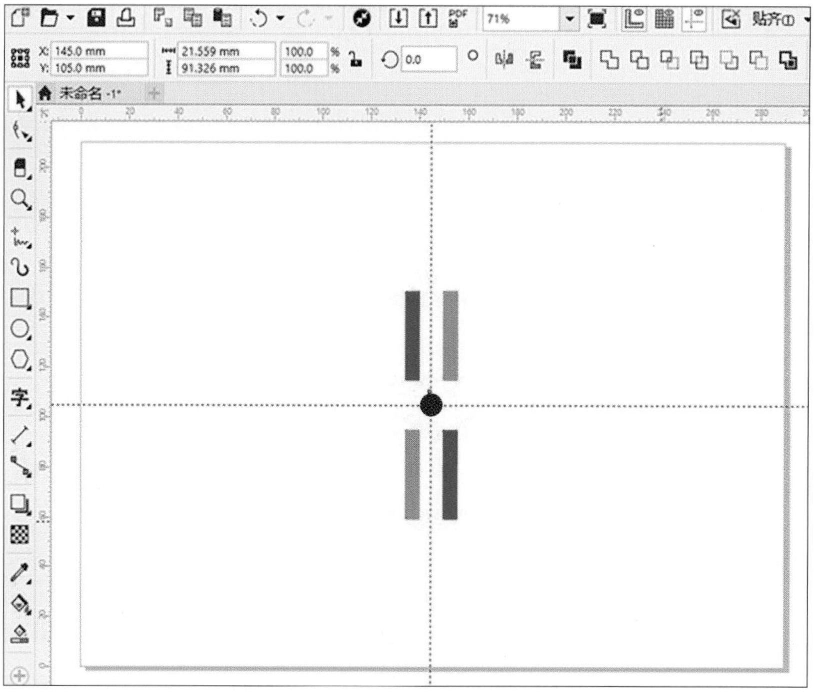

图 2-2-59　新建固视圆

9. 制作边框　制作边框的目的和方法请参考前面实训项目。

图 2-2-60 为边框制作完成后完整的视标外观，可见边框的颜色并非白色，而为浅灰色，这是为了红绿色块在各自滤光片的作用下融于背景，全白时不一定能够完全将不需要的颜色通过滤光片滤除。

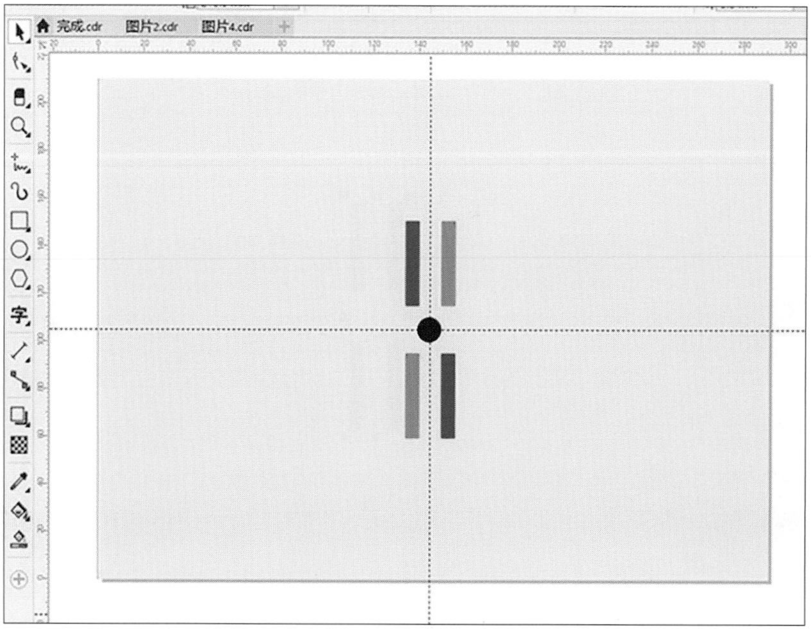

图 2-2-60　制作边框

10. 调整颜色直至分视干净　为了更好的融像，必须调整背景与红绿色块的颜色直至能够分视清晰。图 2-2-61，为颜色调整好后的理想分视状态。

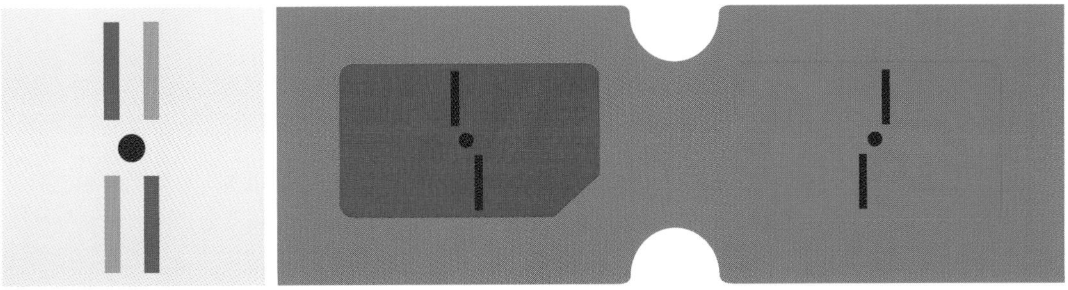

图 2-2-61　理想分视状态

11. 存 CDR 文档并导出 JPG 格式图片：导出 JPG 图片时的颜色模式选择 RGB 色（24 位）。

**四、注意事项**

1. 虽为红绿分视，但由于背景不同，分视后所见不同，本实训为了避免色块对立体视觉检查的干扰，需要将色块在分视之后变成黑色或深灰色，因此背景必须为白色或浅灰色。这样通过红色滤光片就只能看到显现为黑色或深灰色的绿色块，而通过绿色滤光片就只能看到显现为黑色或深灰色的红色块。因此设计或制作草图时一定要将红绿色块的位置确定准确，以免制作完成后，与实际设计要求相反。

2. 在检查时如果出现凸起延时或不能读，为外斜视的特征；凹陷延时或不能读为内斜视特征。

3. 立体视觉检查过程中，有可能有人会对某种检测不敏感，如有人无法辨认随机点，或对类似（图 2-2-55）以及本实训制作这类视标不敏感，遇到这种问题可以转换合适的检查方式。

4. 若人双眼视力正常、眼位正常、融像正常，但无论使用何种立体视觉的定性定量检查方式，就是无法定性定量立体视觉，这可能是大脑整合机制异常所致，为立体盲。

**五、实训记录报告**

姓名__________学号__________实训日期__________指导教师__________

✧ 填写说明：

1. 案例设计距离、对应视野、对应轴向按照所抽取的案例实际数据进行填写，并对照实际制作结果予以评分。

2. 视标标高单位为“mm”，以设计要求中的对应视野为依据进行计算可利用式（2-1-1）。

3. 屏幕标称尺寸以基本参数中常用的标注方式，即对角线的长度单位为“英寸”。

4. 视标边框尺寸是指屏幕的实际长度与宽度，单位用“mm”。

表 2-2-25　实训记录报告（立体视标制作）

| 项目 | 立体视觉定性定量视标 |
|---|---|
| 设计距离 | |
| 对应视野 | |
| 视标标高 | |
| 设计要求 | |
| 同向视 | |
| 交叉视 | |
| 分视效果 | |
| 视标边框尺寸 | |
| 分辨率（DPI） | |

六、实训考核评分标准

表 2-2-26　实训考核评分标准(立体视标制作)

| 序号 | 考核内容 | 配分 | 评分标准 | 扣分 | 得分 |
|---|---|---|---|---|---|
| 1 | 设计距离 | 10 | 案例与实际制作不相符，扣 10 分 | | |
| 2 | 对应视野 | 10 | 视标大小与对应视野不符，扣 10 分 | | |
| 3 | 视标标高 | 10 | 与对应视野计算值不符，扣 10 分 | | |
| 4 | 设计要求 | 10 | 与要求不符，扣 10 分 | | |
| 5 | 同向视 | 20 | 错一个，扣 10 分 | | |
| 6 | 交叉视 | 20 | 错一个，扣 10 分 | | |
| 7 | 分视效果 | 10 | 指导老师掌握 | | |
| 8 | 创新 | 10 | 有创新，加 10 分 | | |
| | 合计 | 100 | | | |
| 备注：视标设计尺寸及色彩参数可在 CDR 文件中查看，并与实训报告数据进行对比。 | | | | | |

评分人：　　　　　　　　　　　　　　　　　　　　　　　　　年　月　日

## 2.2.5　立体照片制作

【相关拓展知识】

很多人都看过立体电影、立体图片或立体照片，它们给人一种身临其境的感受。这些电影、动画片或照片的制作同样离不开视光学原理。在项目 2.2.4 中简单介绍了立体视觉形成机制和立体视觉定性定量检查视标的设计制作方法。在了解了立体视觉产生的这些原理之后，要想制作一张立体照片，在现今科技水平下是一件非常简单的事情。

1. 三维成像与立体成像的不同　人的视觉中有一种感受是空间感，这种视觉感受称之为立体视觉。但产生立体视觉的手段方式却存在不同，目前有两种不同的立体视觉成像技术：一种是双眼体视成像技术，另一种是三维空间成像技术。三维技术更加注重于物理学上的含义，因此三维成像技术在空间上是三维的，在视觉上又必须是立体的，全息术是这一技术的代表，它的像虽然是虚拟的，但其像是占据空间的、是三维的。而双眼体视成像技术则仅仅是视觉上具有空间感，或者说利用视光学原理在平面内获得空间视觉感知的方式。项目 2.2.4 很好地解释了双眼体视成像技术的原理。

2. 双眼体视成像技术应用　双眼体视成像技术在很多领域都有应用，其中最常见的应用就是立体电影、立体图片、视功能检查。双眼体视成像的技术要求低，成本低，容易实现，因此在日常生活和工作中应用广泛。但该技术必须在分视条件下才能实现，常见的分视方式有图对分视(如同视机)、偏振分视(如立体电影)、补色法分视(本实训就是以此为分视方式，以红蓝分视为主)、快门式(常用于液晶显示器)。

3. 立体照片案例　图 2-2-62 为立体图对案例，类似于同时机上使用的图对，观察时需在眼前放置一个 +5～+10D 的正透镜，在 10～20cm 的距离观看即可得到立体画面。

图 2-2-63 为红绿分视的立体照片。在眼前放置红绿片或红蓝片可观察到照片中的立体场景，滤光片的放置为右眼红片，左眼蓝片或绿片。

分视后，图 2-2-62 与图 2-2-63 都能感觉到强烈的立体效果，石狮子的头部明显凸起于平面以外，小女孩则在平面的位置，而背景中的大门与坐在门边的人则在平面以内。虽然从立体效果上看两图效果一致，但红绿分视模式的立体照片色彩近似黑白。

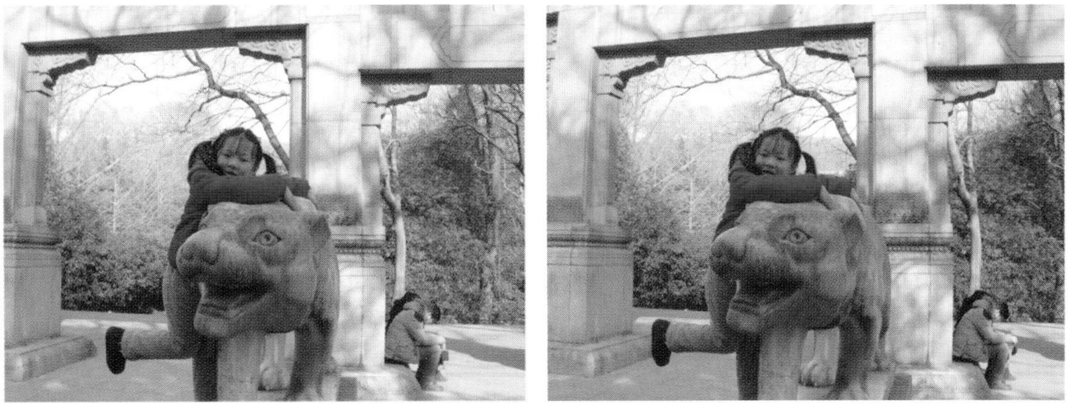

图 2-2-62　立体图对

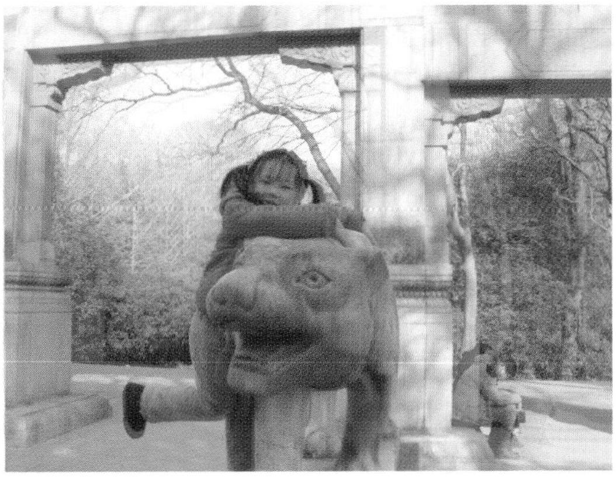

图 2-2-63　红绿分视立体照片

案例中的立体图对和红绿分视立体照片实际上源于看似相同却存在微小差异的两张照片合成。图 2-2-62 中的图对，不仔细看完全看不出这两张图的差异，感觉上好像就是一张照片。实际上并非如此（图 2-2-64）。

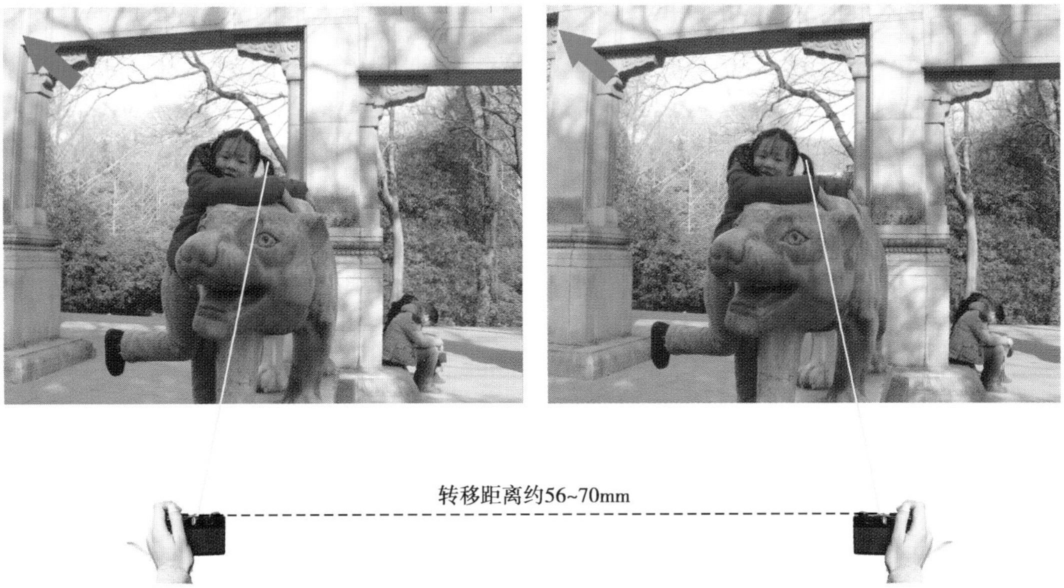


图 2-2-64　照片不同处

图 2-2-64 中图对中两图左上角红色箭头所指方向可见有些微小差异，这个差异是由于拍摄两张照片时的角度和拍摄水平位置存在差异所致。两张照片拍摄位置相差 60～70mm，相当于人眼的瞳距，这样就模拟了人眼对景物不同位置所形成的视差。为了产生凸起或凹陷的效果，就需要选择拍摄点（图 2-2-64 和图 2-2-65）。

图 2-2-65（可对照图 2-2-64）中可见，这两张照片的拍摄不仅有位移，而且两张照片在水平移动的同时又有一定的转动，拍摄时转动中心方向始终都是对准女孩的辫子，这就相当于单眼的主视方向。这样的拍摄使得辫子前景（如石狮头）模拟成交叉性复像区，而辫子后景（如石门和坐着的人）模拟成同向性复像区。这样的拍摄决定了石狮子的头在显示平面前，而石门和石门下坐着的人则显示在平面后。如果拍摄点在石狮子的头部，则整个画面都将显示于平面以内，如果拍摄点选择在石门位置，则整个石狮和女孩都将显示于平面以外，给人一种石狮和女孩走出平面的视觉感受。

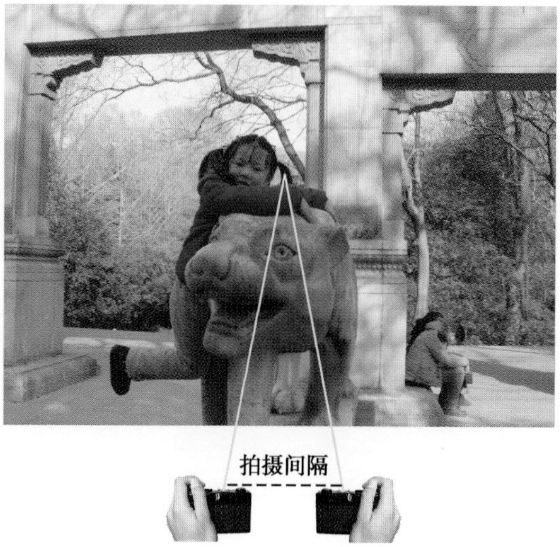


图 2-2-65　拍摄点

由图 2-2-62 和图 2-2-67 可知，立体照片的制作必须拍摄两张照片，两张照片拍摄时需水平位移 60～70mm，并且按照拍摄要求确定拍摄中心。拍摄后，根据显示器特性应用相关软件将两张图片处理成立体图对或立体照片。

## 【实训内容】

### 一、实训目的

1. 了解双眼体视成像技术原理。

2. 掌握立体照片的制作方法 。

3. 学会应用家用相机转位拍摄两张照片，并应用相关软件制作立体照片。

4. 掌握两种不同的立体照片的制作方式。

### 二、实训准备

1. 环境准备　视光实训室。

2. 相机或手机相机。

3. 用物准备　23 寸 1 080P 液晶显示器一台或自己的显示器（如笔记本电脑或手机）、打印机（用于打印图对或立体照片）。

4. +5～+10D 标准镜片、红绿片。

5. 制图软件，CorelDRAW 2018（用于图对制作）；3D 应用软件 StereoscopicPlayer（用于

红绿分视立体照片的合成）。

6. 拍摄对象由制作者决定，但制作效果必须呈现出图 2-2-63 中所示有突出于平面外，有凹陷于图片内的立体效果。

**三、操作步骤**

1. 选定拍摄景物　由于单个相机拍摄两张照片需要转角，两张照片拍摄有一定的间隔时间，建议选择静物，除非能够选用双镜头相机或双相机同时拍摄。

2. 确定拍摄位置与拍摄中心　拍摄位置以能将所需景物装入取景框为准。拍摄中心以需要实现的效果事先做好预案。如图 2-2-65 为例，达到石狮首在画面前面的，石门在画面后面的效果，拍摄中心定在了女孩的辫子上，而拍摄位置在石狮首前一定距离。拍摄第一张照片时，先将相机焦距对准女孩儿的辫子，以辫子为拍摄中心，调焦清晰后按下快门拍摄第一张照片；第一张照片拍完后，相机水平平移 60～70mm，平移过程中保持高度与距离不变，相机拍摄中心与焦距依然保持在女孩的辫子上，拍下第二张照片。拍摄过程中，记住两张照片拍摄时的左右位置。以便后期制作过程中分别对应左右眼，只有右眼看到右侧拍摄的照片，左眼看到左侧拍摄的照片才可能还原真实的场景，否则显示出的场景显得有些怪异。

3. 将照片导入电脑，并用 CorelDRAW 2018 打开两张图片。

4. 新建文档窗口并将两张已打开的照片复制到新建的文档窗口内，按照实际拍摄的左右顺序紧密并列水平放置（图 2 2 66）。

注：与制作视标需要制作边框限制视标大小与位置不同，本实训最后导出为照片实际大小，因此无需制作边框，所以在新建文档窗口时，无需限定窗口尺寸。

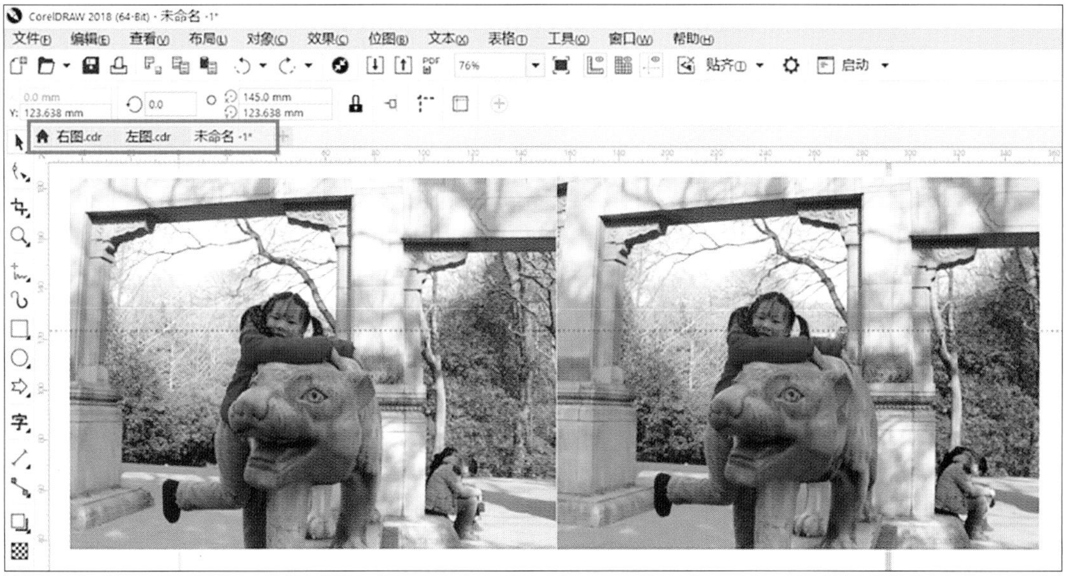


图 2-2-66　排列好的图对

图 2-2-66 左上角红色方框中可见在软件中打开的右图、左图以及新建的文档窗口（未命名 -1 *）。在新建的文档窗口能够看到已经按照左右顺序水平排列好的两张照片，右边的照片为右侧拍摄，左边的照片为左边拍摄。在这个过程中要注意两个问题：第一是在复制并粘贴两张照片的过程中，两张照片是重叠在一起的，需要用鼠标拖动将两张照片分开，并且按照拍摄顺序水平紧密放置在一起。第二是由于拍摄时，两张照片可能会存在一定的高度差，必须用一点作为参照，将两张照片中对应像的高度调整一致。在图 2-2-66 中就是一女孩儿的鼻子作为参考位置，调整后两张照片中女孩的鼻子高度一致，调整过程中可以利用参考线，见图中的红线。调整完成后，将上下边缘未对齐的部分由左边工具栏中的裁

剪工具裁减掉即可。

5. 制作图对

(1) 将两张排列好的照片全选后，可在上方工具栏中看到图的总尺寸大小(图 2-2-67)。

将原始尺寸中横向尺寸修改为制作者瞳距的 2 倍，例如 67mm 瞳距者将图片横向尺寸修改为 134mm，并保持长宽比同步缩放(图 2-2-68)。

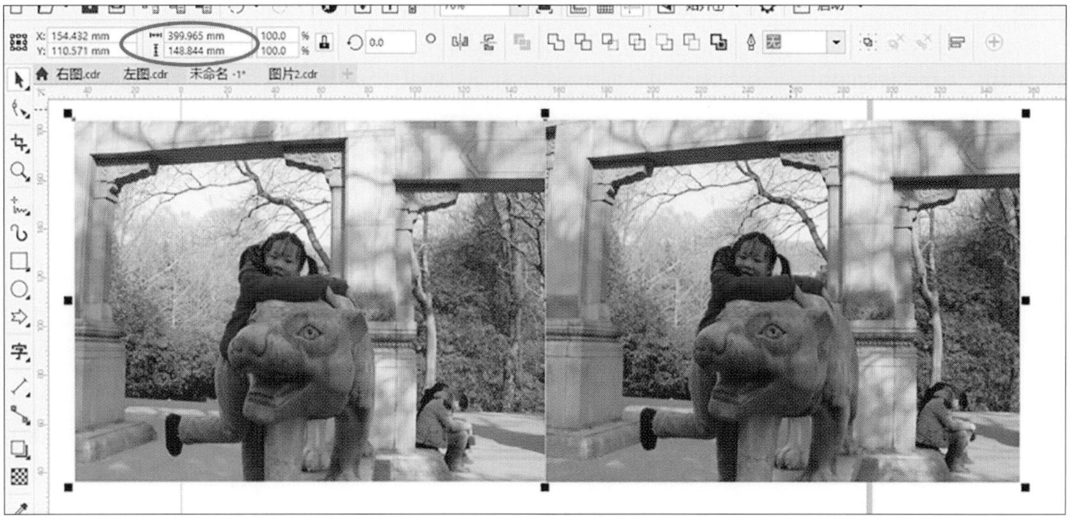


图 2-2-67　原始尺寸

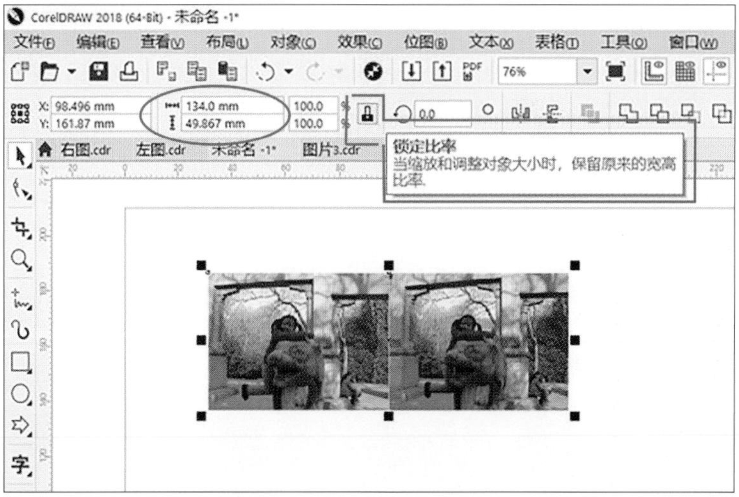


图 2-2-68　修改图片大小

修改图片大小前，先将上边工具栏中红色方框内的锁形图标(锁定比例工具)设置成锁定状态，以保证修改横向尺寸后高度也随之等比例缩放。然后输入需要修改的横向尺寸数据。图中横向尺寸修改为 134mm，是瞳距 67mm 的 2 倍。这样做的原因是左右图片的中心正好与制作者的瞳距相同，便于近距离观察产生立体效果。

(2) 将制作好的图对分别保存为 CDR 格式与 JPG 格式。在导出 JPG 时注意颜色模式调整为 RGB 色(24 位)，保证照片不偏色。

(3) 用高光相纸高质量彩色打印，打印时必须保持原尺寸。

✧ 注意事项：①观看时使用 +5～+10D 的镜片置于眼前或矫正眼镜前，在 20～10mm 范围内观看图对即可感受到照片中的立体效果。②打印分辨率 DPI 值应不少于 300 点 / 英寸，分辨率在新建文档窗口与导出的对话框内都能找到，在新建文档时，可以根据制图的制作要求输入。但可以根据不同导出 JPG 图片的用途修改该数据，可以用于打印，也可以在显示器或手机等不同媒介上播放，如果需要改变 DPI 值，可打开保存的 CDR 格式文件，重新导出 JPG 文件，在导出对话框内对 DPI 值进行修改（图 2-2-69）。

图 2-2-69 为导出到 JPG 的界面，将蓝色箭头所指右侧滑块拖动到最下方，即可在滑块左边红色方框内看到分辨率一栏，DPI 值就在这里进行修改。

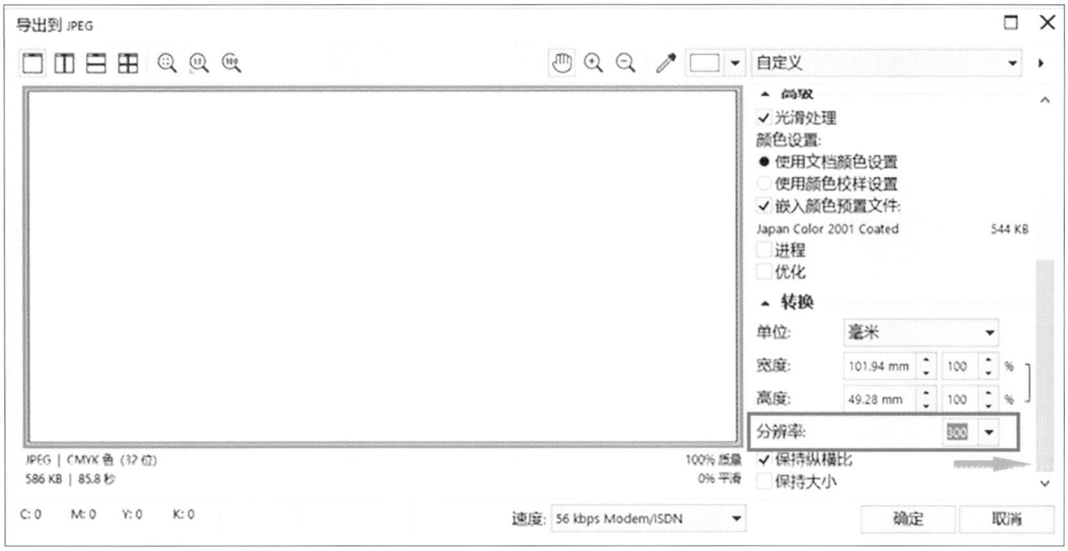


图 2-2-69　分辨率修改

6. 制作红绿分视立体照片

（1）将图 2-2-66 中左右排列好的图对直接导出为 JPG 格式，不用修改图片大小，但颜色模式为 RGB 色（24 位）。

（2）打开已经安装好的软件 StereoscopicPlayer（图 2-2-70）。

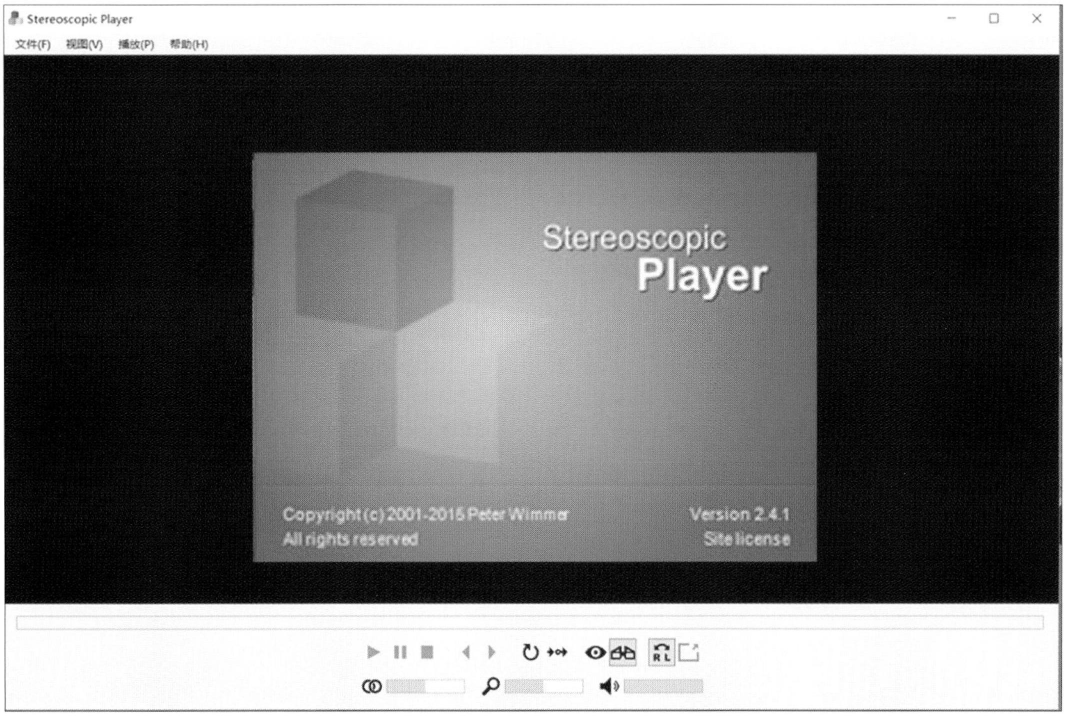


图 2-2-70　StereoscopicPlayer 软件

notes

（3）用软件直接打开保存为 JPG 的左右格式照片：左右格式的照片用该软件打开后会自动合并与生成红蓝描边的照片（红蓝描边后的照片可用红蓝或红绿眼镜观看）。

图 2-2-71 中左上角文件的下拉菜单中选择打开文件后打开保存好的左右格式照片，软件将自动合并与生成红蓝描边的照片。照片生成后，用红蓝或红绿眼镜观察立体效果，如果有问题，在软件窗口下面工具栏的右侧红框内左边有一个标有“R L”的图标为左右切换键，点击此键后相当于更改了两张图标片的左右位置，通过这个位置的改变可以将立体效果调制最佳状态。如果左右位置不对，立体效果不好且有异常。

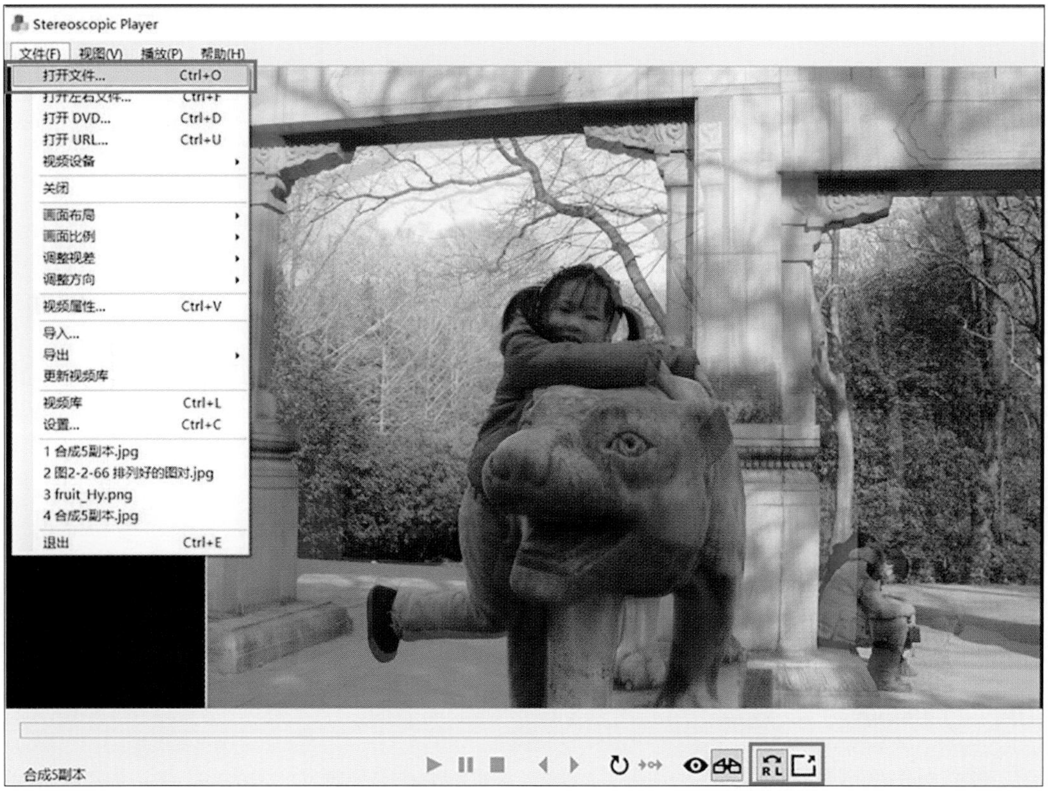


图 2-2-71 合成后的照片

图片打开过程中如果出现图 2-2-72 中的对话框，是选择制作图对时的格式，本实训中图对的格式为左右格式，实际制作也可以制作为上下格式。在左右格式中又有“右画面居左”和“左画面居左”两个选项，如果无法分辨则任意选择一项，如有在观看时立体效果异常可以在图 2-2-71 中右下角红色方框内选用“R L”工具进行调整至立体效果最佳。

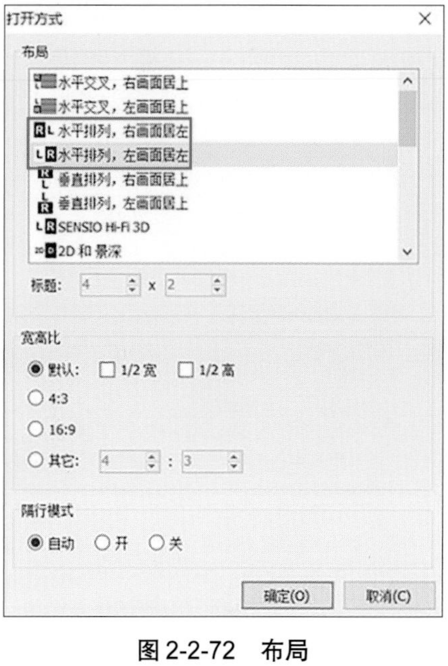


图 2-2-72 布局

（4）截屏并保存截屏图片：截屏前先将照片放置全屏状态，在图 2-2-71 中下方工具栏的红框中点击右侧全屏工具，此时照片成全屏显示；然后按下电脑上的 PrtScr 截屏键，全屏显示的 3D 照片就会被捕捉下来；捕捉下来的照片可以用快捷键“Ctrl+V”粘贴到制图等软件中，如“PowerPoint”。

图 2-2-73 为粘贴到 PowerPoint 的状态，两边黑色区域是因为截屏时的照片比例与显示器比例不一

notes

致所致，可裁剪掉。然后单击右键在下拉菜单中选择另存为，将粘贴到 PowerPoint 中合成好的立体照片保存为 JPG 格式。制作完成后的红绿分视照片如图 2-2-63 所示。

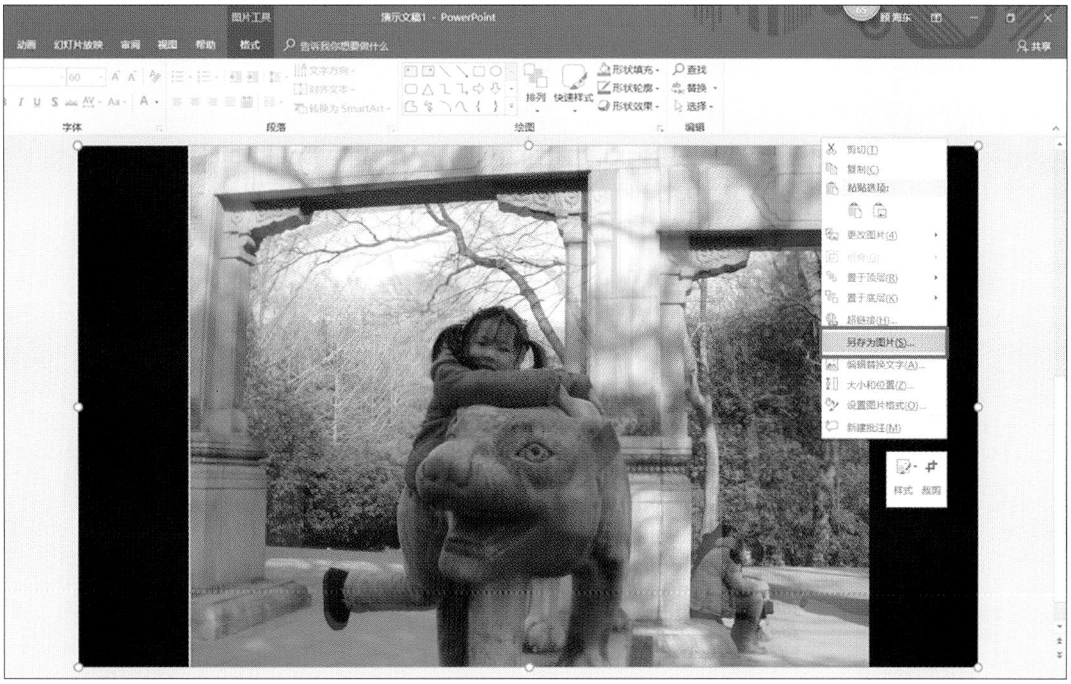


图 2-2-73　粘贴到 PowerPoint

✧ 注意：①保存下来的照片可以直接在电脑显示器、手机上、投影上或用打印机打印出来后直接用红蓝或者红绿片观看；②本实训制作的图对为左右格式，也可以采用上下格式，即两张照片上下排列放置。

## 四、实训记录报告

姓名__________学号__________实训日期__________指导教师__________

本实训的实训报告：为立体图对和红绿分视立体照片的制作，制作完成后的图对和照片用高光相纸高质量打印，由指导老师进行考核评分。

表 2-2-26　实训考核评分标准（立体照片制作）

| 序号 | 考核内容 | 配分 | 评分标准 | 扣分 | 得分 |
|---|---|---|---|---|---|
| 1 | 立体图对尺寸与比例 | 20 | 横向长度为瞳距的 2 倍 | | |
| 2 | 立体图对色彩效果 | 20 | 由指导老师掌握尺度 | | |
| 3 | 立体图对立体效果 | 20 | 由指导老师掌握尺度 | | |
| 4 | 红蓝立体照片比例 | 20 | 由指导老师掌握尺度 | | |
| 5 | 红蓝立体照片效果 | 20 | 由指导老师掌握尺度 | | |
| | 合计 | 100 | | | |

评分人：　　　　　　　　　　　　　　　　　　　　　　　　年　月　日

（顾海东　王淮庆　景娇娜）

# 项目3 客观验光

**概述**

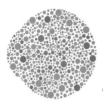

客观验光和主观验光是眼睛屈光检查的两种方法，两者结合能够有效提高验光效率和精度，为患者验配出清晰舒适的眼镜。客观验光是针对被检者进行精准验光的起始点，客观验光数据可以为主观验光提供基础数据范围，使得主观验光更加迅速精准。客观验光的主要特点是：简单、快捷。它包含有：检影验光（视网膜检影）、角膜曲率计测量、生物测量仪测量及电脑验光等。

1. 检影验光　检影的特点：验光师能快速确定被检者的屈光特性及程度；可以有效排除调节干扰；可以对电脑验光仪检测受限的被检者进行客观验光（高屈光不正者、高屈光间质浑浊者、眼球震颤者、低视力以及盲人等）；同时还是眼科检查的起点（能够发现屈光间质浑浊、瞳孔异常、结合主观验光及裂隙灯检查可以进行眼底病的排查）；检影镜体积小便于携带。

2. 角膜曲率计测量　角膜曲率计的原理是利用角膜前表面的反射可以定量测量人眼角膜曲率半径及屈光度。它可以用来测量眼角膜中央直径3mm范围内的各子午线的曲率及曲率半径值，结合客观验光的结果可以判断出散光的性质。

3. 生物测量仪　生物测量仪主要测量被检者眼睛的眼轴长度、角膜厚度、前房深度、晶状体厚度、玻璃体腔长度，角膜曲率、瞳孔直径、角膜直径等数据。在白内障术前检查中，利用这些眼球生物参数还可进行人工晶状体的屈光度数的计算。

4. 电脑验光　电脑验光属于客观验光法，其原理与视网膜检影法基本相同，采用红外线光源及自动雾视装置达到放松眼球调节的目的，采用光电技术及自动控制技术检查屈光度。光、机、电与电脑技术的结合，使得电脑验光仪验光操作简单、容易掌握，被认为是视光初学者以及视光工作人员最得力的助手，它能够对被测者的屈光不正进行快速自动的定性定量检查。但电脑验光的结果不能直接作为最终配戴眼镜处方，尤其对于远视和存在调节干扰者，电脑验光仪无法有效排除调节干扰，因此仅能作为初始参考数据供验光师后续检查使用。

## 3.1　检影验光基础

### 【实训意义】

检影验光是客观验光中最便捷、直观的验光方法。检影镜内光源发出的近似平行的光线经过被检眼的屈光系统后，先以一定的聚散度成像于视网膜，经视网膜反射再次出射到眼外，出射光线也具有一定的聚散度。检影者通过检影镜上的窥孔（窥孔与检影镜出射光路与被检眼反射光路重合）观察视网膜红光反射的亮度、影动方向、速度和颜色分布来进行屈光性质及程度的判断。当出射光线呈散开状时，检影者观察到顺动影像；而出射光线为会聚光线时，验光师则可能看到三种现象：①会聚点在检查者眼后，为顺动影像［动画3.1（1）］；②会聚点在检查者与被检者中间，为逆动影像［动画3.1（2）］；③会聚点与检查眼重合（被检眼反射出来的光线会聚点正好与检影者的观察眼重合），无影动，且红光反射在瞳孔区成饱和状态［动画3.1（3）］。为了让不同屈光状态者眼内反射出来的光线都成一定的会聚状态，无论何种屈光状态，都必须用镜片将被检者变为一定的近视状态，这种近视状态被称为人工近视。检影验光正是利用人工近视的远点距离与检影者工作距离之间的关系，以及制造人工近视的标准镜片的特性与量值对屈光不正进行客观定性定量的检查。

动画3.1（1）
顺动

动画3.1（2）
逆动

动画3.1（3）
中和

## 【相关拓展知识】

中和点的判断是检影成功的关键。中和点有以下三个典型特征：①红光反射充满正瞳孔区；②红光反射区中有一个区域呈现出火红颜色特征的耀斑区，该区域颜色比周边更深更鲜艳；③无论如何摇动检影镜，红光反射区周边都不会出现阴影，而耀斑区始终处于顺动状态。这三点缺一不可，参见图3-1-1中a图。

常用确认中和点的方法有：正负球镜法、移近移远法和检影镜调焦。正负球镜法：通过加减正负球镜片，观察影动的变化情况，判断中和点。如果已经达到中和点，在检影距离不变时：加正球镜人工远点前移，周边出现逆动，耀斑区颜色减淡或消失；加负球镜人工远点后移，周边出现顺动，耀斑区颜色减淡或消失。使用移近移远法过程中，当被检者眼前镜片屈光度不变，且已经达到中和点时：检影者位置前移则检影距离小于人工近视远点距离，周边出现顺动，耀斑区颜色减淡或消失；检影者位置后退则检影距离大于人工近视远点距离，周边出现逆动，耀斑区颜色减淡或消失。影动状态与人工远点位置和检影位的关系见图3-1-1中b1、b2、b3。

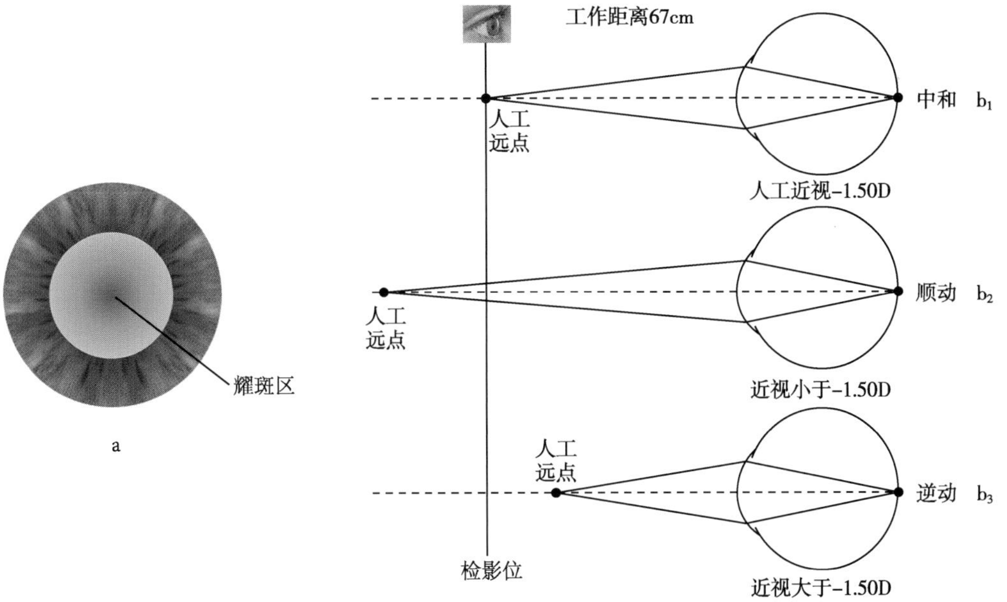


**图3-1-1 中和点特征与判断方法**

a. 中和点特征（耀斑区） b1. 中和 b2. 顺动 b3. 逆动

图3-1-1中a图为中和点的典型特征，其中的红色区域即为耀斑区，这个区域只有接近中和点附近0.50DS范围内才会出现，达到中和点时耀斑最明显最鲜艳。在不摇动检影镜的静止状态下，通过耀斑的识别就可以准确判断出中和点。图b1人工远点正好与检查者的观察眼重合，人工近视的远点距离与检影者的工作距离一致时为无影动的中和状态，此时中

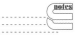

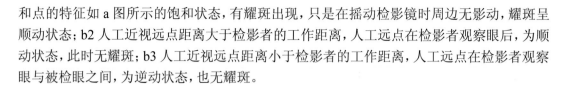

和点的特征如 a 图所示的饱和状态，有耀斑出现，只是在摇动检影镜时周边无影动，耀斑呈顺动状态；b2 人工近视远点距离大于检影者的工作距离，人工远点在检影者观察眼后，为顺动状态，此时无耀斑；b3 人工近视远点距离小于检影者的工作距离，人工远点在检影者观察眼与被检眼之间，为逆动状态，也无耀斑。

## 【实训内容】

### 一、实训目的

1. 掌握检影镜的使用方法及原理，验光处方的记录方法。

2. 了解中和状态下影动的现象。

3. 了解屈光度与影动的相互关系。

4. 掌握检影验光的操作步骤及注意事项。

### 二、实训准备

1. 环境准备　视光实训室(暗室)。

2. 用物准备　检影练习用模拟眼、带状光检影镜、试镜架、软尺、镜片箱、小台灯。

3. 检影者按照自己身高、臂长条件选择检影距离，用软尺测量并标注好自己的工作距离和位置。

4. 模拟眼高度与检影者眼位高度一致。

5. 检查检影镜电源连接无误后，打开电源开关，开始检影。

### 三、操作步骤

1. 通过改变镜筒长度寻找中和点，并观察耀斑的特征。这个过程中采用动态和静态两种方式观察。在找到中和点，并且能够辨认耀斑后，加 +0.50DS 和 −0.50DS 球镜观察耀斑的变化。这个过程中需要 360° 旋转检影镜光带观察在没有散光时各方向的反射与影动特征是否一致。(必要时由指导老师帮助找到中和点后，让学生先观察认识后再自己动手寻找中和点。)

2. 用正负球镜法、移近移远法确定中和点

初判：通过改变检影镜套管的上下位，调节光线的聚焦能力初步判断是否达到中和点。如果调焦前后红光反射区周边依然无影动出现，只是耀斑运动方式由顺动变为逆动，则可以肯定已经到达中和点；调焦前红光反射区周边感觉无影动，而调焦后出现顺动，这种情况说明未达到中和点，只是逆动不容易观察而导致的误判。逆动观察的难度大于顺动，调焦的目的就是为了将不易察觉到的逆动转变为容易观察的顺动以辅助判断是否达到中和点。

方法一：±0.50DS 法

在已找到中和点的模拟眼前放置标准镜片箱中 +0.50DS 球镜片，红光反射区周边由原来的不动转变为逆动，耀斑颜色减淡甚至消失；然后去掉 +0.50DS 球镜片，并换上标准镜片箱中 −0.50DS，红光反射区周边由原来的不动转变为顺动，耀斑颜色减淡甚至消失。加 +0.50DS 影动变逆动，加 −0.50DS 影动变顺动，说明中和点正确。中和点状态下，无论增加正镜片还是负镜片，耀斑的颜色都会减淡甚至消失。

方法二：移近移远法

在上述检影的基础上改变检影的距离来观察影动现象。将检影距离缩短看到映光为顺动，将检影的距离移远看到映光为逆动，则说明此状态处于中和状态。如果移动距离映光的影动现象不明显可能被检眼处于高度屈光不正状态，需要增加镜片继续观察。若加高度数的负镜片出现逆动为高度近视状态，则需要继续增加负镜片直至中和。若加高度正镜片出现顺动为高度远视状态，则需继续增加正镜片直至中和。

3. 在前面已经找到中和点的状态下，在模拟眼前加标准镜片箱中 −1.00DC 的柱镜轴向放置在水平方向上，检影者旋转检影镜光带，同时观察各个方向上的影动状态。然后将检

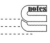

notes

影镜光带停留在30°方向上，观察眼内光带与检影镜光带之间的破裂现象。在实际检影中出现破裂现象后，需将检影镜光带旋转至与眼内光带平行的方向以确定轴向。

破裂现象：当检影镜光带偏离眼内散光轴位时将观察到破裂现象，见图3-1-2中右图。当眼内的散光轴和检影镜光带平行时，破裂现象消失，见图3-1-2中左图。

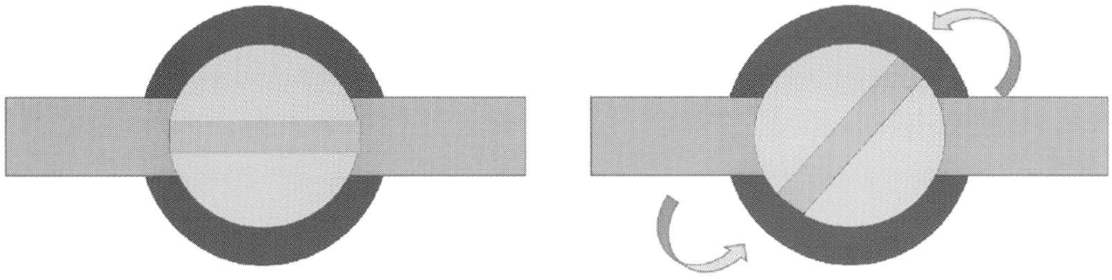

图3-1-2 破裂现象

4. 将模拟眼前 −1.00DC 的柱镜片换成标准镜片箱中的 +2.00DC 的柱镜片，轴向依然放置在水平方向上，检影者旋转检影镜光带，同时观察各个方向上的影动状态。然后将检影镜光带停留在30°方向上，观察眼内光带与检影镜光带之间的破裂现象。在实际检影中出现破裂现象后，同样需将检影镜光带旋转至与眼内光带平行的方向以确定轴向。

宽度现象：眼内光带与检影镜光带重合时，眼内光带两边出现黑影，看上去比眼外光带要窄，出现宽度不同的现象，见图3-1-3。此现象仅出现在远视远散状态下，近散仅会出现单边阴影。

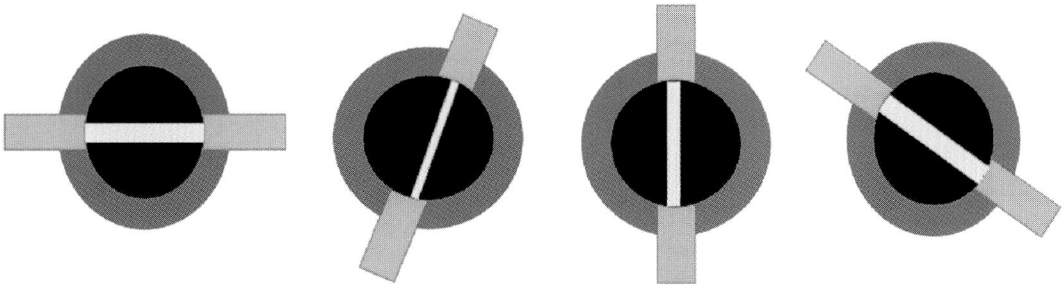

图3-1-3 宽度现象（轴在60°方向）

5. 保留模拟眼前 +2.00DC 柱镜片，并在其前方插槽插入标准镜片箱中 −1.00DS 的球镜片，检影者360°旋转检影镜光带，观察破裂现象的同时观察检影镜光带与眼内光带中的剪动现象。

剪动现象（图3-1-4）：此现象仅出现在屈光力强主径与弱主径方向影动不一样，分别为顺动与逆动的状态下。当检影镜光带旋转时，眼内光带和检影镜光带的旋转方向相反。

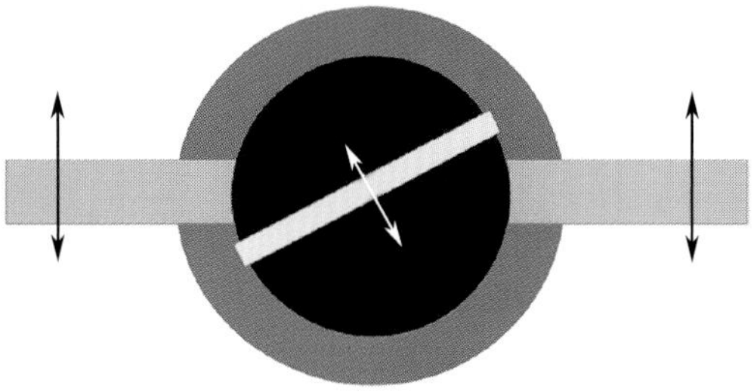

图3-1-4 剪动现象

6. 正确记录检影结果。

7. 填写实训记录表。

## 四、注意事项

1. 依据自身的身高臂长条件，选择合适的工作距离，常用的检影工作距离为50cm、67cm、100cm。这样的好处是便于观察映光的同时，又能在修正检影结果时方便更换镜片。

2. 检影时，检影者不应在被检者的正前方，否则镜片的反光会干扰观察者。

3. 被检者应注视5m处的点视标，如果注视检影镜光源，一方面会刺激瞳孔收缩影响观察；另一方面这样会引起调节。

4. 亮度变化 映光的亮度随被检眼屈光不正的程度的增加而变暗，在对高屈光不正者检影时，甚至无法看到眼内有反射，如果遇到这类情况，在查找中和点时，遵循先正后负的原则，从大梯度镜片（不少于 5.00DS）开始，直至发现红光反射后，逐渐减小中和用镜片的梯度。此外，还需要与高度屈光间质浑浊进行区分。

5. 颜色变化 仔细观察中和点的颜色特征，尤其抓住耀斑的颜色和影动特征，中和点处的耀斑颜色最鲜艳，且呈顺动状态，这是提高检影精度的最有效方式。

6. 破裂和剪动现象，是判断中和点最重要的两个依据。

**五、实训记录与小结**

姓名＿＿＿＿＿＿学号＿＿＿＿＿＿实训日期＿＿＿＿＿＿指导教师＿＿＿＿＿＿

**表 3-1-1 案例实训报告(中和点的判断)**

<table>
<tr><td rowspan="2">中和点特征</td><td rowspan="2" colspan="2"></td><td>检影距离</td><td></td></tr>
<tr><td>人工近视度</td><td></td></tr>
<tr><td colspan="2">中和点判断方法</td><td>周边影动</td><td colspan="2">耀斑特征</td></tr>
<tr><td rowspan="2">正负球镜法</td><td>加正球镜</td><td></td><td colspan="2"></td></tr>
<tr><td>加负球镜</td><td></td><td colspan="2"></td></tr>
<tr><td rowspan="2">移近移远</td><td>移近</td><td></td><td colspan="2"></td></tr>
<tr><td>移远</td><td></td><td colspan="2"></td></tr>
<tr><td rowspan="2">检影镜调焦</td><td>上位</td><td></td><td colspan="2"></td></tr>
<tr><td>下位</td><td></td><td colspan="2"></td></tr>
</table>

**六、实训考核评分标准**

**表 3-1-2 实训考核评分标准(中和点的判断)**

| 序号 | 考核内容 | 配分 | 评分标准 | 扣分 | 得分 |
|---|---|---|---|---|---|
| 1 | 中和点特征 | 18 | 3 个典型特征错一个，扣 6 分 | | |
| 2 | 检影的距离 | 5 | 与人工近视度不符，扣 5 分 | | |
| 3 | 人工近视度 | 5 | 与检影距离不符，扣 5 分 | | |
| 4 | 周边影动 | 36 | 对应列中一个空格 6 分 | | |
| 5 | 耀斑特征 | 36 | 对应列中一个空格 6 分 | | |
| | 合计 | 100 | | | |
| 否定项说明：操作时间超过 10min | | | | | |

评分人： 年 月 日

# 3.2 利用近视标获得初始客观值

【实训意义】

随着智能手机的快速发展，功能也愈发强大，智能手机在视光学检查中的应用，也必将越来越广泛。项目 3.2 以手机中近用红绿视标及散光板为检查工具，掌握在不使用其他验光设备与视标的情况下，获取近视性屈光不正检查范围的方法。

## 3.2.1 近红绿视标

【相关拓展知识】

对于近视而言，其屈光度的倒数为其明视距离，反之找到明视距离也就可以确定近视屈光不正者的屈光度范围，进而获得近视眼屈光不正的客观值。利用近红绿视标与近用散光板，可轻松获得患者的近视性屈光不正的初始值。

## 【实训内容】

### 一、实训目的

1. 了解近视性屈光不正与其远点位置的关系。
2. 掌握近红绿视标获取验光初始值的方式方法。

### 二、实训准备

1. 环境准备　视光实训室。
2. 用物准备　手机红绿视标（图 3-2-1）、软尺。

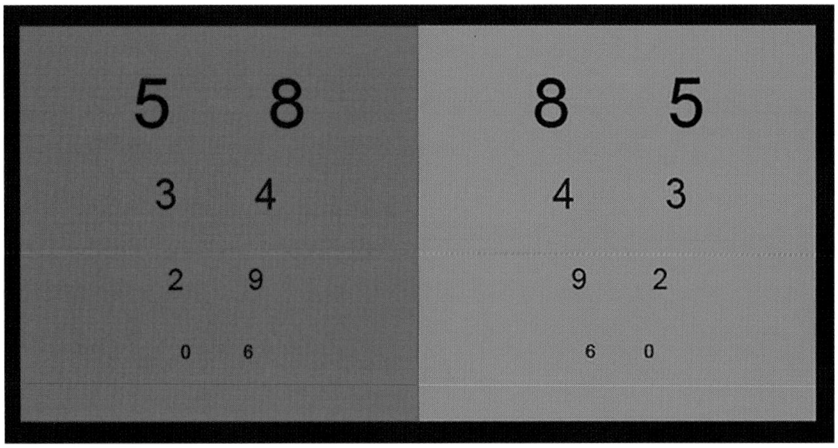


图 3-2-1　红绿视标

3. 操作前准备　裸眼。如果被检者配戴框架眼镜或角膜接触镜，应先取下，角膜接触镜取下后应休息 15～20 分钟。
4. 学生分组　2 人一组进行，交叉扮演检查者与被检者，进行实践操作。

### 三、操作步骤

1. 检查者与被检者相对而坐，检查者在 1m 处出示手机红绿视标。
2. 遮挡左眼，先检查右眼。让被检者注视红绿视标，对比红绿色块中数字视标清晰度是否一致。检测时让被检眼由大到小逐渐辨认视标，直至其能判断的最小一行视标为止；然后让其辨认红色和绿色色块中视标的清晰度，红清缩短检测距离，绿清加大检测距离，直至被检眼所见最小一行视标红绿等清为止，以确定其近视性屈光不正的程度。如果在 1m 距离上不能判断最大一行视标，则逐渐缩短检测距离，直至其能判断红绿色块中视标的清晰度为止，视标越小，检查精度越高。若被检者在 1m 距离上检测时，告知绿色块中视标清晰，则被检者的屈光不正为小于 −1.00DS 的近视、正视眼或轻中度的远视眼。

（1）若红绿色块中视标清晰度一致，说明被检眼的远点就在眼前 1m。

（2）若红色块中视标清晰，说明眼睛的远点在比 1m 更近的位置，需将手机红绿视标向被检者方向移动，直至红绿色块内视标能达到等清时停止。

（3）若绿色块中视标清晰，说明眼睛的远点在比 1m 更远的位置，需将手机红绿视标向检查者方向移动，直至红绿色块内视标能达到等清时停止。

3. 用软尺测量手机红绿视标到眼睛的距离，计算出眼睛的近视屈光不正度。
4. 打开左眼，遮盖右眼，同理进行左眼的近视屈光不正度测量。
5. 填写实训记录表。

## 四、注意事项

1. 检查时近红绿视标起始位置在眼前 1m；让被检者单眼对比红绿色块中视标的清晰度是否一致，若红绿色块中视标清晰度一致，提示此时被检眼的远点正好就在眼前 1m 处，其明视距离为 1m，该距离的倒数为 1，即该被检眼的近视初始值为 −1.00DS；若红色块中视标清晰，提示被检眼的明视距离小于 1m，即该被检眼的远点小于 1m，需将红绿视标向前移近眼睛，直至红绿视标等清的位置，该距离的倒数即为被检眼屈光不正的初始值；如果在 1m 处无法判断最大一行视标，则缩短距离直至能够辨认最大一行视标，并以此距离为测量的起始点，逐渐缩短距离直至其所见最小视标红绿等清为止；若绿色块中视标清晰，该被检眼有三种可能：①远视眼；②正视眼；③明视距离大于 1m，屈光度小于 −1.00DS 的近视。

2. 本实训是针对近视眼进行的远点位置检测，对于远视眼的远点检测，在眼前辅助正镜片亦可以进行测量。

3. 在红绿视标使用时，要求被检者比较的是红绿视标背景中的数字视标，而不是背景亮度。

## 五、实训记录报告

姓名__________学号__________实训日期__________指导教师__________

**表 3-2-1 实训案例报告（近红绿视标）**

| 被检者姓名 | | | | |
|---|---|---|---|---|
| 检查次数 | R | | L | |
| | 距离 | 屈光不正度 | 距离 | 屈光不正度 |
| 1 | | | | |
| 2 | | | | |
| 3 | | | | |
| 客观值 | | | | |

❖ 填写说明：
1. 利用距离的倒数求解屈光度时，距离单位为“m”
2. 屈光不正度通常情况下以 0.25D 为一阶梯，所求解出的数值取相近值。

## 六、考核评分标准

**表 3-2-2 实训考核评分标准（近红绿视标）**

| 序号 | 考核内容 | 配分 | 评分标准 | 扣分 | 得分 |
|---|---|---|---|---|---|
| 1 | 检查者与被检者相对而坐，检查者出示电子红绿视标 | 5 | 不正确操作（检查前准备），扣 5 分 | | |
| 2 | 让被检者遮挡左眼，用右眼观察红绿视标 | 5 | 错误操作，扣 5 分 | | |
| 3 | 判断红绿视标 | 40 | 错误判断红绿状态，扣 20 分 | | |
| 4 | 测量出被检者眼睛与电子红绿视标之间的距离 | 10 | 距离测量错，扣 10 分 | | |
| 5 | 获得屈光的初始度数 | 10 | 错误计算，扣 10 分 | | |
| 6 | 口述 | 30 | 理论依据准确合理，思维清晰有条理 | | |
| | 合计 | 100 | | | |
| 否定项说明：操作时间超过 10min，红绿判断反向 | | | | | |

评分人：　　　　　　　　　　　　　　　　　　　　　年　月　日

### 3.2.2 近散光表盘

【相关拓展知识】

当屈光系统各个子午线方向上屈光力不同时，平行光线进入光学系统后，各子午线的聚散度就会出现差异，因此各子午线方向光线到达视网膜时的聚散度也存在差异，使得视网膜成像在各子午线方向上清晰度不同。利用散光板可以检查出各个视网膜成像后，各个子午线清晰度差异，利用这样的差异可以判断出被检眼是否存在散光，利用镜片或其他方式还可以大致确定散光的程度，此为散光板的工作原理。

【实训内容】

**一、实训目的**

1. 掌握近距离电子散光表的使用方法。

2. 掌握近视力表验光的操作步骤及注意事项。

**二、实训准备**

1. 环境准备　视光实训室。

2. 用物准备　手机散光表（图 3-2-2）、5m 远用视力表、软尺、试镜架、标准镜片箱。

3. 操作前准备　如果被检者原来配戴眼镜，应先取下眼镜；如果被检者原来配戴角膜接触镜，应先取下角膜接触镜，让眼睛放松一下。

4. 学生分组　2 人一组进行，交叉扮演检查者与被检者，进行实践操作。

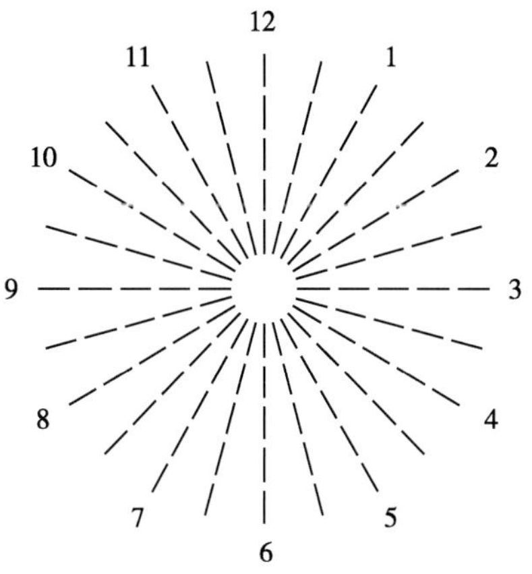


图 3-2-2　散光表盘

**三、操作步骤**

1. 检查者与被检者相对而坐，用近红绿视标确定被检眼近视屈光不正的初始值。（操作步骤参照项目 3.3.1）

2. 红绿等清后，记录并快速算出被检者近视屈光不正的初始值，然后将红绿视标后退至红色清晰，这个过程就是雾视的过程。

3. 投放手机用近散光表盘，用放射线视标检查散光。

①若被检者回答各条线清晰程度相同，可继续后退以加大雾视程度，观察散光板上线条的清晰度是否出现变化。如果始终无变化，可基本确认无散光。

②若被检者回答各条线清晰程度不同，可以认为有散光。

4. 确定散光轴　让被检者观察表盘上 1～12 点之间最清晰线的钟点数，然后用小于等于 6 的钟点计算散光轴：散光轴 = 最清晰线条对应的较小钟点数 ×30°　注：该方法所得到的散光轴为负柱镜矫正的散光轴。

5. 检查散光度数　将近红绿视标测得的被检眼近视初始值，完全置入试镜架，测量其在未进行散光矫正情况下的远视力。以正常视力 1.0 为准，以散光每增加 −1.00DC 远视力下降一半为原则，计算被检眼的散光初始值。

例如：使用近红绿视标时，被检眼 0.25m 处近红绿视标中最小一行视标红绿等清，则其初始值为 −4.00DS。将 −4.00DS 置入试镜架，测其此时的最佳视力。如最佳视力为 0.5，则被检者存在 −1.00DC 的散光，如果被检者此时的最佳视力为 0.25，则认为该被检眼的散光度为 −2.00DC。

6. 连续测量三次，求取平均值。

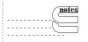

7. 用相同的方法测得左眼散光初始度数。

8. 填写实训记录表。

## 四、注意事项

1. 在红色清晰时才能进入近用散光板检查，处于雾视状态。

2. 红色段清晰时进入近用散光板检查，如果被检眼回答各线条等清，此时可能雾视程度不够，可适当加大距离观察被检者散光板各线条之间的清晰度是否发生变化。

3. 进入散光板时依然处于裸眼状态。

4. 在进行散光度预判计算过程中，应将红绿对比所得的初始值球镜度加入试镜架后，进行远视力检查。

## 五、实训记录报告

姓名＿＿＿＿＿＿学号＿＿＿＿＿＿实训日期＿＿＿＿＿＿指导教师＿＿＿＿＿＿

表 3-2-3　实训案例报告（近散光表盘）

| 被检者姓名 | | | | |
|---|---|---|---|---|
| 检查次数 | R | | L | |
| | 散光轴向 | 散光预测值 | 散光轴向 | 散光预测值 |
| 1 | | | | |
| 2 | | | | |
| 3 | | | | |
| 球镜度数初始值 | | | | |
| 完整初始值处方 | | | | |

❖ 填写说明：
1. 散光轴＝最清晰（黑）线对应的较小钟点数×30°。
2. 增加柱镜后，清晰线条方向发生改变，则表明散光轴向存在偏差。

## 六、考核评分标准

表 3-2-4　实训考核评分标准（近散光表盘）

| 序号 | 考核内容 | 配分 | 评分标准 | 扣分 | 得分 |
|---|---|---|---|---|---|
| 1 | 用近红绿视标确定球镜初始值后，加大距离让红色色块中视标清晰 | 20 | 错误操作，扣 10 分 | | |
| 2 | 进入近散光板检查，线条等清可适当加大检查距离，观察各线条之间有无清晰度变化 | 20 | 不正确操作，扣 20 分 | | |
| 3 | 散光轴位 | 15 | 轴向误差 5° 以内不扣分，大于 5° 每增加 5° 误差扣 5 分，扣完为止 | | |
| 4 | 散光度 | 15 | 误差 0.50DC 不扣分，大于 0.50DC 后，每增加 0.50DC 误差扣 5 分，扣完为止 | | |
| 5 | 完整初始值 | 30 | 球镜、柱镜、轴向一项与平均初始值不符，扣 10 分 | | |
| | 合计 | 100 | | | |
| 否定项说明：操作时间超过 10min，散光轴位判断相差 90° | | | | | |

评分人：　　　　　　　　　　　　　　　　　　　　　年　月　日

## 3.3 利用角膜曲率计获取角膜前表面散光客观值

### 【实训意义】

角膜的屈光度约占整个眼屈光系统总屈光度的70%，对角膜曲率与屈光度状态的检测在视光学检查中占有重要的意义。利用角膜曲率及屈光度状态可以确定角膜散光在全部散光中的比例及类型；指导软硬性角膜接触镜的验配；排除角膜异常；结合其他数据（如A超数据）可进行屈光性质与程度的评估。

### 【相关拓展知识】

散光发生位置的确定

1. 若被检者在客观验光时有散光度数，用角膜曲率计测得无散光度数，则说明该散光不是角膜散光而全部是由眼内形成的散光。

2. 若被检者在客观验光中有散光，用角膜曲率计测得也有散光并且两者散光度相等、轴向一致，说明该眼的散光全部是角膜散光。

3. 若被检者在客观验光中的散光度与角膜曲率计，测得散光度不相等并且轴向不一致，说明散光度是由角膜散光和眼内晶状体散光混合而成的。

4. 若验光中无散光，用角膜曲率计检测有散光，这就说明角膜散光与眼内散光度相互抵消，此散光可以用球镜矫正。

### 【实训内容】

**一、实训目的**

1. 掌握如何利用角膜曲率测量值判断客观验光结果。
2. 了解各年龄段角膜曲率的变化与屈光状态变化的情况。
3. 具备基本的分析与判断角膜曲率实测分析能力。

**二、实训准备**

1. 环境准备　视光实训室。
2. 用物准备　角膜曲率计、记录笔，颌托纸。
3. 学生分组　2人一组进行，交叉扮演检查者与被检者，进行实践操作。
4. 检查者准备　着工作服、戴口罩及帽子，充分洗手。
5. 被检者准备　如果被检者原来配戴眼镜，应先取下眼镜；如果被检者原来配戴角膜接触镜，应先取下角膜接触镜。
6. 被检者舒适坐姿于角膜曲率计前，下巴放在角膜曲率计的下颌托上，额头与弧形额档紧贴，头位自然放正。

**三、操作步骤**

1. 调整仪器的高度，使被检者外眦部与仪器上的刻线等高。
2. 嘱被检者睁开眼睛，同时检查者调节手柄找到被检者角膜反射出清晰的物像（若物像倾斜则需要转动镜筒的方向使图像相对水平或垂直），转动度数手轮，调至仪器里的像达到最清晰。
3. 检查者读出并记录该方向数据，用此方法检查三次，求取平均值。
4. 旋转观察镜筒至与前一方向垂直的位置，再次进行检查，检查方法同上并记录数据。
5. 用相同的方法检查左眼。

6. 角膜散光度数的求解方法

（1）根据角膜曲率半径求解：

例：角膜曲率计测量的被检者的角膜曲率为 8.13@180/7.38@90

$$F_1=(n-1)/r_1=(1.337\,5-1)/0.008\,13=41.50\text{D}$$

$$F_2=(n-1)/r_2=(1.337\,5-1)/0.007\,38=45.75\text{D}$$

角膜散光的度数 =41.50−45.75=−4.25D

散光轴位为屈光力较小的子午线方向即 180° 方向为该散光轴的方向，角膜散光的处方为：−4.25DC×180。

（2）根据角膜屈光度求解：

角膜散光度数：最小屈光力子午线数值与最大屈光力子午线数值的差值，轴位为最小屈光力子午线方向。

例：水平方向 41.00D　垂直方向 43.00D

角膜散光 =−2.00DC×180

7. 根据测量的结果开具角膜散光的客观值。

8. 认真核对操作过程，确保数据准确无误。

9. 填写实训记录表。

**四、注意事项**

1. 角膜曲率计仪器在设计时默认角膜的折射率为 1.337 5，真实的角膜折射率为 1.376。

2. 使用角膜曲率计测量得出的验光结果只能作为参考使用：一方面，角膜的屈光度占总屈光度的 70% 左右，真实的屈光不正度还需要考虑被检者的年龄、实际眼轴匹配程度和晶状体的情况等；另一方面，在使用角膜曲率计测量时，仅仅只是测得角膜前表面的曲率半径及屈光数值。

3. 角膜曲率计只可测量被检者的规则散光的屈光状态。

4. 角膜曲率计测量的只是角膜中央直径 3mm 范围内的数值，很难判断出是否是圆锥角膜。

5. 角膜表面过平坦或过陡峭（超出测量范围的），角膜曲率计很难准确的测量相关数值。

6. 临床上对于一些角膜病如圆锥角膜、扁平角膜等角膜曲率计的检测结果可作为诊断依据。对于人工晶状体术前植入度数的测定以及各种屈光手术的设计与结果分析都需要角膜曲率计的测定，此外还可以了解泪液分泌情况。

**五、实训记录报告**

姓名____________学号____________实训日期____________指导教师____________

**表 3-3-1　实训案例报告（利用角膜曲率计获取角膜前表面散光客观值）**

| | | | | | | | |
|---|---|---|---|---|---|---|---|
| 被检者姓名 | | | | | | | |
| 检查方向 | | | | 检查方向 | | | |
| 右眼 | 角膜曲率 | | | 左眼 | 角膜曲率 | | |
| | 角膜屈光度 | | | | 角膜屈光度 | | |
| | 平均值 | | | | 平均值 | | |
| | 角膜散光 | | | | 角膜散光 | | |
| 处方 | | R： | | L： | | | |

六、考核评分标准

表 3-3-2 实训考核评分标准（利用角膜曲率获取角膜散光的客观值）

| 序号 | 考核内容 | 配分 | 评分标准 | 扣分 | 得分 |
|---|---|---|---|---|---|
| 1 | 操作前准备 | 10 | 坐姿不标准，扣 5 分，操作前未嘱被检者摘掉隐形眼镜扣 5 分 | | |
| 2 | 规范操作角膜曲率计并打印出结果 | 10 | 仪器的基本操作，错误扣 10 分 | | |
| 3 | 屈光性质的判断 | 10 | 错误判断球性与非球性状态，扣 10 分 | | |
| 4 | 处方的确定 | 40 | 散光度数错误扣 20 分，散光轴位错误，扣 20 分 | | |
| 5 | 分析散光发生的部位 | 10 | 分析错误，扣 10 分 | | |
| 6 | 口述 | 20 | 理论依据准确合理，思维清晰有条理 | | |
| | 合计 | 100 | | | |
| 否定项说明：操作时间超过 10min，散光处方轴位翻转 | | | | | |

评分人：　　　　　　　　　　　　　　　　　　年　月　日

## 3.4　利用生物测量仪获取眼球主要相关参数

### 【相关拓展知识】

生物测量仪又称光 A，该仪器能够对人眼多项生物参数进行检测，操作方法同电脑验光仪操作方法。其检测内容包括：眼轴长度、角膜厚度、前房深度、晶状体厚度、玻璃体长度，角膜曲率、角膜折射率、瞳孔直径、角膜直径等。随着生物测量仪的广泛应用，不仅为眼科检查与诊断提供了大量数据，还给视光学检查获取客观值带来了新的方式方法。

人眼眼轴长度正常值约为 23.5mm，低于正常值产生轴性远视，高于正常值产生轴性近视。角膜曲率平坦 K 正常值约为 42.7D，低于正常值产生曲率性远视，高于正常值产生曲率性近视。人眼的屈光不正为眼轴长度和角膜平坦 K 值综合所致。具体数值关系参见书后附表 1：眼轴长度、角膜平坦 K 值与屈光度对照表。

### 【实训内容】

**一、实训目的**

1. 掌握生物测量仪各检测参数意义及标准值。
2. 能利用检测值分析屈光不正客观值，屈光不正原因。
3. 能利用检测数据分析角膜散光度数。

**二、实训准备**

1. 环境准备　视光实训室。
2. 用物准备　眼科生物测量仪、眼科生物测量仪检测报告单。
3. 学生分组　2 人一组进行，交叉扮演检查者与被检者，进行实践操作。

**三、操作步骤**

抽取案例一（图 3-4-1）

（一）分析屈光不正客观值

1. 读取图 3-4-1 检查报告中眼轴长度平均值，本例为 25.3mm。

2．读取图3-4-1检查报告中角膜平坦K值，也就是K1值，本例为42.83D。

3．查附表1：眼轴长度、角膜K值与屈光度对照表，得到屈光不正客观值，本例为−4.75DS。

4．填写实训记录表。

（二）分析屈光不正原因

1．本例眼轴长度25.3mm，高于正常值；角膜曲率平坦K1：42.83D，正常角膜曲率平坦值；查附表1得本例屈光不正客观值为−4.75DS。

2．当角膜平坦K值为正常值，则无曲率性屈光不正；眼轴长度高于正常值，则为轴性近视。

3．故本例屈光不正客观值−4.75DS，屈光不正原因为：轴性近视。

4．填写实训记录表。

（三）计算角膜散光度数

1．读取AST值，本例角膜散光1.80D@79或者−1.80D@169。

2．人眼验光的散光值通常不大于角膜散光值。

3．填写实训记录表。

抽取案例二（图3-4-2）

K1: 42.83D @ 169°

K2: 44.63D @ 79°

AST: 1.80D @ 79°

n: 1.3375

PD: 5.97mm

WTW: 12.59mm

OD/Right

| | AL | CCT | AD | LT | VT |
|---|---|---|---|---|---|
| #01 | 25.30 | 578 | 3.26 | 3.57 | 17.89 |
| #02 | 25.30 | 580 | 3.25 | 3.57 | 17.89 |
| #03 | 25.29 | 580 | 3.26 | 3.57 | 17.89 |
| #04 | 25.30 | 580 | 3.26 | 3.47 | 17.99 |
| #05 | 25.30 | 580 | 3.26 | 3.47 | 17.99 |
| AVG | 25.30 | 580 | 3.26 | 3.53 | 17.93 |
| SD | 0.00 | 1 | 0.00 | 0.05 | 0.05 |

图3-4-1 生物测量仪检查报告单（案例一）

K1: 45.58D @ 113°

K2: 45.72D @ 23°

AST: 0.13D @ 23°

n: 1.3375

PD: 4.06mm

WTW: 11.90mm

OD/Right

| | AL | CCT | AD | LT | VT |
|---|---|---|---|---|---|
| #01 | 22.89 | 504 | 2.73 | 4.74 | 14.92 |
| #02 | 22.89 | 504 | 2.73 | 4.74 | 14.91 |
| #03 | 22.89 | 506 | 2.73 | 4.74 | 14.91 |
| #04 | 22.89 | 504 | 2.75 | 4.72 | 14.91 |
| #05 | 22.89 | 506 | 2.75 | 4.72 | 14.91 |
| AVG | 22.89 | 504 | 2.74 | 4.73 | 14.91 |
| SD | 0.00 | 1 | 0.01 | 0.01 | 0.00 |

图3-4-2 生物测量仪检查报告单（案例二）

（一）分析屈光不正客观值

1．读取图3-4-2检查报告中眼轴长度平均值，本例为22.89mm。

2．读取图3-4-2检查报告中角膜平坦K值，也就是K1值，本例为45.58D。

3．查附表1：眼轴长度、角膜K值与屈光度对照表，得到屈光不正客观值，本例为−1.75DS。

4．填写实训记录表。

（二）分析屈光不正原因

1．本例眼轴长度22.89mm，低于正常值；角膜曲率平坦K1：45.58D，高于角膜曲率平坦值正常值；查附表1得本例屈光不正客观值为−1.75DS。

2．当角膜平坦K值高于正常值，则为曲率性近视，本例曲率性近视−3.00D；眼轴长度低于正常值，则为轴性远视，本例轴性远视+1.25DS。

3．故本例屈光不正客观值 −1.75DS，屈光不正原因为：曲率性近视 + 轴性远视。

4．填写实训记录表。

（三）计算角膜散光度数

1．读取 AST 值，本例角膜散光 0.13D@23° 或者 −0.13D@113°。

2．人眼验光的散光值通常不大于角膜散光值。

3．填写实训记录表。

抽取案例三（图 3-4-3）

（一）分析屈光不正客观值

1．读取图 3-4-3 检查报告中眼轴长度平均值，本例为 23.41mm。

2．读取图 3-4-3 检查报告中角膜平坦 K 值，也就是 K1 值，本例为 44.94D。

3．查附表 1　眼轴长度、角膜 K 值与屈光度对照表，得到屈光不正客观值，本例为 −2.50DS。

4．填写实训记录表。

（二）分析屈光不正原因

1．本例眼轴长度 23.41mm，接近正常值；角膜曲率平坦 K1：44.94D，高于角膜曲率平坦值正常值；查附表 1 得本例屈光不正客观值为 −2.50DS。

2．当角膜平坦 K 值高于正常值，则为曲率性近视，本例曲率性近视 −2.50DS；眼轴长接近正常值，则无轴性屈光不正。

3．故本例屈光不正客观值 −2.50DS，屈光不正原因为：曲率性近视。

4．填写实训记录表。

（三）计算角膜散光度数

1．读取 AST 值，本例角膜散光 0.71D@132° 或者 −0.71D@42°。

2．人眼验光的散光值通常不大于角膜散光值。

3．填写实训记录表。

抽取案例四（图 3-4-4）

K1: 44.94D @ 42°

K2: 45.65D @ 132°

AST: 0.71D @ 132°

n: 1.3375

PD: 6.34mm

WTW: 12.32mm

OD/Right

| | AL | CCT | AD | LT | VT |
|---|---|---|---|---|---|
| #01 | 23.41 | 472 | 3.18 | 3.85 | 15.91 |
| #02 | 23.40 | 472 | 3.18 | 4.09 | 15.66 |
| #03 | 23.41 | 474 | 3.18 | 4.09 | 15.67 |
| #04 | 23.42 | 474 | 3.18 | 4.09 | 15.67 |
| #05 | 23.42 | 472 | 3.18 | 4.09 | 15.67 |
| AVG | 23.41 | 473 | 3.18 | 4.04 | 15.72 |
| SD | 0.01 | 1 | 0.00 | 0.10 | 0.10 |

图 3-4-3　生物测量仪检查报告单（案例三）

K1: 40.89D @ 178°

K2: 41.60D @ 88°

AST: 0.71D @ 88°

n: 1.3375

PD: 4.02mm

WTW: 12.50mm

OD/Right

| | AL | CCT | AD | LT | VT |
|---|---|---|---|---|---|
| #01 | 26.16 | 545 | 2.59 | 4.44 | 18.59 |
| #02 | 26.16 | 543 | 2.59 | 4.44 | 18.59 |
| #03 | 26.16 | 543 | 2.59 | 4.44 | 18.59 |
| #04 | 26.16 | 543 | 2.59 | 4.44 | 18.59 |
| #05 | 26.16 | 543 | 2.59 | 4.43 | 18.59 |
| AVG | 26.16 | 543 | 2.59 | 4.44 | 18.59 |
| SD | 0.00 | 1 | 0.00 | 0.00 | 0.00 |

图 3-4-4　生物测量仪检查报告单（案例四）

（一）分析屈光不正客观值

1．读取图 3-4-4 检查报告中眼轴长度平均值，本例为 26.16mm。

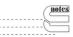

2. 读取图 3-4-4 检查报告中角膜平坦 K 值，也就是 K1 值，本例为 40.89D。

3. 查附表 1 眼轴长度、角膜 K 值与屈光度对照表，得到屈光不正客观值，本例为 −4.00DS。

4. 填写实训记录表。

（二）分析屈光不正原因

1. 本例眼轴长度 26.16mm，高于正常值；角膜曲率平坦 K1：40.89D，低于角膜曲率平坦值正常值；查附表 1 得本例屈光不正客观值为 −4.00DS。

2. 当角膜平坦 k 值低于正常值，则为曲率性远视，本例曲率性远视 +2.00DS；眼轴长度高于正常值，则为轴性近视，本例轴性近视 −6.00DS。

3. 故本例屈光不正客观值 −4.00DS，屈光不正原因为：曲率性远视 + 轴性近视。

4. 填写实训记录表。

（三）计算角膜散光度数

1. 读取 AST 值，本例角膜散光 0.71D@88° 或者 −0.71D@178°。

2. 人眼验光的散光值通常不大于角膜散光值。

3. 填写实训记录表。

## 四、注意事项

1. 书中所提供附表 1 参数值没有考虑前房深度与晶状体厚度，只考虑角膜平坦 K 值与眼轴长度。

2. 生物参数可以通过计算转化为客观验光值，又可以利用这些数据区分屈光不正的成因，这就将进一步减少对睫状肌麻痹的依赖性。鉴别真假性近视看眼轴长度、角膜曲率即可。

## 五、实训记录报告

姓名__________学号__________实训日期__________指导教师__________

表 3-4-1 实训记录报告（利用生物测量仪获取眼球主要相关参数）

| 被检者姓名 | | | 年龄 | | |
|---|---|---|---|---|---|
| 右眼 | 眼轴平均长度 | | 左眼 | 眼轴平均长度 | |
| | 角膜平坦 k 值 | | | 角膜平坦 k 值 | |
| | 屈光不正客观值 | | | 屈光不正客观值 | |
| | 屈光不正原因 | | | 屈光不正原因 | |
| | 角膜散光值 | | | 角膜散光值 | |

## 六、实训考核评分标准

表 3-4-2 实训考核评分标准（利用生物测量仪获取眼球主要相关参数）

| 序号 | 考核内容 | 配分 | 评分标准 | 扣分 | 得分 |
|---|---|---|---|---|---|
| 1 | 读取眼轴平均长度值 | 10 | 错误，扣 10 分 | | |
| 2 | 读取角膜平坦 k 值 | 10 | 错误，扣 10 分 | | |
| 3 | 查表得屈光不正客观值 | 20 | 错误，扣 20 分 | | |
| 4 | 分析屈光不正原因 | 30 | 错误，扣 20 分，分析错误一项，扣 10 分 | | |
| 5 | 读取角膜散光值 | 10 | 错误，扣 10 分 | | |
| 6 | 实训结果记录 | 20 | 书写不规范一项，扣 10 分 | | |
| | 合计 | 100 | | | |
| 否定项说明：操作时间超过 15min | | | | | |

评分人： 年 月 日

notes

# 3.5 电脑验光

## 【实训意义】

电脑验光仪验光属于客观验光，它的操作简单、容易掌握，它能够极快地获得被检者的屈光度数以及散光轴向。对于眼部调节功能正常并且无疾病的被检者来说测量结果较准确。但是电脑验光的结果不可以直接作为最终配戴眼镜的处方，而是为验光师后续检查提供参考。电脑验光仪是在理想的状态下不受视功能影响，并且被检者眼部充分放松的情况时，给出的结果。但在实际操作中，验光师要因人而异，考虑每一位被检者的情况（年龄、职业、生活习惯、戴镜习惯、双眼视功能参数等），出具最适合被检者的配镜处方，提高戴镜质量。

## 【相关拓展知识】

认识仪器上屏幕显示内容（图 3-5-1）及各功能键的使用。

### 一、显示屏内容

1. Patients No.　患者号。

2. Installcd instrumcnt No.　仪器号。

3. Target eye　被检眼。

4. Measurement result　测量结果。

5. Conllimation ring　校准环。

6. Alignment mark（will appear if auto start mode applies）　横线标志（用自动模式时才出现）。

7. Typical value　典型值。

8. Fixation target brightness　固视目标亮度。

9. 按 Fixation target brightness 键降低固视目标的亮度（“F”将在显示屏右上角出现）。检查时，如果固视目标的亮度使瞳孔缩小的较多，则应减小固视目标的亮度。

10. Vertex Distance　顶点距离。

11. Shows the size of the smallest measurable pupil　最小可测瞳孔尺寸显示。

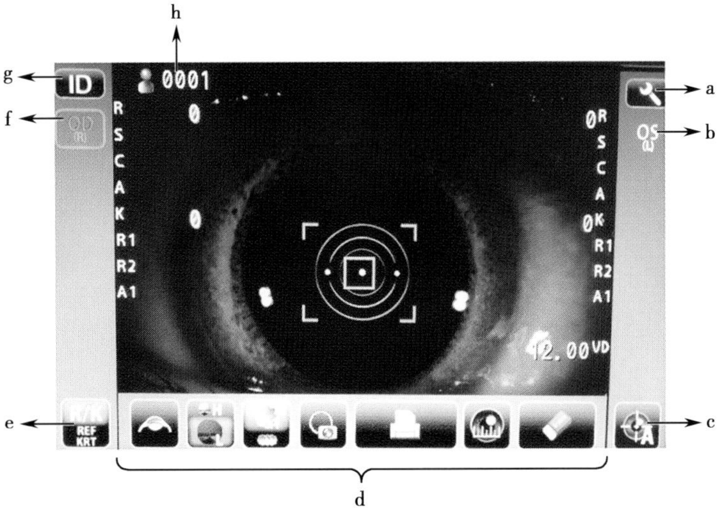


图 3-5-1　电脑验光仪屏幕

a. 设置　b. 左眼　c. 自动　d. 功能按钮　e. 模式按钮　f. 右眼　g. ID 按钮　h. 编号

12. R/K 为测量模式按钮，REF、KRT、R/K 三种测量模式切换。

13. R/L 标志 被检眼 R 和 L 的标志。

14. 测量画面（图 3-5-2）部分标志名称。

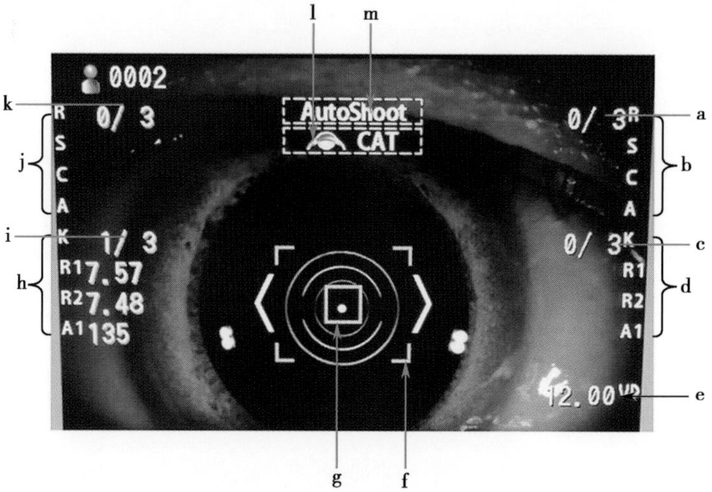


图 3-5-2 电脑验光仪测量画面

a. 左眼设定测量次数（REF） b. 左眼屈光度测量结果 c. 左眼设定测量次数（KRT） d. 左眼角膜曲率测量结果 e. 角膜顶点间距离 f. 最小瞳孔径标志 g. 标准标志 h. 右眼角膜曲率测量结果 i. 右眼设定测量次数（KRT） j. 右眼屈光度测量结果 k. 右眼设定测量次数（REF） l. 白内障模式标志 m. 自动测量模式标志

## 二、各种功能键

1. contact lens/glass lens 接触镜 V.D（0）和玻璃镜 V.D（12mm 或 13.75mm）。

2. 按 contact/glass 键（此时，显示屏右边的 VD 将会改变）；框架眼镜（V.D.12mm 或 13.75mm）可以换算成隐形眼镜度数（V.D.0mm）。

3. Manual/Auto 手动方式和自动方式按键。

4. Print 打印键。

5. Graphic print switch 图像打印键；检查结束后，按 GRAPHIC PRINT 键，打印出均值和屈光状态的图像。

6. Select switch 选择键。

7. IOL switch IOL 键。当某只眼检查出现错误时按该键，检查仍可进行（IOL 在显示屏检查结果 S 下面出现 IOL，并且打印结果前面出现 I- 标志）。

8. IMAGE switch 目标像观察键。当检查产生错误时，可以观察视网膜上的目标像。①按 Target image observation 键，最近检查那只眼所储存的像将在显示屏上显示；②按 measuring 键，则显示屏对于检查来说是有效的。

## 三、常见故障显示

1. “OVER”、“OOO”或“OUT” 测量的屈光数值超出测量范围。

2. 测量时显示 NO CENTER 找不到被检眼的中心。

3. ERROR 被检者在测量时眨眼或眼睛位置发生移动。

## 【实训内容】

## 一、实训目的

1. 掌握电脑验光仪的各种功能。

2. 掌握电脑验光仪的验光方法。

**二、实训内容**

1. 理解电脑验光仪检查的常用仪器及主要结构性能。

2. 掌握电脑验光仪检查的操作步骤及注意事项。

3. 操作前准备

(1) 环境准备：视光实训室。

(2) 用物准备：电脑验光仪、升降验光椅、升降工作台、颏托垫专用纸、消毒酒精棉球。

(3) 学生分组：2人一组进行，交叉扮演检查者与被检者，进行实践操作。

(4) 检查者准备：穿白大衣或工作服、戴好口罩及帽子、清洗双手。

(5) 被检者准备：如果被检者原来配戴眼镜，应先取下眼镜；如果被检者原来配戴角膜接触镜，应先取下角膜接触镜，休息30分钟以上，消除角膜因缺氧引起的水肿，降低检查的误差率（若测戴镜后残留屈光不正，可不用摘除眼镜和角膜接触镜，直接进行测量）。

(6) 被检者用自然的姿势坐在验光椅上，下巴放在电脑验光仪的颌托垫上，额头与弧形额档紧贴，头位自然放正。

**三、操作步骤**

1. 电脑验光仪的电源开关打开。

2. 调整电脑桌的高度，使被检者坐姿舒适。

3. 被检者的上额和下颌靠紧额档和颌托。

4. 调整颌托旋钮，使被检眼与测量窗口高度一致。

5. 两眼自然睁开，被检眼注视检查窗口内的景物。

6. 用手柄调整控制杆，调整被检眼与仪器的相对位置；屏幕左上角字母“R”表示现在测量是右眼，“L”表示测量左眼；R/K是用于切换测量度数还是角膜曲率还是两者同时测量。按manual/auto start键选择“手动”或“自动”标志：“→←”移动仪器靠近被检眼；“←→”移动仪器远离被检眼。未校准调整：竖直，旋转控制杆；左右，左右倾斜控制杆；前后，前后倾斜控制杆。将显示屏上眼的黑点调整至最小且清晰，而且在校准环的中央；此时，自动功能将会自动记录；手动功能要按测量按键，数据显示在屏幕上。

7. 每只眼检查3～5次，打印数据。

8. 填写实训记录表。

**四、注意事项**

1. 一般情况下头位正常时，电脑验光仪的散光度数与轴向尤其是较高散光度数时比较准确，可以作为配镜处方使用。通常情况下电脑验光的结果仅仅作为初始验光的参考度数使用，因在检查过程中被检者会受眼部调节及头位的影响，使结果会有偏差。

2. 如果测量的结果有较大偏差，说明被检眼有调节干扰的可能性，特别是儿童和青少年被检者，他们眼睛的调节能力很强，导致使用电脑验光仪测得的近视的度数比真实配镜处方度数偏高，反之远视的配镜处方度数偏低。

3. 电脑验光时散光的验光结果偏差较大原因　主要原因是角膜不规则状态，常见的有圆锥角膜、翼状胬肉、角膜外伤术后和角膜移植术后等。同时，在使用仪器验光时，验光师在调整好仪器进行检查时要嘱被检者“请将您的眼睛睁大，坚持一下”否则被检者在不自主的眨眼时会压迫角膜，产生散光。

4. 眼内屈光间质的影响　正常人眼内的屈光间质都是透明的，对电脑验光仪投射进的光没有影响。若屈光间质浑浊，透光性下降就会对验光的结果产生较大的影响，如角膜白斑，白内障，玻璃体积血等。

5. 瞳孔的变化　在测量时观察屏幕上瞳孔的变化速度：瞳孔时大时小，变化快，说明被

notes

检者眼部肌肉调节灵活，常见于小孩或年轻人；如果在检查的过程中瞳孔变化慢甚至瞳孔固定无变化，那么可能眼肌调节灵活度很差，多见于老年人。在后续验光时应重点检查被检者调节灵活度。

6. 让被检者盯着电脑验光仪器内的固定视标时，被检者的角膜中心反光点偏离正中央，说明可能视轴和光轴的差异大。偏差较大时，在给被检者测量瞳距时误差会变大，特别是做渐变镜时需要注意。

7. 干眼的被检者可以先点上人工泪液后再进行电脑验光。

8. 电脑验光仪是比较精密的仪器，日常需要定期进行维护和保养，若有误差需要及时校准。

9. 在测量时，电脑验光仪不能够很好定位，甚至找不到中心点，可检查被检者是否眨眼或因睑裂太小遮挡测量，检查者需要将被检者的眼皮扒开，让整个角膜呈现在测量区域内。

## 五、实训记录报告

姓名__________学号__________实训日期__________指导教师__________

**表 3-5-1 实训案例报告(电脑验光)**

| 被检者姓名 | | 瞳距 | |
|---|---|---|---|
| 检查次数 | 右眼 | 左眼 | |
| 1 | | | |
| 2 | | | |
| 3 | | | |
| 平均值 | | | |
| 最终处方 | | | |
| 备注 | | | |

❖ 填表说明：
1. 正确使用仪器设备。
2. 分析被检者眼部状况。
3. 被检者准备：如果被检者原来配戴眼镜，应先取下眼镜；如果被检者原来配戴角膜接触镜，应先取下角膜接触镜。
4. 根据检查者需求进行选择填写，包括角膜曲率、镜眼距大小，有无晶状体等。

## 六、实训考核评分标准

**表 3-5-2 实训考核评分标准(电脑验光)**

| 序号 | 考核内容 | 配分 | 评分标准 | 扣分 | 得分 |
|---|---|---|---|---|---|
| 1 | 操作前准备 | 10 | 坐姿不端正，扣5分，操作前未嘱被检者摘掉隐形眼镜，扣5分 | | |
| 2 | 出现故障时的操作 | 20 | 不能准确找到故障原因，扣10分<br>不能准确解除故障，扣10分 | | |
| 3 | 规范操作电脑验光仪并打印出结果 | 20 | 仪器的基本操作错误，扣10分<br>操作过程没有正确引导被检者，扣10分 | | |
| 4 | 处方的确定 | 10 | 处方结果错误，扣10分 | | |
| 5 | 口述 | 40 | 理论依据准确合理<br>思维清晰有条理 | | |
| | 合计 | 100 | | | |
| 否定项说明：操作时间超过8min | | | | | |

评分人：　　　　年　月　日

（王　洁　李童燕　顾海东）

附表1：眼轴长度、角膜平坦K值与屈光度对照表

| AL \ Ki | 39.2 | 39.7 | 40.2 | 40.7 | 41.2 | 41.7 | 42.2 | 42.7 | 43.2 | 43.7 | 44.2 | 44.7 | 45.2 | 45.7 |
|---|---|---|---|---|---|---|---|---|---|---|---|---|---|---|
| 22 | 7.75 | 7.25 | 6.75 | 6.25 | 5.75 | 5.25 | 4.75 | 4.25 | 3.75 | 3.25 | 2.75 | 2.25 | 1.75 | 1.25 |
| 22.5 | 6.26 | 5.75 | 5.25 | 4.75 | 4.25 | 3.75 | 3.25 | 2.75 | 2.25 | 1.75 | 1.25 | 0.75 | 0.25 | −0.25 |
| 23 | 4.75 | 4.25 | 3.75 | 3.25 | 2.75 | 2.25 | 1.75 | 1.25 | 0.75 | 0.25 | −0.25 | −0.75 | −1.25 | −1.75 |
| 23.5 | 3.50 | 3.00 | 2.50 | 2.00 | 1.50 | 1.00 | 0.50 | 0 | −0.50 | −1.00 | −1.50 | −2.00 | −2.50 | −3.00 |
| 24 | 2.25 | 1.75 | 1.25 | 0.75 | 0.25 | −0.25 | −0.75 | −1.25 | −1.75 | −2.25 | −2.75 | −3.25 | −3.75 | −4.25 |
| 24.5 | 1.00 | 0.50 | 0.00 | −0.50 | −1.00 | −1.50 | −2.00 | −2.50 | −3.00 | −3.50 | −4.00 | −4.50 | −5.00 | −5.50 |
| 25 | −0.25 | −0.75 | −1.25 | −1.75 | −2.25 | −2.75 | −3.25 | −3.75 | −4.25 | −4.75 | −5.25 | −5.75 | −6.25 | −6.75 |
| 25.5 | −1.25 | −1.75 | −2.25 | −2.75 | −3.25 | −3.75 | −4.25 | −4.75 | −5.25 | −5.75 | −6.25 | −6.75 | −7.25 | −7.75 |
| 26 | −2.50 | −3.00 | −3.20 | −4.00 | −4.50 | −5.00 | −5.50 | −6.00 | −6.50 | −7.00 | −7.50 | −8.00 | −8.50 | −9.00 |
| 26.5 | −3.50 | −4.00 | −4.50 | −5.00 | −5.50 | −6.00 | −6.50 | −7.00 | −7.50 | −8.00 | −8.50 | −9.00 | −9.50 | −10.00 |
| 27 | −4.50 | −5.00 | −5.50 | −6.00 | −6.50 | −7.00 | −7.50 | −8.00 | −8.50 | −9.00 | −9.50 | −10.00 | −10.50 | −11.00 |
| 27.5 | −5.50 | −6.00 | −6.50 | −7.00 | −7.50 | −8.00 | −8.50 | −9.00 | −9.50 | −10.00 | −10.50 | −11.00 | −11.50 | −12.00 |
| 28 | −6.50 | −7.00 | −7.50 | −8.00 | −8.50 | −9.00 | −9.50 | −10.00 | −10.50 | −11.00 | −11.50 | −12.00 | −12.50 | −13.00 |
| 28.5 | −7.25 | −7.75 | −8.25 | −8.75 | −9.25 | −9.75 | −10.25 | −10.75 | −11.25 | −11.75 | −12.25 | −12.75 | −13.25 | −13.75 |
| 29 | −8.25 | −8.75 | −9.25 | −9.75 | −10.25 | −10.75 | −11.25 | −11.75 | −12.25 | −12.75 | −13.25 | −13.75 | −14.25 | −14.75 |
| 29.5 | −9.00 | −9.50 | −10.00 | −10.50 | −11.00 | −11.50 | −12.00 | −12.50 | −13.00 | −13.50 | −14.00 | −14.50 | −15.00 | −15.50 |
| 30 | −9.75 | −10.25 | −10.75 | −11.25 | −11.75 | −12.25 | −12.75 | −13.25 | −13.75 | −14.25 | −14.75 | −15.25 | −15.75 | −16.25 |
| 30.5 | −10.75 | −11.25 | −11.75 | −12.25 | −12.75 | −13.25 | −13.75 | −14.25 | −14.75 | −15.25 | −15.75 | −16.25 | −16.75 | −17.25 |
| 31 | −11.50 | −12.00 | −12.50 | −13.00 | −13.50 | −14.00 | −14.50 | −15.00 | −15.50 | −16.00 | −16.50 | −17.00 | −17.50 | −18.00 |
| 31.5 | −12.25 | −12.75 | −13.25 | −13.75 | −13.25 | −14.75 | −14.25 | −15.75 | −15.25 | −16.75 | −16.26 | −17.75 | −17.25 | −18.75 |
| 32 | −12.75 | −13.25 | −13.75 | −14.25 | −14.75 | −15.25 | −15.75 | −16.25 | −16.75 | −17.25 | −17.75 | −18.25 | −18.75 | −19.25 |
| 32.5 | −13.50 | −14.00 | −14.50 | −15.00 | −15.50 | −16.00 | −16.50 | −17.00 | −17.50 | −18.00 | −18.50 | −19.00 | −19.50 | −20.00 |
| 33 | −14.25 | −14.75 | −15.25 | −15.75 | 16.25 | −16.75 | −17.25 | −17.75 | −18.25 | −18.75 | −19.25 | −19.75 | −20.25 | −20.75 |

注：横向坐标为角膜平坦K值（单位D），纵向坐标为眼轴长度AL（单位mm），表中间所对应的数值为球性屈光不正度数（单位DS）；

该表中的屈光度换算没有考虑前房深度与晶状体厚度，只考虑角膜平坦K值与眼轴长度；

角膜平坦K标准值为42.7D，眼轴长度标准值为23.5mm（红色）

角膜生物测量中名称缩写AL：眼轴长度；CCT：角膜厚度；AD：前房深度；LT：晶状体厚度；VT：玻璃体腔尺度；K1：角膜低屈光度方向；K2角膜高屈光度方向；AST：角膜散光及方向；

n：折射率；PD：瞳孔直径；WTW：角膜直径白到白

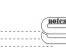

# 项目4 综 合 验 光

**概述**

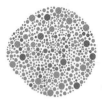

综合验光是指借助综合验光仪或镜片箱中的辅助镜片和特殊功能视标进行球镜粗调与精调检查、散光检测、斜视定性定量检查、不等像检查、针孔镜检查、试镜架检查等验光操作。验光是一项充满挑战性的工作，每个顾客眼睛的屈光状态都有其特殊性，在临床验光实践中，当传统的验光方式难以判断被检者的屈光状态时，我们就可以寻求其他的验光方法，综合运用多种验光方法与手段，为顾客提供满意的验光处方。当前，综合验光仪的应用已经很广泛，它的出现给验光检查提供了很多便捷，但综合验光仪检测结果相比于试镜架检测结果而言，往往出现近视度数偏高、远视度数偏低、散光轴位出现偏差等情况，这与综合验光仪检查盘的设计和综合验光仪检查时顾客头位不能固定等有关。故而，试镜架检测仍是最接近顾客生活戴镜状态的一种验光方式，是综合验光中必不可少的一个检查工具，每个验光师都应掌握试镜架验光技术。本项目就临床常用的综合验光技巧给大家做一综述介绍，作为常规验光流程的补充，丰富大家屈光检查的手段，提高综合验光的能力。

## 4.1 球镜粗调与精调检查

【实训意义】

球镜的粗调与精调是验光实践中很重要的一项检查操作，球镜检查的准确性与散光检测的准确性息息相关。球镜粗调的目的是确定眼睛最小弥散圆的位置，应用于散光检查之前，通过球镜调整使最小弥散圆落在视网膜上；球镜精调的目的是验证眼睛的球镜矫正是否达到全矫状态，应用于散光检查之后，通过球镜调整使眼睛成像的焦点落在视网膜上。在临床验光中，可以通过红绿对比、远交叉十字线、加减球镜等方法来快速判断眼睛最小弥散圆或焦点的位置，进行球镜的粗调与精调检查。

### 4.1.1 红绿对比法进行球镜粗调与精调

【相关拓展知识】

红绿对比检查利用了眼睛的色差原理，由于红绿色光的纵向色差，使得红色块中视标成像于视网膜后、绿色块中视标成像于视网膜前，两者相距视网膜均约为 0.25D（见图 2-1-35）。当被检者为正视眼时，会看到红色块和绿色块中视标清晰度相同（同等清晰或者同等模糊）；

当被检者为近视眼时，会看到红色块中视标清晰；当被检者为远视眼时，会看到绿色块中视标清晰(图4-1-1)。

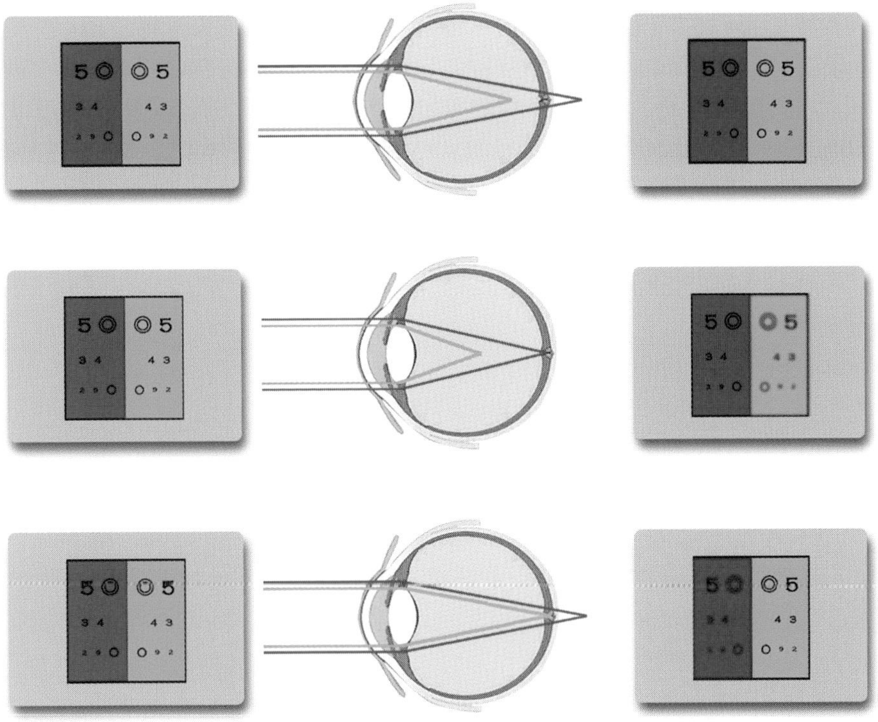


图4-1-1 不同屈光状态看红绿视标的视觉表现

a. 正视眼看红绿，等清 b. 近视眼看红绿，红色清 c. 远视眼看红绿，绿色清

因此，通过让被检者对比红绿色块中视标清晰度的差异，我们就能判断出被检眼的屈光状态或者矫正状态，就能快速地进行球镜的粗调与精调，将眼睛成像的最小弥散圆或焦点调到视网膜上。若红色块中视标清晰，判断被检眼为近视状态或近视欠矫、远视过矫状态，需加负球镜进行调整；若绿色块中视标清晰，判断被检眼为远视状态或远视欠矫、近视过矫状态，需加正球镜进行调整；若红色块和绿色块中视标清晰度相同，判断被检眼为正视或全矫状态，球镜不需调整。

## 【实训内容】

### 一、实训目的

1. 掌握红绿对比进行球镜调整的原理。
2. 能熟练利用红绿对比进行球镜的粗调与精调操作。

### 二、实训准备

1. 环境准备　视光实训室。
2. 用物准备　视力投影仪、综合验光仪、瞳距仪等。
3. 学生分组　2人一组进行，交叉扮演验光师与被检者，进行实践操作。

### 三、操作步骤

(一) 球镜粗调

1. 测量被检者瞳距，让被检者入座，调整综合验光仪。
2. 遮盖左眼，打开右眼，先进行右眼球镜的粗调。
3. 投射红绿视标，让被检者进行红绿对比，询问被检者红色块和绿色块中视标哪个更清晰。建议使用被检者所能看清的最小视标进行红绿对比，比较的顺序是“绿 - 红 - 绿”，即先让被检者看绿色块中的视标、再看红色块中的视标、再回到绿色块上，比较红绿色块中视标的清晰度差异。

4. 若被检者回答红色块中视标更清晰，说明被检眼屈光不正为近视性质，在被检眼前逐步增加负球镜，直至达到红绿色块中视标等清；若被检者回答绿色块中视标更清晰，说明被检眼屈光不正为远视性质，需在被检眼前逐步增加正球镜，直至达到红绿色块中视标等清；若被检者回答红绿色块中视标等清，说明被检眼为正视眼，球镜不需要调整。

注意：球镜调整的梯度可以根据被检者视力变化进行动态调整，开始时球镜可用大梯度，随着被检眼视力的增加逐渐改用小梯度球镜进行调整。

5. 填写实训记录表，整理小结。

（二）球镜精调

1. 球镜的精调在散光矫正完成之后进行。

2. 遮盖左眼，打开右眼，先进行右眼球镜的精调。

3. 投射红绿视标，让被检者注视所能看清的最小视标行，询问被检者哪个色块中视标看起来更清晰。

（1）若红色块中视标清晰，说明此时眼睛的成像焦点已调到视网膜前，调节处于放松状态。在被检者眼前逐步增加 −0.25DS，直至被检者第一眼感觉到红绿两色块中视标的清晰度达到相等。

（2）若绿色块中视标清晰，说明此时眼睛的成像焦点在视网膜后，考虑调节可能参与进来，需在眼前先加 +0.50DS 进行雾视，让被检者看到红色块中视标更清晰，再逐步增加 −0.25DS，直至被检者第一眼感觉到红绿两色块中视标的清晰度达到相等。

4. 打开左眼，遮盖右眼，用同样的方法进行左眼球镜的精调。

5. 填写实训记录表，整理小结。

## 四、注意事项

1. 为了避免调节产生，让被检者进行红绿对比时，需先看绿色块、再看红色块、再回到绿色块；当被检者主诉绿色清晰时，可先加正镜片至红色块中视标清晰，以控制调节使之放松，再加负镜片至红、绿色块中视标等清。

2. 红绿对比时，要求被检者比较的是红绿色块中黑色视标的清晰度，而不是比较红、绿色块颜色的鲜艳度。

3. 只有当被检者在更换镜片后能立即回答“红绿区域内视标等清”时，球镜的精调才算结束。

4. 当被检者裸眼视力低于 0.3 时，红绿色块中视标均会模糊，被检者将难以比较视标的差异性，影响检测结果。此时，可采取加减镜片法对被检者进行球镜的粗调。

5. 色觉异常者也可采用本方法检测，只是在提问时需用左右对比代替红绿对比。

6. 有红色或者绿色偏好的被检者，不适用本方法；无晶状体眼或人工晶状体眼的色差与有晶状体眼不同，亦不适用本方法。

## 五、实训记录

姓名____________学号____________实训日期____________指导教师____________

**表 4-1-1 实训记录报告（球镜粗调）**

| 被检者姓名： | | | | 瞳距： | |
|---|---|---|---|---|---|
| 右眼检测 | 红绿测试反应 | | 左眼检测 | 红绿测试反应 | |
| | 粗调球镜结果 | | | 粗调球镜结果 | |

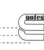

表 4-1-2 实训记录报告(球镜精调)

| 被测者姓名: | | | 初始度数 R:<br>PD( ) L: | | |
|---|---|---|---|---|---|
| 右眼检测 | 红绿测试反应 | | 左眼检测 | 红绿测试反应 | |
| | 雾视球镜 | | | 雾视球镜 | |
| | 球镜精调结果 | | | 球镜精调结果 | |

## 六、实训考核评分标准

表 4-1-3 实训考核评分标准(球镜粗调)

| 序号 | 考核内容 | 配分 | 评分标准 | 扣分 | 得分 |
|---|---|---|---|---|---|
| 1 | 综合验光仪调整 | 20 | 调整错误或者缺少一项,扣4分 | | |
| 2 | 红绿测试 | 20 | 对红绿试验提问、对比顺序、结果分析错误一项,扣5分 | | |
| 3 | 球镜粗调操作 | 30 | 镜片调整错误一次扣5分,操作终点判断不正确,扣5分 | | |
| 4 | 实训结果记录 | 10 | 书写不规范一项,扣2分 | | |
| 5 | 提问口答 | 20 | 思路清晰,理论依据准确 | | |
| | 合计 | 100 | | | |
| 否定项说明:操作时间超过15min | | | | | |

评分人: 年 月 日

表 4-1-4 实训考核评分标准(球镜精调)

| 序号 | 考核内容 | 配分 | 评分标准 | 扣分 | 得分 |
|---|---|---|---|---|---|
| 1 | 综合验光仪调整<br>置入初始数据 | 20 | 仪器调整错误或者缺少一项,扣2分,初始数据置入错误一项,扣2分 | | |
| 2 | 红绿测试 | 10 | 对红绿试验提问、对比顺序、结果分析错误一项,扣2分 | | |
| 3 | 雾视操作 | 20 | 镜片调整错误一次,扣5分;雾视终点判断错误,扣5分 | | |
| 4 | 去雾视操作 | 20 | 镜片调整错误一次,扣5分;终点判断错误,扣5分 | | |
| 5 | 实训结果记录 | 10 | 书写不规范一项,扣2分 | | |
| 6 | 提问口答 | 20 | 思路清晰,理论依据准确 | | |
| | 合计 | 100 | | | |
| 否定项说明:操作时间超过15min | | | | | |

评分人: 年 月 日

### 4.1.2 远交叉十字线法进行球镜粗调与精调

【相关拓展知识】

远交叉十字线视标是由垂直方向和水平方向的两组黑色线条交叉构成,检测时需要联合交叉柱镜一起使用,可以用来评估眼睛的屈光状态或矫正状态。我们将负轴在90°的±0.50D交叉柱镜置于正视眼前,被检眼将形成对称的混合散光状态,即横线成像于视网膜前,竖线成像于视网膜后,最小弥散圆在视网膜上,横竖两组线条到视网膜的距离相同,因而被检者感到横线与竖线清晰度相同。当被检眼是近视眼时，眼轴增长，竖线成像离视网膜会更近，被检者会感到竖线更清晰；当被检眼是远视眼时，眼轴变短，横线成像离视网膜更近，被检者感到横线更清晰（图 4-1-2）。

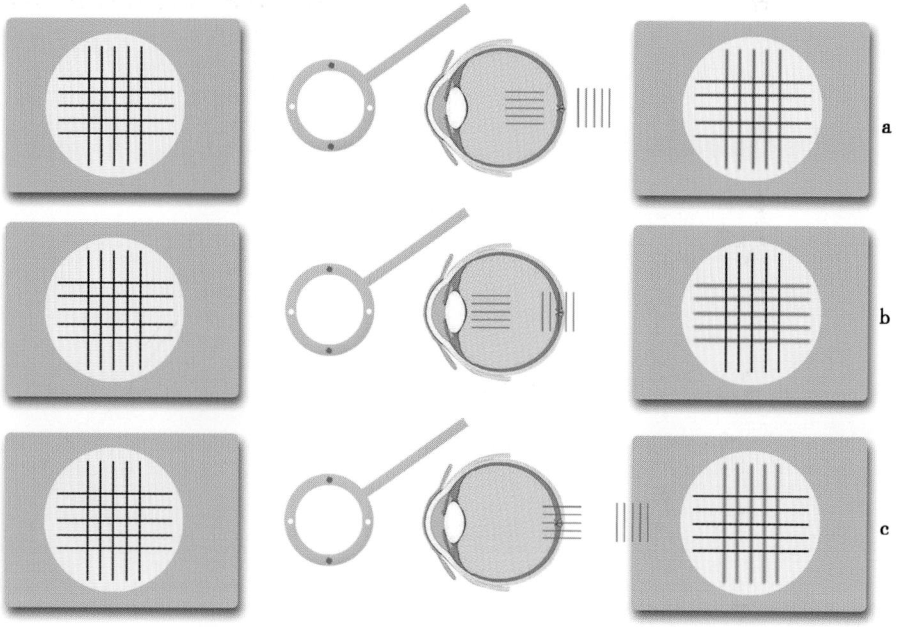


**图 4-1-2　不同屈光状态看远交叉十字的视觉表现**

a. 正视眼注视，横竖线等清　b. 近视眼注视，竖线清晰　c. 远视眼注视，横线清晰

通过让被检眼对比横竖线条清晰度差异，我们就能判断被检眼的屈光状态或者矫正状态，就能快速地进行球镜的粗调与精调，将眼睛成像的最小弥散圆或焦点调到视网膜上。当被检者主诉竖线清晰，说明被检眼为近视状态或者近视欠矫、远视过矫状态，需加负球镜进行调整；当被检者主诉横线清晰，说明被检眼为远视状态或远视欠矫、近视过矫状态，需加正球镜进行调整；若横线和竖线的清晰度相同，说明被检眼为正视或全矫状态，球镜不需调整。

## 【实训内容】

### 一、实训目的

1. 掌握远交叉十字线进行球镜粗调与精调的检测原理。

2. 能熟练使用远交叉十字线进行球镜粗调与精调的操作。

### 二、实训准备

1. 环境准备　视光实训室。

2. 用物准备　视力投影仪、电脑验光仪、综合验光仪、瞳距仪等。

3. 学生分组　2 人一组进行，交叉扮演验光师与被检者，进行实践操作。

### 三、操作步骤

（一）球镜粗调

1. 测量被检者瞳距，让被检者入座，调整综合验光仪。

2. 遮盖左眼，打开右眼，右眼前置入 ±0.50D 交叉柱镜辅助镜片。

3. 投射远交叉视标，让被检者注视视标，比较横线与竖线的清晰度。

（1）若被检者主诉横线清楚，说明眼睛为远视状态，在眼前加正镜片，直至竖线比横线清楚，再退球镜到横竖线一样清晰，记录此时球镜大小，即完成的球镜粗调。

（2）若被检者主诉竖线清楚，说明眼睛为近视状态，在眼前加负镜片，直至竖线与横线一样清楚，记录此时球镜大小，即完成球镜的粗调。

（3）若被检者反映横竖线一样清楚，说明眼睛为正视或者轻度远视状态，在眼前加正镜片，直至竖线比横线清楚，再退球镜到横竖线一样清晰，记录此时球镜大小，即完成球镜粗调。

4. 打开左眼，关闭右眼，同样的操作进行左眼球镜度数检测。

5. 填写实训记录表，整理小结。

（二）球镜精调

1. 球镜的精调一般在散光矫正完成之后进行，单眼检查。

2. 遮盖左眼，打开右眼，先进行右眼球镜的精调。

3. 投射远交叉十字线视标，眼前置入 ±0.50D 交叉柱镜辅助镜片。让被检者注视视标，比较横竖线条清晰度的差异。

（1）若被检者回答竖线更清楚些，说明近视欠矫或远视过矫，眼的调节处于放松状态，直接进入下一步操作。

（2）若被检者回答横竖线一样模糊，说明眼睛为全矫或轻度远视过矫状态，需眼前加入 +0.50DS 雾视镜，使被检者看到竖线清晰。

（3）若被检者报告横线更清楚些，说明近视过矫或远视欠矫，考虑调节参与进来，需在眼前先加 +0.50DS 雾视，直至被检者看到竖线清楚。

4. 在眼前逐步增加 −0.25DS 去雾视，直至横线竖线达到一样清楚，记录此时球镜大小，即完成球镜精调。

5. 去掉 ±0.50D 交叉柱镜，投射环形视力表，检查被检者最好矫正视力。

6. 填写实训记录表，整理小结。

## 四、注意事项

1. 当眼前放置的 ±0.50D 交叉柱镜负轴不位于 90° 时，检查结果与上述相反。

2. 如果被检者的裸眼视力较低，将会影响其对远交叉十字线视标的辨认，此方法不适用。

## 五、实训记录

姓名__________学号__________实训日期__________指导教师__________

表 4-1-5　实训记录报告（球镜粗调）

| 被检者姓名： | | | | 瞳距： | |
|---|---|---|---|---|---|
| 右眼检测 | 被检者远交叉十字反应 | | 左眼检测 | 被检者远交叉十字反应 | |
| | 粗调球镜结果 | | | 粗调球镜结果 | |

表 4-1-6　实训记录报告（球镜精调）

| 被检者姓名： | | | 初始度数　R：<br>L： | | |
|---|---|---|---|---|---|
| 右眼检测 | 被检者远交叉十字反应 | | 左眼检测 | 被检者远交叉十字反应 | |
| | 雾视球镜 | | | 雾视球镜 | |
| | 球镜精调结果 | | | 球镜精调结果 | |

## 六、实训考核评分标准

表 4-1-7　实训考核评分标准（球镜粗调）

| 序号 | 考核内容 | 配分 | 评分标准 | 扣分 | 得分 |
|---|---|---|---|---|---|
| 1 | 综合验光仪调整 | 20 | 调整错误一项，扣 4 分 | | |
| 2 | 远交叉十字测试 | 20 | 未置入 ±0.50D 的辅助镜片扣 5 分；提问表达不正确，扣 5 分 | | |
| 3 | 球镜粗调操作 | 30 | 镜片调整错误一次扣 5 分；终点判断不正确，扣 5 分 | | |
| 4 | 实训结果记录 | 10 | 书写不规范一项，扣 2 分 | | |
| 5 | 提问口答 | 20 | 思路清晰，理论依据准确 | | |
| | 合计 | 100 | | | |
| 否定项说明：操作时间超过 15min | | | | | |

评分人：　　　　　　　　　　　　　　　　　　　　　　年　月　日

表 4-1-8　实训考核评分标准（球镜精调）

| 序号 | 考核内容 | 配分 | 评分标准 | 扣分 | 得分 |
|---|---|---|---|---|---|
| 1 | 综合验光仪调整<br>置入初始数据 | 20 | 调整错误一项，扣 4 分；初始数据少一项，扣 2 分 | | |
| 2 | 远交叉十字测试 | 20 | 未置入 ±0.50D 的辅助镜片，扣 5 分；提问表达不正确，扣 5 分 | | |
| 3 | 雾视操作 | 20 | 镜片调整错误一次，扣 5 分；雾视终点判断错误，扣 5 分 | | |
| 4 | 去雾视操作 | 20 | 镜片调整错误一次，扣 10 分；终点判断错误，扣 10 分 | | |
| 5 | 实训结果记录 | 10 | 书写不规范一项，扣 5 分 | | |
| 6 | 提问口答 | 10 | 思路清晰，理论依据准确 | | |
| | 合计 | 100 | | | |
| 否定项说明：操作时间超过 15min | | | | | |

评分人：　　　　　　　　　　　　　　　　　　　　　　年　月　日

### 4.1.3　加减球镜法进行球镜粗调与精调

【相关拓展知识】

根据在眼前加减球镜后被检者视力的改变情况，我们也可以判断被检眼的屈光状态或矫正状态，进行球镜的粗调与精调，这种方法尤其适用于裸眼视力较差的被检者进行球镜粗调检查。为了快速有效地进行球镜调整，建议根据被检者的裸眼视力来确定球镜每次调整的梯度，一般球镜调整梯度的选择参照表 4-1-9。被检者的裸眼视力检查需要单眼测量，最佳裸眼视力的判定以被检者能够读出该行 60% 以上的视标为准。

表 4-1-9　球镜调整梯度表

| 最佳裸眼视力 | 建议球镜调整梯度 |
|---|---|
| V≥0.5 | +/−0.25DS |
| 0.5>V≥0.2 | +/−0.50DS |
| 0.2>V≥0.05 | +/−1.00DS |
| V<0.05 | +/−2.00DS |

## 【实训内容】

### 一、实训目的

1. 掌握加减球镜法进行球镜粗调与精调的方法。
2. 掌握球镜片加减梯度的选择原则。
3. 能熟练利用加减球镜进行球镜的粗调与精调操作。

### 二、实训准备

1. 环境准备　视光实训室。
2. 用物准备　视力投影仪、综合验光仪、试镜架、镜片箱等。
3. 学生分组　2人一组进行，交叉扮演验光师与被检者，进行实践操作。

### 三、操作步骤

（一）球镜粗调

1. 测量被检者瞳距，让被检者入座，调整综合验光仪。
2. 遮盖左眼，打开右眼，先进行右眼球镜的粗调。
3. 让被检者观看视力表，以0.5行视标为基准开始进行裸眼视力检测。若被检者能看清0.5行视标，则要逐步投射更小视标行，让被检者逐一辨认，当被检者能辨认视标的个数低于该行视标的60%时停止检测，上一行视标的视力值即为被检者的最佳裸眼视力；若被检者不能辨认0.5行视标，则从最大行视标开始，逐步检测被检者的最佳裸眼视力。
4. 让被检者注视最佳裸眼视力视标，按照球镜调整梯度表建议，根据被检者裸眼视力大小，在眼前置入适当正球镜片，询问被检者视力变化情况（指视力增加还是下降）。

（1）若被检者回答视力不变或增加，说明被检眼的屈光不正为远视性质，根据此时的矫正视力，继续增加适当的正球镜片，直至再加一个+0.25DS后被检者矫正视力出现下降为止，上一个球镜的大小即为远视眼球镜粗调的最终结果。

（2）若被检者回答视力下降，说明被检眼的屈光不正为近视性质，去掉正球镜片，改加负球镜片。根据被检者裸眼视力大小，选择适当的负球镜置于眼前，检查球镜置入后被检者视力提高情况。根据被检者的矫正视力，再次选择适当的负球镜置入，逐渐增加负球镜，直至再加一个−0.25DS后被检者矫正视力不再增加为止，上一个负球镜的大小即为球镜粗调的最终结果。

5. 打开左眼，遮盖右眼，用同样的方法进行左眼球镜的粗调。
6. 填写实训记录表，整理小结。

（二）球镜精调

1. 球镜的精调一般在散光矫正完成之后进行，单眼检查。
2. 遮盖左眼，打开右眼，先进行右眼球镜的精调。
3. 投射0.6～1.0行视力表，检查被检眼视力。
4. 在眼前先加+0.50DS的球镜，询问被检者视力是否下降。

（1）若被检者回答视力没变化，说明有调节参与进来，眼睛可能为近视欠矫或者远视过矫。需将+0.50DS镜片加到球镜试片中，继续增加+0.25DS球镜询问，直至出现视力下降为止，前一个度数即为球镜的精调度数。

（2）若被检者回答视力下降了，说明此时眼睛的焦点在视网膜前，调节是放松的。去掉+0.50DS球镜，改加+0.25DS镜片，继续询问被检者视力改变情况，若被检者回答视力没变化，则将球镜试片加上+0.25DS；若被检者回答视力下降了，则需去除正镜片，进入下一步加负镜片验证过程。

5. 在眼前改加−0.25DS球镜，询问被检者视力是否增加了。

(1) 若被检者报告视力增加了，则需将 −0.25DS 加到球镜试片中。继续增加 −0.25DS 球镜询问，直至再加负球镜后视力不再提高为止，前一个度数即为球镜的精调度数。

(2) 若被检者报告视力无变化，则需去掉 −0.25DS 球镜，停止操作即可。

6. 记录被检者的球镜检测结果及最佳矫正视力。

7. 填写实训记录表，整理小结。

## 四、注意事项

1. 对远视眼进行球镜粗调与精调时，镜片的更换顺序是先加再撤，以便能更好地控制眼睛的调节。

2. 远视眼、近视眼球镜矫正终点不一致，远视眼取最好矫正视力的最高正球镜，近视眼取最好矫正视力的最低负球镜。

## 五、实训记录报告

姓名__________学号__________实训日期__________指导教师__________

表 4-1-10　实训记录报告(球镜粗调)

| 被检者姓名： | | | | 瞳距： | |
|---|---|---|---|---|---|
| 右眼检测 | 最佳裸眼视力 | (　) | 左眼检测 | 最佳裸眼视力 | (　) |
| | 初次置入的球镜及视力变化 | (　) | | 初次置入的球镜及视力变化 | (　) |
| | 第二次置入的球镜及视力变化 | (　) | | 第二次置入的球镜及视力变化 | (　) |
| | 球镜粗调结果及矫正视力 | (　) | | 球镜粗调结果及矫正视力 | (　) |

表 4-1-11　实训记录报告(球镜精调)

| 被检者姓名： | | | 球柱镜试片度数 R：<br>PD(　　) L： | | |
|---|---|---|---|---|---|
| 右眼检测 | 初始矫正视力 | (　) | 左眼检测 | 初始矫正视力 | (　) |
| | 初次加 +0.50DS 后视力改变情况 | (　) | | 初次加 +0.50DS 后视力改变情况 | (　) |
| | 第二次置入的球镜及视力变化 | (　) | | 第二次置入的球镜及视力变化 | (　) |
| | 球镜精调结果 | | | 球镜精调结果 | |

## 六、实训考核评分标准

表 4-1-12　实训考核评分标准(球镜粗调)

| 序号 | 考核内容 | 配分 | 评分标准 | 扣分 | 得分 |
|---|---|---|---|---|---|
| 1 | 综合验光仪调整 | 10 | 调整错误或缺少一项，扣 2 分 | | |
| 2 | 裸眼视力检查 | 20 | 未单眼测量，扣 5 分；视力检测、记录错误一项，扣 2 分 | | |
| 3 | 球镜粗调操作 | 40 | 初始镜片选择错误，扣 5 分；镜片调整错误一次，扣 2 分；终点判断错误，扣 5 分 | | |
| 4 | 实训结果记录 | 10 | 书写不规范一项，扣 2 分 | | |
| 5 | 提问口答 | 20 | 思路清晰，理论依据准确 | | |
| | 合计 | 100 | | | |
| 否定项说明：操作时间超过 15min | | | | | |

评分人：　　　　　　　　　　　　　　　　　　　　　　年　月　日

表 4-1-13 实训考核评分标准（球镜精调）

| 序号 | 考核内容 | 配分 | 评分标准 | 扣分 | 得分 |
|---|---|---|---|---|---|
| 1 | 综合验光仪调整<br>置入初始数据 | 10 | 调整错误一项扣 2 分；初始数据少一项，扣 2 分 | | |
| 2 | 矫正视力检查 | 20 | 未单眼测量，扣 5 分；视力检测、记录错误一项，扣 2 分 | | |
| 3 | 加 +0.50DS 后，根据视力变化调整球镜 | 20 | 镜片调整错误一次，扣 2 分 | | |
| 4 | 球镜精调操作 | 20 | 镜片调整错误一次，扣 2 分；终点判断错误，扣 5 分 | | |
| 5 | 实训结果记录 | 10 | 书写不规范一项，扣 2 分 | | |
| 6 | 提问口答 | 20 | 思路清晰，理论依据准确 | | |
| | 合计 | 100 | | | |
| 否定项说明：操作时间超过 15min | | | | | |

评分人：　　　　　　　　　　　　　　　　　　　　　　　　年　月　日

## 4.2 交叉柱镜检查

【实训意义】

交叉柱镜（JCC）是主观验光中很重要的一个检查工具，可用于散光的发现、精调、欠矫过矫等多方面检查；手持式交叉柱镜对于试镜架上散光轴向精调、散光度数欠矫过矫判断尤其重要。通过本次实训，让大家对交叉柱镜的应用技巧有一个全面认识与掌握。

### 4.2.1 利用交叉柱镜进行散光筛查（视频 4.2.1）

视频 4.2.1 手持式交叉柱镜进行散光初查

【相关拓展知识】

JCC 交叉柱镜是由两个度数大小相同、性质相反、轴向垂直的圆柱透镜叠加构成，并在正负轴中间安装了一个手柄，临床验光中常用交叉柱镜为 ±0.25D。JCC 交叉柱镜安装在综合验光仪上后，就用翻转轮代替了手柄，用英文字母 A 表示，交叉柱镜上正负焦度所在位置用英文字母 P 表示，其中用红点表示负柱透镜的轴向，用白点表示正柱透镜的轴向（图 4-2-1）。

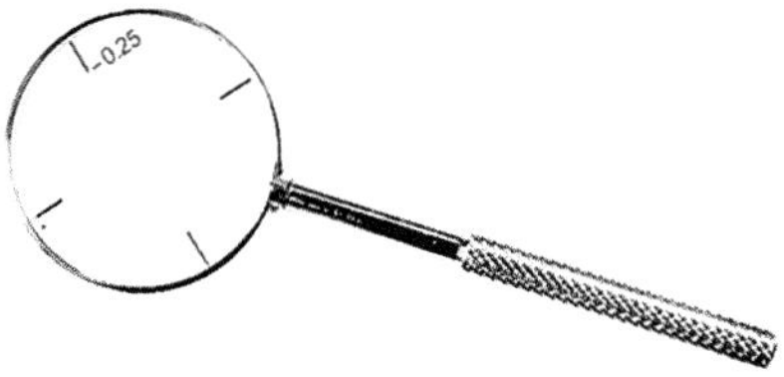

a

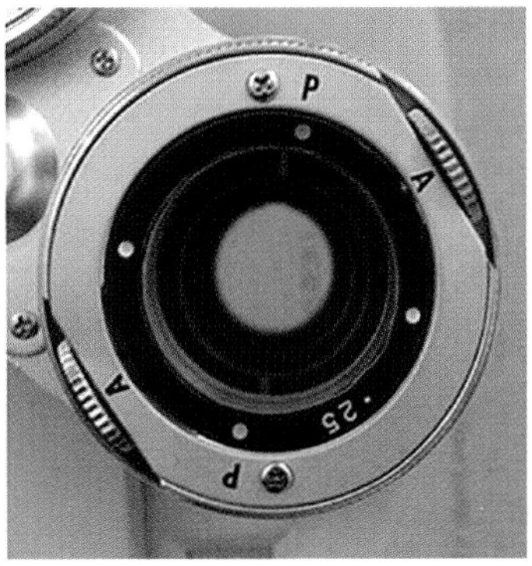

b

图 4-2-1 JCC 交叉柱镜
a. 手持式交叉柱镜 b. 综合验光仪上交叉柱镜

临床上交叉柱镜进行散光检测基本的方法有两种：一种为前置交叉柱镜比较法，即将交叉柱镜置入后再移开，让被检者比较交叉柱镜置入前后视标清晰度的变化，此种方法检测时使用被检者最好视力行的C形视标（考虑到散光轴可能位于斜方向，环形视力表更能检测出被检者视觉差异）；另一种是翻转交叉柱镜比较法，即将交叉柱镜置入后翻转，让被测者比较交叉柱镜翻转两面时视标清晰度的差异，此种方法检测时一般使用蜂窝视标。

在临床实际应用中，需要根据被检者的球镜矫正最佳视力来选择交叉柱镜的量值。一般情况下，当球镜矫正视力大于等于0.5时，选择±0.25D的交叉柱镜进行检测，当球镜矫正视力小于0.5时，选择使用±0.50D的交叉柱镜进行检测。

## 【实训内容】

### 一、实训目的

1. 掌握手持式交叉柱镜发现散光的操作方法。
2. 能熟练利用手持式交叉柱镜进行散光筛查。
3. 了解交叉柱镜发现散光的原理。

### 二、实训准备

1. 环境准备　视光实训室。
2. 用物准备　视力投影仪、电脑验光仪、瞳距仪、试镜架、镜片箱、手持式JCC等。
3. 学生分组　2人一组进行，交叉扮演验光师与被检者，进行实践操作。

### 三、操作步骤

1. 电脑验光仪验光。
2. 给被检者戴上合适的试镜架，置入球镜验光数据，单眼检查。
3. 先对被检者完成球镜的粗调，并检测被检眼的球镜矫正视力。
4. 根据被检者的球镜矫正视力，选择合适量值的交叉柱镜进行散光检测。当被检眼球镜矫正视力低于0.5时，需要选择±0.50D的交叉柱镜进行散光检测；当被检眼球镜视力高于0.5时，需要选择±0.25D的交叉柱镜进行散光检测。
5. 用遮盖片遮盖左眼，打开右眼，先进行右眼有无散光的检查。
6. 投射被检者所能看到的最小行C形视标，将交叉柱镜的负轴（红点）分别置于180°、90°、45°、135°四个位置，置入、移开，让被检者比较交叉柱镜置入后视标是否变得更清晰了。

（1）若在四个方向上置入交叉柱镜后，被检者均未表示视标变清晰，则需要进行下一步的检测。

（2）若在某个方向上置入交叉柱镜后，被检者表示视标变清晰了，说明被检眼有散光，在这个方向上需用负柱镜矫正，用球柱联合方案调整原试镜片的度数。即根据被检眼的最好球镜矫正视力，将预估负柱镜加到视孔前，同时球镜也进行相应调整，加上预估负柱镜值一半量的正球镜，以保证最小弥散圆始终在视网膜上。

注意：预估负柱镜值与球镜矫正视力有以下关系：负柱镜值每增加−1.0DC，对应球镜矫正视力将下降50%。假设我们以1.0作为标准视力值，当被检眼球镜矫正视力为0.5时，预估负柱镜值为−1.00DC；为保证最小弥散圆的位置不变，当置入−1.00DC预估柱镜时，球镜也需要加上+0.50DS。

7. 若在上一步中没有发现散光，并不能说明眼睛没有散光，我们还需要利用交叉柱镜的翻转对比试验去发现眼睛中间轴位上可能存在的0.25DC或者0.50DC小量值散光。投射比最佳视力大两行的C形视标，将交叉柱镜放置于被检眼前，翻转比较负轴（红点）在180°

notes

和 90°时，两面视标的清晰度变化；负轴（红点）在 45°和 135°时，两面视标的清晰度变化。根据两个位置的翻转对比情况，就可以判断出被检者散光轴位的大概方向，不同检测结果预估散光轴位分析见表 4-2-1。

表 4-2-1 交叉柱镜手柄在 45°和 180°翻转检测结果与预估负散光轴向的关系

| 分类 | 手柄 45°放置<br>反转比较结果 | 手柄 180°放置<br>反转比较结果 | 预估散光轴向<br>（负轴） |
|---|---|---|---|
| 1 | 负轴 180>负轴 90 | 负轴 45>负轴 135 | 0～45 之间，约为 22.5 |
| 2 | 负轴 180>负轴 90 | 负轴 135>负轴 45 | 135～180 之间，约为 167.5 |
| 3 | 负轴 90>负轴 180 | 负轴 45>负轴 135 | 45～90 之间，约为 67.5 |
| 4 | 负轴 90>负轴 180 | 负轴 135>负轴 45 | 90～135 之间，约为 112.5 |
| 5 | 负轴 180= 负轴 90 | 负轴 45= 负轴 135 | 无散光 |

8. 根据被检眼的最好球镜矫正视力，在预判轴位上置入预估柱镜值，同时调整球镜试片大小。记录眼前的球柱联合结果，即完成了散光的初查。

9. 填写实训记录表，整理小结。

## 四、注意事项

1. 为使被检眼最小弥散圆始终位于视网膜上，在眼前置入预估柱镜时，球镜必须同时减去 1/2 柱镜值。

2. 当被检眼的球镜矫正视力大于 1.0 时，我们可在预判散光轴位上直接置入 −0.25DC 柱镜，或者置入 ±0.25D 交叉柱镜的球柱联合值 +0.25DS/−0.50DC。

3. 当被检眼的球镜矫正视力低于 0.5 时，需使用 ±0.50D 手持交叉柱镜进行散光检测。

## 五、实训记录报告

姓名__________学号__________实训日期__________指导教师__________

表 4-2-2 现场实训记录报告

<table>
<tr><td colspan="4">被检者姓名：</td><td colspan="4">电脑验光结果<br>R：　　　　L：</td></tr>
<tr><td rowspan="10">右眼检测</td><td>球镜粗调结果及最佳视力</td><td colspan="2">（　）</td><td rowspan="10">左眼检测</td><td>球镜粗调结果及最佳视力</td><td colspan="2">（　）</td></tr>
<tr><td>JCC 量值选择</td><td colspan="2"></td><td>JCC 量值选择</td><td colspan="2"></td></tr>
<tr><td rowspan="4">交叉柱镜置入后视力改变情况（填好或差）</td><td>负轴 180</td><td></td><td rowspan="4">交叉柱镜置入后视力改变情况（填好或差）</td><td>负轴 180</td><td></td></tr>
<tr><td>负轴 90</td><td></td><td>负轴 90</td><td></td></tr>
<tr><td>负轴 45</td><td></td><td>负轴 45</td><td></td></tr>
<tr><td>负轴 135</td><td></td><td>负轴 135</td><td></td></tr>
<tr><td>手柄在 45°翻转比较结果</td><td colspan="2"></td><td>手柄在 45°翻转比较结果</td><td colspan="2"></td></tr>
<tr><td>手柄在 180°翻转比较结果</td><td colspan="2"></td><td>手柄在 180°翻转比较结果</td><td colspan="2"></td></tr>
<tr><td>预估散光值及轴向</td><td colspan="2"></td><td>预估散光值及轴向</td><td colspan="2"></td></tr>
<tr><td>初查球柱镜结果</td><td colspan="2"></td><td>初查球柱镜结果</td><td colspan="2"></td></tr>
</table>

notes

## 六、实训考核评分标准

表 4-2-3 实训考核评分标准

| 序号 | 考核内容 | 配分 | 评分标准 | 扣分 | 得分 |
|---|---|---|---|---|---|
| 1 | 选择试镜架<br>置入初始球镜值 | 10 | 试镜架选择错误，扣 5 分；球镜置入错误扣 5 分 | | |
| 2 | 球镜粗调及最佳矫正视力检查 | 10 | 不单眼检测，扣 5 分；球镜镜片更换错误一次，扣 2 分；终点判断错误扣 2 分 | | |
| 3 | JCC 量值选择 | 10 | JCC 量值未根据球镜矫正视力选择扣 5 分 | | |
| 4 | 交叉柱镜负轴位于 180/90/45/135 四个方向，分别置入、移开，比较置入后视力变化 | 20 | 提问不正确，扣 2 分；交叉柱镜放置错误一次，扣 2 分；视标选择错误扣 1 分 | | |
| 5 | 交叉柱镜手柄放在 45°，翻转比较 | 10 | 交叉柱镜放置错误一次扣 2 分；提问不正确，扣 2 分 | | |
| 6 | 交叉柱镜手柄放在 180° 翻转比较 | 10 | 交叉柱镜放置错误一次，扣 2 分；提问不正确，扣 0.5 分 | | |
| 7 | 预估散光值及轴向判定 | 20 | 轴向度数判断错误一项，扣 5 分 | | |
| 8 | 提问口答 | 10 | 思路清晰，理论依据准确 | | |
| | 合计 | 100 | | | |
| 否定项说明：操作时间超过 20min | | | | | |

评分人： 年 月 日

### 4.2.2 利用交叉柱镜进行散光精调

**【相关拓展知识】**

散光精调是在球镜粗调完成后进行的，一般在综合验光仪上进行该项检测，采取交叉柱镜翻转两面对比的操作方法，遵循“先轴后度”矫正原则。以负散光为例，散光精调操作要点如下：

1. 轴向精调时，要让交叉柱镜翻转轮（A）与原柱镜试片轴向重合，翻转交叉柱镜，让被检者比较两面视物清晰度的差异。若被测者感觉交叉柱镜翻转前后两面视物清晰度相同时，说明原柱镜试片轴向是正确的；若被测者感觉交叉柱透镜翻转前后两面视物清晰度不同，说明原柱镜试片轴向有误。需将原柱镜试片轴向向交叉柱镜清晰面的负轴（红点）方向调整，调整的幅度与原柱镜试片的大小有关，当原柱镜试片的度数≤−1.00DC，轴向的调整幅度为“进十退五”；当原柱镜试片的度数>−1.00DC，轴向的调整幅度为“进五退二”。

2. 度数精调时，要让交叉柱镜红点或白点（P）与精调好的柱轴重合，翻转交叉柱镜，同样让被检者比较两面视物清晰度的差异。若被测者感觉交叉柱镜翻转前后两面视物的清晰度相同，说明原柱镜试片度数适量；若被测者感觉交叉柱镜翻转前后两面视物的清晰度不同，说明原柱镜试片度数存在误矫。当红点对准清晰时，说明原柱镜试片度数欠矫，需要增加 −0.25DC；当白点对准清晰时，说明原柱镜试片度数过矫，需要减低 −0.25DC。注意：当柱镜连续增加两个 −0.25DC 时，球镜要减去一个 −0.25DS。

## 【实训内容】

### 一、实训目的

1. 掌握交叉柱镜精调散光轴向与度数的操作方法。

2. 能熟练使用综合验光仪或手持式JCC进行散光的精调操作。

### 二、实训准备

1. 环境准备 视光实训室。

2. 用物准备 视力投影仪、综合验光仪、电脑验光仪等。

3. 学生分组 2人一组进行，交叉扮演验光师与被检者，进行实践操作。

### 三、操作步骤

1. 电脑验光仪进行客观验光。

2. 被检者入座，进行综合验光仪调整，置入电脑客观验光数据。

3. 打开右眼，关闭左眼，进行单眼验光。

4. 球镜的粗调，达到最好球镜矫正视力。

5. 投射比最佳视力大两行的C形视标或者蜂窝状视标。

6. 置入交叉柱镜，转动交叉柱镜的外环，使翻转手轮(A)与原柱镜试片轴向重合，翻转交叉柱透镜，嘱被检者比较翻转前后1、2两面视标的清晰度是否相同。

(1) 若1、2两面的清晰度相同，说明原柱镜试片轴向正确，直接进入度数的精调。

(2) 若1、2两面的清晰度不相同，说明原柱镜试片轴向有误，需要进行调整。先将交叉柱镜转至清晰面放置，再将原柱镜试片轴向向交叉柱镜清晰面的红点(离A点近的红点)方向旋转一定角度，遵循“进十退五、进五退二”原则，根据柱镜试片的度数确定轴向初次调整的量。继续翻转交叉柱镜比较，直至被检者感觉翻转前后两面视物清晰度达到相同为止。

7. 转动交叉柱镜的外环，使红点或白点(P)与精调好的柱轴重合，翻转交叉柱镜，嘱被测者比较翻转前后1、2两面视标的清晰度是否相同：

(1) 若1、2两面的清晰度相同，说明原柱镜试片度数正确，该项检测即可结束。

(2) 若1、2两面的清晰度不相同，说明原柱镜试片度数有误。红点与柱轴重合时清晰，说明柱镜试片度数欠矫，需要加上−0.25DC；白点与柱轴重合时清晰，说明柱镜试片度数过矫，需要减去−0.25DC。调整后继续翻转交叉柱镜比较，直至被检者感觉翻转后两面视物清晰度达到相同为止。

注意：①原则上，当柱镜度数调整−0.25DC，球镜度数应相应调整+0.12DC，但在临床中我们常采取：柱镜连续增加(或减去)两个−0.25DC，球镜减去(或增加)一个−0.25DC的调整方法；②为了避免在镜片更换过程中产生调节，球柱镜片调整的顺序是：柱镜欠矫时，先减球再加柱；柱镜过矫时，先减柱再加球。

8. 完成散光精调后，对被检眼进行球镜的精调与最佳矫正视力检测。

9. 填写实训记录表，整理及清洁用物。

### 四、注意事项

1. 在柱镜度数调整时，球镜度数也要进行相应调整；并注意球柱镜片调整的先后顺序，避免调节产生。

2. 本实训是针对负散光进行的精调，若需要对正散光进行精调，交叉柱镜的操作方法不变，只是在轴向调整时需要追“白点”，在度数调整时球柱镜片的调整顺序与负散光相反。

## 五、实训记录报告

姓名____________学号____________实训日期____________指导教师____________

**表4-2-4 现场实训记录报告**

| 被检者姓名： | | | 电脑验光结果<br>R： L： | | |
|---|---|---|---|---|---|
| 右眼检测 | 球镜粗调结果及最佳视力 | （ ） | 左眼检测 | 球镜粗调结果及最佳视力 | （ ） |
| | 轴向精调结果 | | | 轴向精调结果 | |
| | 度数精调结果 | | | 度数精调结果 | |
| | 球镜精调<br>最终结果 | | | 球镜精调<br>最终结果 | |

## 六、实训考核评分标准

**表4-2-5 实训考核评分标准**

| 序号 | 考核内容 | 配分 | 评分标准 | 扣分 | 得分 |
|---|---|---|---|---|---|
| 1 | 综合验光仪调整<br>置入电脑验光数据 | 10 | 调整错误一项，扣2分；初始数据少一项，扣2分 | | |
| 2 | 球镜粗调 | 10 | 不单眼检测，扣5分；镜片调整错误一次，扣2分；终点判断错误，扣2分 | | |
| 3 | 交叉柱镜精调<br>散光轴向 | 20 | 交叉柱镜放置错误，扣5分；轴向调整错误一次，扣2分 | | |
| 4 | 交叉柱镜精调<br>散光度数 | 20 | 交叉柱镜放置错误，扣5分；球镜、柱镜的调整错误一次，扣2分 | | |
| 5 | 球镜精调 | 10 | 镜片调整错误一次，扣2分；视力未检测，扣2分 | | |
| 6 | 实训结果记录 | 10 | 书写不规范一项，扣2分 | | |
| 7 | 提问口答 | 20 | 思路清晰，理论依据准确 | | |
| | 合计 | 100 | | | |
| 否定项说明：操作时间超过20min | | | | | |

评分人： 年 月 日

### 4.2.3 利用交叉柱镜进行散光欠矫与过矫判断（视频4.2.3）

视频4.2.3 手持式交叉柱镜进行散光欠矫过矫

**【相关拓展知识】**

由于综合验光仪验光检查时的镜眼距远大于12mm，故而综合验光仪检测出的散光度数会存在一定误差。在试镜架试戴时，我们可以利用手持式交叉柱镜对散光的检测结果进行欠矫与过矫判断。本项检测采用交叉柱镜前置比较法，需要投射被检者所能看清的最好视力视标，让被检者对比交叉柱镜置入前后视标的清晰度变化。下面以负散光为例阐述散光欠矫与过矫检查的操作要领。

**一、散光欠矫判断**

散光欠矫检查时，需让交叉柱镜的负轴（红线）与原柱镜试片轴向对准，置入、移开，询问被检者交叉柱镜置入后视标变清晰了吗？如果被检者回答“没有”，说明散光度数不欠矫或欠矫 −0.25D。如果被检者回答“是”，说明散光度数是欠矫的，需要对原球柱试镜片进行球柱联合调整，即加柱减球，调整的幅度是交叉柱镜的量值。假设使用的是 ±0.25DC 的交叉柱镜，当确认散光度数欠矫时，需要将原球镜试片减去 −0.25DS，将原柱镜试片加上 −0.50DC。注意：为了避免调节产生，增加负柱镜前必须先减去球镜。

## 二、散光过矫判断

散光过矫检查时，需让交叉柱镜的正轴（黑线）与原柱镜试片轴向对准，置入、移开，询问被检者交叉柱镜放置后视标是否变模糊了。如果被检者回答“是”，说明散光度数不过矫，即可结束该项检测。如果被检者回答“没有”，说明散光度数过矫了，需要对原球柱试镜片进行球柱联合调整，即减柱加球，调整的幅度是交叉柱镜的量值。假设使用的是 ±0.25DC 的交叉柱镜，当确认散光度数过矫时，需要将原柱镜试片减去 −0.50DC，将原球镜试片加上 −0.25DS。

## 三、散光误矫程度判断

根据被检者对交叉柱镜放置后视力的改变情况，我们还可以判断散光欠矫或过矫的程度。交叉柱镜使用的前提是眼睛的焦点或最小弥散圆在视网膜上，故而，当我们在被检眼前放置交叉柱镜后，眼睛将会形成对称的混合散光状态，最小弥散圆的位置仍然位于视网膜上，但最小弥散圆的直径会因被检眼散光矫正状态的不同而出现变大、不变、变小，对应被检者的视力会表现为变差、不变、变好三种变化。

1. 假设原柱镜试片度数误差 $<-0.25$D，此时被测眼应为正视或接近正视状态，此时成在视网膜上的像为一个焦点或直径很小的弥散斑。当眼前放置 ±0.25D 的交叉柱镜后，会使得成像在视网膜上的弥散斑直径变大（交叉柱镜相当于 −0.50D 散光的弥散斑），故被检者感觉交叉柱镜置入后视标会变得更模糊。

2. 假设原柱镜试片度数误差 $=-0.25$D，此时被测眼应为对称的 0.25D 的混合散光状态，前后焦线到视网膜距离均为 0.125D 大小。当眼前放置 ±0.25DC 的交叉柱镜后，会使得前后焦线交换位置，但成像在视网膜上的弥散圆斑直径并未发生改变，故被检者会感觉交叉柱镜置入后视标的清晰度没有变化。

3. 假设原柱镜试片度数误差 $>-0.25$D，此时被测眼为对称的混合散光状态，以误矫 −0.50D 为例，前后焦线到视网膜距离均为 0.25D。当眼前放置 ±0.25DC 的交叉柱镜后，会使成在视网膜上的弥散圆斑直径变小成为一个焦点，故而被检者感觉交叉柱镜置入后视标会变得更清晰。

# 【实训内容】

## 一、实训目的

1. 掌握交叉柱镜进行散光欠矫与过矫的操作方法。
2. 能熟练使用手持式 JCC 进行散光欠矫与过矫的操作。

## 二、实训准备

1. 环境准备　视光实训室。
2. 用物准备　视力投影仪、手持式交叉柱镜、试镜架、镜片箱等。
3. 学生分组　2 人一组进行，交叉扮演验光师与被检者，进行实践操作。
4. 检查者准备　提前完成小组成员眼睛屈光不正的度数检测。

## 三、操作步骤

1. 给被检者戴上合适的试镜架，置入初始验光数据，单眼检查。
2. 投射红绿对比视标，对被检眼初始验光数据的球镜进行精调。

3. 投射比最佳视力大两行的C形视标，将手持交叉柱镜手柄与柱镜试片轴向对准，翻转两面比较，完成散光轴向的精调。

4. 先进行散光度数的欠矫检查。投射最佳视力行C形视标，将手持交叉柱镜的负轴（红线）与原柱镜试片轴向对准，置入、移开，让被检者比较交叉柱镜置入前后视标清晰度的变化。

（1）若交叉柱镜置入后视标变模糊了，说明原柱镜试片度数欠矫 <−0.25D，原柱镜值无须调整。

（2）若交叉柱镜置入后视标清晰度未发生改变，说明原柱镜试片度数欠矫 −0.25D，原柱镜值需加上 −0.25DC。

（3）若交叉柱镜置入后视标变清晰了，说明原柱镜试片度数欠矫 >−0.25D，原柱镜值需加上 −0.50DC，同时球镜值减去 −0.25DS。重复以上检测操作，直至交叉柱镜置入后视标变模糊为止。注意：负散光欠矫时，先减球镜、再加柱镜。

5. 当被检眼的散光度数不存在欠矫时，还需进行散光度数的过矫检查。投射最佳视力行的C形视标，将手持交叉柱镜的正轴（黑线）与原柱镜试片轴向对准，置入、移开，让被检者比较交叉柱镜置入前后视标清晰度的变化。

（1）若交叉柱镜置入后视标变模糊了，说明原柱镜试片度数过矫 <−0.25D，原柱镜值无须调整。

（2）若交叉柱镜置入后视标的清晰度没有发生改变，说明原柱镜试片度数过矫 −0.25D，原柱镜值需减去 −0.25DC。

（3）若交叉柱镜置入后视标变清晰了，说明原柱镜试片度数过矫 >−0.25D，原柱镜值需要减去 −0.50DC，同时球镜值加上 −0.25DS。重复以上检测操作，直至交叉柱镜放置后视标变模糊为止。注意：负散光过矫时，应先减柱镜、再加球镜。

6. 填写实训记录表，整理小结。

## 四、注意事项

1. 散光度数进行调整时，应注意同时调整球镜和柱镜，以使眼睛的最小弥散圆能始终保持在视网膜上，保证JCC使用的前提不变。

2. 为了避免刺激调节产生，负散光欠矫时更换镜片的顺序是“先降低球镜，再增加柱镜”，负散光过矫时更换镜片的顺序是“先降低柱镜，再增加球镜”。

3. 理论上柱镜调整0.25D球镜就需要调整0.125D，但在临床中镜片为0.25D一档，所以一般柱镜调整0.50D时球镜再做相应调整。

## 五、实训记录

姓名__________学号__________实训日期__________指导教师__________

**表4-2-6 实训记录报告**

| 被测者姓名： | | | 初始验光数据<br>R： L： | | |
|---|---|---|---|---|---|
| 右眼检测 | 球镜精调结果 | | 左眼检测 | 球镜精调结果 | |
| | 轴向精调结果 | | | 轴向精调结果 | |
| | 散光欠矫<br>检查结果 | | | 散光欠矫<br>检查结果 | |
| | 散光过矫<br>检查结果 | | | 散光过矫<br>检查结果 | |

六、实训考核评分标准

表 4-2-7 实训考核评分标准

| 序号 | 考核内容 | 配分 | 评分标准 | 扣分 | 得分 |
|---|---|---|---|---|---|
| 1 | 试镜架置入<br>初始验光数据 | 10 | 试镜架选择调整错误，扣 5 分；初始数据置入错误一项，扣 2 分 | | |
| 2 | 球镜精调 | 10 | 不单眼检测，扣 5 分；球镜调整错误一次，扣 2 分 | | |
| 3 | 交叉柱镜精调<br>散光轴向 | 10 | 交叉柱镜放置错误，扣 5 分；轴向调整错误一次，扣 2 分 | | |
| 4 | 散光欠矫检查 | 20 | 交叉柱镜放置错误，扣 5 分；结果判断错误，扣 2 分 | | |
| 5 | 散光过矫检查 | 20 | 交叉柱镜放置错误，扣 5 分；结果判断错误，扣 2 分 | | |
| 6 | 实训结果记录 | 10 | 书写不规范一项，扣 2 分 | | |
| 7 | 提问口答 | 20 | 思路清晰，理论依据准确 | | |
| | 合计 | 100 | | | |
| 否定项说明：操作时间超过 15min | | | | | |

评分人： 年 月 日

## 4.3 雾视与散光初查

【实训意义】

散光表是临床中最常用的进行散光初查的方法，检查时需要被检眼处于雾视状态，雾视程度的大小会影响被检者对清晰线条的辨认，进而影响到散光初查结果的准确性。通过模拟实训练习，让学生体验不同程度散光眼在不同雾视镜下对散光表辨认的差异性、对 E 形和 C 形视标的辨认差异性，为今后临床应用散光表检测奠定理论基础。

### 4.3.1 利用球柱镜片模拟散光眼雾视

【相关拓展知识】

散光眼在看散光表时，根据视网膜上成像的不同视觉感受也不同（图 4-3-1）。当眼睛为单纯近视散光状态时，最小弥散圆位于视网膜之前，调节处于放松状态，眼睛对散光表的辨认具有明显的方向性，表现为某个方向线条最清晰（图 4-3-1 上）；当眼睛为复性近视散光状态时，前后焦线均在视网膜前，将导致被检者对散光表的辨认差异性降低，影响散光检测的准确性（图 4-3-2 下）。因而，在散光表使用时，应根据球镜矫正视力，合理选择雾视镜大小，将散光眼雾视为单纯近视散光状态，即最小弥散圆位于视网膜之前，眼的后焦线在视网膜上，这样才能更好地保证被检者对散光表辨认的敏感性。

要想使不同类型散光眼呈现为单纯近视散光状态，就需要在散光眼最佳球镜矫正的基础上对其进行合理雾视，雾视镜的大小应根据预估柱镜值进行选择，一般以 1/2 预估柱镜值为基准。球镜矫正视力与预估柱镜值的对应关系遵循以下法则：预估柱镜值每增加 −1.00DC，球镜矫正视力下降 50%。球镜矫正视力与预估柱镜值对应关系见表 4-3-1。

notes

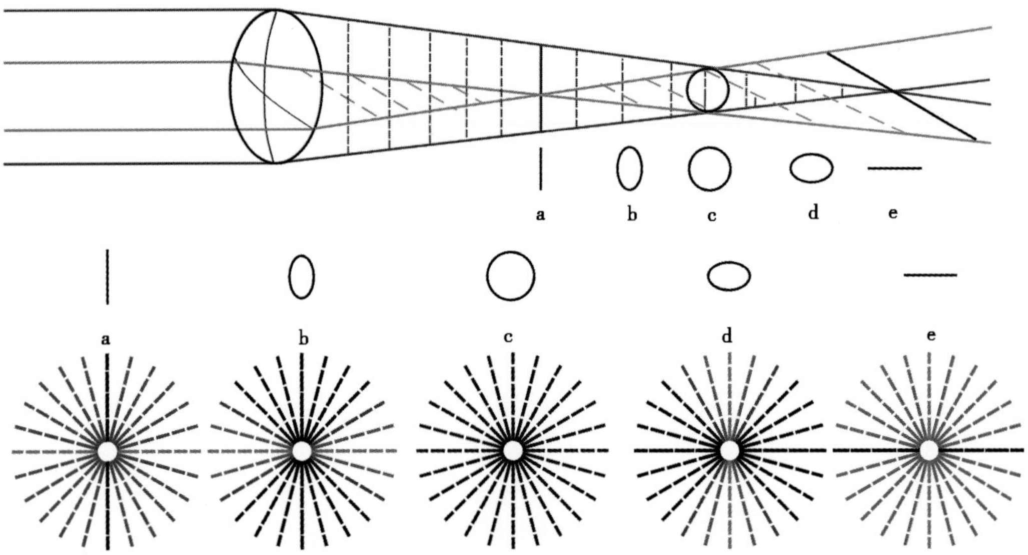


图 4-3-1　当视网膜位于 abcde 不同位置时，散光眼看散光表的视觉表现

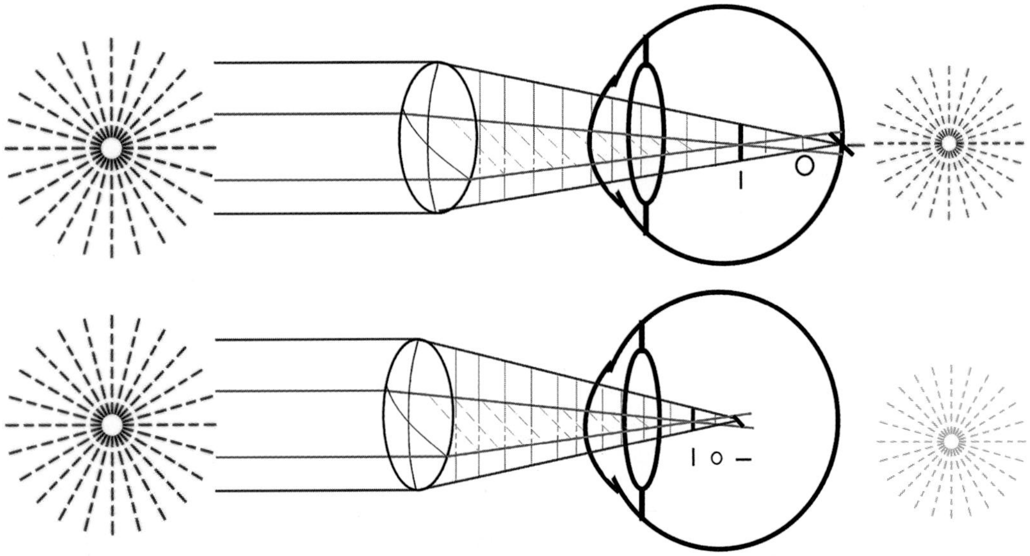

图 4-3-2　单纯近视散光和复性近视散光对散光表清晰线条方向感知表现

表 4-3-1　球镜矫正视力与预估柱镜值对应表

| 球镜矫正视力 | 预估柱镜值 |
|---|---|
| 1.0 | 0 |
| 0.5 | 1.0 |
| 0.25 | 2.0 |
| 0.125 | 3.0 |

## 【实训内容】

### 一、实训目的

1. 掌握散光眼雾视的程度对散光表辨认的影响。
2. 模拟不同度数散光眼，体验不同雾视下散光表辨认的难易程度。

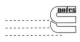

## 二、实训准备

1. 环境准备　视光实训室。

2. 用物准备　视力投影仪、试镜架、镜片箱、自动焦度计、瞳距仪等。

3. 学生分组　2人一组进行，交叉扮演验光师与被检者，进行实践操作。

4. 实训准备　提前完成小组成员眼睛屈光不正的全矫度数检测。

## 三、操作步骤

1. 用试镜架矫正被检者屈光不正度数。

2. 任选一眼进行，单眼模拟单纯近视散光和复性近视散光。

3. 在眼前放置 +0.50DC、+1.00DC、+2.00DC、+3.00DC 轴向在 180 的正柱镜，模拟单纯近视散光。嘱被检者看散光表，询问线条清晰情况，体验不同度数单纯近视散光眼对散光表的辨认差异性。

4. 在眼前放置 +0.50DC、+1.00DC、+2.00DC、+3.00DC 轴向在 180 正柱镜的基础上，再添加 +0.50DS 球镜，模拟复性近视散光。嘱被检者看散光表，询问线条清晰情况，体验不同度数复性散光眼对散光表的辨认差异性。

5. 讨论两种不同雾视的程度对被检者散光表辨认的难易程度。

6. 填写实训记录表，整理小结。

## 四、注意事项

1. 正视眼前加正柱镜模拟单纯近视散光，散光轴向与正柱镜放置轴向一致。

2. 若学生自身有散光，可在等效矫正球镜的基础上加上 1/2 柱镜值的雾视镜模拟单纯近视散光；在等效矫正球镜的基础上加上 +0.50DS+1/2 柱镜值的雾视镜模拟复性近视散光。如被检者矫正处方为 −3.00DS/−1.00DC×180 眼镜，等效矫正球镜为 −3.50DS，在此基础上加上 +0.50DS（试镜架度数实际为 −3.00DS）模拟单纯近视散光；加上 +1.00DS（试镜架实际为 −2.50D）模拟复性近视散光。

3. 当 1/2 柱镜值不是 0.25D 的整数倍时，取高值作为雾视镜值。

## 五、实训记录报告

姓名__________学号__________实训日期__________指导教师__________

表 4-3-2　实训记录报告

| 被测者姓名： | | 全矫处方： | |
|---|---|---|---|
| 模拟单纯近视散光 | 散光表辨认难易 | 模拟复性近视散光 | 散光表辨认难易 |
| +0.50DC×180 | | +0.50DS/+0.50DC×180 | |
| +1.00DC×180 | | +0.50DS/+1.00DC×180 | |
| +2.00DC×180 | | +0.50DS/+2.00DC×180 | |
| +3.00DC×180 | | +0.50DS/+3.00DC×180 | |
| 对比实训结论： | | | |

## 六、实训考核评分标准

表 4-3-3　实训考核评分标准

| 序号 | 考核内容 | 配分 | 评分标准 | 扣分 | 得分 |
|---|---|---|---|---|---|
| 1 | 试镜架矫正被检者的屈光不正度 | 20 | 试镜架选择调整错误，扣5分；左右眼度数插反，扣5分；插片顺序不正确一项，扣2分 | | |
| 2 | 模拟不同度数单纯近视散光，辨认散光表 | 30 | 不单眼检测，扣10分；模拟错误一次，扣4分，提问不正确，扣2分 | | |

续表

| 序号 | 考核内容 | 配分 | 评分标准 | 扣分 | 得分 |
|---|---|---|---|---|---|
| 3 | 模拟不同度数复性近视散光，辨认散光表 | 30 | 模拟错误一次，扣 4 分；提问不正确，扣 2 分 | | |
| 4 | 提问口答 | 20 | 思路清晰，理论依据准确 | | |
| | 合计 | 100 | | | |
| 否定项说明：操作时间超过 20min | | | | | |

评分人：　　　　年　月　日

### 4.3.2 利用散光表进行散光初查

【相关拓展知识】

由于散光眼成像的特殊性，我们可以在轻度雾视的情况下，利用散光眼对散光表线条清晰度的辨认差异进行散光的初查。清晰线条对应的钟点数（≤6）乘以 30 即为负轴位置，使所有线条清晰度达到一致的负柱镜值即为初查散光的度数。

从散光眼雾视模拟实训中可以看出，适量的雾视会使散光患者对于散光表的辨认更加准确。散光眼雾视镜的大小应根据预估柱镜值进行选择，一般以 1/2 预估柱镜值为基准，这样才能保证散光眼成像的后焦线最大限度地接近视网膜，此时对应散光表上清晰线条最明显。因为预估柱镜值的大小与球镜矫正视力相关（见表 4-3-1），所以必须保证散光眼的球镜矫正视力检测准确。有文献报道，对于散光眼的视力检测，环形视力表的检查精度明显高于E视力表，而且环形视力表的检查结果更符合散光实际屈光状态。因此，在进行散光表检查时，建议使用环形视力表进行散光眼球镜矫正视力检测，再根据球镜矫正视力预估散光大小，选择 1/2 预估柱镜值大小的雾视镜对散光眼进行轻度雾视，再让被检者注视散光表，进行散光的初查。

【实训内容】

**一、实训目的**

1. 掌握散光表进行散光检查的原理与操作方法。
2. 熟悉E视力表、环形视力表对散光眼视力检查的差异性。
3. 实训准备：提前完成小组成员眼睛屈光不正的全矫度数检测。

**二、实训准备**

1. 环境准备　视光实训室。
2. 用物准备　视力投影仪、试镜架、镜片箱、瞳距仪、电脑验光仪等。
3. 学生分组　4 人一组进行，交叉扮演验光师与被检者，进行实践操作。

**三、操作步骤**

（一）散光眼E视力表、环形视力表视力检测对比

1. 用试镜架矫正被检者的屈光不正。
2. 任选择一眼模拟不同类型散光，分别用E视力表和环形视力表进行视力检查。

（1）在眼前分别放置 +0.50DC、+1.00DC、+1.50DC、+2.00DC、轴向分别为 180°、90°、45°、135° 的正柱镜，模拟不同类型的单纯近视散光。

（2）每个散光类型需要进行E视力表、环形视力表两种视力检查。

（3）体验不同类型散光眼对不同开口方向视标的辨认难易度。与能辨认视标开口方向

相垂直的方向即为近散光轴向。

3．记录视力检测结果，对比分析用E视力表、环形视力表检测散光眼视力的差异性。

4．填写实训记录表，整理小结。

（二）散光表检查

1．被检者入座，进行综合验光仪调整，置入被检者的球镜验光数据。

2．打开右眼，关闭左眼，进行单眼检查。

3．投射环形视力表，进行球镜度数的粗调，检测最好球镜矫正视力。

4．根据最好球镜矫正视力，预估散光的大小。在眼前加上1/2预估柱镜值的雾视镜，嘱被检者看散光表，询问各方向线条的清晰度是否一致。

（1）若被检者回答各个方向上线条清晰度相同，说明眼睛无散光。

（2）若被检者回答各个方向上线条清晰度不同，继续询问被检者最清晰线条位于几点钟方向，清晰线条所对应钟点数（≤6）乘以30即为负散光的轴向；在检测出的轴向上逐步增加负柱镜，直至所有线条清晰度一致，此时所加的负柱镜即为散光初查的结果。注意：当所加的负柱镜值超过雾视镜的2倍时，球镜需要再加上一个+0.25DS雾视镜，以确保眼睛的最小弥散圆始终位于视网膜前。

5．对球镜进行精调，记录最佳矫正视力。

6．与电脑验光仪对比散光检测结果。

7．填写实训记录表。

## 四、注意事项

1．若被检者自身没有散光，可在矫正球镜基础上加正柱镜模拟单纯近视散光，进行散光表初查实训。

2．当1/2预估柱镜值不是0.25的整数倍时，取高值作为雾视镜值。

3．散光眼用 环形视力表进行视力检测，散光初查的准确度相对更高。

## 五、实训记录报告

姓名＿＿＿＿＿＿学号＿＿＿＿＿＿实训日期＿＿＿＿＿＿指导教师＿＿＿＿＿＿

**表4-3-4 实训记录报告（散光眼E视力表、环形视力表视力检测对比）**

<table>
<tr><td colspan="2">被检者姓名：</td><td colspan="8">全矫处方：</td></tr>
<tr><td rowspan="3">附加镜片光度</td><td rowspan="3">模拟散光屈光不正</td><td colspan="8">散光眼矫正视力</td></tr>
<tr><td colspan="2">45</td><td colspan="2">90</td><td colspan="2">135</td><td colspan="2">180</td></tr>
<tr><td>E视力表</td><td>环形视力表</td><td>E视力表</td><td>环形视力表</td><td>E视力表</td><td>环形视力表</td><td>E视力表</td><td>环形视力表</td></tr>
<tr><td>+0.50DC</td><td>−0.50DC</td><td></td><td></td><td></td><td></td><td></td><td></td><td></td><td></td></tr>
<tr><td>+1.00DC</td><td>−1.00DC</td><td></td><td></td><td></td><td></td><td></td><td></td><td></td><td></td></tr>
<tr><td>+1.50DC</td><td>−1.50DC</td><td></td><td></td><td></td><td></td><td></td><td></td><td></td><td></td></tr>
<tr><td>+2.00DC</td><td>−2.00DC</td><td></td><td></td><td></td><td></td><td></td><td></td><td></td><td></td></tr>
<tr><td colspan="10">对比实训结论：</td></tr>
</table>

表 4-3-5 实训记录报告(散光表检查)

| 被检者姓名： | | | 电脑验光结果<br>R： L： | | |
|---|---|---|---|---|---|
| 右眼检测 | 球镜粗调结果及最佳视力 | （ ） | 左眼检测 | 球镜粗调结果及最佳视力 | （ ） |
| | 雾视镜选择 | | | 雾视镜选择 | |
| | 散光表检测<br>轴向检测 | | | 散光表检测<br>轴向检测 | |
| | 散光表检测<br>度数检测 | | | 散光表检测<br>度数检测 | |
| | 球镜精调结果 | | | 球镜精调结果 | |

## 六、实训考核评分标准

表 4-3-6 实训考核评分标准(散光表检查)

| 序号 | 考核内容 | 配分 | 评分标准 | 扣分 | 得分 |
|---|---|---|---|---|---|
| 1 | 综合验光仪调整<br>置入球镜验光数据 | 10 | 调整错误或缺少一项，扣2分；球镜度数置入错误，扣2分 | | |
| 2 | 球镜粗调及最好<br>矫正视力检测 | 10 | 球镜调整错误一次，扣2分；终点判断错误，扣2分 | | |
| 3 | 置入1/2预估柱镜值<br>大小的雾视镜 | 10 | 雾视镜置入不正确，扣5分 | | |
| 4 | 散光表检测轴向 | 20 | 提问表述不正确，扣2分；检测结果分析错误，扣5分 | | |
| 5 | 散光表检测度数 | 20 | 提问表述不正确，扣2分；检测标准错误，扣5分 | | |
| 6 | 实训结果规范记录 | 10 | 书写不规范一项，扣2分 | | |
| 7 | 提问口答 | 20 | 思路清晰，理论依据准确 | | |
| | 合计 | 100 | | | |
| 否定项说明：操作时间超过20min | | | | | |

评分人： 年 月 日

# 4.4 双眼平衡检查

【实训意义】

两眼的视觉活动是同步发生、协调一致的，因而，在单眼验光结束后，我们还要进行双眼平衡检查，达到双眼平衡的目的，实现双眼视觉舒适持久的使用。通过本实训，使学生掌握临床工作中常用的三种双眼平衡检查技术，能熟练进行双眼屈光矫正平衡检测与分析。

## 4.4.1 双色偏振平衡

【相关拓展知识】

双色偏振平衡是利用红绿试验结合偏振分视进行双眼平衡调整的一种检查方法，常见的双色偏振平衡视标是由菱形分布的4组红绿底色黑色数字视标和一个周边圆环组成

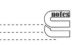

（图 4-4-1 上一组），偏振分视后，右眼可见垂直方向上的绿底 9 字视标和红底 6 字视标，左眼可见水平方向上的绿底 3 字视标和红底 5 字视标，周边圆环两眼均可看到，起到固视双眼作用。在临床中，也会见到上下两行分布设计的双色偏振平衡视标（图 4-4-1 下一组），偏振分视后右眼可见上行的红底 6 字视标和绿底 9 字视标，左眼可见下行的红底 8 字视标和绿底 3 字视标，中间红绿条线两眼均可见，起到固视双眼的作用。

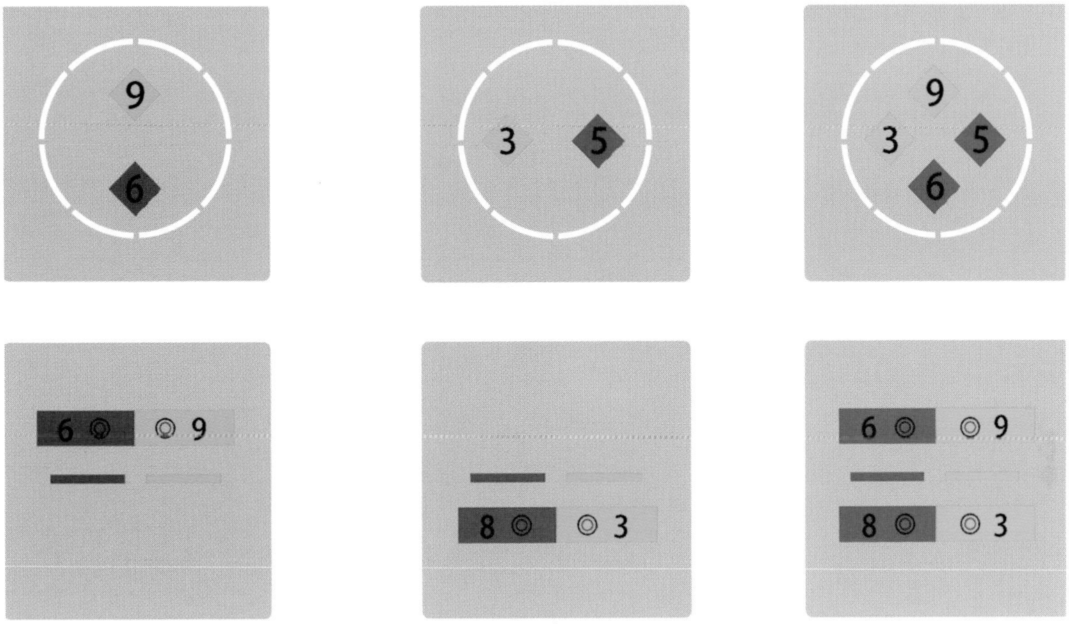


a　　　　b　　　　c

**图 4-4-1　双色偏振视标**

a. 右眼所见　b. 左眼所见　c. 双眼所见

在双眼同时视的条件下，通过让被检者对比不同色块内视标的清晰度，来进行单眼矫正状态的判断和双眼屈光矫正平衡的对比。以上下两行设计的双色偏振平衡视标为例，将双色偏振平衡检测结果分析如下：

1. 若被检者主诉上下两行四个色块中视标的清晰度一致，说明双眼是全矫状态，无须进行平衡调整。

2. 若被检者主诉上行中红色块内的视标清晰，说明右眼近视欠矫或远视过矫，需在右眼前逐渐增加负球镜，直至右眼看到的红绿色块中视标等清。

3. 若被检者主诉下行中绿色块内视标清晰，说明左眼近视过矫或远视欠矫，需要在右眼前逐渐增加负球镜，直至右眼看到的红绿色块中视标等清。

4. 若被检者主诉上下两行均是红色块中视标清晰，说明双眼均为近视欠矫或远视过矫，需要逐步在双眼前增加负球镜，直至两眼看到红绿色块中视标等清。

5. 若被检者主诉上下两行均是绿色块中视标清晰，说明双眼均为近视过矫或远视欠矫，需要逐步在双眼前增加正球镜，直至两眼看到红绿色块中视标等清。

## 【实训内容】

### 一、实训目的

1. 掌握双色偏振平衡检查的原理与方法。

2. 能熟练使用综合验光仪及手持式偏振片进行双色偏振平衡操作。

## 二、实训准备

1. 环境准备 视光实训室。

2. 用物准备 视力投影仪、综合验光仪、镜片箱、试镜架、手持式偏振片等。

3. 学生分组 2人一组进行，交叉扮演验光师与被检者，进行实践操作。

4. 检查者准备 提前完成小组成员眼睛屈光不正的单眼度数检测。

## 三、操作步骤

1. 被检者入座，调整综合验光仪，置入单眼屈光不正的度数。

2. 投放双色偏振平衡视标。

3. 右侧视孔内置入135°偏振片(P)，左侧视孔内置入45°偏振片(P)。

4. 让被测者双眼同时注视视标，用手或遮盖板交替遮盖左右眼，确认被测者右眼能看到垂直方向上的绿底9字视标和红底6字视标；左眼能看到水平方向上的绿底3字视标和红底5字视标(见图4-4-1上一组)。

5. 让被测者读出双眼所能看到的数字视标。若被检者能快速、准确的读出所有数字视标，直接进入下一步操作；若被检者出现数字视标读错、迟疑或明显延迟等现象，则说明该数字对应眼的矫正状态存在问题，需调整相应眼的球镜度，直至该眼看到红绿色块中数字视标等清。

6. 当被检者能快速准确辨认色块中的数字，或经过上一步调整4个数字基本等清后，在双眼同时视下，先进行单眼红绿对比。如果被检者回答右眼或者左眼看到的绿色块中视标更清晰，那么就要先从这只眼开始进行检查；如果被检者没有这种反应，就可以从任一只眼睛开始。

(1) 让被检者比较右眼看到的绿底9字视标和红底6字视标的清晰度有无差别，根据被检者主观反应情况，进行球镜调整。若红底6字视标清晰，加负球镜；若绿底9字视标清晰，加正球镜。以0.25D的级距逐步调整球镜，直至右眼看到的红绿色块中数字视标达到等清。

(2) 让被检者比较左眼看到绿底3字视标和红底5字视标的清晰度有无差别，同理进行左眼球镜的调整。

7. 在单眼红绿对比完成后，就进入双眼红绿交叉对比，此时才是真正双眼平衡的开始。在双眼同时视的情况下，将两眼不同色块进行两两对比，如右眼红色块对比左眼绿色块，右眼绿色块对比左眼红色块。

(1) 在两两交叉对比中，若被检者回答红绿色块中视标的清晰度无差别，则无须调整。

(2) 在两两交叉对比中，若被检者回答红绿色块中视标的清晰度存在差异，则需要根据“红清加负、绿清加正”的原则，以0.25D的级距进行双眼球镜平衡调整，直至达到交叉对比后红绿色块中视标的清晰度一致。

8. 填写实训记录表，整理小结。

## 四、注意事项

1. 当单眼红绿对比不能达到等清时，无须进行双眼红绿色块交叉对比平衡调整。

2. 当单眼红绿对比不能达到等清时，对于年轻的被检者，可以让绿色稍清，对于年龄稍大的被检者，可以让红色稍清。

3. 对红绿对比试验不敏感者可改用偏振平衡法进行双眼平衡检查。

## 五、实训记录报告

姓名____________学号____________实训日期____________指导教师____________

表4-4-1 实训记录报告

| | | | |
|---|---|---|---|
| 被检者姓名： | 单眼验光R：　　　　　（　）<br>初始结果L：　　　　　（　） | | |
| 双眼对视标辨认情况与调整 | | | |
| 单眼红绿对比结果<br>与球镜调整结果记录 | 右眼 | 红　绿 | |
| | 左眼 | 红　绿 | |
| 双眼红绿交叉对比结果<br>与调整平衡结果记录 | | R：<br>L： | |
| 最终验光结果 | R：　　　　（　）　双眼（　）<br>L：　　　　（　） | | |

❖ 填写说明：

1.（　）内填写视力值。

2. 单眼红绿对比结果填写：红>绿、或红<绿、或红=绿。

**六、实训考核评分标准**

表4-4-2 实训考核评分标准

| 序号 | 考核内容 | 配分 | 评分标准 | 扣分 | 得分 |
|---|---|---|---|---|---|
| 1 | 综合验光仪调整<br>置入单眼矫正镜片 | 10 | 调整错误一项，扣2分；初始数据少一项，扣2分 | | |
| 2 | 检查单眼矫正视力 | 10 | 不单眼检测，扣5分；终点判断错误，扣2分 | | |
| 3 | 投射双色偏振视标，让被检者辨认视标，调整球镜 | 20 | 提问不正确，扣2分；偏振片未置入或置入错误，扣5分；球镜调整错误一次，扣2分 | | |
| 4 | 单眼红绿对比与球镜调整 | 20 | 提问不正确，扣2分；球镜调整错误一次，扣4分 | | |
| 5 | 双眼红绿交叉对比与球镜调整 | 20 | 提问不正确，扣2分；球镜调整错误一次，扣4分 | | |
| 6 | 实训结果记录 | 10 | 书写不规范一项，扣2分 | | |
| 7 | 提问口答 | 10 | 思路清晰，理论依据准确 | | |
| | 合计 | 100 | | | |
| 否定项说明：操作时间超过15min | | | | | |

评分人：　　　　　　　　　　　　　　　　　　　　　　　年　月　日

## 4.4.2 偏振平衡

### 【相关拓展知识】

偏振平衡是通过偏振片分离两眼视标，进行双眼平衡检查的一种方法。临床常见偏振平衡视标有两类，一类为偏振分级视标，一类为偏振等级视标。偏振分级视标由两行不同大小等级数字视标和中间一根亮条线水平排列组成，偏振分视后，右眼可见上排视标，左眼可见下排视标，中间的亮条线两眼均可见，起到固视双眼的作用（图4-4-2）。偏振等级视标由三行0.6字母视标水平排列组成，偏振分视后，右眼可见上两行视标，左眼可见下两行视标，中间行视标两眼均可见，起到固视双眼作用（图4-4-3）。在临床实践中，建议大家选择偏振分级视标进行双眼平衡检查，因为越小的视标，越利于被检者对比屈光度调整后视物清晰度的差异变化。

a　　b　　c

**图 4-4-2　偏振分级视标**

a. 右眼所见　b. 左眼所见　c. 双眼所见

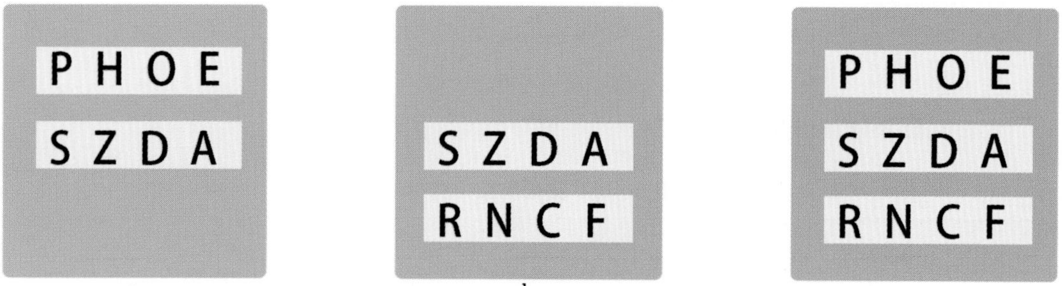


a　　b　　c

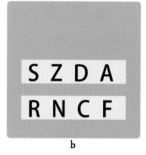

**图 4-4-3　偏振等级视标**

a. 右眼所见　b. 左眼所见　c. 双眼所见

在双眼同时注视的情况下，两眼的调节被锁定在同一个水平面上。当被检者主诉上下两行视标的清晰度不一致时，我们先对清晰眼进行球镜验证，再对模糊眼进行球镜验证。球镜验证时，需在眼前先加正镜片（以 0.25D 级距调整）检查过矫，若出现矫正视力下降，再改加负镜片检查欠矫，这样做可以避免刺激调节产生。完成双眼球镜调整后，若被检者主诉两眼视物仍存在清晰度差异，则需进一步对模糊眼的散光进行欠矫、过矫检查，直至达到双眼视下单眼最佳矫正视力，实现双眼视物平衡。

## 【实训内容】

### 一、实训目的

1. 掌握偏振平衡检查的操作方法。

2. 能熟练利用综合验光仪及手持式偏振片进行偏振平衡操作。

### 二、实训准备

1. 环境准备　视光实训室。

2. 用物准备　视力投影仪、综合验光仪、标准镜片箱、试镜架、手持式偏振片等。

3. 学生分组　2 人一组进行，交叉扮演验光师与被检者，进行实践操作。

4. 检查者准备　提前完成小组成员眼睛屈光不正的单眼度数检测。

### 三、操作步骤

1. 被检者入座，调整综合验光仪，置入单眼屈光不正的试镜片。

2. 投放偏振平衡分级视标。

3. 右侧视孔内置入 135° 偏振片（P），左侧视孔内置入 45° 偏振片（P）。

4. 让被测者双眼同时注视视标，用手或遮盖板交替遮盖左右眼，确认被检者右眼能看到上排的视标，左眼能看到下排的视标。让被检者比较上下两排视标的清晰度是否相同。

（1）若被检者回答上排与下排视标的清晰度一致，则无须调整。

（2）若被检者回答上排与下排视标的清晰度不一致，则需要调整。先对清晰眼进行球镜验证，在眼前加 +0.25DS 的球镜后，询问被检者视标是否变模糊了。

1）若被检者回答视标的清晰度没变化，则需将 +0.25D 加到球镜试片中。继续加 +0.25D 球镜片询问，直至加镜片后视标变模糊为止。

2）若被检者回答视标变模糊，则去掉 +0.25DS 球镜，在眼前改加 −0.25DS 球镜，询问被检者视标是否变清晰了。若被检者报告视标的清晰度没有变化，则去掉 −0.25DS 负球镜，停止球镜检查；若被检者报告视标变更清晰了，则将 −0.25DS 球镜加到球镜试片中，继续加 −0.25DS 球镜片询问，直至加镜片后视标的清晰度不再改变为止。

（3）用同样的方法对模糊眼进行球镜调整。

5. 完成双眼视下单眼球镜验证后，再次让被检者对比上下两排视标的清晰度。若上下两排视标的清晰度达到一致，则双眼平衡操作结束；若不一致，则需对模糊眼进行散光欠矫过矫检查。

（1）散光欠矫检查：使交叉柱镜的负轴（红点）与原柱轴对准，询问被检者交叉柱镜放置后视标是否变清晰。如果被检者回答“视标不变或变清晰”，就说明散光欠矫，需要在原柱镜度数基础上增加 −0.25DC，继续重复上一操作，直至交叉柱镜放置后视标变模糊为止；如果被检者回答“视标更模糊了”，就说明散光不欠矫，需要进行下一步散光过矫的检查。

（2）散光过矫检查：使交叉柱镜的正轴（白点）与原柱轴对准，询问被检者交叉柱镜放置后视标是否变模糊了。如果被检者回答“是”，就说明散光不过矫，即可结束此项操作；如果被检者回答“没有”，则说明散光过矫了，需要在原柱镜试片的基础上减去 −0.25DC，继续重复上一操作，直至交叉柱镜放置后视标变模糊为止。

注意：在柱镜度数进行调整时，球镜度数也要进行相应的调整，以保证眼睛的最小弥散圆始终位于视网膜上。

6. 填写实训记录表，整理小结。

## 四、注意事项

1. 偏振平衡检测时，若右侧视孔内置 45° 偏振片，左侧视孔内置 135° 偏振片，测试结果判断与本文所述相反。

2. 双色偏振平衡检查只能针对球镜进行调整，偏振平衡检查能同时完成球镜和散光的精调。

3. 在散光欠矫过矫检查中，柱镜精确原则是：使被检眼达到最好矫正视力的最低柱镜值就是最佳柱镜大小。

## 五、实训记录报告

姓名____________学号____________实训日期____________指导教师____________

表 4-4-3 实训记录报告

| | | |
|---|---|---|
| 被检者姓名： | 单眼验光 R：（ ）<br>初始结果 L：（ ） | |
| 双眼注视视标的行数<br>与双眼对比结果 | | 上行 下行 |
| 单眼球镜精调 | 清晰眼： | 球镜调整结果： |
| | 模糊眼： | 球镜调整结果： |
| 双眼再次对比结果 | 上行 下行 | 模糊眼： |
| 模糊眼散光检测结果 | 欠矫 / 过矫 | 柱镜调整结果： |
| 最终验光结果 | R：（ ） 双眼（ ）<br>L：（ ） | |

❖ 填写说明：

1.（ ）内填写视力值。

2. 双眼对比结果填写：上行>下行、上行<下行或上行 = 下行。

3. 模糊眼、清晰眼后边填写右眼或者左眼。

4. 欠矫 / 过矫，打勾任选一个即可。

**六、实训考核评分标准**

**表 4-4-4 实训考核评分标准**

| 序号 | 考核内容 | 配分 | 评分标准 | 扣分 | 得分 |
|---|---|---|---|---|---|
| 1 | 综合验光仪调整<br>置入单眼矫正镜片 | 10 | 调整错误一项，扣 2 分；初始数据少一项扣 2 分 | | |
| 2 | 检查单眼矫正视力 | 10 | 不进行单眼检测，扣 5 分；终点判断错误，扣 2 分 | | |
| 3 | 投射偏振平衡视标，让被检者注视视标 | 10 | 提问不正确，扣 2 分；偏振片未置入或置入错误，扣 5 分，未双眼同时检查扣 5 分 | | |
| 4 | 单眼球镜调整 | 20 | 提问不正确，扣 2 分；球镜调整错误一次，扣 4 分 | | |
| 5 | 模糊眼散光调整 | 20 | 提问不正确，扣 2 分；柱镜调整错误一次，扣 4 分 | | |
| 6 | 实训结果记录 | 10 | 书写不规范一项，扣 2 分 | | |
| 7 | 提问口答 | 20 | 思路清晰，理论依据准确 | | |
| | 合计 | 100 | | | |
| 否定项说明：操作时间超过 15min | | | | | |

评分人： 年 月 日

## 4.4.3 交替遮盖平衡

**【相关拓展知识】**

交替遮盖平衡检查，从根本上还是一种单眼屈光调整的方法，它不能在双眼同时视的情况下进行单眼调整，理论上对调节的控制不如前两种检查方法，但是在临床验光实践中，交替遮盖平衡检查更多的应用于验光流程最后试镜架试戴环节，因而，如何最大限度地控制调节，降低单眼遮盖调整对双眼视物的影响，是这项平衡检查操作需要关注的要点。

由于使用综合验光仪验光时，实际屈光检测的后顶点距离过大，被检者头位也处于未固定的状态下，因而在进行试镜架交替遮盖平衡调整时，需要进一步对单眼球镜和柱镜进行验证。同时，为减小单眼长时间遮盖对双眼视标辨认造成的差异，在进行交替遮盖平衡前需先进行双眼视力的检查或者让被检者在双眼打开的情况下休息一会，给被遮盖眼一个缓冲期，让两眼对视标的辨认能力趋近相同。交替遮盖两眼进行平衡检查时，需要根据左右眼对比视力差异，对视力清晰眼进行球镜调整，使两眼达到等清。

**【实训内容】**

**一、实训目的**

1. 掌握交替遮盖进行双眼平衡的规范操作要求。

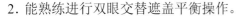

2. 能熟练进行双眼交替遮盖平衡操作。

## 二、实训准备

1. 环境准备 视光实训室。

2. 用物准备 视力投影仪、综合验光仪、试镜架、镜片箱、遮盖板等。

3. 学生分组 2人一组进行，交叉扮演验光师与被检者，进行实践操作。

4. 检查者准备 提前完成小组成员眼睛屈光不正的单眼度数检测。

## 三、操作步骤

1. 在试镜架上进行本项操作，前提：两只眼矫正视力相等或接近。

2. 给被检者选择合适的试镜架，插入单眼屈光矫正镜片。

3. 遮盖左眼，投放0.6～1.0行视标，先对右眼初始验光数据进行精调，包括球镜精调和散光精调，测量最佳矫正视力。

4. 遮盖右眼，同样方法进行左眼初始验光数据的精调，测量最佳矫正视力。

5. 去掉遮盖片，进行双眼矫正视力检查。

6. 让被测者双眼同时注视最佳视力上一行视标，用遮盖板交替遮盖右眼和左眼，让被测者比较两眼所看到视标的清晰度是否一致。若一致，说明两眼达到平衡；若不一致，询问哪只眼看到的视标更清楚些，在清晰眼前加+0.25DS，再次询问被检者两眼视标的清晰度是否达到一致。不断调整，直至两眼视标的清晰度达到一致或者让主导眼视标稍清晰为止。

7. 在双眼球镜试片的基础上同步增加+0.25DS。若双眼矫正视力下降，说明眼睛已达到全矫状态；若双眼矫正视力没有发生变化，需要将+0.25DS加到球镜试片上，再在此基础上继续双眼增加+0.25DS，直至出现最好矫正视力下降，视力下降前一个度数即为被检者最后的验光结果。

8. 填写实训记录表，整理小结。

## 四、注意事项

1. 交替遮盖时要给被检者留识别视标的时间，交换遮盖需停留2～3秒。

2. 当两眼矫正视力相差过大时，不适用交替遮盖平衡调整。

## 五、实训记录报告

姓名__________学号__________实训日期__________指导教师__________

表4-4-5 实训记录报告

<table>
<tr><td>被检者姓名：</td><td colspan="2">单眼验光R：（ ）<br>初始结果L：（ ）</td></tr>
<tr><td rowspan="2">试镜架单眼矫正度数精调结果记录</td><td colspan="2">R：（ ）</td></tr>
<tr><td colspan="2">L：（ ）</td></tr>
<tr><td>交替遮盖表现及调整结果记录</td><td>清晰眼：</td><td>R：<br>L：</td></tr>
<tr><td>最终验光结果</td><td colspan="2">R：（ ） 双眼（ ）<br>L：（ ）</td></tr>
</table>

❖ 填写说明：

1. （ ）内填写视力值。

2. 清晰眼后边填写右眼或者左眼。

### 六、实训考核评分标准

表 4-4-6 实训考核评分标准

| 序号 | 考核内容 | 配分 | 评分标准 | 扣分 | 得分 |
|---|---|---|---|---|---|
| 1 | 试镜架选择与度数插入 | 20 | 试镜架选择错误，扣 5 分；验光数据插入错误一项，扣 2 分 | | |
| 2 | 单眼屈光数据精调 | 20 | 双眼检测，扣 5 分；球镜、柱镜精调操作错误一项，扣 2 分 | | |
| 3 | 双眼交替遮盖平衡调整 | 20 | 提问不正确，扣 2 分；平衡调整操作错误一次，扣 4 分 | | |
| 4 | 双眼球镜精调 | 20 | 球镜调整错误一次，扣 4 分 | | |
| 5 | 实训结果记录 | 10 | 书写不规范一项，扣 5 分 | | |
| 6 | 提问口答 | 10 | 思路清晰，理论依据准确 | | |
| | 合计 | 100 | | | |
| 否定项说明：操作时间超过 15min | | | | | |

评分人：　　　　　　　　　　　　　　　　　　　　　　　　年　月　日

## 4.5 斜视定性定量检查

### 【实训意义】

斜视能极大影响被检者双眼视功能的正常使用，当双眼矫正视力低于单眼矫正视力时，我们就可以初步推断被检者可能存在斜视或双眼视异常。通过本次实训，使学生掌握利用特殊功能检测视标和马氏杆进行斜视定性定量检查的方法，具备开具棱镜处方的能力。

### 4.5.1 双色分视与偏振分视斜视检查

### 【相关拓展知识】

双色分视斜视检查是利用红绿光拮抗原理打破双眼融像，进行眼位检查的一种方法，检查时需十字环形视标联合红绿滤光片一起使用。十字环形视标的外周为绿色双环，中心为红色十字，右眼前放置红色滤光片后只能看到红色十字，左眼放置绿色滤光片后只能看到绿色的双环（图 4-5-1）。双眼注视时，若红色十字偏离了绿色圆环中心，说明被检者存在斜视，若被检者主诉只能看到绿色圆环或红色十字，说明被检者一眼存在抑制。

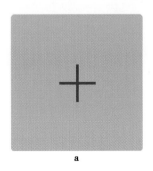

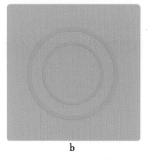

a　　b　　c

图 4-5-1 十字环形视标

a. 右眼所见　b. 左眼所见　c. 裸眼所见

偏振分视斜视检查是利用光的偏振原理打破双眼融像，进行眼位检查的一种方法，检查时需偏振十字视标联合偏振滤光片一起进行使用。偏振分视后，右眼只能看到垂直线条，左眼只能看到水平线条（图4-5-2）。双眼注视时，若出现垂直线条和水平线条不对称，说明被检者存在斜视，若被检者主诉只能看到竖线或横线，说明被检者一眼存在抑制。

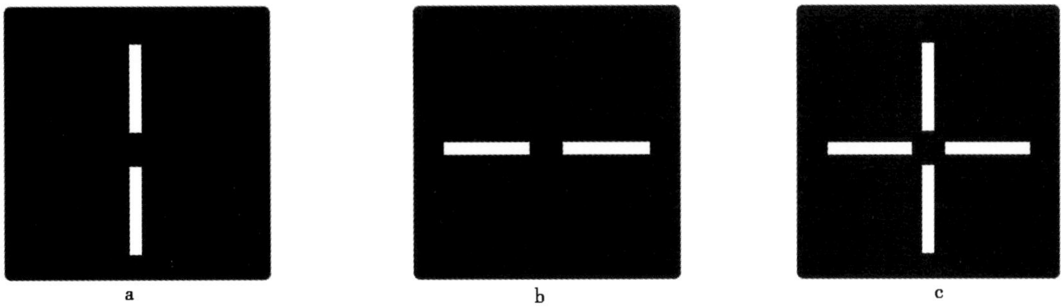


**图4-5-2 偏振十字视标**

a. 右眼所见 b. 左眼所见 c. 裸眼所见

## 【实训内容】

### 一、实训目的

1. 掌握双色分视和偏振分视进行斜视定性分析与定量检测的方法。
2. 能熟练利用双色分视进行斜视的定性分析与定量检测。
3. 能熟练利用偏振分视进行斜视的定性分析与定量检测。

### 二、实训准备

1. 环境准备　视光实训室。
2. 用物准备　视力投影仪、综合验光仪等。
3. 学生分组　2人一组进行，交叉扮演验光师与被检者，进行实践操作。
4. 检查者准备　提前完成小组成员眼睛屈光不正的度数检测。

### 三、操作步骤

（一）双色分视斜视检查

1. 被检者入座，综合验光仪调整，置入被检者远用屈光矫正镜片。

2. 右眼置入RL辅助镜片，左眼置入GL辅助镜片，投放十字环形双色视标（见图4-5-1）。

3. 让被检者双眼同时注视视标，用手或遮盖板交替遮盖左右眼，确认被检者单眼均能看到视标，询问被检者双眼同时看时十字是否在圆环中心。若被检者回答十字位于圆环中心，说明眼睛正位；若被检者回答十字偏离圆环中心，说明眼睛存在斜视（图4-5-3）。

4. 让被检者描绘出双眼看到的视标图形，根据十字偏离圆环方向，我们就可以判定被检者斜视的性质。水平斜视遵循“内同外交”的判断法则，即同侧复视为内斜、交叉性复视为外斜，垂直斜视遵循“像高眼低、像低眼高”判断法则，即像上移对应眼为下斜，像下移对应眼为上斜。

5. 根据十字偏离圆环中心的距离，我们就能判断出被检者斜视的程度。十字环形视标检测结果的定性定量分析见表4-5-1。

6. 填写实训记录表，整理小结。

（二）偏振分视斜视检查

1. 被检者入座，综合验光仪调整，置入被检者远用屈光矫正镜片。

2. 双眼置入辅助镜片“P”，投放偏振十字视标。

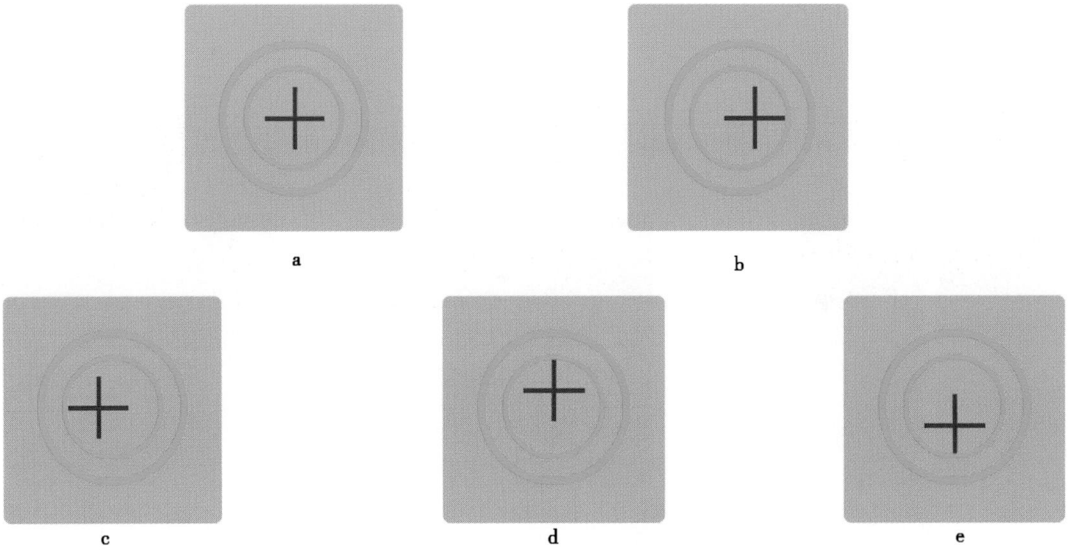


**图 4-5-3 十字环形视标斜视检测结果定性分析**

a. 正位 b. 内斜 c. 外斜 d. 左眼上斜 e. 右眼上斜

**表 4-5-1 十字环形视标斜视检测结果定性定量分析汇总表**

| 检测结果 | 定性分析 | 定量分析 | | | |
|---|---|---|---|---|---|
| | | 十字在小圆内，一侧与小圆相交，如图 4-5-4a 所示 | 十字中心在小圆上，如图 4-5-4b 所示 | 十字中心在大圆上，如图 4-5-4c 所示 | 十字在大圆外，一侧与大圆相交，如图 4-5-4d 所示 |
| 十字偏右 | 内斜 | | | | |
| 十字偏左 | 外斜 | | | | |
| 十字偏下 | 右眼上斜或左眼下斜 | $1^{\triangle}$ | $2^{\triangle}$ | $3^{\triangle}$ | $4^{\triangle}$ |
| 十字偏上 | 右眼下斜或左眼上斜 | | | | |

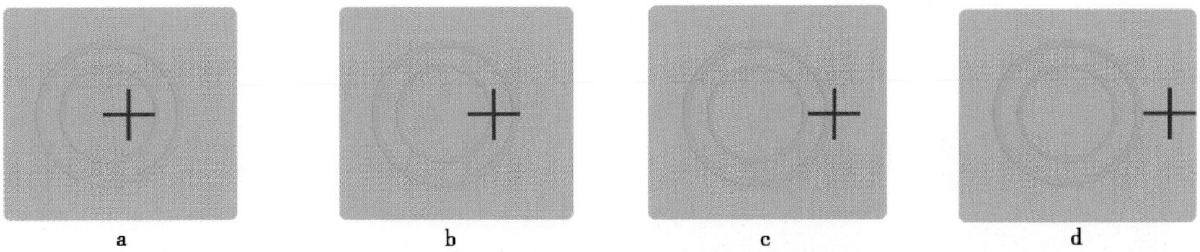


**图 4-5-4 十字环形视标内斜检测结果定量分析**

a. $1^{\triangle}$ 内斜 b. $2^{\triangle}$ 内斜 c. $3^{\triangle}$ 内斜 d. $4^{\triangle}$ 内斜

3. 让被测者双眼同时注视视标，用手或遮盖板交替遮盖左右眼，确认被检者单眼均能看到视标，询问被检者双眼看到的水平线条和垂直线条是否成十字对称。若被检者回答所看到的线条呈十字对称分布，说明为眼睛正位，若被检者回答线条不呈十字对称分布，说明眼睛存在斜视。

4. 置入旋转棱镜，进行水平、垂直斜视程度的检测。

(1) 若被检者描述垂直线条出现左右偏移(图 4-5-5)，说明眼睛存在水平斜视。将旋转棱镜置于左眼视孔，0 位调整到垂直位，根据斜视的性质，缓慢匀速的增加 BI/BO 的棱镜，左右移动水平线条，直至与垂直线条中心对齐，记录此时旋转棱镜大小和基底方向，即为被检者水平方向的斜视量。

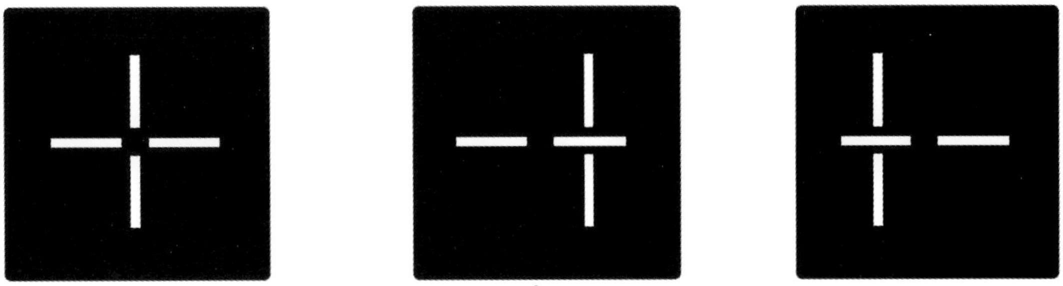

a　b　c

图 4-5-5　偏振十字视标水平斜视检测结果定性分析

a. 正位　b. 内斜　c. 外斜

（2）若被检者描述水平线条出现上下偏移（图 4-5-6），说明眼睛存在垂直斜视，将旋转棱镜置于左眼视孔，0 位调整到水平位，根据斜视的性质，缓慢匀速的增加 BU/BD 的棱镜，上下移动水平线条，直至与垂直线条中心对齐，记录旋转棱镜大小和基底方向，即为被检者垂直方向的斜视量。

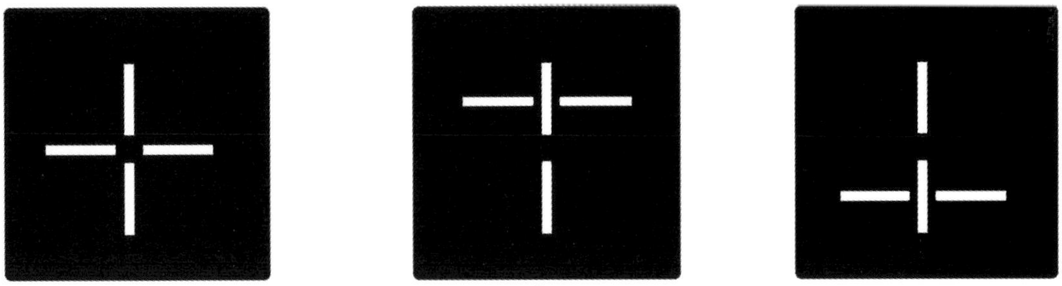

a　b　c

图 4-5-6　偏振十字视标垂直斜视检测结果定性分析

a. 正位　b. 右眼上斜　c. 左眼上斜

（3）若被检者描述垂直线条向左右偏移的同时还伴有水平线条向上下偏移（图 4-5-7），将旋转棱镜置于双眼视孔，右侧 0 位调整到水平位，左侧 0 位调整到垂直位，调整双侧旋转棱镜手轮，直至水平线条和垂直线条达到中心对齐，记录双眼旋转棱镜大小和基底方向，即为被检者水平方向合并垂直方向的斜视量。

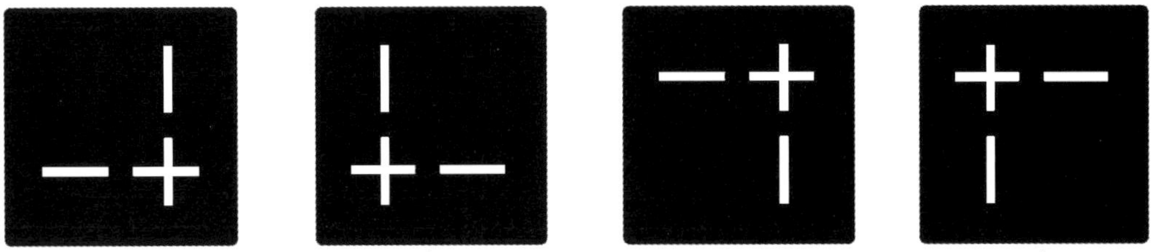

a　b　c　d

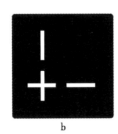

图 4-5-7　偏振十字视标水平斜视合并垂直斜视检测结果定性分析

a. 内斜合并左眼上斜　b. 外斜合并左眼上斜　c. 内斜合并右眼上斜　d. 外斜合并右眼上斜

（4）若被检者主诉垂直或水平线条暗淡，考虑右眼或左眼可能有黄斑抑制（图 4-5-8）。

5. 偏振十字视标的检测结果定性定量分析见表 4-5-2。

6. 记录斜视检测结果，试镜架试戴，开具棱镜处方。

7. 填写实训记录表，整理小结。

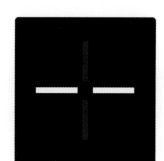

a b

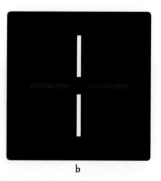

图 4-5-8 偏振十字视标黄斑抑制检测结果定性分析
a. 右眼黄斑抑制 b. 左眼黄斑抑制

表 4-5-2 偏振十字视标斜视检测结果定性定量分析汇总表

| 检测结果 | 定性分析 | 棱镜方向 |
|---|---|---|
| 竖线偏左，交叉性复视 | 外斜 | BI |
| 竖线偏右，同侧性复视 | 内斜 | BO |
| 横线偏上 | 右眼上斜或左眼下斜 | 左眼 BU 或右眼 BD |
| 横线偏下 | 左眼上斜或右眼下斜 | 左眼 BD 或右眼 BU |
| 竖线偏右，横线偏下<br>右下十字 | 内斜合并左眼上斜 | 右眼 BO 左眼 BD |
| 竖线偏左，横线片偏下<br>左下十字 | 外斜合并左眼上斜 | 右眼 BI、左眼 BD |
| 竖线偏右横线偏上<br>右上十字 | 内斜合并左眼下斜 | 右眼 BO、左眼 BU |
| 竖线偏左，横线偏上<br>左上十字 | 外斜合并左眼下斜 | 右眼 BI、左眼 BU |
| 只见横线 | 右眼黄斑抑制 | |
| 只见竖线 | 左眼黄斑抑制 | |

## 四、注意事项

1. 显性斜视从外观上很容易被辨认，故综合验光仪上一般是针对隐斜和间歇性斜视的患者进行眼位测量。

2. 综合验光仪内置的偏振辅镜片“P”，一般默认右眼的偏振径向为 135°，左侧偏振径向为 45°。

3. 十字环形视标对斜视定量检测的范围值是 0～4$^{\Delta}$，对于斜视程度较大的被检者亦可借助旋转棱镜进行斜视的定量检测；对于辨色能力障碍者，不适用本项检测。

## 五、实训记录报告

姓名__________学号__________实训日期__________指导教师__________

表 4-5-3 实训记录报告(双色分视斜视检查)

| | |
|---|---|
| 被测者姓名： | 屈光全矫结果<br>R： （ ） L： （ ） |
| 被检者看到的双色视标图形 | |
| 斜视定性诊断结果 | |
| 斜视定量检查结果 | |
| 最终验光(棱镜)处方 | R：<br>L： |

表 4-5-4 实训记录报告(偏振分视斜视检查)

| | |
|---|---|
| 被测者姓名: | 屈光全矫结果<br>R: ( ) L: ( ) |
| 被检者看到的偏振视标图形 | |
| 斜视定性诊断结果 | |
| 斜视定量检查结果 | |
| 最终验光(棱镜)处方 | R:<br>L: |

## 六、实训考核评分标准

表 4-5-5 实训考核评分标准

| 序号 | 考核内容 | 配分 | 评分标准 | 扣分 | 得分 |
|---|---|---|---|---|---|
| 1 | 综合验光仪调整,置入双眼矫正镜片 | 10 | 调整错误一项,扣 2 分;初始数据置入错误一项,扣 2 分 | | |
| 2 | 置入辅助镜片,投射检测视标,双眼注视 | 10 | 提问不正确,扣 2 分;辅助镜片未置入或置入错误,扣 5 分 | | |
| 3 | 斜视类型判断<br>与斜视度数检测 | 40 | 斜视性质判断不正确,扣 5 分;旋转棱镜调整错误一次,扣 4 分 | | |
| 4 | 试镜架试戴 | 20 | 棱镜置入错误一次,扣 5 分 | | |
| 5 | 实训结果记录 | 10 | 书写不规范一项,扣 2 分 | | |
| 6 | 提问口答 | 10 | 思路清晰,理论依据准确 | | |
| | 合计 | 100 | | | |
| 否定项说明:操作时间超过 15min | | | | | |

评分人: 年 月 日

## 4.5.2 钟形盘旋转性斜视检查

### 【相关拓展知识】

钟形盘视标可用于双眼旋转斜视的定性检测和定量分析,检测时需配合偏振滤光片一起使用。双眼偏振分视后,右眼可见十字形指针、中心固视环和周边固视圈,左眼单独可见周边刻度、中心固视环和周边固视圈(图 4-5-9)。

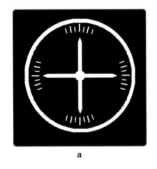

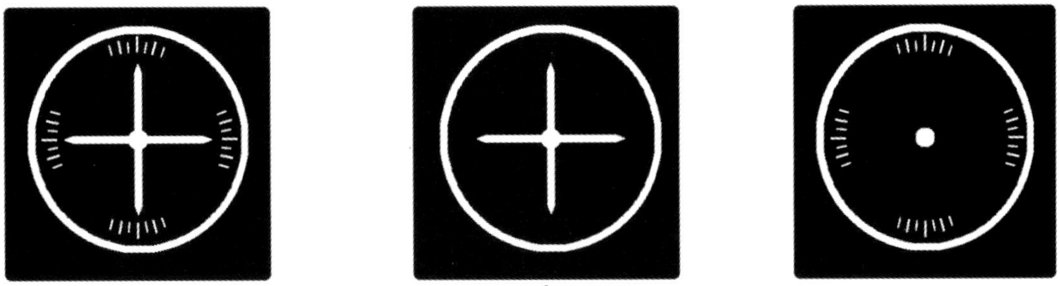

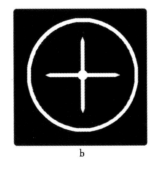

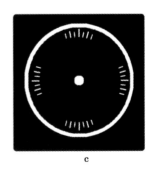

a b c

图 4-5-9 钟形盘视标
a. 裸眼所见 b. 右眼所见 c. 左眼所见

双眼注视时,若右眼所见十字指针影像发生顺时针旋转偏移,则诊断为右眼内旋转性斜视;若右眼所见十字指针影像发生逆时针旋转偏移,则诊断为右眼外旋转性斜视;若左眼所见周边刻度发生顺时针旋转偏移，则诊断为左眼外旋转性斜视；若左眼所见周边刻度发生逆时针旋转偏移，则诊断为左眼内旋转性斜视。十字指针与周边刻度每错位1小格代表旋转性斜视为5°（图4-5-10）。

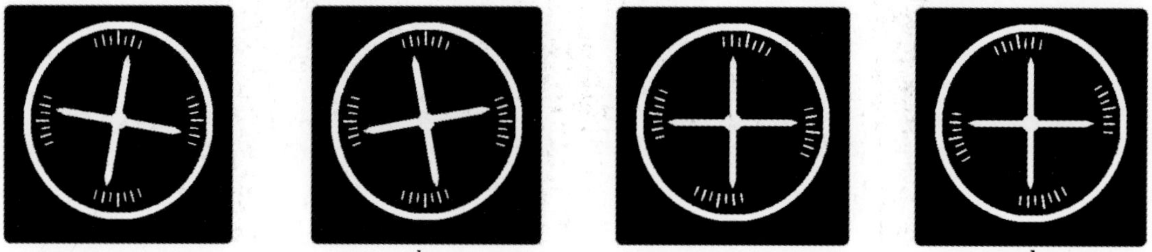

a　b　c　d

图4-5-10　钟形盘视标旋转性斜视检测结果定性分析

a. 右眼内旋转性斜视　b. 右眼外旋转性斜视　c. 左眼外旋转性斜视　d. 左眼内旋转性斜视

## 【实训内容】

### 一、实训目的

1. 掌握钟形盘视标进行旋转性斜视检查的方法。
2. 掌握钟形盘视标检测结果的定性分析与定量诊断。
3. 能熟练进行旋转性斜视的检查操作。

### 二、实训准备

1. 环境准备　视光实训室。
2. 用物准备　视力投影仪、综合验光仪等。
3. 学生分组　2人一组进行，交叉扮演验光师与被检者，进行实践操作。
4. 检查者准备　提前完成小组成员眼睛屈光不正的度数检测。

### 三、操作步骤

1. 被检者入座，调整综合验光仪，置入屈光不正的矫正镜片。
2. 双眼视孔置入辅助镜片“P”。
3. 投放钟形盘投影视标。
4. 让被检者双眼注视视标，用手或遮盖板交替遮盖左右眼，确认被检者单眼均能看到视标，询问被检者双眼看到的十字形指针与周边刻度视标的中心刻度线是否对齐。

（1）若被检者看到十字形指针与周边刻度视标的中心刻度线对齐，就说明被检者双眼无旋转性斜视。

（2）若被检者看到的十字形指针与周边刻度视标的中心刻度线不能对齐，就说明被检者双眼存在旋转性斜视。十字形指针发生旋转偏移代表右眼有旋转性斜视，周边刻度发生旋转偏移，就代表左眼有旋转性斜视。十字形指针与周边刻度每错位1小格就代表旋转性斜视为5°（图4-5-10）。

（3）若被检者看到十字形指针发生变形，不再垂直，说明右眼存在斜轴散光，造成单眼影像发生光学性旋转倾斜（图4-5-11b）；若被检者看到周边刻度线发生旋转，且水平刻度与垂直刻度不再垂直，说明左眼存在斜轴散光，造成单眼影像发生光学性旋转（图4-5-10c）。

（4）若被检者看到周边刻度发生不对称性改变，说明左眼存在斜轴散光，造成单眼影像发生旋转倾斜。

5. 钟形盘视标旋转性斜视检测结果定性分析（表4-5-6）。
6. 填写实训记录表，整理小结。

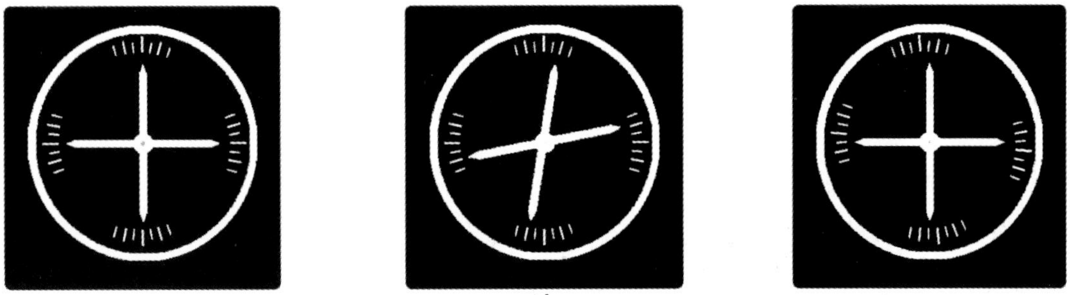

图 4-5-11 光学性旋转斜视

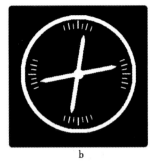

a. 正位眼所见 b. 右眼光学性旋转斜视 c. 左眼光学性旋转斜视

表 4-5-6 钟形盘视标旋转性斜视检测结果定性分析汇总表

| 图形 | 诊断 |
| --- | --- |
| 十字形指针顺时针旋转偏移 | 右眼内旋转性斜视 |
| 十字形指针逆时针旋转偏移 | 右眼外旋转性斜视 |
| 周边刻度顺时针旋转偏移 | 左眼外旋转性斜视 |
| 周边刻度逆时针旋转偏移 | 左眼内旋转性斜视 |
| 十字形指针变形，不相互垂直 | 右眼光学性旋转 |
| 周边刻度不能上下左右对称 | 左眼光学性旋转 |

## 四、注意事项

1. 眼睛的斜肌除了具有内外旋转功能外，还具有上下转的功能，且旋转斜视的代偿头位与垂直性斜视基本相同，所以当检测到被检者存在明显垂直向隐斜，并有代偿头位表现时，应进一步进行旋转性眼位的检测。

2. 由于旋转性斜视患病率较低，且无针对性矫治方法，故有些投影视力表未设置钟形盘视标。我们可以借助双马氏杆或同视机进行旋转性斜视的检查。

## 五、实训记录报告

姓名____________学号____________实训日期____________指导教师____________

表 4-5-7 实训记录报告

| 被测者姓名： | 屈光全矫结果<br>R: ( )L: ( ) |
| --- | --- |
| 被检者看到的钟形盘图形 | |
| 旋转斜视定性诊断结果 | |
| 旋转斜视定量检查结果 | |

## 六、实训考核评分标准

表 4-5-8 实训考核评分标准

| 序号 | 考核内容 | 配分 | 评分标准 | 扣分 | 得分 |
| --- | --- | --- | --- | --- | --- |
| 1 | 综合验光仪调整，置入双眼矫正镜片 | 10 | 调整错误或缺少一项，扣 5 分；初始数据置入错误一项，扣 5 分 | | |
| 2 | 置入辅助镜片，投射钟形盘视标，双眼注视 | 20 | 提问不正确，扣 5 分；辅助镜片未置入或置入错误，扣 5 分 | | |
| 3 | 检测结果分析 | 40 | 旋转斜视性质判断不正确，扣 20 分；检测结果读数错误，扣 20 分 | | |

续表

| 序号 | 考核内容 | 配分 | 评分标准 | 扣分 | 得分 |
|---|---|---|---|---|---|
| 4 | 实训结果记录 | 10 | 书写不规范一项，扣5分 | | |
| 5 | 提问口答 | 20 | 思路清晰，理论依据准确 | | |
| | 合计 | 100 | | | |
| 否定项说明：操作时间超过15min | | | | | |

评分人： 年 月 日

### 4.5.3 马氏杆斜视检查

【相关拓展知识】

马氏杆是由多根小圆柱玻璃杆彼此平行排列构成，由于通过柱面透镜轴方向的平行光线不发生偏折，与轴垂直方向的平行光线发生偏折会聚成点，许多小亮点会集成一条亮线，因次，通过马氏杆注视点光源，会看到一条与马氏杆放置方向垂直的光条。马氏杆的检查都在屈光全矫下的基础上进行的，通过单眼前放置马氏杆的“一杆一灯”模式，可以检查水平和垂直斜视；通过在两眼前放置同向马氏杆的“两杆一灯”模式，可以检查旋转性斜视。

【实训内容】

**一、实训目的**

1. 掌握马氏杆的临床应用。

2. 能熟练使用马氏杆进行水平、垂直、旋转性斜视检查。

**二、实训准备**

1. 环境准备　视光实训室。

2. 用物准备　视力投影仪、综合验光仪、试镜架，红色马氏杆透镜、无色马氏杆透镜各1片，$2^{\Delta}$棱镜1片。

3. 学生分组　2人一组进行，交叉扮演验光师与被检者，进行实践操作。

4. 检查者准备　提前完成小组成员眼睛屈光不正的度数检测。

**三、操作步骤**

（一）水平隐斜测量

1. 被检者入座，调整综合验光仪，置入屈光不正的矫正试片。

2. 右眼视孔置入红色水平马氏杆RMH，左眼视孔置于O位。

3. 右眼视孔置入旋转棱镜，O位调整到垂直。

4. 投放白色点状视标。

5. 让被测者双眼注视点状视标，交替遮盖双眼，确认被测者右眼能看到红色竖线，左眼能看到白色亮点。

6. 用遮盖板遮盖右侧视孔3～5秒，移走遮盖板，询问被测者看到的红色竖线与白色亮点是否重合。

(1) 若被检者回答两者重合，说明水平方向眼睛是正位。

(2) 若被检者回答两者是分离的，说明水平方向存在斜视。若红线在点的右侧，即为同侧性复视，诊断为内斜；若红线在点的左侧，即为交叉性复视，诊断为外斜。内斜量用BO棱镜检测，外斜量用BI棱镜检测，直至点线重合。

7. 让被检者注视白色亮点，余光瞄着红色竖线，根据斜视性质，调整右眼视孔前旋转棱镜手轮，缓慢逐步增加棱镜度，当红色竖线与白点重合时，记录旋转棱镜大小和基底方向，即为被检者水平方向的斜视量。

（二）垂直隐斜检查

1. 被检者入座，调整综合验光仪，置入屈光不正的矫正试片。

2. 右眼视孔内置入红色垂直马氏杆 RMV，左眼视孔置于 O 位。

3. 右眼视孔置入旋转棱镜，O 位调整到水平。

4. 投放白色点状视标。

5. 让被测者双眼注视点状视标，交替遮盖双眼，确认被测者右眼能看到红色横线，左眼能看到白色点状视标。

6. 用遮盖板遮盖右侧视孔 3～5 秒，移去遮盖板，询问被测者看到的红色横线与白色亮点是否重合。

（1）若被检者回答两者重合，说明垂直方向眼睛是正位。

（2）若被检者回答两者是分离的，说明垂直方向存在斜视。若红线在点的上方，则诊断为左眼上斜（右眼下斜），若红线在点的下方，则诊断为右眼上斜。上隐斜量用 BD 棱镜检测，下隐斜量用 BU 棱镜检测，直至点线重合。

7. 让被检者注视白色亮点，余光瞄着红色横线，根据斜视性质，调整右眼视孔前旋转棱镜手轮，缓慢逐步增加棱镜度，当红线与白点重合时，记录旋转棱镜大小和基底方向，即为被检者垂直方向的斜视量。

8. 填写实训记录表，整理小结。

（三）旋转性斜视检查

1. 被检者配戴试镜架检查。根据被检者的瞳距选择试镜架，置入远用屈光矫正眼镜试片。

2. 在右眼试镜架后镜槽置入 $2^{\triangle}$ 底向下的棱镜。

3. 在右眼试镜架前镜槽置入垂直向红色马氏杆透镜，左眼试镜架前镜槽置入垂直向无色马氏杆透镜。

4. 投射白色点状视标，让被检者双眼注视视标，询问被检者是否能看到上红下白两条横向的线条。若两条线条平行，诊为无旋转斜视；若两线条不平行，则诊为有旋转斜视（图 4-5-12）。

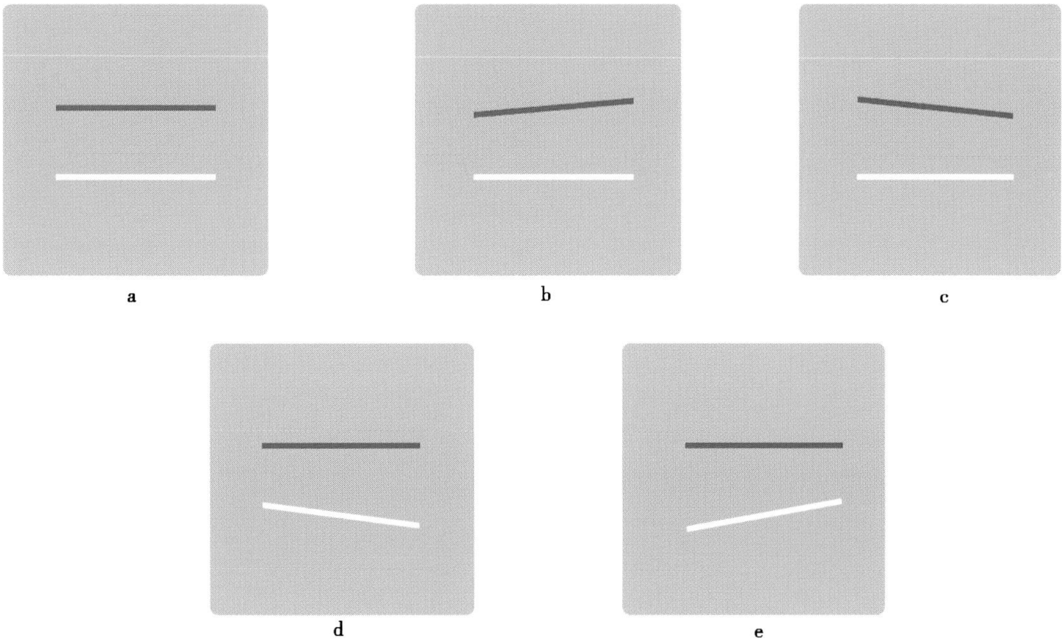


图 4-5-12　双马氏杆旋转性斜视检测结果定性分析

a. 正位　b. 右眼外旋转性斜视　c. 右眼内旋转性斜视　d. 左眼外旋转性斜视　e. 左眼内旋转性斜视

5. 双马氏杆检测旋转斜视的定性定量分析(表4-5-9)。

表4-5-9 双马氏杆检测结果定性定量分析汇总表

| 图形 | 定性分析 |
|---|---|
| 红色线条左下倾 | 右眼外旋转性斜视 |
| 红色线条右下倾 | 右眼内旋转性斜视 |
| 白色线条右下倾 | 左眼外旋转性斜视 |
| 白色线条左下倾 | 左眼内旋转性斜视 |

6. 填写实训记录表,整理小结。

## 四、注意事项

1. 左眼内置的白色马氏杆也可用于斜视检测,检测方法与红色马氏杆相同。

2. 马氏杆进行近距眼位检查时,近距点状视标可用笔灯投射代替。

3. 为了保证眼位检测结果的准确性,检测时需辅以单眼遮盖,记录点线重合瞬间的棱镜值。

4. 水平斜视多为双眼共同性斜视,检测结果一般不记录眼别;垂直斜视检测结果必须记录眼别,且一般记录上斜眼,不记录下斜眼。

5. 双马氏杆检测一般只用于旋转性斜视的定性分析,若要对旋转性斜视进行定量检测,建议使用钟形盘视标或同视机进行检查。

## 五、实训记录报告

姓名__________学号__________实训日期__________指导教师__________

表4-5-10 实训记录报告

| 被检者姓名: | 屈光全矫结果<br>R: ( ) L: ( ) | |
|---|---|---|
| 马氏杆检测项目 | 被检者双眼所看图形 | 斜视定性与定量结果 |
| 水平方向隐斜检测 | | |
| 垂直方向隐斜检测 | | |
| 旋转性隐斜检测 | | |

## 六、实训考核评分标准

表4-5-11 实训考核评分标准

| 序号 | 考核内容 | 配分 | 评分标准 | 扣分 | 得分 |
|---|---|---|---|---|---|
| 1 | 检查前准备 | 10 | 仪器调整、初始数据置入,错误一项,扣5分 | | |
| 2 | 置入马氏杆,投射视标,让被检者双眼注视 | 20 | 提问不正确,扣5分;辅助镜片置入错误,扣5分 | | |
| 3 | 定性与定量检测 | 40 | 定性分析不正确一项,扣5分;定量检测操作错误一项,扣5分 | | |
| 4 | 实训结果记录 | 10 | 书写不规范一项,扣5分 | | |
| 5 | 提问回答 | 20 | 思路清晰,理论依据准确 | | |
| | 合计 | 100 | | | |
| 否定项说明:操作时间超过25min | | | | | |

评分人: 年 月 日

# 4.6 不等像检查

## 【实训意义】

屈光参差患者屈光矫正的最大问题就是两眼视网膜像不等，一般认为当左右眼屈光度数差异超过 2.50D 时，两眼视网膜像相差会超过 5%，就可能出现双眼融像困难。但很多情况下，我们不能仅仅单靠屈光度数的差值来推断屈光参差患者的不等像差异，临床上也能见到屈光参差相差 3.00D 以上的患者存在很好的双眼融像。在轴性屈光不正中，屈光参差所产生的不等像差异较小，在介质性与曲率性屈光不正中，屈光参差产生的不等像差异度会较大。因此，我们通过对屈光参差患者进行双眼不等像测试，就可以评估其对屈光参差耐受的程度，区分屈光参差成因，选择合适的矫正手段。轴向屈光参差框架眼镜矫正效果好，介质性和屈光性屈光参差隐形眼镜的矫正效果好。

## 【相关拓展知识】

为了有效避免和减少由于屈光参差导致的配镜不适，我们在验光的过程中可以利用投影仪中的垂直对齐视标（图 4-6-1）和水平对齐视标（图 4-6-2），配合双眼偏振片进行不等像的检测分析。也可通过在试镜架上单眼放置马氏杆，注视双光点进行双眼不等像检查。当测量结果确定没有不等像存在，则完全可以按照实际度数进行配镜处理；如果检查过程中发现确实存在不等像的问题，则需要谨慎处理。

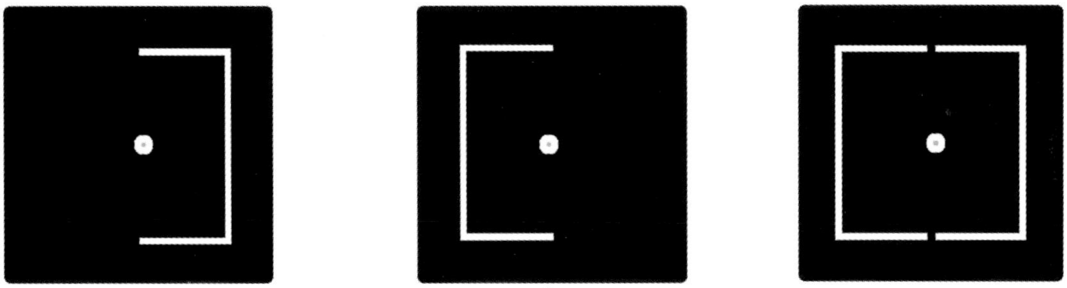

a　　b　　c

图 4-6-1　垂直对齐视标

a. 右眼所见　b. 左眼所见　c. 裸眼所见

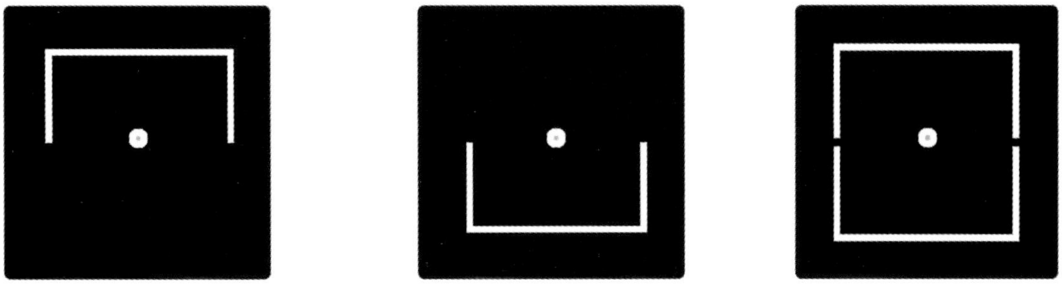

a　　b　　c

图 4-6-2　水平对齐视标

a. 右眼所见　b. 左眼所见　c. 裸眼所见

【实训内容】

**一、实训目的**

1. 掌握综合验光仪进行两眼视网膜不等像的检查方法。

2. 能熟练使用综合验光仪进行眼睛水平、垂直方向不等像的检查。

3. 了解马氏杆进行不等像检测的方法。

**二、实训准备**

1. 环境准备 视光实训室。

2. 用物准备 视力投影仪、综合验光仪、试镜架、马氏杆、笔灯等。

3. 学生分组 2 人一组进行，交叉扮演验光师与被检者，进行实践操作。

4. 检查者准备 提前完成小组成员眼睛屈光不正的度数检测。

**三、操作步骤**

（一）垂直不等像检查

1. 被检者入座，调整综合验光仪，双眼置入远用屈光不正矫正镜片。

2. 投射垂直对齐视标（图 4-6-1c），先进行垂直方向不等像检查。让被检者双眼注视视标，会看到左右对称的两个方括号图形。

3. 双眼视孔置入辅助镜片“P”。用手或遮盖板交替遮盖左右眼，确认被检者右眼能看中心圆点和右侧方括号（图 4-6-1a），左眼能看到中心圆点和左侧方括号（图 4-6-1b），让被检者双眼同时注视中心圆点，询问被检者左右侧方括号的高度是否一致。

（1）若被检者回答左右方括号的高度一致，说明两眼像相等。

（2）若被检者回答左右方括号的高度不一致，说明两眼像不等。

4. 当确定被检者是两眼不等像后，需要进一步询问被检者看到两个方括号是否对称。

（1）若被检者回答左右方括号对称，则直接进入到不等像大小分析。

（2）若被检者回答左右方括号不对称，则考虑眼睛垂直方向存在斜视（图 4-6-3a）。需先用棱镜矫正垂直斜视使左右方括号对称，再进行双眼不等像分析。

5. 投射水平对齐视标（图 4-6-2c），同理进行水平方向不等像检测。若出现水平方括号左右偏移不对称，则考虑眼睛水平方向存在斜视（图 4-6-3b）。需先用棱镜矫正水平斜视后方可进行不等像检测分析。

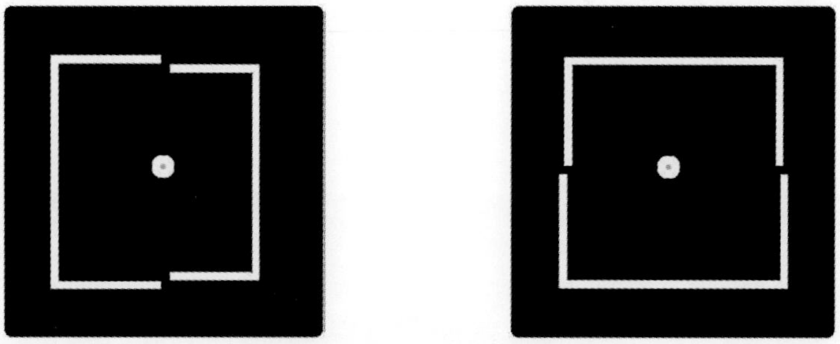

a　　b

**图 4-6-3 双眼影像不等合并斜视表现**

a. 垂直方向影像不等合并右眼上斜　b. 水平方向影像不等合并外斜

6. 让被检者描绘出所看到的影像图形，对被检者不等像检测结果进行定性定量分析。

（1）以垂直方向不等像检测结果为例，当方括号上下两端相差 1/2 边宽时不等像为 3.5%（图 4-6-4b），当两端相差 1 个边宽时不等像为 7%（图 4-6-4c）。

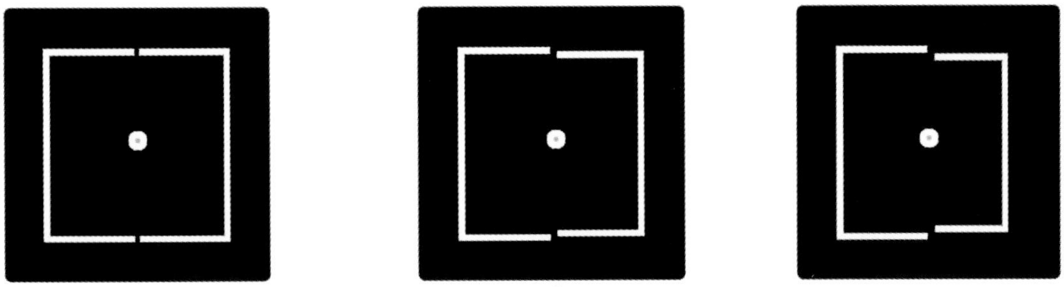

a　　　　　　b　　　　　　c

图 4-6-4　垂直方向不等像检测结果定量分析

a. 两眼像相等　b. 不等像差异 3.5%　c. 不等像差异 7%

（2）若眼睛在垂直和水平方向上影像不等的检测值相同，则诊断为双眼各向影像不等（图 4-6-5）。

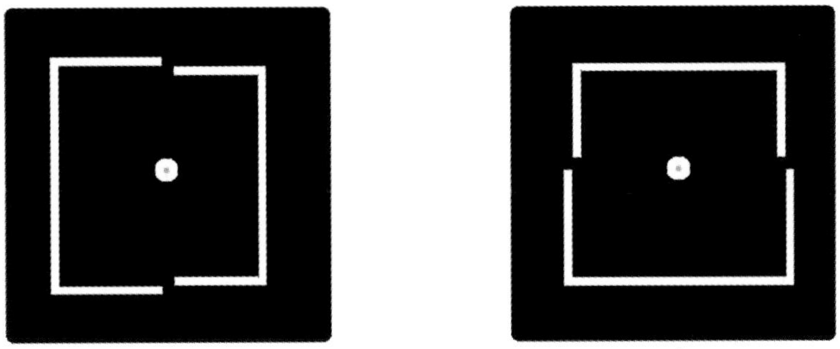

a　　　　　　b

图 4-6-5　双眼各向影像不等

a. 垂直方向不等像检测结果　b. 水平方向不等像检测结果

（3）若眼睛在垂直和水平方向上影像不等的检测值存在差异，则诊断为双眼非对称性影像不等（图 4-6-6）。

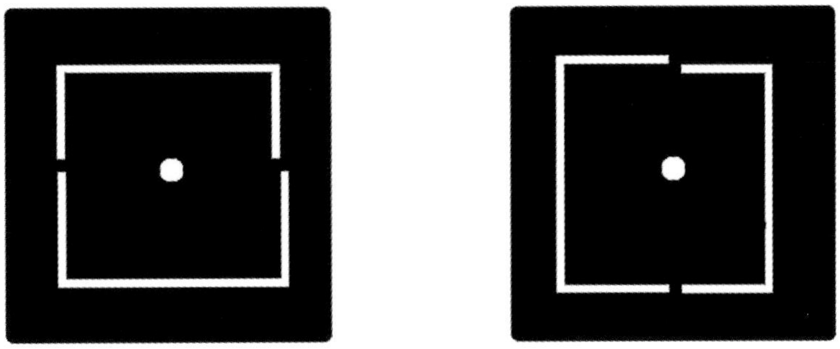

a　　　　　　b

图 4-6-6　双眼非对称性影像不等

a. 水平方向不等像检测结果　b. 垂直方向不等像检测结果

（4）若眼睛只在垂直或水平方向存在影像不等，则诊断为双眼单向影像不等。

7. 填写实训记录表，整理小结。

（二）马氏杆不等像检查（视频 4.5.3）

1. 被检者需配戴试镜架检查，根据被检者的瞳距选择合适试镜架，置入远用屈光矫正试片。

2. 在远处，两笔灯相隔 10cm 水平放置，投射两光点作为检测视标。

3. 将马氏杆水平放置在右眼前，让被检者双眼注视远方水平相隔 10cm 的两个点状视

视频 4.5.3（1）马氏杆检测水平隐斜

视频 4.5.3（2）马氏杆检测垂直隐斜

视频 4.5.3（3）马氏杆检测旋转隐斜

视频 4.5.3（4）马氏杆测量不等像

标，交替遮盖双眼，确认被测者右眼能看到两条垂直线，左眼能看到两个光点。双眼可能会看到以下几种影像（图 4-6-7）。

（1）若被检者右眼看到的两条垂直线均能穿过左眼所见的两个光点，说明双眼视网膜像相等。

（2）若被检者右眼看到的两条垂直线不能穿过左眼所见的两个光点，说明双眼存在不等像。此时需在右眼前加入适量水平棱镜，使其中的一条线与光点重合，再观察另一条线与另一个光点间的相互关系。

1）如果另一条线在两点之间，诊为右眼影像小于左眼影像。

2）如果另一条线在两点之外，诊为左眼影像小于右眼影像。

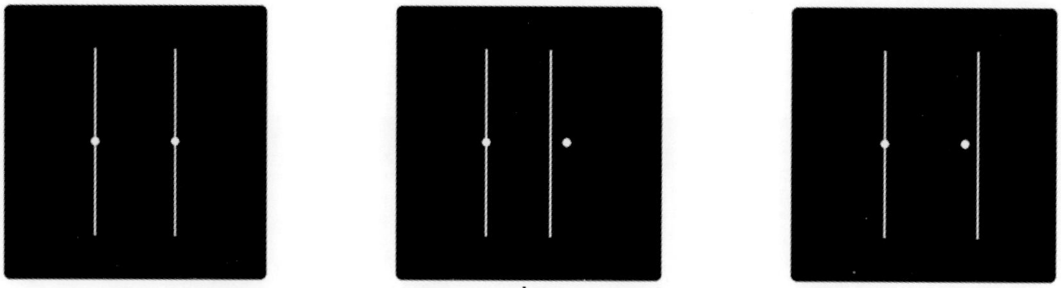

a　　b　　c

**图 4-6-7　马氏杆不等像检测结果定性分析**

a. 正常　b. 右眼影像小于左眼影像　c. 左眼影像小于右眼影像

4. 填写实训记录表，整理小结。

## 四、注意事项

1. 双眼影像不等大部分是由于屈光参差造成的，少部分也见于眼底病理性改变，临床中需要结合被检者主诉和其他方面检测进行综合分析。

2. 对称性双眼影像不等表现为单眼影像各向增大或减小；非对称性影像不等表现为单眼影像沿视野一侧向另一侧逐渐增大或减小，或者单眼出现不规则变形影像。

3. 当眼睛同时存在斜视和不等像时，需要先用棱镜矫正斜视后，再进行双眼不等像定量分析。

4. 马氏杆测量不等像时，建议使用试镜架插片的方法。因为综合验光仪检测时后顶点距离大于 12mm，且被检者头位不能固定，会导致检测数据与实际结果存在较大差异。

## 五、实训记录

姓名__________学号__________实训日期__________指导教师__________

**表 4-6-1　实训记录报告**

| 被检者姓名： | 屈光全矫结果<br>R:　　　（　）L:　　　（　） | |
|---|---|---|
| 检测项目 | 垂直方向不等像检查 | 水平方向不等像检查 |
| 双眼所看的影像图形 | | |
| 斜视性质及大小 | | |
| 不等像分析结果 | | |
| 双眼不等像判定结果： | | |
| 马氏杆不等像检测定性结果： | | |

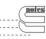

六、实训考核评分标准

表 4-6-2 实训考核评分标准

| 序号 | 考核内容 | 配分 | 评分标准 | 扣分 | 得分 |
|---|---|---|---|---|---|
| 1 | 综合验光仪调整，置入双眼矫正镜片 | 10 | 调整错误一项，扣 2 分；初始数据置入错误一项，扣 2 分 | | |
| 2 | 双眼置入偏振片，投射垂直对齐视标，检查垂直方向不等像 | 20 | 提问不正确，扣 2 分；辅助镜片未置入或置入错误，扣 5 分；棱镜置入错误一项，扣 2 分 | | |
| 3 | 投射水平对齐视标，检查水平方向不等像 | 20 | 提问不正确，扣 2 分；辅助镜片未置入或置入错误，扣 5 分；棱镜置入错误一项，扣 2 分 | | |
| 4 | 不等像定量定性分析 | 20 | 不等像定量判断不正确，扣 5 分；不等像定性分析错误，扣 5 分 | | |
| 5 | 实训结果记录 | 20 | 实训记录不规范一项，扣 2 分 | | |
| 6 | 提问口答 | 10 | 思路清晰，理论依据准确 | | |
| | 合计 | 100 | | | |
| 否定项说明：操作时间超过 20 分钟 | | | | | |

评分人：　　　　　　　　　　年　月　日

# 4.7 针孔片检查

【实训意义】

针孔片检查能很好地辨别被检者视力低下是否由屈光不正引起，对于验光过程中矫正视力低于 0.8 的被检者，非常有必要进行针孔视力检查，以帮助我们判断视力低常的原因，为下一步视力矫正不良病因分析指明方向。

【相关拓展知识】

对于圆锥角膜、角膜瘢痕引起的角膜不规则散光，常规验光中，当我们用球柱镜片矫正时会出现矫正视力不良的情况，此时若用针孔镜排查视力可达到正常。针对这类顾客，我们需要借助裂隙灯显微镜、角膜地形图等检查，帮助我们进一步确诊，使用球性 RGP 对他们进行屈光矫正。

【实训内容】

一、实训目的

1. 掌握针孔镜检查的意义。
2. 模拟不同度数屈光不正，让学生体验针孔镜视力提升改变。

二、实训准备

1. 环境准备　视光实训室。
2. 用物准备　视力投影仪、试镜架、镜片箱、自动焦度计、瞳距仪等。
3. 学生分组　2 人一组进行，交叉扮演验光师与被检者，进行实践操作。
4. 检查者准备　提前完成小组成员眼睛屈光不正的度数检测。

**三、操作步骤**

1. 测量被检者屈光不正并用试镜架矫正为正视眼。

2. 任选择一眼进行体验，单眼模拟近视、正视和单纯近视散光，对应屈光不正球性欠矫和散光欠矫的状态。

3. 在眼前放置 +0.50DS、+1.00DS、+2.00DS 球镜模拟近视；在眼前放置 −0.50DS、−1.00DS、−2.00DS 球镜模拟远视；放置 +0.50DC、+1.00DC、+2.00DC 的正柱镜和相应负球镜，模拟混合散光。让被检者看环形视力表，检测针孔镜放置前后视力改变情况。

4. 将检测结果进行对比，体验针孔镜对视力改变情况。

5. 填写实训记录表，整理小结。

**四、注意事项**

1. 针孔镜检测时一定要确保针孔位于患者视轴位置，避免被检者因寻找针孔出现头位的转动。

2. 针孔片检查虽然使眼睛视物的焦深与景深增加，但由于孔径光阑的遮光作用，会大幅度降低视标的亮度，增加视标的辨认难度，故而，对于病理性原因造成视力下降，针孔视力检测结果不增反降。

**五、实训记录**

姓名__________学号__________实训日期__________指导教师__________

**表 4-7-1 实训记录报告**

| 被检者姓名： | | | 全矫处方： | | |
|---|---|---|---|---|---|
| 模拟球镜 | 裸眼视力 | 针孔视力 | 模拟混散 | 裸眼视力 | 针孔视力 |
| +0.50 | | | −0.25+0.50×180 | | |
| +1.00 | | | −0.50+1.00×180 | | |
| +2.00 | | | −1.00+2.00×180 | | |
| 0 | | | 0 | | |
| +0.50 | | | −0.25+0.50×90 | | |
| +1.00 | | | −0.50+1.00×90 | | |
| +2.00 | | | −1.00+2.00×90 | | |
| 对比实验结论： | | | | | |

**六、实训考核评分标准**

**表 4-7-2 实训考核评分标准**

| 序号 | 考核内容 | 配分 | 评分标准 | 扣分 | 得分 |
|---|---|---|---|---|---|
| 1 | 试镜架插入被检者屈光不正全矫度数 | 20 | 试镜架瞳距选择调整错误，扣 5 分；左右眼度数插错，扣 10 分；镜片插片顺序不正确，扣 5 分 | | |
| 2 | 模拟不同度数近视眼，检查裸眼与针孔视力 | 30 | 不单眼检测，扣 5 分；镜片模拟错误一次，扣 5 分；视力检测操作错误一项，扣 2 分 | | |
| 3 | 模拟不同度数的混合散光，检查裸眼与针孔视力 | 30 | 不单眼检测，扣 5 分；镜片模拟错误一次，扣 5 分；视力检测操作错误一项，扣 2 分 | | |
| 4 | 检查熟练度 | 20 | 操作熟练、有序 | | |
| | 合计 | 100 | | | |
| 否定项说明：操作时间超过 20 分钟 | | | | | |

评分人： 年 月 日

# 4.8 试镜架的使用

## 【实训意义】

试镜架技术是确定顾客验光处方前最后一个验光步骤，镜片试戴最接近眼镜的实际戴镜效果，通过试镜架试戴调整，能很好地修正综合验光仪验光中出现的焦度误差，大大减低配镜不适情况的出现。

## 【相关拓展知识】

试镜架分为瞳距固定和瞳距可调两种类型。瞳距固定类型试镜架成组设计，瞳距以2mm递增，一般包含56～70mm的试镜架8个，除镜腿长度外，其他部分不可调节。瞳距可调式试镜架在单眼瞳距、镜眼距、瞳高、前倾角、镜腿长度等方面均可进行精细调节，能将眼睛瞳孔中心调整到试镜架镜圈中心，保证顾客试戴时能获得较好的动态视野，缺点是太沉。

试镜架一般设计有四个镜片槽，一个位于镜圈内侧，三个位于镜圈外侧。在镜片试镜中，由内向外，镜片槽插片的顺序为大球、大柱、小球、小柱、棱镜。对于大散光小球镜这种屈光矫正，插片时需要先放大柱镜，再放小球镜，保证试镜效果尽量接近配镜状态。由于顾客鼻梁过低或者睫毛过长，当置于镜圈后镜槽中镜片严重影响到被检者眨眼时，可将镜片前移到外侧第一个镜片槽。

如果以综合验光仪检查后窗口（镜眼距12mm）作为试镜架试镜度数的矫正平面，综合验光仪上的验光结果在进行试镜架试戴时需要进行等效屈光力转换。图4-8-1是综合验光仪检查盘的侧面剖面图，从图中我们可以看出各功能盘之间存在着一定间隔，各功能盘到检查后窗口的距离也是不同的。综合验光仪功能盘上不同屈光力镜片在检查后窗口处的等效屈光力见表4-8-1，表中球镜片是以3.00DS步进球镜盘到检查后窗口距离按照10mm计算等效屈光力，柱镜是以−1.25DC步进散光盘到检测后窗口距离按照22mm计算等效屈光力。

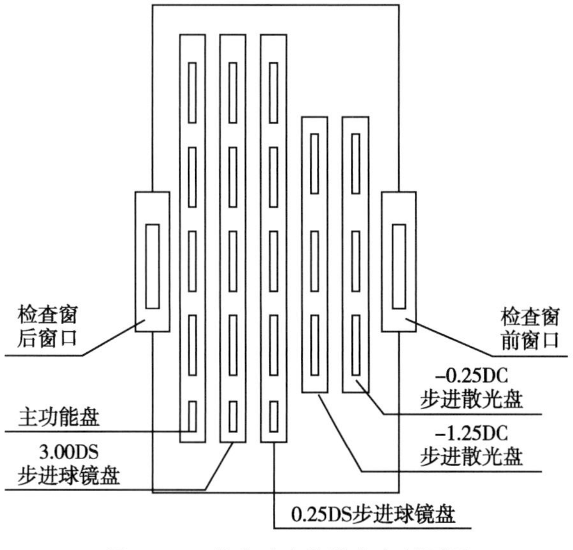


图4-8-1 综合验光仪检查盘剖面图

表 4-8-1 综合验光仪显示度数在检查后窗平面的等效屈光力

| 负球镜（DS） | 等效屈光力（DS） | 正球镜（DS） | 等效屈光力（DS） | 柱镜（DC） | 等效屈光力（DC） |
|---|---|---|---|---|---|
| −5.00 | −4.76 | +5.00 | +5.26 | −3.50 | −3.25 |
| −7.00 | −6.54 | +7.00 | +7.53 | −5.00 | −4.50 |
| −9.00 | −8.26 | +9.00 | +9.89 | −6.00 | −5.30 |
| −10.00 | −9.09 | +10.00 | +11.11 | | |
| −11.00 | −9.91 | +11.00 | +12.36 | | |
| −12.00 | −10.71 | +12.00 | +13.64 | | |
| −13.00 | −11.50 | +13.00 | +14.94 | | |
| −14.00 | −12.28 | +14.00 | +16.28 | | |
| −15.00 | −13.04 | +15.00 | +17.65 | | |
| −16.00 | −13.79 | +16.00 | +19.05 | | |
| −17.00 | −14.53 | +16.75 | +20.12 | | |
| −18.00 | −15.25 | | | | |

从表 4-8-1 可以看出，当球镜屈光力大于 5.00DS、柱镜屈光力大于 3.50DC 时，综合验光仪检测后窗口处等效屈光力与仪器显示度数之间的差异会大于 0.25D。在综合验光仪临床使用中，角膜前顶点到检测后窗的距离往往会比 12mm 更大，因此，实际试镜架度数的偏差值可能会比表中计算出的差值还要更大些。故而，在综合验光仪验光之后必须进行试镜架试戴，尤其对于高度屈光不正的被检者，一定要注意进行屈光矫正度数的换算调整。

## 【实训内容】

### 一、实训目的

1. 掌握试镜架试戴调整的方法。
2. 能熟练进行试镜架上球镜、柱镜的精调操作。

### 二、实训准备

1. 环境准备　视光实训室。
2. 用物准备　视力投影仪或环形灯箱视力表、试镜架、镜片箱、瞳距仪等。
3. 学生分组　2 人一组进行，交叉扮演验光师与被检者，进行实践操作。

### 三、操作步骤

1. 完成综合验光仪检查之后进行该项操作。
2. 给被检者选择适合瞳距的试镜架，调整试镜架，让被检者戴镜舒适。
3. 可参照推荐表进行度数转换后，将综合验光仪验光数据置入试镜架，遮盖片插入左眼。
4. 给被检者戴上试镜架，投射 0.6～1.0 环形视力表，检查被测眼视力。
5. 对球镜进行精调，使用远交叉十字线、红绿对比、加减镜片任一种方法即可。
6. 用手持交叉柱镜精确散光轴向。
7. 用手持交叉柱镜进行散光欠矫过矫检查，精确散光度数。
8. 检查右眼的最好矫正视力。
9. 打开左眼，遮盖右眼，同理进行左眼度数的精调与矫正视力检测。
10. 打开双眼，进行双眼视力检查。
11. 交替遮盖双眼，进行双眼平衡调整。
12. 双眼前同时逐步增加 +0.25DS，直至双眼最好矫正视力下降。视力下降前一个度数即为双眼验光的最终结果。

13. 让被检者戴着试镜架，进行看远、看近、上下楼梯等日常活动，根据试戴情况进行进一步调整。

14. 开具验光处方，规范记录验光处方。

## 四、注意事项

1. 有屈光参差的顾客，可以在试镜架上进行不等像测试后，再让顾客进行试戴走动。

2. 对于远视眼，镜片调整时需要先加再减，避免引发调节产生。

## 五、实训记录报告

姓名____________学号____________实训日期____________指导教师____________

表 4-8-2 实训记录报告

| 被检者姓名： | 试镜架初始数据<br>R： L： | |
|---|---|---|
| 检测项目 | 右眼检测数据记录 | 左眼检测数据记录 |
| 球镜的精调 | | |
| 散光的精调 | | |
| 最佳矫正视力 | | |
| 双眼视力检查 | R： 双眼（ ）<br>L： | |
| 交替遮盖平衡结果 | R：<br>L： | |
| 双眼球镜精调结果 | R：<br>L： | |
| 验光处方 | R：<br>L： | |

## 六、实训考核评分标准

表 4-8-3 实训考核评分标准

| 序号 | 考核内容 | 配分 | 评分标准 | 扣分 | 得分 |
|---|---|---|---|---|---|
| 1 | 试镜架插片 | 20 | 试镜架选择错误，扣5分；插片错误一项，扣2分 | | |
| 2 | 球镜的精调 | 20 | 球镜精调错误一次，扣4分 | | |
| 3 | 散光的精调 | 20 | 散光精调错误一次，扣4分 | | |
| 4 | 交替遮盖平衡调整 | 20 | 平衡操作错误一次，扣4分 | | |
| 5 | 双眼球镜精调 | 10 | 球镜精调错误一次，扣2分 | | |
| 6 | 实训结果记录 | 10 | 书写不规范一项，扣2分 | | |
| | 合计 | 100 | | | |
| 否定项说明：操作时间超过15min | | | | | |

评分人： 年 月 日

（边云卓 王 磊）

notes

# 项目5 非斜视性双眼视异常检查分析与处理

**概述**

人类的双眼能一起协调地进行视觉活动，并不是一眼加一眼等于双眼这么简答的叠加，而是能产生单只眼无法提供的许多功能，以满足人类更好的生活，拥有更优越的视觉质量。正常的双眼单视是指双眼同时注视一个物体，双眼的视线相交于该物体上，物体的像正好落在双眼的黄斑中心凹，双眼视网膜处于完全对应的状态。人们可以看清楚不同距离的物体，不但需要双眼集合和发散来注视物体，也需要根据距离需求，眼睛要发生调节来看清楚物体，眼球的聚散和调节必须达到一定平衡才能保持双眼单视时的清晰、舒适、持久。当这种平衡因为某些因素被打破时就会出现双眼视异常。斜视造成的双眼视平衡被打破而出现双眼视异常在临床上比较容易发现和诊断，而非斜视因素造成的双眼视异常在临床上不容易被发现，并且容易误诊、漏诊。不同的双眼视异常出现的视疲劳症状不尽相同，但是很难从临床症状来明确诊断双眼异常的类型，一定要结合双眼视功能各项检查项目的结果进行综合分析来明确诊断，然后才能给予有效的治疗方法。

## 5.1 调 节 检 查

【实训意义】

调节是人眼为了能看清楚近处的物体而增加眼睛屈光力的能力。调节是维持正常视力和视觉功能的基本要素，正常的调节是保障清晰视觉和用眼舒适的前提。在日常生活中，人眼出现调节问题时，就会发生视疲劳、视力模糊、近距离工作引起眼酸、眼痛、复视等症状。测量调节能力并进行分析，是诊断和处理双眼视异常的基础。

### 5.1.1 调节幅度检查

【相关拓展知识】

调节幅度（AMP）是调节远点和调节近点之间距离的屈光度表示形式。当调节完全放松时，与视网膜黄斑中心凹共轭的一点称为调节远点；当充分调节时，与视网膜黄斑中心凹共轭的一点称为调节近点。调节幅度公式：

$$AMP = \text{远点屈光度} - \text{近点屈光度} = \frac{1}{\text{远点距离（m）}} - \frac{1}{\text{近点距离（m）}} \qquad (5\text{-}1\text{-}1)$$

如式（5-1-1）所示，若调节的远点位于光学无穷远处，则调节幅度等于调节近点即近点

notes

注视距离的倒数。注意：位于眼前的点其距离值为负值，而位于眼后的点为正值。常用的测量调节幅度的方法：移近法 / 移远法、负镜片法、动态检影法。

调节幅度检测的影响因素主要包括：单眼和双眼的测量、年龄、注视角度、视标的尺寸、气温、屈光度等。移近法和移远法可以单眼也可双眼测量，当单眼测量时，主要影响因素是视网膜模糊像启动的调节；当双眼测量时，被检者要求保持单一的清晰的视标，除了反应性调节之外，还有集合性调节的成分，因此双眼测量的调节幅度会高于单眼测量的调节幅度。由于调节幅度随年龄的增加有下降的趋势，因此当被检者超过 40 岁要考虑出现“老花”而无法看清近距视标，所以须在给予一定近附加的基础上才能按照常规程序测量调节幅度。在调节幅度判断时需考虑年龄的因素，调节幅度与年龄呈负相关的关系，经验公式如下：

人群调节幅度最小值 =15−0.25× 年龄

人群调节幅度最大值 =25−0.4× 年龄

人群调节幅度平均值 =18.5−0.3× 年龄

## 【实训内容】

### 一、实训目的

1. 掌握移近 / 移远法测定调节幅度的要领。

2. 掌握负镜法测定调节幅度的要领。

### 二、实训准备

1. 环境准备　低照度视光实训室。

2. 用物准备　综合验光仪 1 台、近用视标卡及近视标尺 1 套。

3. 学生分组　2 人一组进行，交叉扮演验光师与被检者，进行实践操作。

### 三、操作步骤

（一）方法一：移近 / 移远法检测调节幅度（图 5-1-1）

本方法需在充分屈光矫正状态下进行。

1. 首先遮盖被检者左眼，先检查其右眼。

2. 让其注视最好视力上一行视标的单个视标。

3. 将视标由 40cm 远处慢慢向鼻根部移动，直至被检测者报告视标首次出现持续性模糊。

4. 测量视标至被检测者眼镜架平面的距离（cm），这一点为调节近点，该线性距离即为近点距离。转换该线性距离为屈光度单位，即其倒数，就代表该被检测者的调节幅度，重复测量三次取平均值。

5. 将近视标卡移入近点距离以内，缓慢地向远离被测眼方向移动，直至视标达到清晰临界点，记录近视标尺上移远近点参数，重复测量三次取平均值。

6. 取移近近点参数与移远近点参数的均值，换算成调节幅度，调节幅度为近点距离均值的倒数。

7. 遮盖被检测者的右眼，重复以上步骤 2～6，测量左眼调节幅度。

8. 双眼同时看视标时，重复以上步骤 2～6，测量双眼调节幅度。

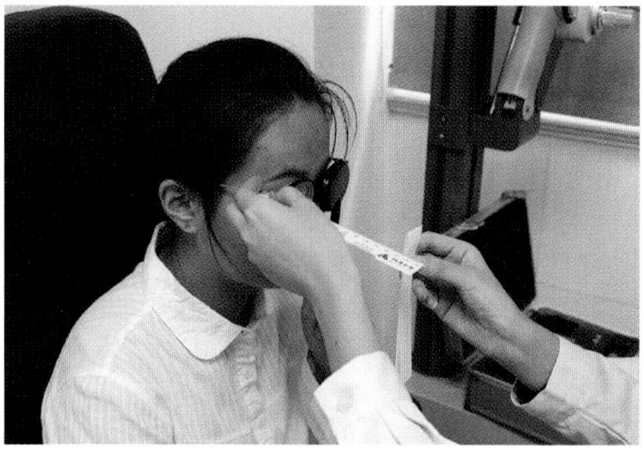

图 5-1-1　移近 / 移远法检测调节幅度

9. 记录并计算调节幅度。例如：平均近点距离均值为 20cm，调节幅度为 5.00D；平均近点距离均值为 16cm，调节幅度为 6.25D。

（二）方法二：负镜法检测调节幅度（图5-1-2）

1. 在综合验光仪内置入被检测者的远用屈光不正矫正度数，并遮盖其左眼，先检查其右眼。

2. 调整近用瞳距，并将近用视标置于近视标杆40cm处，让被检者注视最佳视力上一行视标的单个视标。

3. 在眼前逐渐增加 −0.25D 的负球镜，直至被检测者报告视标首次出现持续性模糊。

4. 所增加的负球镜总量的绝对值再加上40cm近视标所诱发的2.50D调节即为被检者的调节幅度。例如被检者出现持续性模糊时所增加的负球镜总量为 −3.00D，则其调节幅度为3.00D+2.50D=5.50D。

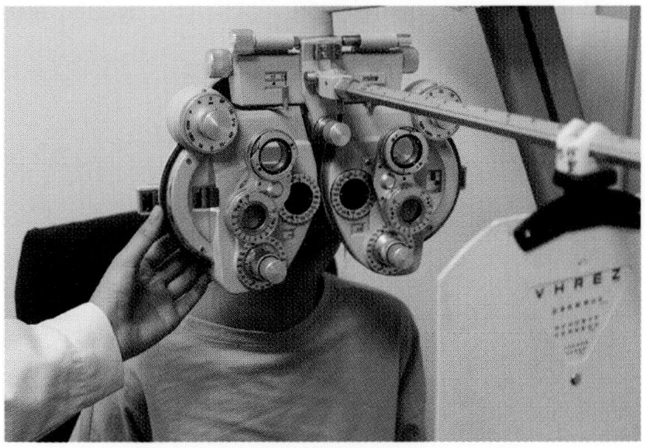


图5-1-2 负镜法检测调节幅度

5. 打开左眼视孔，遮盖被检测者的右眼，重复以上步骤2～4，测量左眼调节幅度。

6. 双眼同时打开，重复以上步骤2～4，测量双眼调节幅度。

## 四、注意事项

1. 调节幅度应先测单眼再测双眼，正常双眼比单眼的调节幅度多0.50D。

2. 移近法的模糊临界点与移远法清晰临界点是由被检者主观判断的，可能会有误差，故应测定3次取平均值。

3. 检测必须是在双眼屈光不正规范矫正的条件下进行，在双眼矫正为正视状态的情况下，假定被测眼在看远时不使用调节，检测结果才可能是被测眼的全量调节幅度。

4. 移近法测得的调节幅度往往高于移远法测得的调节幅度，是由于移近法是将视标逐渐移近被检者直至其报告视标持续模糊为止，视标成像视角由小变大而移远即将视标置于近点之内并逐渐移远直至视标变清晰，视角由大变小。临床上，通常采用折中的方法，即取移近法和移远法测得的调节幅度的平均值。

5. 若没有屈光参差，双眼的调节幅度测定结果不应有很大差异，且移近法的数值会比负镜片法的值大2D左右。

## 五、实训记录报告

姓名＿＿＿＿＿＿学号＿＿＿＿＿＿实训日期＿＿＿＿＿＿指导教师＿＿＿＿＿＿

表5-1-1 实训记录报告（移近/移远法）

| 被检者姓名： | | | | | |
|---|---|---|---|---|---|
| 移近法 | OD | 移远法 | OD | 记录结果 | OD |
| | OS | | OS | | OS |
| | OU | | OU | | OU |

表5-1-2 实训记录报告（负镜法）

| 被检者姓名： | | | |
|---|---|---|---|
| 增加负镜片度数 | OD | 记录结果 | OD |
| | OS | | OS |
| | OU | | OU |

## 六、实训考核评分标准

表 5-1-3　实训考核评分标准（移近 / 移远法）

| 序号 | 考核内容 | 配分 | 评分标准 | 扣分 | 得分 |
|---|---|---|---|---|---|
| 1 | 置入远用处方 | 5 | 调整错误，扣5分；球镜、柱镜、轴向少一项，扣2分 | | |
| 2 | 选择最好视力的上一行视标的单个视标 | 20 | 选择错误，扣20分 | | |
| 3 | 以1cm/s的速度将视标向被测眼移近至模糊临界点 | 20 | 移动过快或过慢，扣10分；未重复三次，扣10分 | | |
| 4 | 将视标缓慢微度移远至清晰临界点 | 20 | 移动过快或过慢，扣10分；未重复三次，扣10分 | | |
| 5 | 记录移近近点距离与移远近点的均值，计算调节幅度 | 25 | 记录错误，扣5分；计算错误，扣20分 | | |
| 6 | 提问口答 | 10 | 思维清晰条理，依据准确 | | |
| | 合计 | 100 | | | |
| 否定项说明：操作时间超过15min | | | | | |

评分人：　　　　　　　　　　　　　　　　　　　　　　　　年　月　日

表 5-1-4　实训考核评分标准（负镜法）

| 序号 | 考核内容 | 配分 | 评分标准 | 扣分 | 得分 |
|---|---|---|---|---|---|
| 1 | 置入远用处方 | 5 | 调整错误，扣5分；球镜、柱镜、轴向少一项，扣2分 | | |
| 2 | 调整近用瞳距、选择最好视力的上一行的单个视标 | 30 | 未调整近用瞳距，扣15分；选择错误，扣15分 | | |
| 3 | 逐渐增加−0.25D的负球镜。 | 20 | 操作错误，扣20分 | | |
| 4 | 记录所加负镜片的总值，计算调节幅度 | 35 | 记录错误，扣15分；计算错误，扣20分 | | |
| 5 | 提问口答 | 10 | 思维清晰条理，依据准确 | | |
| | 合计 | 100 | | | |
| 否定项说明：操作时间超过15min | | | | | |

评分人：　　　　　　　　　　　　　　　　　　　　　　　　年　月　日

## 5.1.2　调节反应检查

### 【相关拓展知识】

调节刺激量为诱发个体产生调节的物体，指放置在眼前近距的某注视视标，以该视标至眼镜平面的距离（m）的倒数来表达调节刺激的量；调节反应即个体应对某调节刺激所产生的实际调节。调节反应大于调节刺激量或调节反应低于调节刺激量，可分别以“调节超前”或“调节滞后”来表达，调节反应与调节刺激量的差异，能反映个体对同一调节刺激所作出的调节反应的准确性。

对近距离物体进行调节时，视网膜共轭点较所视物体稍偏远，即对于近距离视标的调节反应通常低于调节刺激量，表现为调节滞后，它们屈光度的差值就是调节滞后量；调节反应大于调节刺激量时表现出调节超前，其屈光度差值即为调节超前量，这种情况不常见。调节反应的正常值为调节滞后+0.25～+0.75D。测量调节反应的方法有MEM动态检影法、BCC法。

## 【实训内容】

### 一、实训目的

1. 掌握 MEM 法调节反应检测的要领。

2. 掌握 BCC 法调节反应检测的要领。

### 二、实训准备

1. 环境准备　视光实训室。

2. 用物准备　近视标卡 1 张、检影镜 1 只、试镜架 1 只、试片箱 1 套。

3. 学生分组　2 人一组进行，交叉扮演验光师与被检者，进行实践操作。

### 三、操作步骤

（一）方法一：MEM 法测量调节反应（图 5-1-3）

1. 嘱被检者坐于综合验光仪上。

2. 为被测眼戴试镜架，调整镜眼距、前倾角和瞳高。

3. 试镜架置入被检者习惯矫正远度数或远矫正处方。

4. 在检影镜的窥孔旁侧粘贴测试卡，制成动态检影镜。

5. 距试镜架眼镜透镜大约 40cm 处进行检影，并嘱被检者阅读测试卡上的字母，在被检者阅读时，检查者进行快速检影。

6. 观察反射光影动，反射光顺动的情况下增加正镜，直至反射光中和，为调节滞后量值。反射光逆动的情况下增加负镜，直至反射光中和，为调节超前量值。

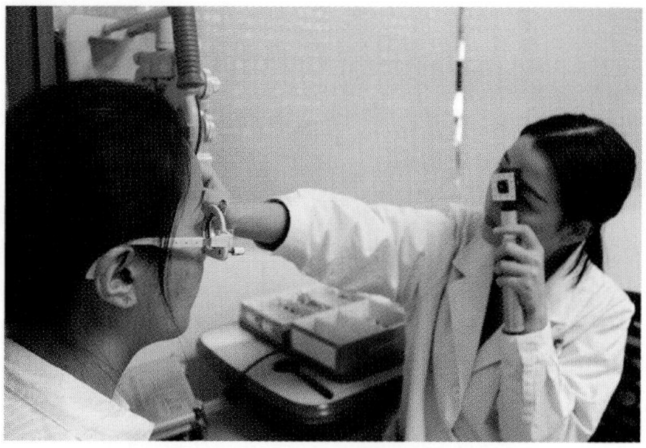

图 5-1-3　MEM 法测量调节反应

7. 记录调节反应的检测结果，例如：MEM 法：OD：+1.00D。OS：+0.50D。（正表达为调节滞后，负表达为调节超前）

8. 要求至少检查三名被检者。

（二）方法二：BCC 法检测调节反应（视频 5.1.2）

视频 5.1.2 BCC 法检测调节反应

1. 在综合验光仪内置入被检测者的远用屈光不正矫正度数。

2. 调整近用瞳距，并将 BCC 视标置于近视标杆 40cm 处，将两眼视孔置内置辅镜的 ±0.50 位置（其负散轴位于 90°），让被检者双眼睁开，注视 40cm 处的 BCC 视标。

3. 若被检者报告水平线较清晰，说明被检者为调节滞后，在双眼前同时增加正球镜至横竖线条同样清晰，所增加的正球镜即为其调节滞后量。

4. 若被检者报告垂直线较清晰，说明被检者为调节超前，在双眼前同时增加负球镜至横竖线条同样清晰，所增加的负球镜即为其调节超前量。

5. 若被检者报告水平线和垂直线同样清晰，说明被检者无调节滞后和超前。

6. 记录调节反应的检测结果，举例如下：调节滞后：+1.00D；调节超前：−0.50D。

7. 要求至少检查三名被检者。

### 四、注意事项

1. 若竖线一直清晰，调整交叉圆柱镜负轴至 180，若仍竖线清楚，则记录“竖线嗜好”，若横线和竖线一样清楚，则记录“调节正常”。

2. 正常值为 +0.25～+0.75D。

### 五、实训记录报告

姓名____________学号____________实训日期____________指导教师____________

表 5-1-5　实训记录报告（MEM 法）

| | | |
|---|---|---|
| 被检者 1 姓名： | 年龄 | 处方： |
| 记录结果 | OD | OS |
| 被检者 2 姓名： | 年龄 | 处方： |
| 记录结果 | OD | OS |
| 被检者 3 姓名： | 年龄 | 处方： |
| 记录结果 | OD | OS |

表 5-1-6　实训记录报告（BCC 法）

| | | |
|---|---|---|
| 被检者 1 姓名： | 年龄 | 处方： |
| 记录结果： | | |
| 被检者 2 姓名： | 年龄 | 处方： |
| 记录结果： | | |
| 被检者 3 姓名： | 年龄 | 处方： |
| 记录结果： | | |

## 六、实训考核评分标准

表 5-1-7　实训考核评分标准（MEM 法）

| 序号 | 考核内容 | 配分 | 评分标准 | 扣分 | 得分 |
|---|---|---|---|---|---|
| 1 | 在试戴架上置入远用处方 | 5 | 调整错误，扣 5 分；球镜、柱镜、轴向少一项，扣 2 分 | | |
| 2 | 在检影镜的窥孔旁侧粘贴被测眼最佳实力上一行近视标卡 | 20 | 选择错误，扣 20 分 | | |
| 3 | 距试戴架眼镜透镜 40cm 处实施被测眼检影检查 | 30 | 顺动加正镜、逆动加负镜，错误，扣 30 分 | | |
| 4 | 记录所加镜片的总值，计算调节反应 | 35 | 记录错误，扣 10 分；顺动中和透镜为调节滞后量，逆动中和透镜为调节超前量，计算错误，扣 25 分 | | |
| 5 | 提问回答 | 10 | 思维清晰条理，依据准确 | | |
| | 合计 | 100 | | | |
| 否定项说明：操作时间超过 15min | | | | | |

评分人：　　　　　　　　　　　　　　　　　　　　年　月　日

表 5-1-8　实训考核评分标准（BCC 法）

| 序号 | 考核内容 | 配分 | 评分标准 | 扣分 | 得分 |
|---|---|---|---|---|---|
| 1 | 置入远用处方 | 5 | 调整错误，扣 5 分；球镜、柱镜、轴向少一项，扣 2 分 | | |
| 2 | 调整近用瞳距、放置近用 BCC 视标 | 30 | 未调整近用瞳距，扣 15 分；视标选择错误，扣 15 分 | | |
| 3 | 判断并加正负镜 | 30 | 横线清楚加正镜，竖线加负镜，直至横线和竖线一样清楚，错误，扣 30 分 | | |
| 4 | 记录所加镜片的总值，计算调节反应 | 25 | 记录错误，扣 15 分；正镜为调节滞后量，负镜为调节超前量，错误，扣 10 分 | | |
| 5 | 提问回答 | 10 | 思维清晰条理，依据准确 | | |
| | 合计 | 100 | | | |
| 否定项说明：操作时间超过 15min | | | | | |

评分人：　　　　　　　　　　　　　　　　　　　　年　月　日

### 5.1.3　相对调节检查

【相关拓展知识】

在双眼聚散不变的情况下，单独增减眼的调节量，由融像性聚散代偿调节性聚散来维持双眼单视，称为相对调节。负相对调节（NRA）是指在双眼付出一定量调节和集合的基础上，保持集合不变，能放松的最大调节量，即在全矫的基础上加正镜至模糊，所增加的正镜量为负相对调节量。正相对调节（PRA）是指在集合保持固定不变的情况下，能调动的最大调节量，即在远距矫正的基础上加负镜至模糊，所增加的负镜量为正相对调节量。NRA/PRA 所表达的是在双眼保持正常融像的前提下，被测眼增强调节和放松调节的能力，测试时双眼是同时进行的，此时，调节改变所引起的调节性聚散变化可通过融像性聚散得到代偿。人群相对调节正常值：正相对调节 −2.37D±1.00D，负相对调节 +2.00D±0.50D。

【实训内容】

**一、实训目的**

掌握相对调节的测定要领。

**二、实训准备**

1．环境准备　低照度视光实训室。

2．用物准备　综合验光仪 1 台（图 5-1-4）、近用视标卡及近视标尺 1 套。

3．学生分组　2 人一组进行，交叉扮演验光师与被检者，进行实践操作。

**三、操作步骤**

1．置入远用屈光处方。

2．调整近用瞳距，在 40cm 处放置近用视标，选择最好视力上一行视标。

3．调整双眼球镜，逐量增加正镜，直至模糊临界点，所加的正镜为被测双眼的负相对调节，检测完毕将球镜度调回初始远用处方度数。

4．调整双眼球镜，逐量增加负镜，直至模糊临界点，所加的负镜为被测双眼的正相对调节，检测完毕将球镜度调回初始远用处方度数。

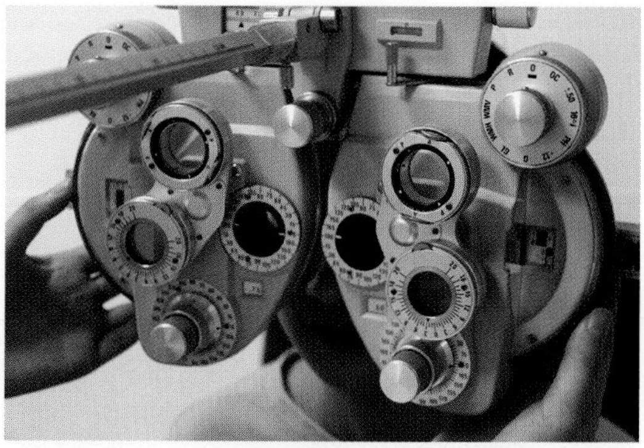

图 5-1-4　综合验光仪测量相对调节

5．分析正、负相对调节，并进行近用处方调整，调整方法为正、负相对调节代数和的一半。例如：正相对调节为 −2.00D，负相对调节为 +2.50D，处方调整量值为 +0.25D。若原验光处方为 −5.50DS/−0.75DC×180，则该被检者适宜的近用处方为 −5.25DS/−0.75DC×180。

**四、注意事项**

1．检测必须是在屈光不正规范矫正的条件下进行。

2．检测时，近视标不一定放置 40cm，也可放置于符合被测眼习惯的近工作距离。

3．检测时遵循先抑制后刺激的检测原则，通常先测定负相对调节，后测定正相对调节，以避免先检项目影响后检项目的检测结果。

4．如果患者为老视者，在远距屈光矫正的基础上加上近附加度数再进行检查；正常非老视者：NRA/PRA：+2.50/−2.00，当老视近附加合适时，NRA 和 PRA 的绝对值应该是相等的。

五、实训记录报告

姓名___________学号___________实训日期___________指导教师___________

表 5-1-9　实训记录报告（正负相对调节）

| | | | | | |
|---|---|---|---|---|---|
| 被检者 1 姓名： | | 处方： | | 年龄： | |
| 负相对调节 | | 正相对调节 | | 记录结果 | |
| 被检者 2 姓名： | | 处方： | | 年龄： | |
| 负相对调节 | | 正相对调节 | | 记录结果 | |

六、实训考核评分标准

表 5-1-10　实训考核评分标准（正负相对调节）

| 序号 | 考核内容 | 配分 | 评分标准 | 扣分 | 得分 |
|---|---|---|---|---|---|
| 1 | 置入远用处方 | 5 | 调整错误，扣 5 分；球镜、柱镜、轴向少一项，扣 2 分 | | |
| 2 | 调整近用瞳距、选择最好视力的上一行视标 | 10 | 未调整近用瞳距，扣 5 分；视标选择错误，扣 5 分 | | |
| 3 | 测定负相对调节 | 25 | 双侧视孔加正透镜至模糊临界点，错误，扣 25 分 | | |
| 4 | 测定正相对调节 | 25 | 双侧视孔加负透镜至模糊临界点，错误，扣 25 分 | | |
| 5 | 记录所加镜片的总值，计算相对调节 | 25 | 记录错误，扣 10 分；书写错误，扣 15 分 | | |
| 6 | 提问回答 | 10 | 思维清晰条理，依据准确 | | |
| | 合计 | 100 | | | |
| 否定项说明：操作时间超过 15min | | | | | |

评分人：　　　　　　　　　　　　　　　　　　　　　　年　月　日

### 5.1.4　调节灵敏度检查

【相关拓展知识】

调节灵敏度是指调节刺激在不同水平变化时，人眼所作出的调节反应速度，即测量人眼调节变化的灵敏度。调节刺激在两个不同的水平交替变换，每次变换后视标一旦变清晰，请被检者立即报告，并随即变换调节刺激，如此循环反复，计算一分钟内的循环数（完成两个调节刺激水平下的检测算一个循环）。调节刺激的改变可以用镜片度数的不同或注视视标距离的不同来改变，前者常称为“镜片摆动法”，后者称为“距离摆动法”。测量调节灵敏度的标准方法是采用一对，一侧为 +2.00D 而另一侧为 −2.00D 镜片的反转拍（flipper）进行镜片摆动法测量。调节灵敏度的正常值为：11CPM±5CPM。

【实训内容】

一、实训目的

掌握调节灵敏度的测定要领。

二、实训准备

1. 环境准备　低照度视光实训室。

2. 用物准备　综合验光仪 1 台、近用视标卡及近视标尺 1 套、阅读灯、±2.00D 球镜反转拍和计时器。

3. 学生分组　2人一组进行，交叉扮演验光师与被检者，进行实践操作。

**三、操作步骤**

1. 置入远用屈光处方。

2. 选择被测眼最佳近视力上一行近视标卡，放置于眼前40cm处。

3. 采用阅读灯改善照明环境，嘱被检者分辨视标卡的基础视标清晰度，并训练被检者在检测过程中及时报告所读视标转为清晰的时间点。

4. 将 −2.00D 反转拍置于眼前，翻转反转拍后开始计时，此时被检者眼前放置的是 +2.00D 的镜片，待视标转为清晰，立即将 −2.00D 反转拍放置于眼前，待视标转为清晰，为第一次切换完成（图5-1-5）。

5. 重复上述切换，记录1分钟内的切换次数。

6. 记录调节灵敏度的检测结果。

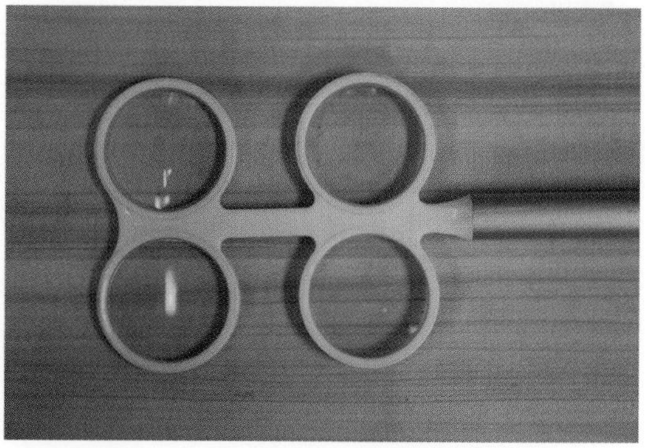

图5-1-5　反转拍

**四、注意事项**

1. 反转拍的焦度和视标距离均须符合标准检测条件。

2. 调节灵敏度为调节力强度的定量，若第一次测定值正常，可连续式测定，若测定值递减则对判断为调节灵敏度异常同样有参考价值。

3. 双眼同时测量时，最好使用偏振片来监测是否存在单眼抑制。

**五、实训记录报告**

姓名＿＿＿＿＿＿学号＿＿＿＿＿＿实训日期＿＿＿＿＿＿指导教师＿＿＿＿＿＿

表5-1-11　实训记录报告（调节灵敏度）

| | | |
|---|---|---|
| 被检者姓名： | 处方： | 年龄： |
| 记录结果 | OD： | |
| | OS： | |
| | OU： | |

**六、实训考核评分标准**

表5-1-12　实训考核评分标准（调节灵敏度）

| 序号 | 考核内容 | 配分 | 评分标准 | 扣分 | 得分 |
|---|---|---|---|---|---|
| 1 | 置入远用处方 | 5 | 调整错误，扣5分；球镜、柱镜、轴向少一项，扣2分 | | |
| 2 | 调整近用瞳距、选择最好视力的上一行视标 | 10 | 未调整近用瞳距，扣5分；视标选择错误，扣5分 | | |
| 3 | 正相反转拍测定 | 25 | 镜片选择错误，扣25分 | | |
| 4 | 负相反转拍测定 | 25 | 镜片选择错误，扣25分 | | |
| 5 | 记录1分钟内反转拍切换次数 | 25 | 记录错误，扣15分；书写错误，扣10分 | | |
| 6 | 提问回答 | 10 | 思维清晰条理，依据准确 | | |
| | 合计 | 100 | | | |
| 否定项说明：操作时间超过15分钟 | | | | | |

评分人：　　　　　　　　　　　　　　　　　　　　　　年　月　日

# 5.2 聚 散 检 查

【实训意义】

聚散即为集合（会聚或辐辏）和散开两个过程，为相对于鼻子的位置的双眼产生异向运动，是由两对水平作用的眼外肌（双眼的内直肌和外直肌）协同作用引起的。眼球水平聚散（集合与散开）的目的是使注视目标保持在双眼同视点上并保持其位置。根据注视距离远近双眼散开和会聚的能力是保持双眼单视和舒适视物的基础。同调节能力检测指标一样，聚散能力的各项检测指标是分析双眼视觉异常案例的重要依据。

## 5.2.1 集合幅度检查

【相关拓展知识】

集合幅度是双眼内转能保持双眼单视的最大内转量，是集合功能表达的重要参数之一。临床上通常用集合近点（NPC）进行测量，即，在双眼保持融像状态的聚散能力。人眼在调动最大集合达到复视极限时，双眼视轴的交点为集合近点，即双眼在放弃集合前所能保持的集合最近点，用以反映被检者集合能力的强弱。集合近点至双眼旋转中心连线的垂直距离为集合近点的距离，根据被测眼的远用瞳距（cm）与集合近点距离（m）的比值计算出在维持融像的条件下，双眼所能付出的最大的集合量，称为集合幅度。

模糊点：表示被检者的正融像性聚散无法代偿由棱镜引起的视网膜侈开，引发调节性集合代偿，故无法保持原有的调节状态，但仍然保持双眼单视；破裂点：表示被检者调动所有的聚散能力仍然不能保持双眼单视，因融像被打破而出现复视；恢复点：说明被检者从复视状态重新回到双眼单视，在破裂点出现后通过减少棱镜量使诱发的视网膜侈开下降到被检者又能用聚散系统代偿的范围。人群的正常值：破裂点为5.0cm±2.5cm，恢复点为7.0cm±3.0cm。

【实训内容】

**一、实训目的**

掌握集合近点检测的要领。

**二、实训准备**

1. 环境准备　低照度视光实训室。

2. 用物准备　综合验光仪1台、近用视标卡及近视标尺1套/笔灯、瞳距仪。

3. 学生分组　2人一组进行，交叉扮演验光师与被检者，进行实践操作。

**三、操作步骤**

1. 置入远用屈光处方。

2. 近视标尺40cm处投放近单列视标，给予近视标适度的照明条件。

3. 将近视标从40cm起以1cm/s的速度匀速向着注视双眼移近。

4. 嘱被检者报告所见视标分离为两个视标的时间点，记录被检者报告时临界距离或记录被测双眼忽然散开、放弃集合的临界距离，为集合破裂点距离，重复测量三次取平均值。

5. 然后将近视标继续移向眼前，并匀速向回撤退，嘱被检者报告所见视标融合为一个视标的时间点，记录此时被测眼恢复双眼融像的临界距离，同时监视被测眼，若发生被测双眼忽然恢复集合，记录此时集合瞬间近视标的临界距离，为集合恢复点距离，重复测量三次取平均值（图 5-2-1）。

6. 记录并计算集合近点的距离。

**四、注意事项**

（1）若从眼前 40cm 开始检测，被测双眼感到视标为复像，则须将视标向着远离注视双眼的方向撤退，直至被测双眼获得双眼融像后进行上述检测。

（2）极个别测试者在近视标移到近于 0 刻度时，仍然能保持双眼融像，提示集合幅度趋向无限大。

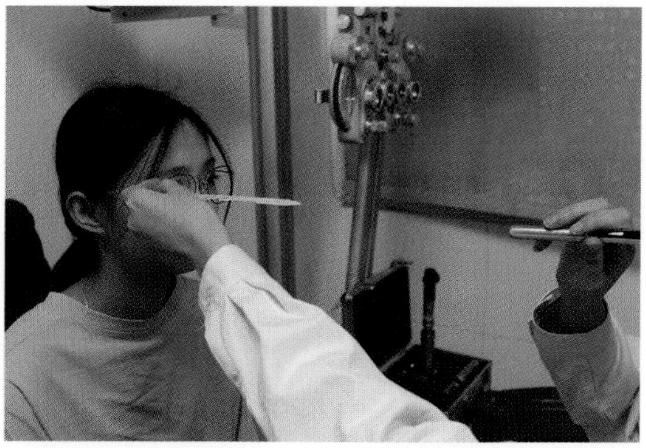

图 5-2-1 集合幅度测量

**五、实训记录报告**

姓名__________学号__________实训日期__________指导教师__________

表 5-2-1 实训记录报告（集合近点）

| 被检者姓名： | | 处方： | | 年龄： | |
|---|---|---|---|---|---|
| 破裂点 | | 恢复点 | | 记录结果 | |
| | | | | | |
| | | | | | |

**六、实训考核评分标准**

表 5-2-2 实训考核评分标准（集合近点）

| 序号 | 考核内容 | 配分 | 评分标准 | 扣分 | 得分 |
|---|---|---|---|---|---|
| 1 | 置入远用处方 | 5 | 调整错误，扣 5 分；球镜、柱镜、轴向少一项，扣 2 分 | | |
| 2 | 选择最好视力的上一行视标置于眼前 40cm 处 | 10 | 视标选择错误，扣 5 分；距离错误，扣 5 分 | | |
| 3 | 记录破裂点距离 | 25 | 将近视标从 40cm 起以 1cm/s 的速度匀速向着注视双眼移近，直至被检者报告视标破裂或被测双眼忽然散开、放弃集合的临界距离，错误扣 20 分，未重复三次，扣 5 分 | | |
| 4 | 记录恢复点距离 | 25 | 近视标先向眼前移近后以 1cm/s 的速度匀速向着注视双眼移远，直至被检者报告视标恢复为一个，错误扣 20 分，未重复三次，扣 5 分 | | |
| 5 | 计算集合近点距离 | 25 | 记录错误，扣 15 分，书写错误，扣 10 分 | | |
| 6 | 提问回答 | 10 | 思维清晰条理，依据准确 | | |
| | 合计 | 100 | | | |
| 否定项说明：操作时间超过 15 分钟 | | | | | |

评分人：　　　　年　月　日

### 5.2.2 融像储备检查

**【相关拓展知识】**

双眼注视一定距离的目标，通过采用基底向内（BI）的棱镜来检测双眼最大的散开能力，称为负向聚散力；通过采用基底向外（BO）的棱镜来检测双眼最大的集合能力，称为正向聚散力。正、负聚散力的合量为聚散力，或称融像储备。

通过先检测近距离隐斜，并以近距离隐斜的棱镜位为起点，进行融像储备的检测，所得的BI模糊点出现时的临界棱镜值表示负融像性聚散，BO模糊点出现时的临界棱镜值表示正融像性聚散。将相对聚散与隐斜结合起来评估双眼的融像储备功能对临床上双眼视异常的分析和矫正更有价值。

## 【实训内容】

### 一、实训目的

掌握融像储备检测的要领。

### 二、实训准备

1. 环境准备　低照度视光实训室。
2. 用物准备　综合验光仪1台、近用视标卡及近视标尺1套。
3. 学生分组　2人一组进行，交叉扮演验光师与被检者，进行实践操作。

### 三、操作步骤（视频5.2.2）

视频5.2.2 融像储备检测

1. 置入远用屈光处方。

2. 检测远距离正、负聚散力（图5-2-2）

（1）投放最好视力上一行的单个远距视标。

（2）检测远距负聚散力：将双侧外置旋转棱镜置入视孔，棱镜0位放置于垂直向，匀速递增底向内的棱镜量，嘱被检者报告视标变模糊的时间点，记录模糊点的棱镜量值；继续匀速递增底向内的棱镜量，嘱被检者报告视标分离为两个视标的时间点，记录破裂点的棱镜量值；匀速递减底向内的棱镜量，嘱被检者报告视标恢复为一个视标的时间点，记录恢复点的棱镜量值，重复测量三次取平均值。

（3）检测远距正聚散力：将双侧外置旋转棱镜置入视孔，棱镜0位放置于垂直向，匀速递增底向外的棱镜量，嘱被检者报告视标变模糊的时间点，记录模糊点的棱镜量值；继续匀速递增底向外的棱镜量，嘱被检者报告视标分离为两个视标的时间点，记录破裂点的棱镜量值；匀速递减底向外的棱镜量，嘱被检者报告视标恢复为一个视标的时间点，记录恢复点的棱镜量值，重复测量三次取平均值。

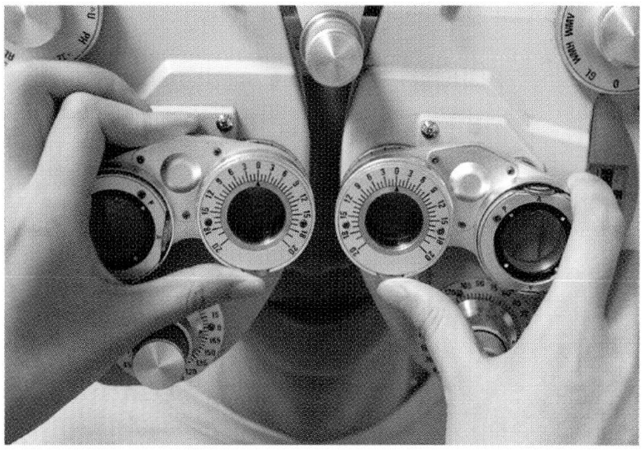

图5-2-2　正、负聚散力测量

3. 检测近距离正、负聚散力

（1）改换40cm近距单个视标，给予近视标适度的照明条件。设置近瞳距。

（2）检测近距负向聚散力：将双侧外置旋转棱镜置入视孔，棱镜0位放置于垂直向。检测方法同远距检测。匀速递增底向内的棱镜量，嘱被检者报告视标变模糊、分离为两个视标和视标恢复为一个视标的时间点，记录模糊点、破裂点和恢复点的棱镜量值，重复测量三次取平均值。

（3）检测近距正聚散力：将双侧外置旋转棱镜置入视孔，棱镜0位放置于垂直向，匀速递增底向外的棱镜量，嘱被检者报告视标变模糊、分离为两个视标和视标恢复为一个视标的时间点，记录模糊点、破裂点和恢复点的棱镜量值，重复测量三次取平均值。

4. 依次记录远距离负聚散力、正聚散力、近距离负聚散力、近距离正聚散力。

正常值范围：远距BI：−/7±3/4±2　　BO：9±4/19±8/10±4

近距BI：13±4/21±4/13±5　　BO：17±5/21±6/11±7

## 四、注意事项

1. 该项检测理论上应尽量做到双眼同步等量增减棱镜。

2. 检测时旋转棱镜的速度不宜太快，以 $1^{\Delta}/s$ 为宜。

3. 检测前视孔若已置入适宜的远用矫正镜片，须注意瞳距一定要精准调整，因为矫正眼镜的光学中心若偏离视轴，可诱发棱镜效应，从而影响检测结果。

## 五、实训记录报告

姓名＿＿＿＿＿＿学号＿＿＿＿＿＿实训日期＿＿＿＿＿＿指导教师＿＿＿＿＿＿

表 5-2-3　实训记录报告（融像储备）

| | | | | | | |
|---|---|---|---|---|---|---|
| 远距离 | 负聚散力 | 模糊点 | | 近距离 | 负聚散力 | 模糊点 |
| | | 破裂点 | | | | 破裂点 |
| | | 恢复点 | | | | 恢复点 |
| | 正聚散力 | 模糊点 | | | 正聚散力 | 模糊点 |
| | | 破裂点 | | | | 破裂点 |
| | | 恢复点 | | | | 恢复点 |
| 记录结果 | 远距 | 负聚散力 | | 近距 | 负聚散力 | |
| | | 正聚散力 | | | 正聚散力 | |

## 六、实训考核评分标准

表 5-2-4　实训考核评分标准（融像储备）

| 序号 | 考核内容 | 配分 | 评分标准 | 扣分 | 得分 |
|---|---|---|---|---|---|
| 1 | 置入远用处方 | 5 | 调整错误，扣 5 分；球镜、柱镜、轴向少一项，扣 2 分 | | |
| 2 | 选择最好视力的上一行远距视标 | 10 | 视标选择错误，扣 5 分；距离错误，扣 5 分 | | |
| 3 | 检测远距负聚散力 | 15 | 棱镜 0 位放置于垂直向，匀速递增底向内的棱镜量，记录破裂点的棱镜量值，匀速递减底向内的棱镜量，记录恢复点的棱镜量值，错误扣 10 分，未重复三次，扣 5 分 | | |
| 4 | 检测远距正聚散力 | 15 | 棱镜 0 位放置于垂直向，匀速递增底向外的棱镜量，记录破裂点的棱镜量值，匀速递减底向外的棱镜量，记录恢复点的棱镜量值，错误扣 10 分，未重复三次，扣 5 分 | | |
| 5 | 选择最好视力的上一行近距视标 | 10 | 记录错误，扣 5 分；书写错误，扣 5 分 | | |
| 6 | 检测近距负聚散力 | 15 | 棱镜 0 位放置于垂直向，匀速递增底向内的棱镜量，记录破裂点的棱镜量值，匀速递减底向内的棱镜量，记录恢复点的棱镜量值，错误扣 10 分，未重复三次，扣 5 分 | | |
| 7 | 检测近距正聚散力 | 15 | 棱镜 0 位放置于垂直向，匀速递增底向外的棱镜量，记录破裂点的棱镜量值，匀速递减底向外的棱镜量，记录恢复点的棱镜量值，错误扣 10 分；未重复三次，扣 5 分 | | |
| 8 | 记录结果 | 5 | 依次记录远距离负向聚散力、远距离正向聚散力、近距离负向聚散力、近距离正向聚散力，错误扣 5 分 | | |
| 9 | 提问回答 | 10 | 思维清晰条理，依据准确 | | |
| | 合计 | 100 | | | |
| 否定项说明：操作时间超过 15min | | | | | |

评分人：　　　　　　　　　　　　　　　　　　　　　　年　月　日

### 5.2.3　聚散灵活度检查

**【相关拓展知识】**

单位时间内，被检者双眼对于两个不同水平的集合刺激，作出融像反应的次数称为聚散灵活度。聚散灵活度用于测量患者对持续开移作出快速反应的融合性聚散系统的能力，这项检测有助于对融像性聚散系统正常，但有正常症状的双眼视问题的患者做出诊断。方法是将一副 $12^{\triangle}$BO 的眼镜和一副 $3^{\triangle}$BI 的眼镜固定在同一个手柄上制成棱镜反转拍，双眼预置远用矫正镜片后，将不同量值水平的棱镜透镜放置于被检者眼镜前，嘱其注视 40cm 处的近距视标，直至双眼融像，测定 1 分钟内被测眼完成几个切换周期。正常双眼集散灵活度应≥(15±3)周 / 分钟。

**【实训内容】**

**一、实训目的**

掌握融像储备检测的要领。

**二、实训准备**

1. 环境准备　低照度视光实训室。

2. 用物准备　综合验光仪 1 台、近用视标卡及近视标尺 1 套、阅读灯、$3^{\triangle}$BI/$12^{\triangle}$BO 棱镜反转拍和计时器。

3. 学生分组　2 人一组进行，交叉扮演验光师与被检者，进行实践操作。

**三、操作步骤**

1. 置入远用屈光处方。

2. 选择近视标卡最好视力上一行视标置于眼前 40cm 处。

3. 采用阅读灯改善照明条件，嘱被检者分辨视标卡的基础清晰度，并要求被检者在检测过程中及时报告双眼融像的时间点。

4. 将 $3^{\triangle}$BI 反转拍放置于视孔前，待双眼融像，为测试起始点，将 $12^{\triangle}$BO 反转拍切换于视孔前，并同时开始计时，待双眼融像后，立即将正向 $3^{\triangle}$BI 反转拍放置于眼前，待双眼融像，为第 1 次周期完成(图 5-2-3)。

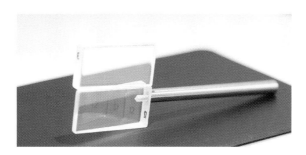

图 5-2-3　聚散灵活度测量

5. 重复上述操作，计数 1 分钟的切换次数。

6. 记录聚散灵活度的检测结果。

7. 检测至少三个被检者。

**四、注意事项**

1. 检测前须指导被检者熟悉操作步骤并配合快速报告。

2. 应了解有眼位异常或融像功能低下被检者不能完成棱镜反转拍的情况。

## 五、实训记录报告

姓名____________学号____________实训日期____________指导教师____________

表 5-2-5　实训记录报告（聚散灵活度）

| | | |
|---|---|---|
| 被检者1姓名： | 年龄 | 处方： |
| 记录结果： | | |
| 被检者2姓名： | 年龄 | 处方： |
| 记录结果： | | |
| 被检者3姓名： | 年龄 | 处方： |
| 记录结果： | | |

## 六、实训考核评分标准

表 5-2-6　实训考核评分标准（聚散灵活度）

| 序号 | 考核内容 | 配分 | 评分标准 | 扣分 | 得分 |
|---|---|---|---|---|---|
| 1 | 置入远用处方 | 5 | 调整错误，扣5分；球镜、柱镜、轴向少一项，扣2分 | | |
| 2 | 选择最好视力的上一行视标置于眼前40cm处 | 30 | 视标选择错误，扣15分；距离错误扣15分 | | |
| 3 | $12^{\Delta}$BO反转拍测定 | 20 | $12^{\Delta}$BO反转拍置于视孔前开始计时，待双眼融像，错误扣20分 | | |
| 4 | $3^{\Delta}$BI反转拍测定 | 20 | $3^{\Delta}$BI反转拍置于视孔前，待双眼融像，错误扣20分 | | |
| 5 | 计算并记录 | 15 | 记录错误，扣5分；书写错误，扣10分 | | |
| 6 | 提问回答 | 10 | 思维清晰条理，依据准确 | | |
| | 合计 | 100 | | | |
| 否定项说明：操作时间超过15min | | | | | |

评分人：　　　　　　　　　　　　　　　　　　　　　　　　　　年　月　日

# 5.3　AC/A检测

## 【实训意义】

在双眼注视近目标时，调节与集合有着良好的协调性，即调节变化可联动集合发生，集合可诱发相应的调节。每付出1屈光度调节能诱发的同步集合棱镜量值称为*AC/A*比率，人群正常值为$3^{\Delta}$/D～$5^{\Delta}$/D。评估两者同步情况对于眼位异常、双眼视异常的和屈光不正的诊断和矫正均有重要的指导意义。

## 【相关拓展知识】

视频5.3
梯度法*AC/A*值测量

调节和聚散具有联动性，调节变化会引起相应的聚散，而聚散的改变也会诱发调节的改变。临床上使用*AC/A*表达该系统关系。临床常用的AC/A的检查方法有两种。

### 一、梯度法检测*AC/A*（视频5.3）

用von Graefe法测量两次近距离（40cm）水平隐斜视：第一次在屈光全矫的状态下测量，然后在此基础之上增加+1.00D或−1.00D后再测量一次。两者改变的量就是*AC/A*比率。计算公式如下：

$$AC/A=(H2-H1)/\text{调节改变量}A$$

式中，$H2$ 为初始隐斜量值；$H1$ 为诱发隐斜量值；调节改变量为 +1.00D 或 −1.00D。

**二、计算法检测 *AC/A***

被测者屈光全矫，进行水平 von Graefe 法测量，记录远隐斜量值，然后进行 40cm 水平 von Graefe 法检测，记录近隐斜量值。*AC/A* 比率可计算如下：

$$\text{计算性}AC/A=(\text{近用隐斜}-\text{远用隐斜})/\text{调节刺激}+PD$$

式中，PD：瞳距，单位为 cm；$d$：调节距离 ≈ 集合距离，单位为 m。

注意两个公式计算时眼位：内隐斜取正值，外隐斜取负值。

## 【实训内容】

**一、实训目的**

1. 掌握梯度法 *AC/A* 比率的检测的要领。
2. 掌握计算法 *AC/A* 比率的检测的要领。

**二、实训准备**

1. 环境准备　低照度视光实训室。
2. 用物准备　综合验光仪 1 台、近视标卡和近视标尺 1 套。
3. 学生分组　2 人一组进行，交叉扮演验光师和被检者，进行实践操作。

**三、操作步骤**

（一）方法一：梯度法测量 *AC/A*

1. 综合验光仪上置入远用屈光处方并打开近用灯，瞳距为近用瞳距。
2. 将近视力卡中的视标放置为单行视标，然后夹在近视力杆上，并推至 40cm 处。
3. 遮挡两眼后，两眼前放置旋转棱镜，右眼调在 $12^{\triangle}$BI，左眼 $6^{\triangle}$BU。然后去掉遮挡，此时看到右上和左下两行分离的视标。
4. 将右眼旋转棱镜以 $2^{\triangle}$/s 的速度减少右眼棱镜度，直至被检者报告两个视标上下对齐，默记此时棱镜的度数及方向，不要停顿，继续同方向转动棱镜，至被检者报告出现左上和右下两个视标，然后反方向转动棱镜，至视标再次上下对齐，记录此时棱镜的度数和方向。
5. 记录初始隐斜量值 $H1$，即步骤 4 两次数据的平均值。
6. 在屈光全矫的基础上增加 +1.00D 球镜，即调节刺激 A。
7. 重复步骤 4 和步骤 5，测量处诱发隐斜量值 H2。
8. 以隐性内斜视为正值，隐性外斜视为负值，计算 *AC/A* 比率，计算公式：$AC/A=(H1-H2)/\text{调节刺激}A$。

式中，$H1$ 为初始隐斜量值；$H2$ 为诱发隐斜量值。

9. 认真做好实验记录。

（二）方法二：计算法测量 *AC/A*

1. 使用瞳距仪测量远用瞳距 PD，并在综合验光仪上置入远用屈光处方。
2. 视标选用最佳视力上一行单个视标。
3. 遮挡两眼后，两眼前放置旋转棱镜，右眼调在 $12^{\triangle}$BI，左眼 $6^{\triangle}$BU。然后去掉遮挡，此时看到右上和左下两行分离的视标。
4. 将右眼旋转棱镜以 $2^{\triangle}$/s 的速度减少右眼棱镜度，直至被检者报告两个视标上下对齐，默记此时棱镜的度数及方向，不要停顿，继续同方向转动棱镜，至被检者报告出现左上和右下两个视标，然后反方向转动棱镜，至视标再次上下对齐，记录此时棱镜的度数和方向。

5. 记录远距隐斜量DLP，即步骤4两次数据的平均值。

6. 再次测量近距离隐斜NLP，方法参考梯度法中的测量步骤。

7. 计算调节刺激A，视远调节为 $A1=0$，视近处40cm处调节 $A2=1/0.4\text{m}=2.5\text{D}$，即调节刺激 $A=A2-A1=2.5\text{D}$。

8. 以隐性内斜视为正值，隐性外斜视为负值，计算 *AC/A* 比率。

计算公式：*AC/A*=（近用隐斜NLP−远用隐斜DLP）/ 调节刺激 *A*+PD

式中，PD：瞳距，单位为cm，采用瞳距仪测定远用双眼瞳距；*d*：调节距离≈集合距离，单位为m。

9. 认真做好实验记录。

## 四、注意事项

（一）梯度性 *AC/A* 的注意事项

1. 理论上在任何注视距离1.00D调节所诱发的集合量值应该相同，但实际测量的结果证实被测眼在调节放松或调解紧张时1.00D调节对于集合的诱发存在一定差异。

2. 有文献认为测定2.00D调节性集合取平均值更为合理。有文献认为先测定1.00D负性调节性集合，再测定1.00D正调节性集合取平均值更为合理，均可借鉴。

（二）计算性AC/A的注意事项

1. 近视标刻度尺应将近视标卡精确定位于37.5cm的位置，因为近视标刻度尺是以眼镜平面为起点标定检测距离的，计算公式中的检测距离若为常数0.4m，则应包括眼镜平面至被测眼的回旋点之间的2.5cm距离。

2. 计算过程中，应注意隐性内斜视为正值，隐性外斜视为负值；瞳距以cm为单位，检测距离以m为单位。

## 五、实训记录报告

姓名＿＿＿＿＿＿学号＿＿＿＿＿＿实训日期＿＿＿＿＿＿指导教师＿＿＿＿＿＿

表5-3-1　实训记录报告（梯度性AC/A）

| | |
|---|---|
| 被检者姓名： | 瞳距： |
| 初始隐斜量值H1： | |
| 调节改变量A： | |
| 诱发隐斜量值H2： | |
| 计算AC/A比率： | |
| 实训结果：<br>AC/A比率： | |

表5-3-2　实训记录报告（计算性AC/A）

| | |
|---|---|
| 被检者姓名： | 被检者瞳距： |
| 远距隐斜量DLP： | |
| 近距隐斜量NLP： | |
| 调节刺激A： | |
| 计算AC/A比率： | |
| 实训结果：<br>AC/A比率： | |

六、实训考核评分标准

表 5-3-3 实训考核评分标准(梯度性 AC/A)

| 序号 | 考核内容 | 配分 | 评分标准 | 扣分 | 得分 |
|---|---|---|---|---|---|
| 1 | 仪器调整 | 10 | 度数植入,瞳距调整,光照调整 | | |
| 2 | 近距水平眼位测量 | 30 | 操作的准确性及熟练程度 | | |
| 3 | 增加调节刺激后隐斜测量 | 30 | 操作的准确性及熟练程度 | | |
| 4 | 计算 AC/A 的值并记录 | 20 | 结果的准确性 | | |
| 5 | 提问口答 | 10 | 沟通顺畅,思维清晰有条理 | | |
| | 合计 | 100 | | | |
| 否定项说明:操作时间超过 10min | | | | | |

评分人: 年 月 日

表 5-3-4 实训考核评分标准(计算性 AC/A)

| 序号 | 考核内容 | 配分 | 评分标准 | 扣分 | 得分 |
|---|---|---|---|---|---|
| 1 | 仪器调整 | 10 | 度数植入,瞳距调整,光照调整 | | |
| 2 | 近距水平眼位测量 | 30 | 操作的准确性及熟练程度 | | |
| 3 | 远距离水平眼位的检测 | 30 | 操作的准确性及熟练程度 | | |
| 4 | 计算 AC/A 的值并记录 | 20 | 结果的准确性 | | |
| 5 | 提问口答 | 10 | 沟通顺畅,思维清晰有条理 | | |
| | 合计 | 100 | | | |

评分人: 年 月 日

# 5.4 非斜视性双眼视异常临床分析

【实训意义】

正常的双眼单视是指,两眼同时注视外界一物体,该物体物像落在双眼黄斑中心凹处,即两眼视网膜处于对应的状态,形成双眼单视。当该状态受到某种因素的损坏时,双眼单视的完整性就会发生障碍,即双眼视异常。了解并掌握双眼视异常的症状及检查数据分析,可以帮助我们更有效地解决临床工作中所遇到的双眼视异常的案例,给出相应的处理,以帮助患者缓解双眼视异常症状并改善视觉质量。

## 5.4.1 调节异常临床分析

【相关拓展知识】

分析调节功能异常,则要在了解患者的主诉及症状的基础上,测量相应的调节参数。调节功能的测量可分为 4 类:调节幅度、调节灵活度、调节反应和相对调节。调节异常在症状上一般表现为头痛、眼部疲劳、阅读不清、视物模糊等非特异性症状,临床上调节异常一般分类为:调节不足;调节灵活度不足;调节疲劳;调节过度和假性集合不足。

(一)调节不足

1. 症状 主要与近距离工作相关,表现为视疲劳,视物模糊,偶有畏光流泪,眼干,可伴全身症状,如头痛、脖子僵硬、全身乏力等。

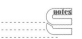

notes

2. 检查结果　①调节幅度低于相应年龄最小值；②调节灵活度在负镜片一侧时速度减慢；③负相对调节正常、正相对调节减低；④可能继发集合不足（调节减低造成），⑤调节滞后高。

3. 处理　①正镜附加；②调节功能训练。

（二）调节灵活度不足

1. 症状　看近物后出现短时性近距离和远距离的视力模糊。

2. 检查结果　①调节幅度正常；②调节灵活度下降；③相对调节可能减低；④调节滞后正常。

3. 处理　视觉训练。

（三）调节疲劳

1. 症状　阅读初期视力正常，随时间的延长，视力下降，视物模糊。

2. 检查结果　①调节幅度和调节灵活度在开始测量结果正常，重复测量结果值减低；②调节滞后开始正常，持续近距离工作后增高；③正相对调节正常或偏低。

3. 处理　视觉训练或正镜附加。

（四）调节过度

1. 症状　阅读时出现复视或模糊，视疲劳伴有头痛等全身非特异性症状。

2. 检查结果　①调节幅度正常；②调节超前；③负相对调节正常或偏低；④调节灵活度正镜时速度慢。

3. 处理　视觉训练。

（五）假性集合不足

1. 症状　与集合不足相似。

2. 检查结果　①远距隐斜正常而近距高度外隐斜；②近距离正融合聚散储备低或正常；③ NPC 后退（一般大于 10～12cm），通过正镜附加可以改进 NPC；④ *AC/A* 低；⑤调节测量结果异常：调节幅度低，调节滞后高。

3. 处理　正镜附加或视觉训练。

**表 5-4-1　调节功能异常类型及检查结果**

| 病例类型 | 调节幅度 | 调节灵活度 | 调节反应 | 相对调节 |
|---|---|---|---|---|
| 调节不足 | 低于年龄正常量 | 负镜片通过困难 | 调节滞后 | NRA 正常，PRA 低 |
| 调节灵活度不足 | 正常 | 下降 | 正常 | NRA/PRA 均可能偏低 |
| 调节疲劳 | 开始正常，重复测量后下降 | 开始正常，持续近距离工作后下降 | 开始正常，持续近距离工作后滞后量增高 | PRA 正常或偏低 |
| 调节过度 | 正常 | 正镜片通过困难 | 调节超前 | NRA 正常或偏低 |
| 假性集合不足 | 低于年龄正常量 | 负镜片通过困难 | 调节滞后 | PRA 低 |

## 【实训内容】

### 一、实训目的

1. 了解并熟悉五种非老视性调节障碍的表现。
2. 掌握调节测量参数的分析，得出相应的诊断。
3. 掌握各类调节异常的处理原则。

### 二、实训准备

1. 环境准备　视光实训室。

2. 用物准备 电子或纸质案例。

3. 书面案例内容

【案例1】

患者女性，17岁，高中生，近来觉得看书20分钟后视物模糊，头昏想睡觉，眼睛酸胀，眼眶牵拉感明显，觉得字体有跳动。在多家医院检查未发现明显异常，诊断为“视疲劳”“干眼”等，给予人工泪液治疗，未见好转。故前来要求进行相关眼科检查。

检查：VAsc：OD：1.0，OS：1.0；验光结果：OD：−0.50DC×180=1.0，OS −0.50DC×175=1.0；NPC：7cm；调节幅度（移近法）OD：7.0D，OS：6.5D；调节灵活度检查：双眼均是负镜通过困难；FCC：+1.25D；负相对调节NRA：+2.50D，正相对调节PRA：−1.25D；

裂隙灯检查：外眼（−）；结膜（−）；角膜（−）；前房（−）；晶状体（−）；眼底（−）。

分析：

患者双眼视相关症状：持续20分钟看书出现视物模糊，眼睛酸胀等不适。

初始检查NPC：7cm，在正常值范围内，AMP：OD：7.0D，OS：6.5D，对于该年龄段来说偏低，先考虑调节性双眼视异常。

调节功能详细检查：AMP：OD：7.0D，OS：6.5D，考虑调节不足，调节灵活度检查负镜困难，双眼调节滞后量较大，正相对调节PRA下降，这些指标综合分析，支持调节不足诊断。

诊断：调节不足

处理：针对该患者的治疗可以给予阅读时的近附加镜，再加调节功能训练，如push-up训练以改善调节力。

【案例2】

患者男性，28岁，办公室行政人员，近半年逐渐出现看近时间久后看远模糊，白天看电脑时间久，下班后开车觉得视力模糊，晨起开车无模糊。故前来要求进行相关眼科检查。

检查：VAcc：OD：1.0，OS：1.0；验光结果：OD：−5.50DS=1.0，OS：−4.50DS=1.0；NPC：7.5cm；调节幅度（移近法）OD：10D，OS：10D；调节灵活度检查：双眼均是正镜通过困难；FCC：−0.25D；负相对调节NRA：+1.50D，正相对调节PRA：−3.25D；

裂隙灯检查：外眼（−）；结膜（−）；角膜（−）；前房（−）；晶状体（−）；眼底（−）。

分析：

患者双眼视相关症状：看近时间久后看远模糊，白天看电脑时间久，下班后开车觉得视力模糊，晨起开车无模糊。

初始检查AMP：OD：10D，OS：10D，NPC：7.5cm，调节幅度及集合近点基本正常。结合患者主诉，首先考虑为调节异常。

调节功能详细检查：调节灵活度检查：双眼均是正镜通过困难；FCC：−0.25D；负相对调节NRA：+1.50D，正相对调节PRA：−3.25D，这些指标综合分析，支持调节过度诊断。

诊断：调节过度

处理：针对该患者的治疗可以给予调节放松的训练，如正镜片排序改善调节过度症状。

【案例3】

患者女性，34岁，教师，近2个月逐渐出现看手机时间久后看远处PPT模糊，看远处PPT时间久再看手机也模糊，眼睛酸困，容易流泪。故前来要求进行相关眼科检查。

检查：VAcc：OD：0.8，OS：0.8；验光结果：OD：−3.00DS=1.0，OS：−3.50DS=1.0；NPC：7.7cm；调节幅度（移近法）OD 8.5D，OS 9.0D；调节灵活度检查：双眼正镜片和负镜片均通过困难；FCC：+0.25D；负相对调节NRA：+1.50D，正相对调节PRA：−1.25D；

裂隙灯检查：外眼（−）；结膜（−）；角膜（−）；前房（−）；晶状体（−）；眼底（−）。

分析：

患者双眼视相关症状：看远看近的转换过程中出现视物模糊，眼睛酸困，容易流泪。

初始检查 NPC：7.7cm，调节幅度（移近法）OD：8.5D，OS：9.0D，调节幅度及集合近点基本正常。结合患者主诉，首先考虑为调节异常中的灵活度不足。

调节功能详细检查：调节灵活度检查：双眼正镜片和负镜片均通过困难；FCC：+0.25D；负相对调节 NRA：+1.50D，正相对调节 PRA：−1.25D；这些指标综合分析，支持调节灵活度不足诊断。

诊断：调节灵活度不足

处理：针对该患者的治疗首先矫正屈光不正，戴合适的眼镜，还要给予调节训练，比如 Hart 表训练，调节灵活度训练等。

**三、操作步骤**

1. 口头提问各类调节异常的检查结果及处理方式。
2. 学生分组，每组 4～6 人。
3. 案例练习，要求小组分别进行案例分析。
4. 实训老师进行各小组的案例分析点评，指出优点与不足。
5. 填写实训记录表，整理小结。

**四、实训记录报告**

姓名＿＿＿＿＿＿学号＿＿＿＿＿＿实训日期＿＿＿＿＿＿指导教师＿＿＿＿＿＿

**表 5-4-2　实训记录报告（调节异常分析）**

| 案例号： | 组别 |
|---|---|
| 双眼视异常症状： | |
| 阳性体征： | |
| 诊断： | |
| 诊断依据： | |

**五、实训考核评分标准**

**表 5-4-3　实训考核评分标准（调节异常分析）**

| 序号 | 考核内容 | 配分 | 评分标准 | 扣分 | 得分 |
|---|---|---|---|---|---|
| 1 | 明确调节异常的相关症状 | 20 | 找出全部相关症状，错误一个扣 1 分 | | |
| 2 | 调节检查异常体征 | 20 | 阳性体征，错误一个扣 1 分 | | |
| 3 | 诊断分析依据 | 40 | 理论依据准确合理，思维清晰有条理 | | |
| 4 | 诊断 | 20 | 诊断明确，错误扣 2 分 | | |
| | 合计 | 100 | | | |
| 否定项说明：操作时间超过 10min | | | | | |

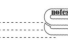

评分人：　　　　　　　　　　　　　　　　　　　　　年　月　日

## 5.4.2 聚散异常临床分析

### 【相关拓展知识】

分析处理有聚散(集合和散开)问题的案例,首先需要了解各类聚散问题可能会出现的症状,并了解掌握相关的测量数据。综合分析患者的主诉及检查数据,明确该患者双眼视异常的类型,进行有效的处理。聚散的基本检查内容有:集合幅度、隐斜测量和聚散力测量。相关检查内容在5.2中有详细阐述。聚散障碍的病例类型有:①集合不足;②集合过度;③散开不足;④散开过度;⑤单纯性外隐斜;⑥单纯性内隐斜;⑦融像性聚散减低。

(一)集合不足

1. 症状 近距离工作时眼部不适、头疼、复视、视力模糊及视疲劳。

2. 检查结果 ①远隐斜正常,近高外隐斜,甚至视近时出现间歇性外斜;②正融合聚散储备低;③集合近点较远(大于12cm);④ AC/A 低;⑤调节灵活度降低,特别是双眼正镜;⑥负相对调节减弱。

3. 处理 ①视觉训练为首选方法,训练目的是增大储备,进而正融合聚散范围增大;②棱镜矫正:不改变正融合聚散范围,减小需求,相当于增加储备。

(二)集合过度

1. 症状 多为近距问题,近距离工作后出现眼部不适和头痛,复视或视力模糊。

2. 检查结果 ①远眼位正常,近内隐斜;②负融合聚散储备低;③ AC/A 高(大于$6^{\Delta}$/D);④正相对调节(PRA)减弱。

3. 处理 ①远距离工作使用主觉验光处方,近距离正镜附加,为首选方法;②视觉训练:训练的目的是将负融像性聚散范围增大;③棱镜矫正。

(三)散开不足

1. 症状 远距复视、头痛、眼部不适,从视远处到视近处聚焦困难、对光敏感,这些症状长期存在。

2. 检查结果 ①远距时内隐斜较大,大于近方视$8^{\Delta}$~$10^{\Delta}$;②低AC/A比(计算性AC/A低于$3^{\Delta}$/D);③远距离负融合聚散储备减弱。

3. 处理 首选BO棱镜矫正,其他:视觉训练。

(四)散开过度

1. 症状 远距离复视,视疲劳。

2. 检查结果 ①视远外隐斜大于视近(差别为$10^{\Delta}$~$15^{\Delta}$),视远可呈外显斜;② AC/A 比值高;③远距离正融合聚散储备降低;④部分患者出现黄斑抑制。

3. 处理 视觉训练成功率较集合过度高。远距使用BI棱镜和近距球镜附加也是有效的选择方法。

(五)单纯性外隐斜

1. 症状 患者长期抱怨视疲劳、头疼,上睑沉重;视远视近均视物模糊、伴有交叉性复视。

2. 检查结果 ①视远外隐斜与视近外隐斜基本相等;② AC/A 比值正常;③正融合聚散储备值在视远视近时均减小;④负相对性调节(NRA)减低。

3. 处理 视觉训练为首选方式,也可考虑给予BI棱镜缓解症状。

(六)单纯性内隐斜

1. 症状 患者长期抱怨视疲劳;视远视近均视物模糊、复视。

2. 检查结果 ①视远内隐斜与视近内隐斜基本相等;② AC/A 比值正常;③负融合聚

散储备值在视远视近时均减小；④正相对性调节（PRA）减低。

3. 处理　首先使用BO棱镜矫正，必要时进行视觉训练。

（七）融像性聚散减低

1. 症状　与近距离工作有关，患者长期抱怨视疲劳、头疼，视远视近均视物模糊、复视、注意力不集中。

2. 检查结果　①视远视近隐斜在正常范围内；②融合聚散储备值在视远、视近时均减小；③相对调节（PRA、NRA）减低；④调节幅度、调节滞后正常；⑤ AC/A 比值正常。

3. 处理　融像性聚散减低可能继发于感觉性融像性障碍，如屈光不正、不等像、抑制等。应通过视觉训练改进融像性聚散功能。

聚散功能异常检查结果总结于表5-4-4。

表5-4-4　聚散功能异常检查结果

| 病例类型 | 视远隐斜 | 视近隐斜 | AC/A | 其他 |
|---|---|---|---|---|
| 集合不足 | 正常 | 高度外隐斜 | 低 | NPC减退，调节正常 |
| 集合过度 | 正常 | 内隐斜 | 高 | 视近NRC低，PRA低 |
| 散开不足 | 内隐斜 | 正常 | 低 | 视远NRC低 |
| 散开过度 | 高度外隐斜 | 正常 | 高 | 视远PRC低 |
| 单纯外隐斜 | 高度外隐斜 | 高度外隐斜 | 中等 | 视远、视近PRC低 |
| 单纯内隐斜 | 内隐斜 | 内隐斜 | 中等 | 视远、视近NRC低 |
| 融像聚散减退 | 正常 | 正常 | 正常 | 融像聚散范围小，聚散灵活度低，NRA、PRA低 |

## 【实训内容】

### 一、实训目的

1. 了解并熟悉各类聚散功能异常的表现。
2. 掌握聚散障碍类型及检查结果。
3. 掌握各类聚散异常的处理原则。

### 二、实训准备

1. 环境准备　视光实训室。
2. 用物准备　电子或纸质案例。
3. 书面案例内容　聚散功能异常案例3～4个。

**【案例1】**

患者男性，16岁，学生，近来发觉写作业时间一段时间后眼睛酸胀，疲劳感强，故前来要求进行相关眼科检查。

检查：VAsc：OD：1.0，OS：1.0；验光结果：OD：PL=1.0，OS：+0.50DS=1.0；NPC：13cm；调节幅度（移近法）：OU：13D；聚散功能检查结果见表5-4-5。

表5-4-5　案例1聚散功能检查结果

| 检测距离 | 隐斜 | BI | BO |
|---|---|---|---|
| 6m | 2exo | ×/10/5 | 10/16/6 |
| 40cm | 12exo | 25/20/18 | 10/15/7 |
| 40cm+1.00D | 14exo | | |

裂隙灯检查：外眼（-）；结膜（-）；角膜（-）；前房（-）；晶状体（-）；眼底（-）。

分析：

患者双眼视相关症状：近距离作业一段时间后眼部出现视疲劳，眼部酸胀

初始检查 NPC13cm，大于正常值，AMP 基本正常，先考虑聚散性双眼视异常

聚散功能详细检查：眼位远距 2△exo 正常，近距 12△exo 高度外隐斜，考虑集合不足。同时，AC/A 低于正常值，正融像性聚散减低支持集合不足诊断。

诊断：集合不足

处理：集合不足患者首选训练。如聚散球、裂隙尺等改善正融像储备。

【案例 2】

患者男性，17 岁，近来发觉看远常看不清楚，有时会出现重影，故前来要求进行相关眼科检查。

检查：习惯矫正处方：OD：-3.00DS/-1.00DC×175，OS：-3.50DS；视力：VAcc：OD：1.0，OS：1.0；验光结果：OD：-3.00DS/-0.75DC×180=1.0，OS：-4.50DS=1.0；NPC：6cm；调节幅度（负镜法）：OU：12.0D；负相对调节 NRA：+2.50D，正相对调节 PRA：-1.25D；聚散功能检查结果见表 5-4-6。

表 5-4-6　案例 2 聚散功能检查结果

| 检测距离 | 隐斜 | BI | BO |
|---|---|---|---|
| 6m | 10eso | ×/6/5 | 20/26/16 |
| 40cm | 1exo | 12/15/10 | 28/32/24 |
| 40cm+1.00D | 2exo | | |

裂隙灯检查：外眼（-）；结膜（-）；角膜（-）；前房（-）；晶状体（-）；眼底（-）。

分析：

患者双眼视相关症状：视远不清，出现重影。

初始检查 NPC：6cm；调节幅度：OU：12.0D；AMP、NPC 基本正常；聚散功能详细检查：眼位远距 10△eso 高度内隐斜，近距 1△exo 正常，考虑散开不足。同时，AC/A 低于正常值，负融像性聚散减低支持散开不足诊断。

诊断：散开不足

处理：散开不足患者首选 BO 缓解棱镜改善症状。

【案例 3】

患者男性，16 岁，近来自觉不喜欢阅读，阅读时头痛、眼痛，看远处时喜欢闭一只眼睛，故前来要求进行相关眼科检查。

检查：习惯矫正处方：OD：-2.00DS，OS：-3.50DS；VAsc：OD：1.0，OS：1.0；验光结果：OD：-2.00DS/-0.50DC×175=1.0，OS：-3.50DS=1.0；NPC：9.6CM；调节幅度（负镜法）：OU：14D；负相对调节 NRA：+2.50D；正相对调节 PRA：-0.75D；聚散功能检查结果见表 5-4-7。

表 5-4-7　案例 3 聚散功能检查结果

| 检测距离 | 隐斜 | BI | BO |
|---|---|---|---|
| 6m | 12exo | ×/11/7 | 9/11/9 |
| 40cm | 13exo | 19/21/17 | 12/14/11 |
| 40cm+1.00D | 17exo | | |

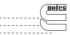

裂隙灯检查：外眼（-）；结膜（-）；角膜（-）；前房（-）；晶状体（-）；眼底（-）。

分析：

患者双眼视相关症状：不喜阅读，阅读时伴头痛、眼痛，看远喜闭一只眼。

初始检查：NPC：9.6cm，AMP：14D；AMP 基本正常，NPC 减退，首先考虑聚散性双眼视异常。

聚散功能详细检查：眼位远距 12$^{\triangle}$exo 高度外隐斜，近距 13$^{\triangle}$exo 高度外隐斜，远近正融像性聚散均减低，考虑单纯外隐斜，AC/A 基本正常，支持单纯外隐斜的诊断。

诊断：单纯外隐斜。

处理：外隐斜的视觉训练效果较好，所以首选视觉训练，如同视机、聚散球等增大近处、远处的正融像性聚散。

**【案例4】**

患者男性，16岁，近来发觉视物模糊，近距离作业后不适感强，且晚上比较明显，故前来要求进行相关眼科检查。检查：VAsc：OD：1.0，OS：1.0；验光结果：OD：PL=1.0，OS：+0.50DS=1.0；AMP：OU：10.0D，NPC：6.5cm。聚散功能检查结果见表5-4-8。

**表5-4-8　案例4聚散功能检查结果**

| 检测距离 | 隐斜 | BI | BO |
|---|---|---|---|
| 6m | 2exo | ×/6/5 | 7/10/6 |
| 40cm | 2exo | 5/10/8 | 10/12/5 |
| 40cm+1.00D | 5exo | | |

裂隙灯检查：外眼（-）；结膜（-）；角膜（-）；前房（-）；晶状体（-）；眼底（-）。

分析：

患者双眼视相关症状：视物模糊，近距离作业后不适感增强，且晚上明显。

初始检查：AMP：OU：10.0D，NPC：6.5cm；AMP、NPC 基本正常。

聚散功能详细检查：眼位远距 2$^{\triangle}$exo，近距 2$^{\triangle}$exo，基本正常，远近正融像性聚散均减低，考虑融像性聚散减低，AC/A 基本正常，支持融像性聚散减低的诊断。

诊断：融像性聚散减低。

处理：融像性聚散减低患者首选视觉训练，如同视机、红绿立体矢量图、聚散球等增大正、负融像性聚散至正常范围。

**【案例5】**

患者男性，30岁，近来看书时需要将书本放很近，且长时间读书后眼部牵拉感强，眼痛，故前来要求进行相关眼科检查。

检查：习惯矫正处方：OD：−4.00DS/−1.00DC×175=1.0，OS：−4.50DS=1.0；验光结果：OD：−4.00DS/−1.25DC×175=1.0，OS：−4.50DS=1.0；集合近点：TTN；调节幅度：OU：8.50D；负相对调节 NRA：+2.50D；正相对调节 PRA：−1.25D；聚散功能检查结果见表5-4-9。

**表5-4-9　案例5聚散功能检查结果**

| 检测距离 | 隐斜 | BI | BO |
|---|---|---|---|
| 6m | 2exo | ×/11/7 | 20/26/16 |
| 40cm | 13eso | 9/11/10 | 28/32/24 |
| 40cm+1.00D | 2eso | | |

notes

裂隙灯检查：外眼（-）；结膜（-）；角膜（-）；前房（-）；晶状体（-）；眼底（-）。

分析：

患者双眼视相关症状：看书需要将书本放置很近，且长时间近距离工作后出现眼痛及牵拉感。

初始检查 NPC：TTN；AMP：OU：8.50D，AMP 基本正常，首先考虑聚散性双眼视异常。

聚散功能详细检查：眼位远距 2△exo 正常，近距 13△eso 高度内隐斜，考虑集合过度。同时，AC/A 高于正常值，负融像性聚散减低支持集合过度诊断。

诊断：集合过度。

处理：集合过度患者首选近距正镜附加，以缓解集合过度的症状。并可考虑尝试视觉训练如裂隙尺，红绿立体矢量图改善负相对聚散功能。

【案例 6】

患者男性，22 岁，近来发觉上课长时间看黑板头痛，且时间久看远不清楚，故前来要求进行相关眼科检查。

检查：视力：VAsc：OD：1.0，OS：1.0；验光结果：OD：+0.25DS=1.0，OS：PL=1.0；NPC：5cm，AMP：OU：10.0D；负相对调节 NRA：+1.75D；正相对调节 PRA：-3.00D；聚散功能检查结果见表 5-4-10。

表 5-4-10　案例 6 聚散功能检查结果

| 检测距离 | 隐斜 | BI | BO |
|---|---|---|---|
| 6m | 11exo | ×/11/7 | 7/13/11 |
| 40cm | 1exo | 9/11/10 | 28/32/24 |
| 40cm+1.00D | 12exo | | |

裂隙灯检查：外眼（-）；结膜（-）；角膜（-）；前房（-）；晶状体（-）；眼底（-）。

分析：

患者双眼视相关症状：视远不清，且伴有头痛。

初始检查 NPC：5cm；AMP：OU：10.0D；AMP、NPC 基本正常。

聚散功能详细检查：眼位远距 11△exo 高度外隐斜，近距 1△exo 正常，考虑散开过度。同时，AC/A 高于正常值，远距正融像性聚散减低支持散开过度诊断。

诊断：散开过度。

处理：散开过度患者首选视觉训练如聚散球，同视机改善患者正融像性聚散。训练效果不理想可考虑使用 BI 棱镜缓解症状。

【案例 7】

患者男性，13 岁，近来发觉看远处会出现重影，学习后疲劳感很强烈，伴有眼痛和酸胀，故前来要求进行相关眼科检查。

检查：习惯矫正处方：OD：-1.00DS，OS：-1.00DS；VAcc：OD：1.0，OS：1.0；验光结果：OD：-1.00DS=1.0，OS：-1.0DS=1.0；NPC：4cm；AMP：OU：12D，负相对调节 NRA：+1.00D；正相对调节 PRA：-3.50D。聚散功能检查结果见表 5-4-11。

表 5-4-11　案例 7 聚散功能检查结果

| 检测距离 | 隐斜 | BI | BO |
|---|---|---|---|
| 6m | 8eso | ×/10/7 | 20/26/16 |
| 40cm | 9eso | 9/11/10 | 28/32/24 |
| 40cm+1.00D | 3eso | | |

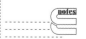

裂隙灯检查：外眼（-）；结膜（-）；角膜（-）；前房（-）；晶状体（-）；眼底（-）。

分析：

患者双眼视相关症状：不喜阅读，阅读时伴头痛、眼痛，看远喜闭一只眼。

初始检查：NPC：4cm，AMP：OU：12D，；AMP、NPC 基本正常。

聚散功能详细检查：眼位远距 8eso 高度内隐斜，近距 9eso 高度内隐斜，远近正融像性聚散均减低，考虑单纯内隐斜，AC/A 基本正常，支持单纯内隐斜的诊断。

诊断：单纯内隐斜。

处理：内隐斜患者首选 BO 棱镜，可有效的缓解症状。其次，可尝试视觉训练改善负融像性聚散。

**三、操作步骤**

1. 口头提问各类聚散异常的检查结果及处理方式。
2. 学生分组，每组 4～6 人。
3. 抽取案例，要求小组分别进行案例分析。
4. 实训老师进行各小组的案例分析点评，指出优点与不足。
5. 填写实训记录表，整理小结。

**四、实训记录报告**

姓名＿＿＿＿＿＿学号＿＿＿＿＿＿实训日期＿＿＿＿＿＿指导教师＿＿＿＿＿＿

表 5-4-12　实训记录报告（聚散异常分析）

| 案例号： | 组别 |
|---|---|
| 双眼视异常症状： | |
| 阳性体征： | |
| 诊断： | |
| 诊断依据： | |

**五、实训考核评分标准**

表 5-4-13　实训考核评分标准（聚散异常分析）

| 序号 | 考核内容 | 配分 | 评分标准 | 扣分 | 得分 |
|---|---|---|---|---|---|
| 1 | 明确聚散异常的相关症状 | 10 | 找出全部相关症状，错误一个扣 1 分 | | |
| 2 | 聚散检查的异常体征 | 10 | 阳性体征，错误一个扣 1 分 | | |
| 3 | 分析远近隐斜，进行初步判断 | 20 | 能明确远近隐斜量，分析正确，错误扣 2 分 | | |
| 4 | 诊断分析依据 | 40 | 理论依据准确合理，思维清晰有条理 | | |
| 5 | 诊断 | 20 | 诊断明确，错误扣 2 分 | | |
| | 合计 | 100 | | | |

评分人：　　　　　　　　　　　　　　　　　　　　　　　　　年　月　日

### 5.4.3　双眼视异常综合分析

【相关拓展知识】

双眼视异常的综合分析方法：

第一步：详细问病史，确定患者的症状和用眼有关。

第二步：验光确定矫正视力和裂隙灯眼部健康检查，排除眼部器质性病变。

第三步：分析调节与聚散双眼视异常的绝对指标，NPC 和 AMP，大体明确患者的双眼视异常分类。

第四步：如果是 NPC 异常，首先考虑聚散类型双眼视异常，如果 AMP 异常，首先考虑调节类型双眼视异常，如果 NPC 及 AMP 基本正常，首先结合眼位数据进行分析。

第五步：如果是调节类型的双眼视异常，再根据调节组指标诊断异常类型。

第六步：如果是聚散类型双眼视异常，首先考虑眼位数据，确定隐斜类型：外斜视、内斜视、垂直斜视。

第七步：如果是外隐斜视，则需结合远近 BO 等正融像聚散组数据和 AC/A，来确定是集合不足、散开过度还是单纯外隐斜视；如果是内隐斜视，则需要结合远近 BI 等负融像聚散组数据和 AC/A，来确定是否是集合过度、散开不足还是单纯内隐斜视；如果是垂直隐斜视，同样，需要结合垂直融像组数据来确定隐斜视类型。

第八步：如果无隐斜视且调节组数据也正常，需要重点分析 BI/BO，NRA/PRA 的值，看是否有融像聚散功能障碍。

## 【实训内容】

### 一、实训目的

1. 熟悉双眼视异常综合分析法的流程。
2. 能用双眼视分析法分析案例，进行诊断。

### 二、实训准备

1. 环境准备　视光实训室。
2. 用物准备　电脑一台配显示器、也可以使用自己的显示装置或绘制及打印的纸质案例。
3. 书面案例内容　双眼视异常案例。

### 三、操作步骤

1. 口头提问各类双眼视异常的检查结果及处理方式。
2. 学生分组，每组 4～6 人。
3. 抽取案例，要求小组分别进行案例分析。
4. 实训老师进行各小组的案例分析点评，指出优点与不足。
5. 填写实训记录表，整理小结。

**【案例 1】**

男，16 岁，主诉近距离阅读时间长后疲劳感明显。故前来要求进行相关眼科检查。

检查：VAsc：OD：1.0；OS：1.0；主觉验光：OD：+1.00DS=1.0，OS：PL=1.0；NPC：14cm；AMP：OU：12D；负相对调节 NRA：+1.00D，正相对调节 PRA：−1.00D；BCC：−0.25D；Worth4 点：正常 @N@D；聚散功能检查结果见表 5-4-14。

表 5-4-14　案例 1 聚散功能检查结果

| 检测距离 | 隐斜 | BI | BO |
|---|---|---|---|
| 6m | 2exo | ×/10/7 | 20/26/16 |
| 40cm | 10exo | 22/24/17 | 6/13/11 |
| 40cm+1.00D | 11exo | | |

裂隙灯检查：外眼（-）；结膜（-）；角膜（-）；前房（-）；晶状体（-）；眼底（-）。

分析：

第一步：询问病史：近距离阅读时间长后疲劳感明显。

第二步：裸眼视力正常，裂隙灯检查眼部无器质性病变。

第三步：分析调节与聚散双眼视异常的绝对指标，集合近点 NPC 后退，调节幅度 AMP 基本正常。

第四步：NPC 异常，首先考虑聚散性双眼视异常。

第五步：无

第六步：结合眼位数据：远距 $2^{\triangle}$exo，近距 $10^{\triangle}$exo。远距基本正常，近距高度外隐斜。

第七步：结合近处正融像性聚散储备及 AC/A 数据，正融像性聚散减低且 AC/A 低于正常值。诊断为集合不足。

第八步：无

诊断：集合不足

处理：集合不足患者首选训练。如聚散球、裂隙尺等改善正融像储备。

**【案例 2】**

男，13 岁。主诉视疲劳，绘画时间久后眼部酸胀。故前来要求进行相关眼科检查。

检查：VAcc：OD：1.0；OS：1.0；习惯矫正处方：OD：-1.50DS=1.0，OS：-1.75DS=1.0；主觉验光：OD：-1.50/-0.50×160=1.0，OS：-1.75/-0.50×175=1.0；NPC：6.5cm；AMP：OU：13D；负相对调节 NRA：+2.50D，正相对调节 PRA：-3.00D；BCC：-0.25D；Worth 点：正常 @N@D；聚散功能检查结果见表 5-4-15。

**表 5-4-15　案例 2 聚散功能检查结果**

| 检测距离 | 隐斜 | BI | BO |
|---|---|---|---|
| 6m | 12eso | ×/10/7 | 20/26/16 |
| 40cm | 13eso | 12/14/11 | 22/26/23 |
| 40cm+1.00D | 9eso | | |

裂隙灯检查：外眼（-）；结膜（-）；角膜（-）；前房（-）；晶状体（-）；眼底（-）。

分析：

第一步：询问病史：视疲劳，绘画时间久后眼部酸胀。

第二步：矫正视力正常，裂隙灯检查眼部无器质性病变。

第三步：分析调节与聚散双眼视异常的绝对指标，集合近点 NPC 及调节幅度 AMP 基本正常。

第四步：NPC、AMP 基本正常，首先结合眼位数据分析。

第五步：无。

第六步：眼位数据：眼位远距 $12^{\triangle}$eso 高度内隐斜，近距 $13^{\triangle}$eso 高度内隐斜。

第七步：结合远近正融像性聚散储备及 AC/A 数据，远近负融像性聚散减低，且 AC/A 基本正常，诊断为单纯性内隐斜。

第八步：无。

诊断：单纯内隐斜

处理：内隐斜患者首选 BO 棱镜，可有效的缓解症状。其次，可尝试视觉训练改善负融像性聚散。

## 四、实训记录报告

姓名__________学号__________实训日期__________指导教师__________

实训记录报告（双眼视异常综合分析）

| 案例号： | 组别 |
|---|---|
| 第一步： | |
| 第二步： | |
| 第三步： | |
| 第四步： | |
| 第五步： | |
| 第六步： | |
| 第七步： | |
| 第八步： | |

### 五、实训考核评分标准

实训考核评分标准（双眼视异常综合分析）

| 序号 | 考核内容 | 配分 | 评分标准 | 扣分 | 得分 |
|---|---|---|---|---|---|
| 1 | 明确病史 | 10 | 找出双眼视相关病史，错误扣 1 分 | | |
| 2 | 是否明确无器质性病变 | 10 | 无该过程扣 1 分 | | |
| 3 | 分析双眼视异常类型 | 20 | 能根据 AMP，NPC，分析正确，错误扣 2 分 | | |
| 4 | 分析异常数据 | 10 | 知道数据正常与异常，分析正确 | | |
| 5 | 分析调节异常 | 10 | 诊断明确，错误扣 2 分 | | |
| 6 | 分析隐斜相关聚散异常 | 10 | 数据分析正确 | | |
| 7 | 分析单纯聚散障碍异常 | 10 | 数据分析正确 | | |
| 8 | 得出诊断 | 20 | 诊断结果正确 | | |
| | 合计 | 100 | | | |

评分人：　　　　　　　　　　　　　　　　　　　　　　　　　　年　月　日

## 5.5　非斜视性双眼视异常的处理

### 【实训意义】

经过规范的综合分析，明确非斜视性的双眼视异常诊断，就需要通过非手术方式来进行临床处理。双眼视觉功能异常临床处理方法有多种，以非手术治疗为主，基本方法有：①屈光矫正；②附加阅读镜；③棱镜；④视觉训练。治疗目的是达到缓解症状，改进视觉功能，以病例类型及调节聚散功能检测参数作为治疗方法选择的依据。

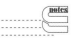

### 【相关拓展知识】

#### 一、屈光矫正

当确定诊断为双眼视觉异常问题后确定处理方法时，首先考虑的是矫正屈光不正，临床上常见的调节性疲劳与多种屈光不正因素有关：远视、各种不同类型和程度的散光、双眼屈光参差，近视亦会引发视觉疲劳，近视配戴框架眼镜后初期阅读出现视觉疲劳也很常见，屈光未矫正出现的各种隐斜也会出现相关眼部症状。

合理矫正屈光不正可以协调调节和集合，克服由于屈光不正问题造成的双眼不平衡产生的调节和集合异常。当怀疑患者有内隐斜或隐性远视时，应该采用睫状肌麻痹验光，在确定最终处方前，必须考虑以下问题：

1. 睫状肌存在张力，若达到睫状肌完全麻痹，则正常的睫状肌张力也被松弛，诱发出更多的正度数，在给予处方时应考虑将这部分剔除。

2. 双眼状态，若存在内隐斜或间歇性内斜视，则采用最大正度数的处方。

3. 非显著性屈光不正量。

## 二、正或负球性附加镜

处理调节和集合功能异常的另一方法就是改变调节或集合系统的需求，确定使用球镜附加是否有效的重要参数是 AC/A 比率，AC/A 高时，使用附加镜的效果通常比较好，高 AC/A 提示小量附加镜可以对双眼协同产生比较大的改变，低 AC/A 提示球镜附加使用的效果会比较差，当 AC/A 处于正常值时，必须根据其他因素综合考虑，同时了解正镜或负镜对这些参数的影响（表 5-5-1、表 5-5-2）。

表 5-5-1　提示使用正附加镜

| 测试 | 使用正附加镜 | 不宜使用正附加镜 |
|---|---|---|
| AC/A | 高 | 低 |
| 屈光不正 | 远视 | 近视 |
| 近隐斜 | 内隐斜 | 外隐斜 |
| NRA/PRA | 低 PRA | 低 NRA |
| 近距 BO | 正常至高 | 低 |
| 调节反应 | 高 | 低 |
| 调节幅度 | 低 | 高 |
| 调节灵活度 | 负镜不通过 | 正镜不通过 |

表 5-5-2　提示使用负附加镜

| 测试 | 使用负附加镜 | 不宜使用负附加镜 |
|---|---|---|
| AC/A | 高 | 低 |
| 隐斜 | 外隐斜 | 内隐斜 |
| 近距 BI | 正常至高 | 低 |
| 调节幅度 | 正常 | 低 |
| 调节灵活度 | 正镜不通过 | 负镜不通过 |

## 三、棱镜

棱镜解决双眼视觉功能方面的许多问题，临床分为四类棱镜使用情况：水平缓解棱镜、垂直缓解棱镜、棱镜作为训练的起始和训练失败或无效后使用棱镜。

棱镜可以作为训练方法，也可以作为处方直接消除患者的症状。棱镜的处方一般根据以下几种方法确定：

1. Sheard 法则　Sheard 认为，融像储备必须为需求的两倍以上，才能达到舒服的感觉，Sheard 法则棱镜处方的公式为：

所需棱镜（P）=2/3 隐斜 −1/3 融像储备

2. Percival 法则　Percival 法则认为工作中的融像性状态必须屈于融像范围的当中，才能感觉比较舒服，该法则不必考虑隐斜情况。公式为：

所需棱镜（P）=1/3G−2/3L

G 为水平融像范围界限宽度大的一侧，L 为水平融像范围界限宽度小的一侧，如果 P 为零或负值，不必使用棱镜。

**四、视觉训练**

1. 调节功能训练基本方法：推进训练、Brock 线、双眼镜片摆动、单眼镜片摆动、远距转动。

2. 融像功能训练：Vectograms 偏振立体图和 Vectograms 红绿立体图、棱镜摆动、Chiastopic 融像练习的视标、Brewster 立体镜、斜隔板实体镜、Wheatstone 立体镜、Aperture-rule 训练仪。

临床上一般的处理原则是，先采用视觉训练，在视觉训练未能达到效果或不宜采用视觉训练者，才使用棱镜（表 5-5-3）。

**表 5-5-3　双眼视异常处理方法**

| 诊断 | 首选方法 | 次选方法 |
|---|---|---|
| 眼动异常 | 视觉训练 | 正附加 |
| 调节不足 | 正附加 | 视觉训练 |
| 调节过度 | 视觉训练 | |
| 调节疲劳 | 视觉训练 | |
| 低 AC/A | | |
| 集合不足 | 视觉训练 | 棱镜 |
| 发散不足 | 棱镜 | 视觉训练 |
| 高 AC/A | | |
| 集合过度 | 附加镜 | 视觉训练 |
| 发散过度 | 视觉训练 | 附加镜 |
| 正常 AC/A | | |
| 单纯内隐斜 | 视觉训练和附加镜 | 棱镜 |
| 单纯外隐斜 | 视觉训练 | 棱镜和附加镜 |
| 融像性聚散异常 | | |
| 垂直异常 | 视觉训练 | |
| 垂直隐斜 | 棱镜 | 视觉训练 |

## 【实训内容】

**一、实训目的**

1. 了解并熟悉各类非斜视性双眼视异常的表现。

2. 掌握 Percival 法则、Sheard 法则计算棱镜量和正负附加球镜的使用。

3. 掌握各类非斜视性双眼视异常的处理。

**二、实训准备**

1. 环境准备　视光实训室。

2. 用物准备　电脑一台套配 23 寸 1 080P 液晶显示器、也可以使用自己的显示装置或绘制及打印的纸质案例。

3. 书面案例内容　非斜视性双眼视功能异常案例 3～4 个。

**【案例 1】**

患者，年龄 22 岁，主诉近距离工作 15 分钟不到，出现眼部不适和头疼，看近处字体模糊重影，所以来眼科医院进行检查。

检查：VAsc：OD：1.0，OS：1.0；调节幅度（移近法）：9.00D；NPC：4cm；AC/A：11△/D；

验光结果：OD +0.50DS=1.0，0S +0.75DS/−0.50DCX180=1.0，PD=66mm；聚散功能检查结果（见表5-5-4）。

表5-5-4 案例1聚散功能检查结果

| 检测距离 | 隐斜 | BI | BO | 正镜至模糊 | 负镜至模糊 |
|---|---|---|---|---|---|
| 6m | 1exo | ×/12/6 | 22/28/16 | +2.50 | −1.00 |
| 40cm | 12eso | 6/14/8 | 32/38/24 | | |
| 40cm+1.00 | | | 1eso | | |

裂隙灯检查：外眼（−）；结膜（−）；角膜（−）；前房（−）；晶状体（−）；眼底（−）。

分析：

患者双眼视相关症状：短时间视近后眼部疲劳，看近处字体模糊重影。

初始检查：AMP：9.00D；NPC：4cm，AMP和NPC基本正常。

聚散功能详细检查：远距隐斜正常，近距隐斜为内向位，AC/A高于正常值$^{\triangle}$，表明患者情况为集合过度。

处理：

（1）集合过度首选方法近距正镜附加，根据p法则，所需棱镜为6.67$^{\triangle}$，则附加度数：6.67/11=0.61，约等于+0.50～+0.75D，经试戴，近距附加+0.50D时无不适主诉。

（2）其次治疗方法为视觉训练以改进负融像聚散功能，视觉训练可以选择同视机发散训练、斜隔板训练、裂隙尺双孔训练、红绿矢量图等。

**【案例2】**

患者男性，16岁，学生，近来发觉写作业时间一段时间后眼睛酸胀，疲劳感强，故前来要求进行相关眼科检查。

检查：VAsc：OD：1.0，OS：1.0；验光结果：OD：PL=1.0，OS：+0.50DS=1.0；NPC：13cm；调节幅度（移近法）：OU：13D；聚散功能检查结果（见表5-5-5）。

表5-5-5 案例2聚散功能检查结果

| 检测距离 | 隐斜 | BI | BO |
|---|---|---|---|
| 6m | 2exo | ×/10/5 | 10/16/6 |
| 40cm | 12exo | 25/20/18 | 10/15/7 |
| 40cm+1.00D | 14exo | | |

裂隙灯检查：外眼（−）；结膜（−）；角膜（−）；前房（−）；晶状体（−）；眼底（−）。

分析：

患者双眼视相关症状：近距离作业一段时间后眼部出现视疲劳，眼部酸胀。

初始检查NPC13cm，大于正常值，AMP基本正常，先考虑聚散性双眼视异常。

聚散功能详细检查：眼位远距2$^{\triangle}$exo正常，近距12$^{\triangle}$exo高度外隐斜，考虑集合不足。同时，AC/A低于正常值，正融像性聚散减低支持集合不足诊断。

诊断：集合不足

处理：集合不足患者首选训练。如聚散球，裂隙尺等改善正融像储备。

**【案例3】**

患者，年龄20岁，主诉写作业时眼部紧张，有时候会头疼，配戴原有眼镜远距模糊。

检查：VAsc：OD：0.6，OS：0.7；验光结果：OD −3.50DS/−0.75DCX180=1.0，OS：−3.00DS=1.0；PD=64mm；调节幅度（移近法）：OD：6.00D，OS：7.00D，OU：7.00D；习惯矫正处方：OD：−2.25D，OS：−3.00D；聚散功能检查结果（表5-5-6）。

分析：

患者双眼视相关症状：近距用眼疲劳和头疼，远距视力模糊。

表 5-5-6　案例 3 聚散功能检查结果

| 检测距离 | 隐斜 | BI | BO | 正镜至模糊 | 负镜至模糊 |
|---|---|---|---|---|---|
| 6m | 7exo | ×/14/9 | 8/18/4 | +1.25 | −5.00 |
| 40cm | 10exo | 20/28/14 | 6/20/2 | | |
| 40cm+1.00 | | | 14exo | | |

初始检查：AMP：OD：6.00D，OS：7.00D，OU：7.00D，AMP 基本正常。

聚散功能详细检查：远距 7$^{\triangle}$exo，近距 10$^{\triangle}$exo 都指明有高度外隐斜，远近正融像性聚散均减低，梯度性 AC/A=(10-14)/1=4$^{\triangle}$/D，AC/A 基本正常，这些测量结果都表明该病例为单纯性外隐斜。

处理：

(1) 单纯性外隐斜首选方法是视觉训练，比如同视机集合训练、聚散球、裂隙尺单孔训练等，其目的是增加正融像聚散。

(2) 如果训练无法提升，可考虑使用 BI 棱镜是治疗的第二选择方法。根据 Sheard 准则的棱镜处方为：

6m：P=2/3(7)−1/3(8)=2$^{\triangle}$BI

40cm：P=2/3(10)−1/3(6)=4.7$^{\triangle}$BI

经试戴，在现矫正处方基础上增加 3$^{\triangle}$BI 棱镜，看远看近均无不适症状。

注意：

使用新的棱镜的时候可能会存在一定的棱镜适应期，适应程度可以从完全不适应到完全适应，但一般来说，都是部分适应，仍然有部分变形，但比适应前要好了许多，这就要求我们在开具处方时一定要注意这些空间感知的变化。

棱镜适应也有可能会造成隐斜量的增加，特别是年轻患者。

**【案例 4】**

患者男，22 岁，主诉长时间阅读后疲劳感强烈。

检查：VAsc：OD：1.0，OS：0.9，验光结果：OD：+0.25DS=1.0；OS：+0.50DS=1.0，PD=63cm；调节幅度(移近法)：9.50D；NPC：4.5cm；聚散功能检查结果(表 5-5-7)。

表 5-5-7　案例 4 聚散功能检查结果

| 检测距离 | 隐斜 | BI | BO | 正镜至模糊 | 负镜至模糊 |
|---|---|---|---|---|---|
| 6m | 7eso | ×/5/2 | 22/34/14 | +2.50 | −1.50 |
| 40cm | 8eso | 8/14/4 | 28/38/17 | | |
| 40cm+1.00 | | | 2eso | | |

分析：

患者双眼视相关症状：近点疲劳为单纯性内隐斜最常见症状。

初始检查：AMP：9.50D，NPC：4.5cm，AMP 和 NPC 基本正常。

聚散功能详细检查：远距 7$^{\triangle}$eso，近距 8$^{\triangle}$eso 都指明有高度内隐斜，远近负融像性聚散均减低，梯度性 AC/A=(8−4)/1=4$^{\triangle}$/D，AC/A 基本正常，这些测量结果指明该患者为单纯性内隐斜。

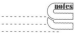

处理：

(1) 单纯性内隐斜首选治疗方法是使用 BO 棱镜，棱镜处方度数，根据 Percival 准则，棱镜应该为：

6m：P=1/3（22）−2/3（5）=4△BO

40cm：P=1/3（28）−2/3（8）=4△BO

根据结果进行试戴，在眼前加 4△BO 可有效改善不适症状。

（2）如果以上病例在增加棱镜处方后无法得到改善，可考虑增加视觉训练，以改进负融像性聚散功能，比如同视机、裂隙尺、斜隔板等。

注意：

使用新的棱镜的时候可能会存在一定的棱镜适应期，适应程度可以从完全不适应到完全适应，但一般来说，都是部分适应，仍然有部分变形，但比适应前要好了许多，这就要求我们在开具处方时一定要注意这些空间感知的变化。

**【案例 5】**

患者女性，10 岁，学生，一年前因视疲劳到医院就诊，医院检查为外隐斜，进行家庭训练三个月后症状有改善，近来自诉长时间看书后疲劳感强烈，并伴头痛，再次进行视觉训练半个月，视疲劳无明显改善，故前来要求进行相关眼科检查。

检查：VAsc：OD：0.5，OS：0.4；习惯矫正处方：OD：+5.00DS=0.9，OS：+5.25DS=0.9；验光结果：OD：+4.50DS=1.0，OS：+5.00DS=1.0；集合近点：12.7cm；调节幅度：OU：14.5D；聚散功能检查结果（表 5-5-8）。

**表 5-5-8　案例 5 聚散功能检查结果**

| 检测距离 | 隐斜 | BI | BO |
|---|---|---|---|
| 6m | 6exo | ×/9/5 | 3/6/5 |
| 40cm | 9exo | 22/23/18 | 15/17/10 |
| 40cm+1.00D | 15exo | | |

裂隙灯检查：外眼（−）；结膜（−）；角膜（−）；前房（−）；晶状体（−）；眼底（−）。

分析：

患者双眼视相关症状：长时间看书后疲劳感强烈，并伴头痛。

初始检查：NPC：12.7cm，大于正常值，AMP 基本正常，先考虑聚散性双眼视异常。

聚散功能详细检查：眼位远距 6△exo 外隐斜，近距 9△exo 高度外隐斜，考虑单纯性外隐斜。同时，AC/A 基本正常，远近正融像性聚散均减低支持单纯性外隐斜诊断。

诊断：单纯性外隐斜

处理：

（1）该患者验光结果为 OD：+4.50DS=1.0，OS：+5.00DS=1.0；而习惯处方：OD：+5.50D=0.7，OS：+6.00D=0.7；远视合并外斜，屈光矫正不可过矫，考虑更换处方。

（2）根据 Sheard 法则，P=2/3 隐斜 −1/3 融像储备，计算远近需 3△BI，症状可有较好改善。该患者 AC/A 为 5△/D，计算得远视应欠矫 0.50D。即 OD：+4.00DS，OS：+4.50DS。根据计算结果进行插片，检查眼位和视力即可。

**【案例 6】**

患者男性，16 岁，学生，近来发觉写作业时间一段时间后眼睛酸胀，疲劳感强，故前来要求进行相关眼科检查。

检查：VAsc：OD：1.0，OS：1.0；验光结果：OD：PL=1.0，OS：+0.50DS=1.0；集合近点：13cm；调节幅度：OU：13D；聚散功能检查结果（表 5-5-9）。

裂隙灯检查：外眼（−）；结膜（−）；角膜（−）；前房（−）；晶状体（−）；眼底（−）。

表 5-5-9 案例 6 聚散功能检查结果

| 检测距离 | 隐斜 | BI | BO |
| --- | --- | --- | --- |
| 6m | 2exo | ×/10/5 | 10/16/6 |
| 40cm | 12exo | 25/20/18 | 10/15/7 |
| 40cm+1.00D | 14exo | | |

分析：

患者双眼视相关症状：近距离作业一段时间后眼部出现视疲劳，眼部酸胀，初始检查 NPC：13cm，大于正常值，AMP 基本正常，先考虑聚散性双眼视异常，聚散功能详细检查：眼位远距 $2^{\triangle}$exo 正常，近距 $12^{\triangle}$exo 高度外隐斜，考虑集合不足。同时，梯度性 AC/A=（40cm 隐斜 -40cm 处加 +1.00D 隐斜）/1，即梯度性 AC/A=（12−14）/1=2，AC/A 低于正常值，正融像性聚散减低支持集合不足诊断。

诊断：集合不足。

处理：集合不足患者首选训练。如聚散球、裂隙尺单孔训练等改善正融像储备。

## 三、操作步骤

1. 口头提问各类非斜视性双眼视异常的处理。
2. 学生分组，每组 4～6 人。
3. 抽取案例，要求小组分别进行案例分析。
4. 实训老师进行各小组的案例分析点评，指出优点与不足。
5. 填写实训记录表，整理小结。

## 四、实训记录报告

姓名____________学号____________实训日期____________指导教师____________

表 5-5-10 实训记录报告（非斜视性双眼视异常的处理）

| |
| --- |
| 分析诊断：<br><br><br>处理方法：<br><br><br> |

## 五、实训考核评分标准

表 5-5-11 实训考核评分标准（非斜视性双眼视异常的处理）

| 序号 | 考核内容 | 配分 | 评分标准 | 扣分 | 得分 |
| --- | --- | --- | --- | --- | --- |
| 1 | 明确双眼视异常的相关诊断 | 20 | 找出全部相关症状并给出正确的诊断，错误一个扣 1 分 | | |
| 2 | 分析诊断是否需要做训练 | 20 | 诊断明确，错误扣 2 分 | | |
| 3 | 是否使用棱镜或者附加镜 | 20 | 诊断明确，错误扣 2 分 | | |
| 4 | 算出处方 | 40 | 算出正确的处方，步骤错误一个扣 2 分 | | |
| | 合计 | 100 | | | |

评分人：　　　　　　　　　　　　　　　　　　　　　　年　月　日

（牛　燕　姬　娜）

# 项目6　弱视与视功能

**概述**

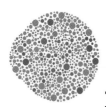

弱视是视觉发育期内由于异常视觉经验(单眼斜视、屈光参差、高度屈光不正以及形觉剥夺)引起的单眼或双眼最佳矫正视力下降，眼部无器质性病变。弱视是较为常见的儿童眼病，在学龄前儿童及学龄儿童患病率为2%～4%，儿童早期筛查可以预防弱视，对已经产生弱视者可以早期发现、早期干预、早期恢复。弱视诊断时要参考不同年龄儿童正常视力下限：3岁儿童正常视力参考值下限为0.5，4～5岁为0.6，6～7岁为0.7，7岁以上为0.8，双眼最佳矫正视力相差两行或更多，较差的一眼为弱视。如果视力不低于同龄儿童正常视力下限，双眼视力相差不足两行，又未发现引起弱视的危险因素，则不宜草率诊断为弱视，可以列为观察对象。

弱视按照诱发原因分为多种类型，主要有形觉剥夺性弱视、斜视性弱视、屈光性弱视和屈光参差弱视，还可以根据注视性质分为中心注视性弱视和偏心注视性弱视。弱视的临床表现主要包括：

1. 视力不良　最佳矫正视力低于正常，经治疗可以恢复或部分恢复。

2. 拥挤现象　分辨排列成行视标的能力较分辨单个视标差。

3. 旁中心注视　部分程度较重的弱视由于视力下降显著导致中心凹失去注视能力，形成旁中心注视。

4. 视觉诱发电位　PVEP潜伏期延长，振幅下降。

## 6.1　弱视的检测和治疗

### 【实训意义】

弱视的测量方法有多种，根据弱视的症状和体征，可选择性地挑选不同的方法。多种方法的综合测量结果对弱视的确定、类型的明确、严重程度(分级)和预后提供充分的依据。

因此学会弱视检测和光学矫正方法，对于弱视的诊断和治疗至关重要，是需要扎实掌握的基础内容。

1. 视力　弱视患儿没有明确的主诉，有斜视特征的患病率仅占1/6，大部分病例仅靠偶然在视力检查中发现，而早期矫治是弱视预后的关键因素，所以早期的筛查对于弱视的发现十分重要。

(1) <2岁的婴幼儿

1) 视动性眼震：测量时旋转具有条栅的视鼓，注视旋转的视鼓会引起眼球的震颤，以能引起眼球震颤的最细条纹来计算其视力。

2）选择观看法：测量使用的视力表一侧是黑白条栅，另一侧是均匀一致的灰色，中间有一个观察孔。儿童比较喜欢注视有条栅的一侧。条栅的条纹间宽度可以变化，用以对视力的定量。

3）遮盖法：当所有方法都不能进行时，最简单和最有效的方法就是用遮盖法观察婴幼儿的反应。当遮盖视力好的眼睛时，可能表现为哭啼等，而遮盖视力较差眼则不会。

4）视觉诱发电位：电极放置于头枕部和耳后乳突，地线接前额，让患儿注视方格或者条栅视标，视觉反应经视网膜至外侧膝状体传入中枢，产生视觉诱发电位。用计算机描记VEP曲线，视标方格或条栅越窄，曲线空间频率越高，根据最大空间频率可换算出视力。

（2）2～4岁的儿童：可选用E字视力表或者图形视力表。

（3）5岁以上儿童：可以和成人一样用E字视力表。但是要注意拥挤现象对于视力检测的影响，单个视标或单行排列疏松的视标可能会比拥挤型视力表引出更好的视力，故对于弱视的检测，通常使用拥挤型视力表。

2. 屈光状态　对于弱视患儿，一般采用睫状肌麻痹下检影结合主观插片的方法，对于配合的儿童，也可在检影或者电脑验光的基础上，采用综合验光仪进行主觉验光检查患者的屈光状态，从而确定弱视是否由于屈光因素所致。在最佳矫正状态下重新评估患者的视力，可以避免弱视的误诊。

3. 注视性质　遮盖非测试眼，让患儿注视检眼镜的靶形视标，根据黄斑中心凹反光和靶形视标的相对关系可分为：①中心注视。黄斑中心凹在中心视标内。②旁中心凹注视。黄斑中心凹在中心视标外但在3°环内。③旁黄斑注视。黄斑中心凹在3°和5°环之间。④周边注视。黄斑中心凹在5°环之外。

4. 眼位　根据患者的年龄和感知发育情况确定适当的检查方法。常用的客观方法包括：角膜映光点法和遮盖试验。

5. 融合功能　可采用Worth四点试验、随机点立体图或同视机等方法，确定患者是否有黄斑抑制，并定量立体视觉水平。

6. 对比敏感度检查　弱视眼的对比敏感度函数曲线低下，峰值左移。

7. 调节功能　在单眼状态下采用推进法或者负镜片法测量调节幅度，用翻转拍法测量调节灵活度。如果是非斜视性弱视，可采用MEM法评估调节反应度。

8. 眼动功能　评估患者的注视、追踪和扫视等功能。

9. 眼部健康检查　裂隙灯与眼底镜检查排除眼部器质性病变。

### 6.1.1　弱视的主客观验光法与识别（针孔片）

**【相关拓展知识】**

弱视是在视觉发育的关键期受到行觉剥夺和（或）异常双眼相互作用，所造成的单眼或双眼视力低下。一般情况下屈光矫正的目的是为了增视，而弱视患者除了增视之外更重要的目的是促进患儿视觉发育，所以屈光矫正是弱视的治疗基础，需要掌握弱视的处方原则。

1. 屈光不正性弱视的处方原则　完全矫正屈光不正，4～6周后复查裸眼视力和矫正视力，半年后随访复查。远视伴内斜的弱视患儿应在睫状肌麻痹验光后，矫正全部远视屈光不正度数；不伴有内斜的中高度远视患者，目前多采用在检影验光的结果上减去+1.00～+2.00DS，以维持必要的调节紧张力。近视屈光不正性弱视应完全矫正屈光不正，原则是最佳视力的最低度数负镜片。

2. 屈光参差性弱视的处方原则　双眼屈光度相差2.50DS以上的患者，若用框架眼镜矫正视力，会造成双眼物像不等大，影响双眼融像功能，建议用角膜接触镜矫正。

3．斜视性弱视的处方原则　原则上在睫状肌麻痹验光的基础上，完全矫正屈光不正。在某些情况下，考虑双眼视功能和美观等因素，需要对处方进行适当的调整。

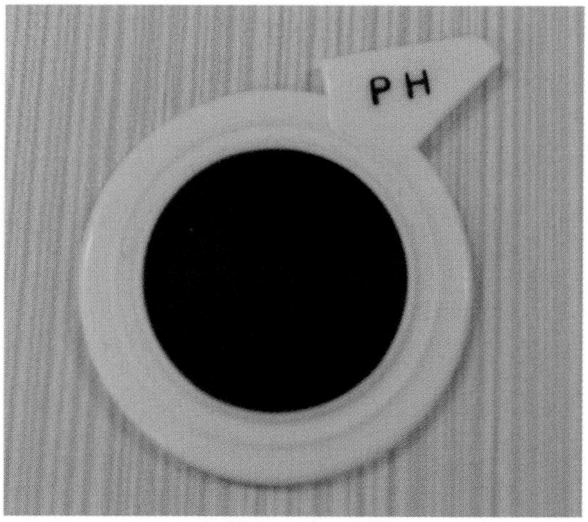

图6-1-1　针孔片

## 【实训内容】

### 一、实训目的

掌握弱视的主客观验光法，掌握各种不同类型弱视的屈光处方原则。了解针孔片（图6-1-1）在弱视筛查中的应用。

### 二、实训准备

综合验光仪1台、投影视力表1台、电脑自动验光仪1台、检影镜1把、镜片箱1箱、可调瞳距试镜架1副。

### 三、操作步骤

（一）常态验光

1．采用电脑自动验光仪验光，只要患儿能配合，尽量完成3～5次检测。

2．常态检影验光，利用电脑验光仪的基础处方，进一步进行客观检影，以核实基础处方的定量。若视网膜放射光不够清晰明确，可考虑采用50cm或更短距离的检影检查。

3．根据客观验光的结果进行插片检查，调整到最佳矫正视力。重视散光的全量矫正，避免以等效球镜替代柱镜。

4．若无法进行电脑验光，可采用试镜架加针孔片（图6-1-1）的方法，查看患儿针孔镜视力是否有所提高，来判断是否存在屈光不正。

5．常态验光是进一步检查的基础处方，对判断患儿屈光状态有重要意义。

（二）睫状肌麻痹验光

弱视患儿的屈光状态及屈光不正的度数应在睫状肌充分麻痹的情况下通过客观验光（客观检影）来确定，也即人们常说的散瞳验光。

常用的散瞳药物有：0.5%～1%阿托品眼膏，它是较强的散瞳剂，能使睫状肌充分麻痹，适合12岁以下尤其是弱视儿童，一般每日三次，连用3～7天。2%后马托品眼膏，60分钟一次，共5次，10小时后验光。1%托吡卡胺滴眼液，每次一滴，5分钟一次，共5次，闭眼30分钟后验光。后两种散瞳药物适用于成人或12岁以上儿童。

### 四、注意事项

1．电脑验光对于弱视屈光状态判断非常重要，需要重视电脑验光对于筛查的作用。

2．屈光矫正是弱视治疗的前提，须保证患眼的矫正视力达到最佳状态。

### 五、实训记录报告

姓名__________学号__________实训日期__________指导教师__________

表6-1-1　弱视的主客观验光实训报告

| | OD | OS | 视力 |
|---|---|---|---|
| 裸眼视力 | | | |
| 视力表检查 | | | |
| 检影验光 | | | |

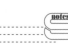

notes

六、实训考核评分标准

表6-1-2 实训考核评分标准

| 序号 | 考核内容 | 配分 | 评分标准 | 扣分 | 得分 |
|---|---|---|---|---|---|
| 1 | 电脑验光操作 | 30 | 提醒注视调节放松视标10分；单眼测量3～5次10分；结果分析10分 | | |
| 2 | 视力检查 | 20 | 选择合适的视力表10分；正确记录结果10分 | | |
| 3 | 检影验光 | 50 | 工作距离10分；熟练度20分；结果记录20分 | | |
| | 合计 | 100 | | | |
| 否定项说明：操作时间超过10min | | | | | |

评分人： 年 月 日

## 6.1.2 弱视的治疗（含遮盖与各种压抑治疗方法的应用）

### 【相关拓展知识】

弱视治疗的前提是对弱视眼进行恰当的屈光矫正，通过光学手段使视网膜获得一个清晰的影像和正常的视觉刺激。

遮盖治疗（图6-1-2）是用遮盖健眼或者减低健眼视力的方法，迫使弱视眼黄斑中心凹接受外来物像的刺激，激发并提高其功能，恢复正常固视，使弱视眼视力提高并达到双眼视力平衡；也可通过遮盖健眼，消除来自健眼对弱视眼的抑制，阻断双眼视网膜对应异常，重新调整和建立双眼正常的视网膜对应关系，为恢复双眼视功能奠定基础。

对偏心注视性弱视患者，可以通过遮盖弱视眼的办法，阻止使用偏心注视点，并联合其他训练方法，促使注视性质由偏心注视向中心注视转移。

此方法适用于双眼视力不平衡（视力相差两行或两行以上）的中心或偏心注视性弱视患者。

压抑疗法是通过睫状肌麻痹和配戴一定屈光度的眼镜产生离焦视网膜影像，从而降低健眼视力，适用于中心注视性弱视、厌倦遮盖治疗的大龄患者、不配合遮盖治疗的婴幼儿。

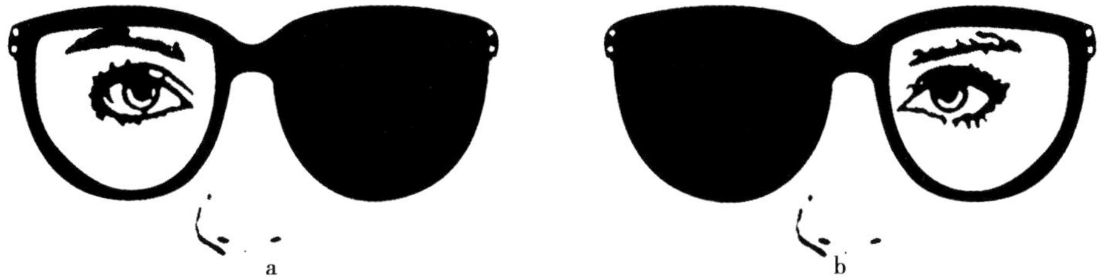


图6-1-2 遮盖试验

### 【实训内容】

一、实训目的

掌握遮盖法及压抑疗法的使用适应证及方法。

二、实训准备

瞳距可调试镜架1副、遮盖片1片、压抑眼镜1副。

### 三、操作步骤

1. 直接遮盖 1岁儿童采用3∶1规律，2岁儿童采用4∶1，3岁以上儿童采用6∶1或者适当延长。

2. 间接遮盖 遮盖偏心注视的弱视眼。

3. 压抑疗法 采用药物和透镜抑制健眼视力，促进患儿使用患眼。健眼采用1%阿托品眼膏点眼，每日一次，眼镜远用区过矫+3.00DS，患眼眼镜远用区为合适的矫正眼镜，近用区附加+3.00DS，如此患儿在看远和看近时只能使用患眼，从而达到训练的目的。

### 四、注意事项

1. 遮盖性弱视 在常规遮盖治疗中应注意遮盖性弱视。

2. 斜视 遮盖过程中出现恒定性内斜视，多见于远视屈光不正性弱视。

3. 复视 提示视网膜脱抑制的结果。

4. 压抑疗法相当于常规遮盖，同样会出现常规遮盖时出现的问题。

### 五、实训记录报告

姓名__________学号__________实训日期__________指导教师__________

**表6-1-3 弱视的治疗报告——直接遮盖**

性别： 姓名： 年龄： 联系方法：

| | OD | OS |
|---|---|---|
| 屈光度 | | |
| 矫正视力 | | |
| 遮盖眼 | | |
| 遮盖方法 | | |

**表6-1-4 弱视的治疗报告——间接遮盖**

性别： 姓名： 年龄： 联系方法：

| | OD | OS |
|---|---|---|
| 屈光度 | | |
| 矫正视力 | | |
| 遮盖眼 | | |

**表6-1-5 弱视的治疗报告——压抑疗法**

性别： 姓名： 年龄： 联系方法：

| | OD | OS |
|---|---|---|
| 屈光度 | | |
| 矫正视力 | | |
| 健眼 | | |
| 阿托品用法 | | |
| 远用度数 | | |
| 近用度数 | | |

六、实训考核评分标准

表 6-1-6 实训考核评分标准

| 序号 | 考核内容 | 配分 | 评分标准 | 扣分 | 得分 |
|---|---|---|---|---|---|
| 1 | 选择治疗方法 | 60 | 根据年龄 20 分；治疗方式 20 分；解释原因 20 分 | | |
| 2 | 口述 | 30 | 遮盖过程中注意事项，遮盖性弱视 10 分；斜视 10 分；复视 10 分 | | |
| 3 | 遮盖及压抑疗法适应证 | 10 | 答错一点，扣 5 分 | | |
| | 合计 | 100 | | | |
| 否定项说明：操作时间超过 10min | | | | | |

评分人： 年 月 日

# 6.2 快速视功能检查与训练

【实训意义】

视觉功能检查包括形觉（视力、视野）、色觉、暗适应、立体视觉、对比敏感度、视觉电生理检查等诸多方面内容。本项目内容主要介绍对比敏感度视力检测、光视觉检测、色觉检查。

对比敏感度定义为视觉系统能觉察的对比度阈值的倒数。对比敏感度 =1/ 对比度阈值。从视敏度的角度将影响为物体识别的参数归结为两个：空间频率和对比度。空间频率就是单位视角所包含的线条数；对比度就是物体颜色亮度和该物体背景颜色亮度的关系。对比度 =（视标照明 − 背景照明）/（视标照明 + 背景照明）。对比敏感度是测量眼对照明对比的敏感性，其视标频率条纹可以采用方波，也可采用正弦波，一般采用正弦波。在坐标图中，以横坐标作为空间频率，纵坐标作为对比敏感度，则绘出对比敏感度函数。

## 6.2.1 对比敏感度视力检查

【相关拓展知识】

长期以来视功能是用视力测定来判定的，它实际是对一定距离内人眼分辨空间最小两点间距的黄斑中心凹的中心视力。实践已经证明，视力测定只能反映视功能的一个方面。近代发展起来的对比敏感度理论，是反映在平均亮度下两个可见区域差别的能力，也就是在不同对比度情况下的分辨率，是一种新的视功能定量检查方法。具体地说，对比敏感度就是在不同对比度情况下，人眼视觉系统对不同空间频率的正弦光栅视标的识别能力。空间频率是指 1 度视角所含条栅的数目（周数），单位为周 / 度（c/d）。对比敏感度由黑色条栅与白色间隔的亮度来决定。人眼所能识别的最小对比度，称为对比敏感度阈值，阈值越低视觉系统越敏感（图 6-2-1）。

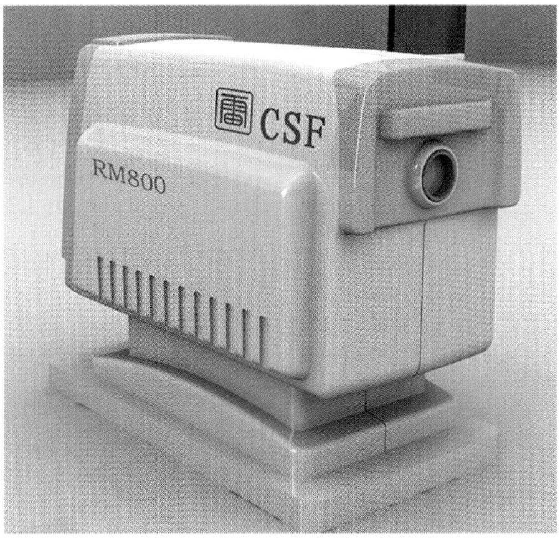

图 6-2-1 对比敏感度检查仪

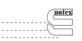

## 【实训内容】

### 一、实训目的

掌握对比敏感度视力检查步骤。

### 二、实训准备

对比敏感度视力表1张、测光表1只、对比敏感度检查仪1台及测试记录纸若干。

### 三、操作步骤

1. 被检者坐于距视力表3m距离，配戴最佳屈光矫正镜片，先测右眼，再测左眼。

2. 测试前先用测光表测定测试卡表面照度，标准照度为330～760lx。

3. 向被检者介绍测量方法，要求其判断图中条栅视标是向右、向左还是向下。

4. 测量从A行空间频率开始，从对比敏感度A1-A8依次辨认，直到被检者无法判断出条栅方向为止，记录出错前的对比敏感度等级数字，标在记录纸上。然后查B行至E行空间频率，并记录。

5. 检查完毕后，将记录纸上不同空间频率的对比敏感度等级连线，可得到对比敏感度曲线。

6. 近距离测量为40cm，检查方法同远距离测量。

### 四、注意事项

1. 对比敏感度检查受光照的影响，纸质的对比敏感度视力表要求调整照明，使之符合亮度要求。有的对比敏感度设备自带照明，自动校准，则不需要调整照明。

2. 屈光不正对检查结果有很大的影响，在检查前应该充分矫正屈光不正，以确保对比敏感度的下降不是因为光学矫正不足引起的。

3. 对比敏感度检查属于心理物理学的主观检测，可能会因为患者的疲劳而导致不准确。如果患者检查出对比敏感度异常，应当在不同的时间多次重复检查，来确认该异常是否真的存在。

### 五、实训记录报告（图6-2-2）

姓名____________学号____________实训日期____________指导教师____________

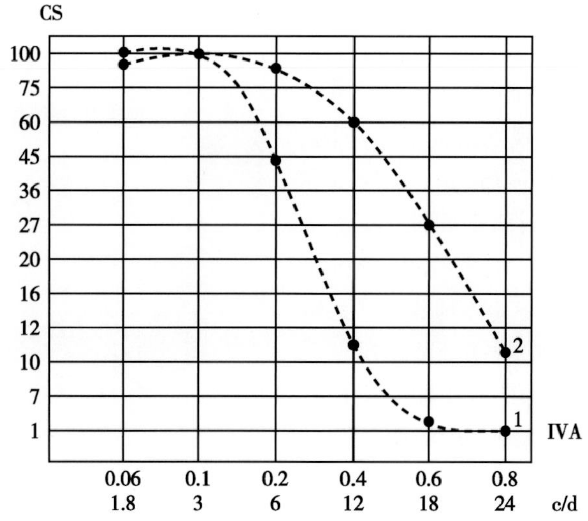


图6-2-2　对比敏感度检查记录表

## 六、实训考核评分标准

表 6-2-1 实训考核评分标准

| 序号 | 考核内容 | 配分 | 评分标准 | 扣分 | 得分 |
|---|---|---|---|---|---|
| 1 | 准备 | 20 | 双眼屈光度矫正 10 分；照明 10 分 | | |
| 2 | 测量顺序 | 20 | 单眼 10 分；先右后左 10 分 | | |
| 3 | 测量距离 | 10 | 远距、近距答错一点扣 5 分 | | |
| 4 | 记录结果 | 30 | 标点 10 分；连线 20 分 | | |
| 5 | 分析结果 | 20 | 判断结果正常与否 | | |
| | 合计 | 100 | | | |
| 否定项说明：操作时间超过 10min | | | | | |

评分人：　　　　　　　　　　　　　　　　　　　　　　年　月　日

## 6.2.2 暗适应检测

### 【相关拓展知识】

当人从强光处进入暗处时，起初对周围物体无法辨认，以后渐能看清暗处的物体，这种对光的敏感度逐渐增加、最终达到最佳状态的过程称为暗适应，也就是视网膜对暗处的适应能力。在对光的适应过程中，视锥细胞和视杆细胞敏感性变化的速率不同，这种动态变化可以通过暗适应的检测得到证实，因此，暗适应检测可以反映光觉的敏感度是否正常，对许多视网膜疾病的诊断具有临床意义。

正常情况下，人眼从亮处进入暗室时，在最初 5 分钟内对光敏感度提高很快，以后渐慢，约 12 分钟时提高又加快，15 分钟后又减慢，直到 40～60 分钟达到稳定程度。

### 【实训内容】

#### 一、实训目的

掌握暗适应检测方法。

#### 二、实训准备

暗室、暗适应计 1 台、配套打印机 1 台、测试对象 1 人。

#### 三、操作步骤

1. 开启投照视屏，测试视屏照度，使之不低于 250lx。

2. 被测者坐在暗室中，面对投照视屏，距离视屏 30～40cm，注视视屏 3 分钟。

3. 关闭视屏，嘱被检者注视附有不同亮度视标的黑暗背景视屏，当被测眼通过暗适应发现了亮点视标时，立即用手指触摸视标。

4. 直至完成 30 分钟测试，仪器自动报时，自动描记并打印暗适应曲线。

#### 四、注意事项

1. 为了使检测的基础条件一致，不至于影响暗适应时间，最好事先进行亮度和投照时间一致的明适应。

2. 该项检查为主观检测，被测试者必须理解检查要求并执行无误，若被测者没有看清视标就触摸屏幕，或已经看清视标但没有触摸屏幕，都可能使暗适应曲线形成异常曲折。

色觉，即颜色视觉，是指视网膜受不同波长光线刺激后产生的一种感觉。色觉异常，也称色觉障碍，是指对各种颜色心理感觉不正常。色觉检查为主观感觉，包括假同色图法、色相排列法和色觉镜法等方法。

**五、实训记录报告**（图 6-2-3）

姓名＿＿＿＿＿＿学号＿＿＿＿＿＿实训日期＿＿＿＿＿＿指导教师＿＿＿＿＿＿

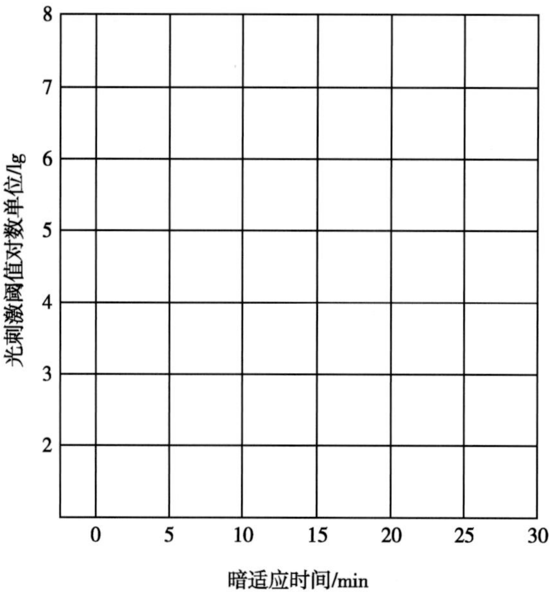


图 6-2-3　暗适应检查记录表

**六、实训考核评分标准**

表 6-2-2　实训考核评分标准

| 序号 | 考核内容 | 配分 | 评分标准 | 扣分 | 得分 |
|---|---|---|---|---|---|
| 1 | 准备 | 20 | 双眼屈光度矫正 10 分；照度 10 分 | | |
| 2 | 距离 | 10 | 检测距离 10 分 | | |
| 3 | 注视时间 | 10 | 注视视屏时间 10 分 | | |
| 4 | 检查方法 | 40 | 发现亮点时间，30 分钟结束 | | |
| 5 | 分析结果 | 20 | 判断结果正常与否 | | |
| | 合计 | 100 | | | |
| 否定项说明：操作时间超过 30min | | | | | |

评分人：　　　　　　　　　　　　　　　　　　　　　　　　年　月　日

## 6.2.3　色觉检查

**【相关拓展知识】**

眼睛是通过对光的刺激反应而产生视觉的器官。视觉的形成是由光的刺激、光感细胞接收、视觉信息传导、中枢神经感知完成的。光感细胞主要有两种：视锥细胞和视杆细胞，视锥细胞具有感觉强光，是辨别色觉，有 600 万～700 万个；视杆细胞具有感觉弱光，没有辨别色觉，有 1.1 亿～1.3 亿个。

人类能分辨清楚的可见光波长为 380～760nm，不同的波长由不同的视锥细胞所感应，产生了不同的色觉。目前色觉形成理论主要有两种：三原色原理和拮抗色学说，这两种理论可以解释目前色觉的现象。

颜色的特性主要有三个：色调、亮度和饱和度，这三个最终会影响人眼对颜色的辨别。

## 【实训内容】

### 一、实训目的

掌握色觉检查方法及结果分析。

### 二、实训准备

假同色图谱1本(图6-2-4)。

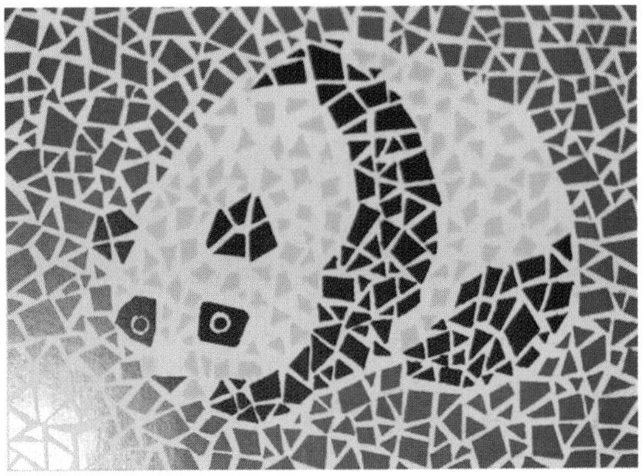

图6-2-4　色觉检查示范图

### 三、实训步骤

1. 指导测试对象观察假同色图谱，各种检查图都规定一定的检查距离，多为0.5m左右，大多数检查时间规定在2～3秒内。

2. 照明最好在自然弥散光下进行，照明度不应低于150lx，以500lx为宜。

3. 记录辨认错误，根据不同的图片设计判断色觉异常。

### 四、注意事项

1. 尽管单眼色觉异常非常少见，但确实存在，希望有条件尽量两眼分别检查。

2. 色盲本为色素色，容易褪色及弄脏，在检查时，不要用手触及图面。不用时应避光保存，如有污染及褪色，即不能使用。

### 五、实训记录报告

姓名＿＿＿＿＿＿学号＿＿＿＿＿＿实训日期＿＿＿＿＿＿指导教师＿＿＿＿＿＿

表6-2-3　色觉检查记录单

| 眼别 | 结果记录 | 结果分析 | 结论 |
|---|---|---|---|
| OD | | | |
| OS | | | |

### 六、实训考核评分标准

表6-2-4　实训考核评分标准

| 序号 | 考核内容 | 配分 | 评分标准 | 扣分 | 得分 |
|---|---|---|---|---|---|
| 1 | 准备 | 20 | 双眼屈光度矫正10分；照度10分 | | |
| 2 | 检查距离 | 10 | 检查距离40～50cm，20分 | | |
| 3 | 反应时间 | 10 | 观察时间不超过5″，20分 | | |
| 4 | 记录 | 30 | 记录结果(测试本名称、作者、出版社)、总数/正确数 | | |
| 5 | 分析结果 | 30 | 判断结果正常与否，30分 | | |
| | 合计 | 100 | | | |
| 否定项说明：操作时间超过5min | | | | | |

评分人：　　　　　　　　　　　　　　　　　　　　　　　年　月　日

## 6.2.4　利用快速筛查仪进行视功能筛查

### 【相关拓展知识】

快速视力筛查仪可以解决婴幼儿或者残障病人等合作困难的人群的视力筛查，在检查过程中需要最小的合作性，同时也可用于成年人的视力筛查，而且可以携带到医疗场所以外的任何地方进行筛查。

快速筛查仪相比于台式自动电脑验光仪有如下特点：

1. 自动、无损伤性，距离 35cm 一键筛查。

2. 快速而有效，5 秒可完成双眼自动测试。

3. 无须被检者做出反应，对婴幼儿、儿童及语言障碍的病人尤其合适。

4. 客观性，自动测试并显示准确度数。

5. 简便易携，可持续进行数小时测试，能够随时随地将结果打印出来。

## 【实训内容】

### 一、实训目的

掌握快速筛查仪的操作。

### 二、实训准备

快速筛查仪 1 台。

### 三、实训步骤

1. 被检查者取坐位，检查者距离被检查者 35cm，使用快速筛查仪对准被检查者双眼，按测试键，等待 5 秒后查看结果。

2. 根据需要将结果打印出来。

### 四、注意事项

1. 若被检查者合作度非常差，可采用发出声音或者亮光吸引被检查者注意力。

2. 筛查发现有问题，需要进一步检查以排除误差。

### 五、实训记录报告

姓名____________学号____________实训日期____________指导教师____________

**表 6-2-5 快速筛查仪检查记录表**

| 眼别 | 结果记录 | 结果分析 | 结论 |
|---|---|---|---|
| OD | | | |
| OS | | | |

### 六、实训考核评分标准

**表 6-2-6 实训考核评分标准**

| 序号 | 考核内容 | 配分 | 评分标准 | 扣分 | 得分 |
|---|---|---|---|---|---|
| 1 | 检查距离 | 20 | 检查距离，20 分 | | |
| 2 | 记录 | 40 | 记录结果（测试卡名称）错误 | | |
| 3 | 分析结果 | 40 | 判断结果正常与否 | | |
| | 合计 | 100 | | | |
| 否定项说明：操作时间超过 5min | | | | | |

评分人：　　　　　　　　　　　　　　　　　　　　　　年　月　日

# 6.3 融 合 训 练

## 【实训意义】

双眼在看近时会出现会聚，看远时会出现发散，在看近看远的过程中，如果聚散功能出现异常，患者通常会表现为视物疲劳、视物重影、眼胀、头痛等症状。在处理聚散系统障碍时，视觉训练是非常有效的方法。视觉训练中的融合训练，可以用于训练正融像性会聚和负融像性会聚，通过训练达到掌握融像技巧，增加融像范围，提高融像速度的目的。

### 6.3.1　裂隙尺

【相关拓展知识】

裂隙尺，适用对象是集合和分开融合运动功能不佳的人群，主要用于改善人眼的调节、融合、立体视觉、脱去抑制；在使用的时候要注意裂隙尺一端应置于病人鼻尖处，按照裂隙挡板上的数字和训练卡片上的数字将挡板和训练卡片分别固定在裂隙尺的对应位置（图6-3-1）。

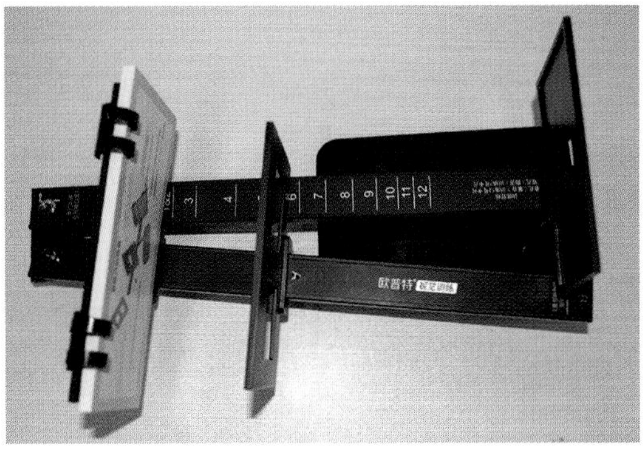

图6-3-1　裂隙尺

【实训内容】

**一、实训目的**

掌握裂隙尺的操作，并使用裂隙尺进行融像训练，掌握融像技巧。

**二、实训准备**

裂隙尺。

**三、实验步骤**

1. 将裂隙尺展开，四方形底盘置于桌面，旋转铆钉下2个黑色旋钮。

2. 按照铆钉旁箭头的方向打开裂隙尺，呈一条直线，固定铆钉下2个黑色旋钮。

3. 将训练卡片及训练挡板，分别固定在裂隙尺上标注的“0”与“DA”处；裂隙尺一端置于训练者鼻尖适合的位置，按照训练卡提示的位置训练。

（1）集合训练——使用单孔挡板

1）从1号卡片开始，交替遮盖左、右眼，训练者会感到左、右眼所见图案有所不同。

2）撤去遮盖后，训练者双眼同时视，可能出现复视，或者单眼抑制。

3）训练目标为双眼视标融合获得单一清晰的图案，且图案下方的图形有漂浮感，“.”和“。”(不同类型的实心、空心图）分别位于图形上、下或左、右位置。

4）要求训练者保持融合5秒，将视线从训练卡片上移开片刻，再重新注视训练卡片，尽可能快速地获得融合。

5）每张训练卡重复上述过程5次，然后更换训练卡片，按照卡片上的要求调整挡板的位置，重复上述步骤。

6）如果训练者融合困难可以借助引导棒在“单孔训练引导棒位置1或2”处进行引导。

（2）散开训练——使用双孔挡板：散开训练和集合训练的步骤基本相同，所不同的是：①使用双孔挡板；②用1～6号卡片进行训练；③如果训练者融合困难可以借助引导棒在“双孔训练引导棒位置1或2”即“A或B”处进行引导。

（3）训练终点：集合训练达到12号卡片（$30^{\triangle}$BO）；散开训练达到6号卡片（$15^{\triangle}$BI）。

**四、注意事项**

1. 做此训练的同时可加入调节的训练，如双面镜/视力卡、字母表等。

2. 裂隙尺训练前建议做简单的集合训练，如集合卡和聚散球等，视个人的情况而制订个性化的训练方案。

**五、实训记录报告**

姓名＿＿＿＿＿＿学号＿＿＿＿＿＿实训日期＿＿＿＿＿＿指导教师＿＿＿＿＿＿

表6-3-1　融合训练记录报告

| | 结果记录 |
|---|---|
| 集合训练 | |
| 散开训练 | |

**六、实训考核评分标准**

表6-3-2　实训考核评分标准

| 序号 | 考核内容 | 配分 | 评分标准 | 扣分 | 得分 |
|---|---|---|---|---|---|
| 1 | 挡板选择 | 20 | 集合与散开各10分 | | |
| 2 | 卡片选择次序 | 40 | 按照顺序40分 | | |
| 3 | 终点选择 | 40 | 集合与散开终点正确各20分 | | |
| | 合计 | 100 | | | |
| 否定项说明：操作时间超过5min | | | | | |

评分人：　　　　　　　　　　　　　　　　　　　　年　月　日

## 6.3.2　聚散球

### 【相关拓展知识】

利用聚散球可以训练并提高自主性融合的能力和建立正常的生理性复视，实验对象是融像功能异常人群（图6-3-2）。

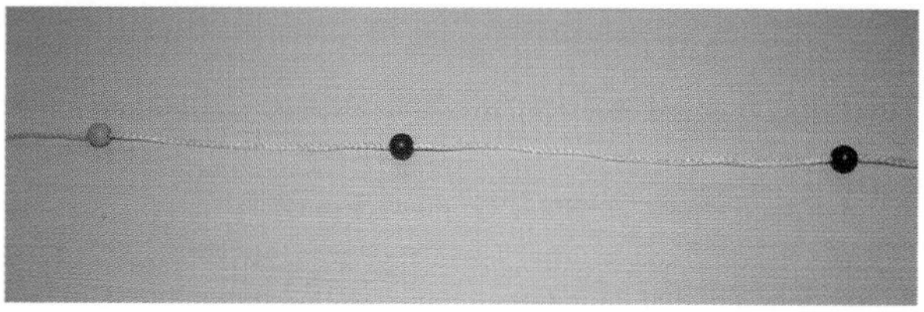

图6-3-2　聚散球

### 【实训内容】

**一、实训目的**

掌握聚散球的操作，并使用聚散球进行训练。

**二、实训准备**

聚散球。

**三、实验步骤（动画6.3.2）**

动画6.3.2
聚散球

方法一：

1. 将绳子一端固定（与视线平行），另一端拉紧至于鼻尖部，保持绳子平直。
2. 将红球、黄球、绿球分别放在距离眼睛30cm、60cm、90cm处。
3. 注视近处红球，黄球和绿球分别为两个，绳子刚好在红球处相交，注视5秒。
4. 注视中间黄球，红球和绿球分别为两个，绳子刚好在黄球处相交，注视5秒。
5. 注视远处绿球，红球和黄球分别为两个，绳子刚好在绿球处相交，注视5秒。
6. 交替注视不同颜色的球10次后，将红球移近5cm，黄球和绿球距离不变，上述动作重复。
7. 继续移近红球，每次移动5cm，重复上述动作，直到红球位于鼻尖前2.5cm。

方法二：

1. 将红球放在距离眼睛2.5cm处，黄球放在1m处。
2. 注视黄球，红球为两个，绳子在黄球上相交，注视5秒。

3. 注视红球，黄球为两个，绳子在红球上相交，注视 5 秒。

4. 交替注视，重复上述动作 20 次。

5. 移除全部球，要求从 1 米到 2.5cm 进行自主集合运动，并始终能够保持感觉到 X（复视）存在。

**四、注意事项**

1. 要求双眼同时进行训练，不能单眼使用。

2. 训练过程中，绳子的分叉处刚好在球上。

3. 注视近处球时，可以提示自己需要用力“对眼”。注视远处球时，需要放松眼睛。

**五、实训记录报告**

姓名____________学号____________实训日期____________指导教师____________

表 6-3-3　融合训练记录报告

| 结果记录 | 时间 | 次数 |
|---|---|---|
| 方法一 | | |
| 方法二 | | |

**六、实训考核评分标准**

表 6-3-4　实训考核评分标准

| 序号 | 考核内容 | 配分 | 评分标准 | 扣分 | 得分 |
|---|---|---|---|---|---|
| 1 | 颜色球顺序 | 30 | 错误扣 30 分 | | |
| 2 | 每次时间 | 30 | 错误扣 30 分 | | |
| 3 | 终点选择 | 40 | 错误扣 40 分 | | |
| | 合计 | 100 | | | |
| 否定项说明：操作时间超过 5min | | | | | |

评分人：　　　　　　　　　　　　　　　　　　　　年　月　日

## 6.3.3　单侧倾斜实体镜

**【相关拓展知识】**

扩大看远的融像范围，脱抑制训练及手眼协调训练，融像功能异常及需要脱抑制人群（图 6-3-3）。

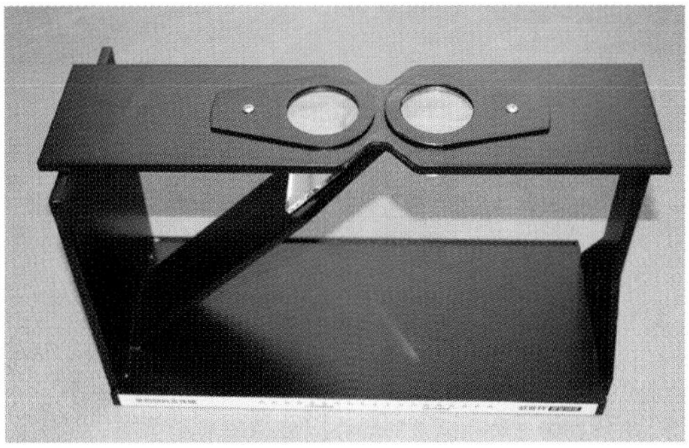

图 6-3-3　实体镜

**【实训内容】**

**一、实训目的**

掌握单侧倾斜实体镜的操作，并使用单侧倾斜实体镜进行训练。

**二、实训准备**

单侧倾斜实体镜。

**三、实验步骤（视频 6.3.3）**

（一）脱抑制描绘训练

1. 将卡片放置于实体镜靠近反光镜一侧的顶部用夹子固定，白纸置于底板上，调整到最佳舒适的角度，拧紧旋钮固定。

2. 双眼紧贴目镜，遮盖一只眼时，一只眼通过反光镜看到卡片，另一眼看到底板上的白

视频 6.3.3（1）实体镜——交替注视训练、描绘训练

视频 6.3.3（2）实体镜——捕捉训练

视频 6.3.3（3）实体镜——聚散训练

纸，双眼同时注视卡片和白纸，在白纸上描绘出卡片上的图案。

3. 训练右眼时，将实体镜反光镜隔板向左放置。

4. 训练左眼时，将实体镜反光镜隔板向右放置。

（二）聚散训练

1. 将每组卡片中底部有竖线的一张固定在“0”刻度的位置，另一张放置于实体镜靠近反光镜一侧顶部用夹子固定，左右眼分别看到不同的图案。

2. 双眼紧贴目镜同时注视，此时两张卡片中的图案融合成一张，逐渐清晰，圆圈部分会有漂浮感。

3. 反光镜隔板向左放置时，底板上的卡片向左移动，进行集合训练，向右移动进行散开训练。

4. 反光镜隔板向右放置时，底板上的卡片向左移动，进行散开训练，向右移动进行集合训练。

5. 结果　集合训练达到 $30^{\triangle}$，散开训练达到 $15^{\triangle}$，描绘训练要求在限定的时间内描绘的图案与原图大小基本一致。

## 四、注意事项

1. 卡片的选择由简单到复杂，反复练习。

2. 训练者有单眼抑制，要求非抑制眼（优势眼）注视图案，抑制眼注视底板并描绘图形。

3. 描绘训练要求训练者必须做到双眼同时视，从而消除抑制。

4. 每天训练5～10分钟，每次训练2～3张卡片，根据训练者的情况适当加大难度。

## 五、实训记录报告

姓名＿＿＿＿＿＿学号＿＿＿＿＿＿实训日期＿＿＿＿＿＿指导教师＿＿＿＿＿＿

**表 6-3-5　融合训练记录报告**

| 结果记录 | 时间 | 结果 |
|---|---|---|
| 脱抑制训练 | | |
| 聚散训练 | | |

## 六、实训考核评分标准

**表 6-3-6　实训考核评分标准**

| 序号 | 考核内容 | 配分 | 评分标准 | 扣分 | 得分 |
|---|---|---|---|---|---|
| 1 | 卡片选择顺序 | 30 | 错误扣30分 | | |
| 2 | 每次时间 | 30 | 错误扣30分 | | |
| 3 | 终点选择 | 40 | 错误扣40分 | | |
| | 合计 | 100 | | | |
| 否定项说明：操作时间超过10min | | | | | |

评分人：　　　　　　　　　　　　　　　　　　　　　　年　月　日

**表 6-3-7　实训考核评分标准**

| 序号 | 考核内容 | 配分 | 评分标准 | 扣分 | 得分 |
|---|---|---|---|---|---|
| 1 | 卡片摆放 | 30 | 错误扣30分 | | |
| 2 | 集合与散开顺序 | 30 | 错误扣30分 | | |
| 3 | 结果 | 40 | 错误扣40分 | | |
| | 合计 | 100 | | | |
| 否定项说明：操作时间超过100min | | | | | |

评分人：　　　　　　　　　　　　　　　　　　　　　　年　月　日

**（易际磐　林成敏）**

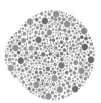

# 项目7　视力障碍检查与助视器验配

**概述**

说到视力残疾人大家就会想到手拿盲杖或牵着导盲犬的盲人，然而，有时候视力残疾人从你身边擦身而过的时候，你可能根本没有意识到他们就是视力残障人士。视力残疾人并非只有全盲的人，实际上视力残疾的定残标准有两类：低视力与盲（表7-1-1）。

当最佳眼的矫正视力低于0.3，且无法通过医学与常规光学方式使视力提高即可定残。视力残疾的定残标准中，其他视功能损害导致影响正常生活的也在考量范围，例如视野就是定残的重要依据之一。

**表7-1-1　我国定残分类与分级**

| 分类 | 级别 | 最佳眼远矫正视力 |
|---|---|---|
| 低视力 | 2级 | <0.3～0.1 |
| | 1级 | <0.1～0.05 |
| 盲 | 2级 | <0.05～0.02，或视野半径<10° |
| | 1级 | <0.02～光感，或视野半径<5° |

很多人会将低视力与弱视混淆，实际上它们之间有一个根本的区别：弱视可以通过光学矫正以及相应的视觉训练使视力提升到正常，而低视力无康复的可能。从表7-1-1中可以看出，相对于盲而言低视力患者的残余视力水平要高于盲人。但对于视力残疾人而言，他们的视力水平已经影响到他们的生活、学习、就业以及社会交往。为了提高他们这些方面的能力，通过助视器的验配让他们有效利用残余视力是目前唯一可行的方式。

提到助视器，就会自然将其与低视力联系在一起。其实这是一个误区，只要有残余视力，就有使用助视器具的可能，无论是低视力还是盲，只是程度不同，助视器具的选择、使用和倍率等会存在一定差异。只要科学地验配助视器具，就可以让每一个视力障碍人士有效利用他们的残余视力，以方便他们的生活，提高受教育、就业以及融入社会的能力。

## 7.1　低视力与盲的体验

【实训意义】

曾经有一位一级盲的女孩，从她的行动能力上完全看不出她是一个重度视力残疾者，为了解她平时是如何像正常视力人一样生活的一些情况，特意询问了她是如何经过红绿灯路口的，她的回答简单扼要“人动车动我动，人不动车不动我不动”。如果不是亲耳听到，如何能够深切地感受到他们的不易，如何能够感受到动与静的重要。因此，不体验怎么能够感受到他们生活中不便的方方面面，从而提升视光工作者的责任感；又如何能体会到为他们有效地解决生活中的实际困难的意义所在。

## 【实训内容】

### 一、实训目的

1. 初步了解低视力与盲人的视觉感受。

2. 尝试使用听觉、嗅觉与触觉等其他感官辅助活动。

3. 感受由于视觉障碍对生活产生的影响与不便。

### 二、实训准备

1. 环境准备：照度最低可调至无光的实训室。

2. 用物准备：盲杖、低视力模拟眼镜、盲模拟眼镜，管状视野模拟眼镜[图 7-1-1，视频 7.1(1)、视频 7.1(2)]。

视频 7.1(1) 制作残余视力模拟眼镜

视频 7.1(2) 制作管状视野模拟眼镜

3. 布置一个生活或学习的场景，每次实训对象完成实训后，变换场景的位置，使得每组受训者的场景环境有一定的差异。

4. 微风扇。

5. 一些味源(如醋、酱油、黄酒和果蔬等)。

6. 制定实训任务，按照模拟的不同视力等级，制定视觉寻物、嗅觉寻物、听声寻物、风向行走、定向行走、盲杖辅助行走、识别障碍物等任务。

7. 做好必要的安全防护，配备一名指导老师或学生作为安全员负责受训者的安全。

注：低视力模拟眼镜、盲模拟眼镜、管状视野模拟眼镜可以利用全封闭风镜、游泳镜、半透明或磨砂包书膜、油漆笔等自制。

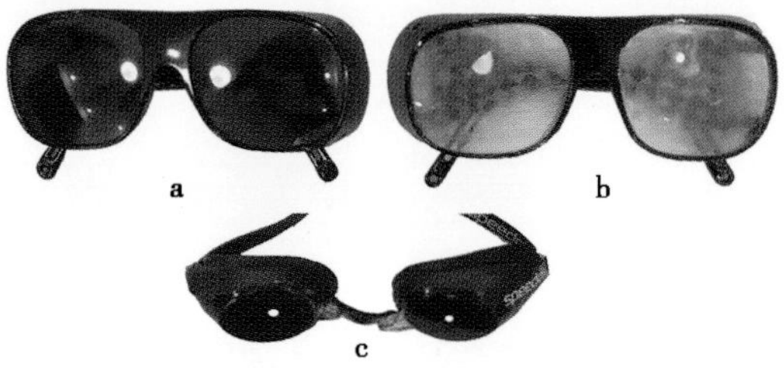

图 7-1-1　低视力、盲模拟眼镜

### 三、操作步骤

1. 实训对象在实训室外，接受进入实训室后需要完成的任务(任务根据视力等级确定，如有残余视力的，利用残余视力寻物；模拟全盲的，用盲杖行走避让障碍物，并且依靠其他感官寻找如醋等物)，配戴好模拟眼镜准备进入实训室。

2. 进入实训室后，降低照度或者完全关闭光源，尽量降低受训者的可能的视力指标。并让受训者在安全员的帮助下走到指定位置，旋转两圈后，略作停留以适应环境。

3. 适应环境的过程中，由安全员对描述室内场景位置做个简单描述，让受训者对基本障碍物有一个初步的了解。

4. 受训者适应环境后开始完成布置的任务，安全员跟随保护，并观察受训者任务完成的情况，以辅助评分。

5. 任务完成后，协助安全员整理实训室，变换场景，以便下一组实训。

### 四、注意事项

1. 每个人需分别体验低视力、盲与管状视野者的生活感受。

2. 实训可以两人一组分别体验不同的视觉状态，完成不同的任务。

3. 受训者应充分利用除视觉以外的其他感受，快速寻找可行的解决问题的途径。

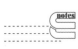

**五、实训记录报告**

姓名__________学号__________实训日期__________指导教师__________

实训报告要求：

1. 受训人根据实训项目书写各自感受及体会。
2. 实训报告的格式不限。
3. 实训报告字数要求 300 以上（可插图加以说明）。

**六、实训考核评分标准**

表 7-1-2　实训考核评分标准（低视力与盲的体验）

| 序号 | 考核内容 | 配分 | 评分标准 | 扣分 | 得分 |
|---|---|---|---|---|---|
| 1 | 受训人的受训态度 | 20 | 实训指导教师酌情扣分 | | |
| 2 | 对受训器材的认知 | 10 | 不了解一项扣 2 分 | | |
| 3 | 受训人之间的配合 | 10 | 实训指导教师酌情扣分 | | |
| 4 | 受训人的受训过程 | 40 | 实训指导教师酌情扣分 | | |
| 5 | 受训后实训报告质量 | 20 | 少于 300 字全扣 | | |
| | 合计 | 100 | | | |
| 备注：此实训项目的目的是为了增强本专业的学生从业责任感和自豪感，其受训态度和过程是重要环节，在实训过程中注意安全。 | | | | | |

评分人：　　　　　　　　　　　　年　月　日

# 7.2　助视器种类与应用

## 【相关拓展知识】

盲人辅助工具有很多种，大致可分为两类：一类是导盲工具；一类是助视器具。这些辅助工具就是帮助视力残疾者方便生活、学习、就业和社会交往。这些辅助工具的用途不同，不同等级的视力残疾人可选择使用不同类型的助视器具。

**一、导盲工具**

导盲工具通常用于全盲或只有微弱光感的盲人群体，大家熟知的导盲工具主要有盲道、盲杖、导盲犬等；在一些公共场合的公共工具上还有些导盲用的盲文。

图 7-2-1 中 a 图为盲道和盲杖，这是全盲者最长用的两种工具；b 图和 c 图为导盲犬与导盲犬标志；d 是电梯内楼层按键上的盲文。

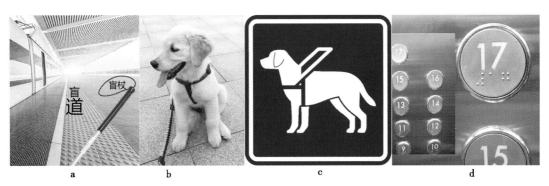

a　b　c　d

图 7-2-1　导盲工具

## 二、助视器具

助视器具又分为光学类和电子类助视器具，用于有残余视力的视力障碍人士。通过助视器具的使用，可以有效提高患者的残余视力，为他们的生活、学习、工作以及社交活动提供便利。

助视器分为两类：一类是光学助视器；一类是电子助视器。光学助视器的好处是携带与使用方便、倍率齐全、结构简单、价格相对低廉；而电子助视器，则能任意调整放大倍率、可以随意调整反差及色彩，但结构复杂价格相对较高。

1. 光学助视器　光学助视器又分为各种放大镜、助视眼镜和望远系统。放大镜有不同的种类和放大倍率。常见的放大镜有手持式、手持式带光源、折叠式、挂胸式、头盔式、镇纸非球、可外挂在眼镜外的木马放大镜及台式放大镜等等，种类繁多。放大镜的放大倍率最大可达20倍以上，使用于不同需求。常见的望远系统有伽利略系统和开普勒系统，有远用和近用之分，伽利略系统小巧轻便，便于外挂在眼镜或太阳帽上。而开普勒系统可变倍率跨度大，倍率选项多。助视眼镜的倍率在1.5～8倍之间，好处是可以将双手解放出来，便于书写。

图7-2-2中为常见的光学助视器。a为伽利略望远系统助视器；b为手持式带光源放大镜；c是怀表式可折叠组合放大镜；d为多功能可折叠放大镜；e是台式放大镜；f是助视眼镜；g为开普勒望远系统；h是镇纸非球放大镜。

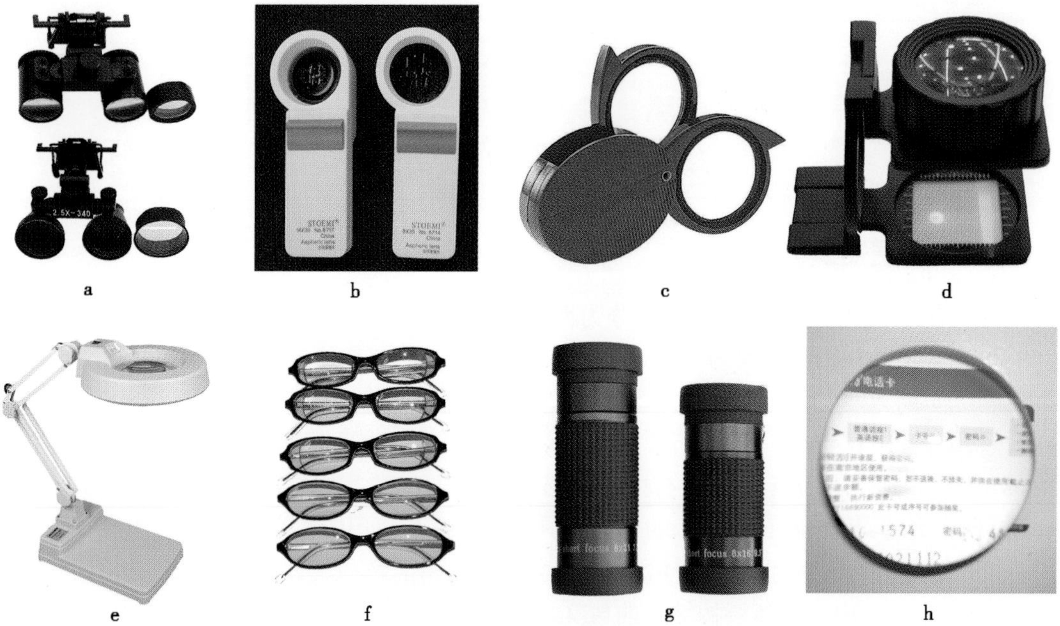


图7-2-2　光学助视器

2. 电子助视器　现代电子助视器实际上是光学、电子甚至是软件技术的结合。其由光学摄像头、电子器件与软件组成，又称电子放大镜。电子放大镜的优点很多，放大率可调、可实现背景与目标的反差转换、亮度对比度可调、色彩可调、辅助线等多功能。常见的电子助视器有台式、便携式和手持式。

图7-2-3中，a为台式、b为便携式、c为手持式电子助视器。

在电脑操作系统和一些软件中也自带放大镜的功能，如Windows中就有放大镜；Word中有显示比例可以调整字体的大小；浏览网页时可以用“Ctrl+滚轮”来实现页面的放大与缩小。

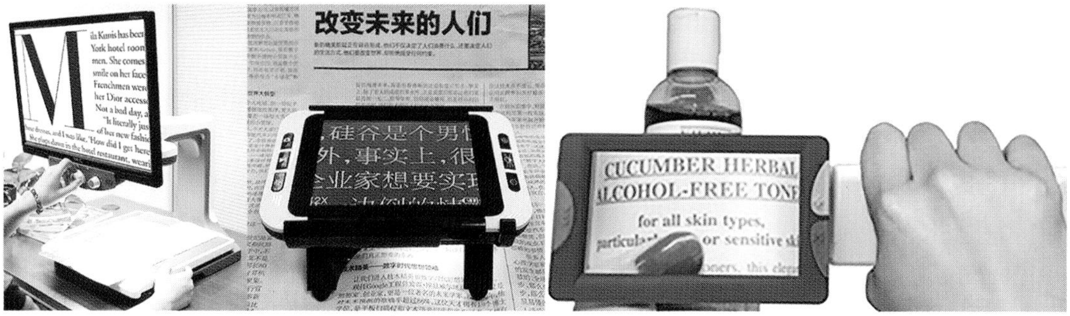


a　　　　b　　　　c

图 7-2-3　电子助视器

## 【实训内容】

### 一、实训目的

1. 了解视力残疾人辅具种类。
2. 了解助视器的种类。
3. 了解产生放大的基本原理。
4. 初步了解各种光学助视器的特点与适用范围。
5. 初步了解各种助视器具的基本使用方法。
6. 了解电脑操作系统与常用软件的放大功能。

### 二、实训准备

1. 环境准备　视光学实训室。
2. 用物准备　标准镜片箱、试镜架。
3. 各种光学助视器具。
4. 远近视力表、近阅读视力表或其他近阅读物。
5. 近阅读光源。

### 三、操作步骤

（一）认识提供放大的手段及基本原理

1. 尺寸相关性放大　在电脑（显示器尺寸小于 23 英寸）上打开一个 word 文档（文档字体分小四、五、小五号三档），在距离屏幕 1m 处将显示比例先调整到 40%，然后逐渐调整增大显示比例，观察文档上不同大小字体的清晰度，并记录分别看清楚不同字号时的显示比例。

注：当距离不变，改变目标的大小即可改变视角的大小，尺寸越大相应的视角越大，这是尺寸相关性放大的原理与实际运用，盲校的大字课本就是利用了这一原理。

2. 距离相关性放大　面对近视力表，分别在 3m、2m、1m、0.5m 和 0.33m 处检查，并记录每一个距离上的视力指标。

注：当目标大小不变时，改变距离可以改变视角大小，距离越近视角越大，这是距离相关性放大的基本原理。

3. 光学系统的角性放大　将远用视力表置于 10m 处，先测量最佳视力（正视眼测量裸眼视力，屈光不正者测量矫正视力）并记录。分别使用不同倍率的望远系统，自行调焦搜寻目标，逐个测量不同倍率望远系统的助视视力，并分别记录不同倍率的助视视力。

注：当目标距离与尺寸都不发生改变时，改变视角的最有效手段就是利用光学系统，望远镜就是实现角性放大的一种光学设备。望远系统有两种结构，一种是伽利略系统，其物镜为正透镜，目镜为负透镜，成正立像；另一种为开普勒系统，该系统的物镜和目镜均为正

透镜，如果不在物镜与目镜之间加入一个将物象颠倒的旋转棱镜则其成像为倒立的像。由此可见，伽利略系统的结构相较于开普勒系统结构简单，但开普勒系统适合制作高倍率望远镜，而伽利略系统适合制作小巧轻便的微型望远镜，适合悬挂在眼镜外面。

（二）放大镜

1. 观察放大镜倍率与口径之间的关系。

2. 体验不同放大倍率放大镜的好处与不足，并记录。

3. 选用不同倍率的手持式放大镜，寻找最佳观察位置，并记录最佳观察位置下，目标与放大镜、放大镜与眼睛之间的距离。

4. 对比手持式、挂胸式、镇纸非球、台式、怀表式放大镜的好处、不足以及适用范围。

注：①放大镜的倍率不是越大越好，大倍率放大镜的观察范围小、镜片边缘存在的像差都会影响实际的使用效果。②放大镜达到最佳放大效果取决于两个因素：一个是目标与放大镜的距离，这个距离一定小于放大镜的焦距；另一个是放大镜与眼睛间的距离。

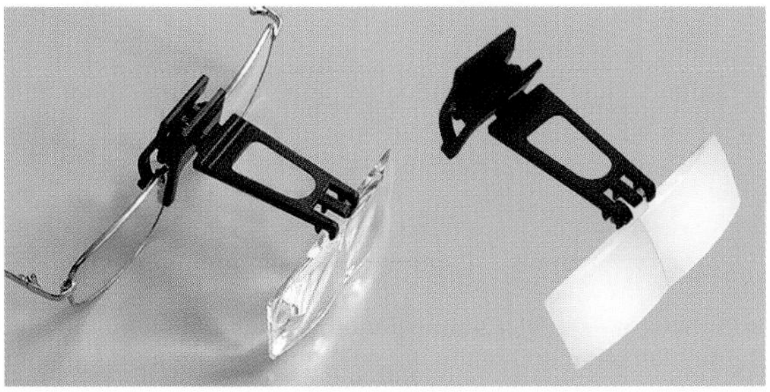
图 7-2-4　木马放大镜

（三）助视眼镜及木马放大镜

1. 认识木马放大镜，了解它的使用方法和意义（图 7-2-4）。

注：木马放大镜需夹持在矫正眼镜前。

2. 了解助视眼镜的使用方式及特点，熟悉助视眼镜倍率与注视距离之间的关系。

注：助视眼镜以 +4.00DS 为一个倍率级，有 1.5×、2×、3×、4×、5×、6×、7×、8× 八个倍率，其对应屈光度为 +6.00DS、+8.00DS、+12.00DS、+16.00DS、+20.00DS、+24.00DS、+28.00DS、+32.00DS。无屈光不正者使用时直接选用所需倍率的助视眼镜配戴使用。

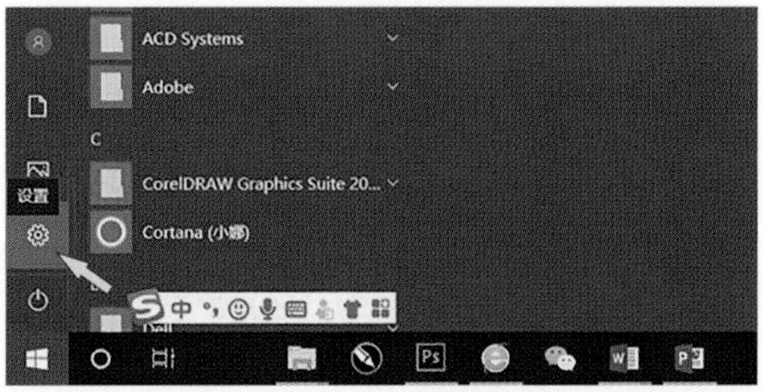

图 7-2-5　开始菜单中设置

（四）了解电脑操作系统及相关软件中的放大功能

1. Windows 平台下的放大镜设置　开始菜单——设置（图 7-2-5 中黄色箭头所指红色方框内图标）——轻松使用（图 7-2-6 中 a 图红色方框内）——放大镜（图 7-2-6 中 b 图左侧红色方框内）。

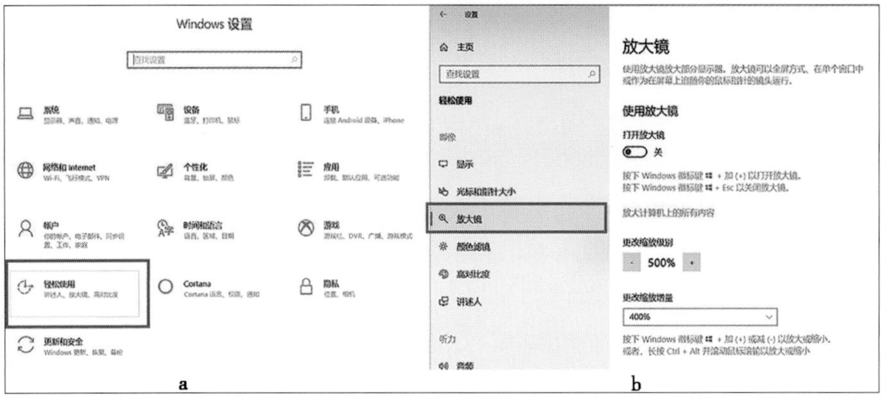

图 7-2-6　放大镜设置

2．Office 办公软件中的显示比例　图 7-2-7 中两个红框内是 Word 调整显示比例的选项位置；图 7-2-8 中两个蓝色框内为 PPT 调整显示比例的选项位置。Office 下属软件可以直接在右下角有一个显示比例的调整滑条，此外就是在视图中选择显示比例后进行比例调整。

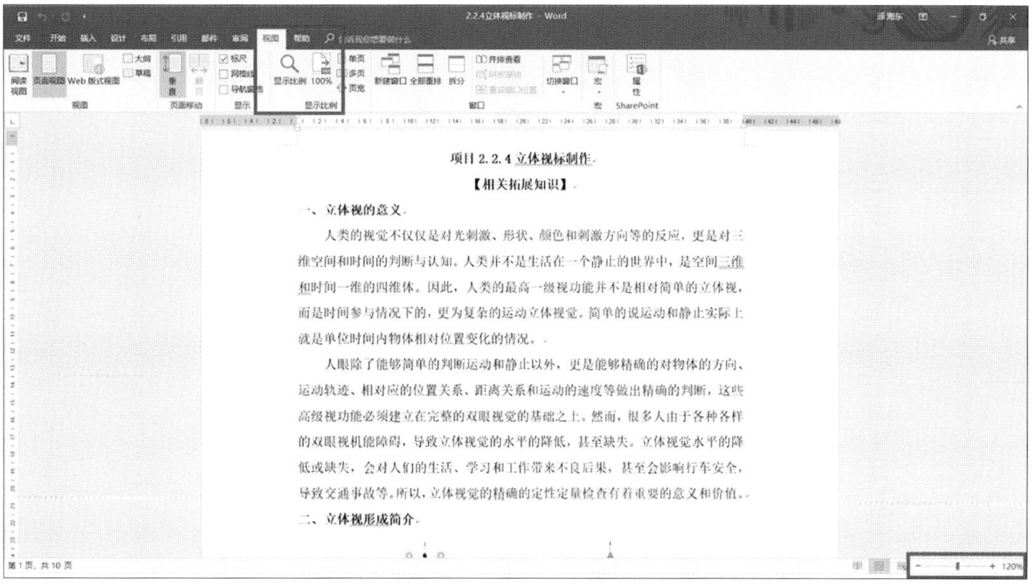


图 7-2-7　word 中的显示比例

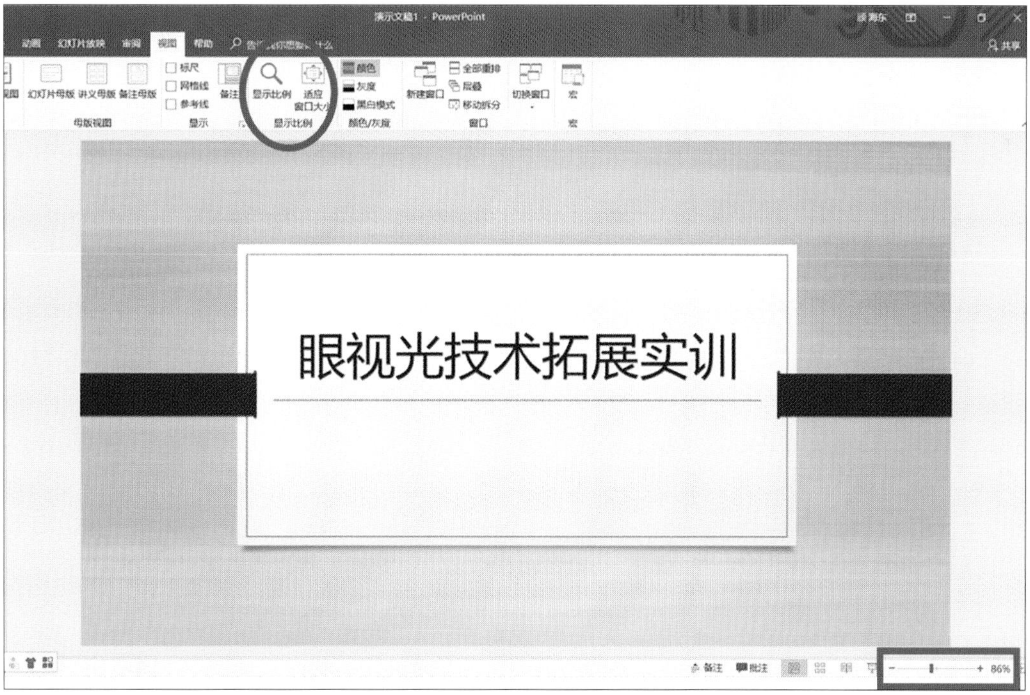


图 7-2-8　PPT 中的显示比例

3．浏览网页　浏览网页时放大和缩小直接用快捷键“Ctrl+ 鼠标滚轮”即可实现放大缩小。

## 四、注意事项

1．注意观察倍率大小不同的放大镜对注视距离、注视范围、成像质量等的变化情况。

2. 注意观察望远系统放大倍率与视野之间的关系；清楚伽利略系统和开普勒系统的差异、特点与利弊；能够区分伽利略系统和开普勒系统的结构特点。

3. 了解助视眼镜与木马放大镜使用方式上的差异、特点与使用范围。

4. 掌握电脑应用中的放大方式。

**五、实训记录报告**

姓名＿＿＿＿＿＿学号＿＿＿＿＿＿实训日期＿＿＿＿＿＿指导教师＿＿＿＿＿＿

表 7-2-1　实训记录报告（望远系统实训报告）

| 系统 | 镜筒长短 | 重量轻重 | 视野大小 | 使用形式 | 双眼视 |
|---|---|---|---|---|---|
| 伽利略 | | | | | |
| 开普勒 | | | | | |

表 7-2-2　实训记录报告（放大镜实训报告）

| 分类 | 倍率范围 | 优点 | 缺点 | 可视范围大小 | 倍率口径关系 |
|---|---|---|---|---|---|
| 手持式 | | | | | |
| 立式 | | | | | |
| 怀表式 | | | | | |
| 镇纸非球 | | | | | |

表 7-2-3　实训记录报告（木马与助视眼镜实训报告）

| 系统 | 倍率范围 | 注视距离 | 优点 | 缺点 | 矫正状态 |
|---|---|---|---|---|---|
| 木马 | | | | | |
| 助视眼镜 | | | | | |

简述思考：

1. 讲述常用的放大手段及其原理，并举例在实际中的应用。

2. 简述电脑应用中常用的放大方法。

**六、实训考核评分标准**

表 7-2-4　实训考核评分标准（助视器种类与应用）

| 序号 | 考核内容 | 配分 | 评分标准 | 扣分 | 得分 |
|---|---|---|---|---|---|
| 1 | 表 7-2-1 | 20 | 每格 2 分 | | |
| 2 | 表 7-2-2 | 20 | 每格 1 分 | | |
| 3 | 表 7-2-3 | 20 | 每格 2 分 | | |
| 4 | 简述思考题 1 | 20 | 三种方法各占 5 分、应用各占 1 分 | | |
| 5 | 简述思考题 2 | 20 | 三种方法各占 1/3 | | |
| | 合计 | 100 | | | |

评分人：　　　　　　　　　　　　　　　　　　　　　　　　年　月　日

## 7.3　屈光检查与定残

### 【相关拓展知识】

在本项目概述中对定残的依据及分类标准有了大致的介绍，其中最佳眼的矫正视力是作为定残的重要依据之一。此外，助视器的验配中一个重要的环节就是屈光检查，因为助视器的验配是以屈光不正矫正或基本矫正为基础，否则会影响到助视器具的使用效果。

然而，常规的屈光状态定性定量检查不适用于这一特殊群体，这对助视器具的验配人员的专业水平提出了更高的要求。

**一、屈光检查难度大**

1. 常规设备不适合这一特殊群体　无论是视力表还是各种视标及设备的设计，都是针对视力通过矫正可提高到正常标准的人群。以视力表为例，我国的定残标准是以最佳眼的矫正视力低于 0.3 为诊断标准，<0.05 是定盲的标准，而常规视力表中 0.4 以下视标分级有限，且视标数量较少不适用于这类人群；而综合验光仪中用于散光精调的交叉柱镜为 ±0.25D 焦量，对于最佳矫正视力 0.3 的患者来说，无法判断这样小焦量交叉柱镜两面清晰度的微小差异。红绿对比视标、散光表盘等等这些视标也都是为视力通过矫正可以提高人群设计，并不适用于低视力与盲的检查与诊断。

2. 客观验光方法受限　很多先天性视力残疾人存在眼球震颤的问题，这是客观验光中主要障碍之一。对眼球震颤者使用电脑验光、A 超检查、角膜地形、角膜曲率等检查都比较困难，在先天性眼病致残者中，这一比例相当高。此外屈光间质浑浊也是客观验光的又一大障碍。很多客观检查的仪器在这两种状态下无法正常工作，而检影验光成为重要的客观验光手段，但与常规人群的检影验光相比，其难度也是大大增加，往往需要一些特殊的方式方法。

3. 主观验光难度大　由于被检者的视力过低，在检查中同一检查往往会有两种截然相反的回答，相互矛盾。例如，在常规验光中，被检者对 ±0.50D 以内小焦量屈光度的增减都很敏感，但在低视力与盲人的检查中，使用大梯度屈光度增减，被检者也往往给出相互矛盾的答案。

**二、综合应用各种主客观验光方法**

1. 客观验光方式　对于不同状况的患者，采用不同客观验光方式。患者如果没有严重的屈光间质浑浊与眼球震颤的问题，可以采用常规的电脑与检影验光作为主要的客观验光手段。但对于眼球震颤者而言，检影验光是一个有效的手段。如果被检者存在严重的屈光间质浑浊，但无眼球震颤者，可以考虑采用 A 超、角膜地形或角膜曲率获取客观值，甚至应用检眼镜检查作为客观验光手段。必要时旧镜屈光度也可以作为客观验光值使用。

2. 主观定量方式　针对低视力与盲人进行主观定量难度较大，有时不得不使用客观值作为定量的依据。在主观定量过程中常用的手段依然以插片验光为主，但通常采用大焦量作为屈光度调整的梯度。例如，常规检查中小于等于 ±0.50D 梯度屈光度的改变对于低视力及盲人来说没有效果，需要依据视力情况采用大梯度进行屈光度的调整检查。在交叉柱镜精调过程中，使用 ±1.00D 以上焦量的交叉柱镜（可自制）进行柱镜度的轴向与镜度的调整；裂隙片也是针对这一群体进行散光检查的一个重要手段。此外，依据被检者的旧镜在外面外挂一个 Halberg 片夹，利用旧镜进行主观验光也是一个重要的主观验光手段。

## 【实训内容】

### 一、实训目的

1. 掌握低视力与盲人客观验光的各种手段。
2. 掌握视力障碍者主观定性定量检查的方法与手段。
3. 能够通过主客观验光结果确定视力残疾的等级。

### 二、实训准备

1. 视光学实训室。

notes

2. 低远视力表、低近视力表。

3. 电脑验光仪、检影镜、角膜曲率仪、综合验光仪、焦度计等。

4. 标准镜片箱、试镜架、Halberg片夹、±1.00D交叉柱镜(可自制)。

5. 两人一组，一位扮演检查者，另一位扮演被检者。

## 三、操作步骤

(一) 病史采集

1. 一般资料　姓名、性别、年龄、职业、文化程度、住址、联系电话等。

2. 致残病因调查　致残原因、治疗状况等。

3. 家族史　很多致残眼病具有先天性和遗传性，因此了解家族史能够获得一些有意义的信息，对预防遗传疾病的发生有着重要的意义。

4. 其他相关性调查　了解是否存在多重残疾、是否存在影响助视器具使用的肢体残疾、是否存在全身性疾病，如糖尿病和高血压是导致视力残疾的后天获得性全身性疾病。

5. 外观描述　主要包括外表、举止、眼球振颤，头位、眼位和动作的灵活性，肢体震颤等。通过一些外观可以判断患者的基本视力状况，如在陌生环境中行动困难的人，残余视力多在0.06以下或视野小于15°。

(二) 客观验光

1. 电脑验光　适用于无眼球震颤者，屈光间质浑浊不明显者。如，视网膜色素变性、黄斑变性者。

2. 检影验光　无法使用电脑验光者可以尝试使用检影验光进行客观屈光状态的定性定量检查。屈光间质浑浊者可配合睫状肌麻痹，在暗室短距离检影验光。暗室的目的增加对比度，在能找到微小清晰区时适当缩短工作距离，有利于影动的观察。眼球震颤者可以尝试寻找是否存在不震颤的头位或震颤较小的用眼方式：如果有消除震颤的头位则在该头位进行检查；如果两眼注视时无震颤，则检影时千万不能遮盖对侧眼，可以用大正透镜的给予雾视，以避免震颤的发生。

3. 角膜曲率仪或角膜地形图的检测　针对角膜散光较大的病人，角膜曲率与角膜地形的检查有临床价值，如圆锥角膜、角膜中心岛、外伤后的角膜、屈光手术及角膜手术术后者，白化病人几乎无一例外都存在高度散光，角膜曲率及角膜地形检查有着实际的意义。此外，它有时客观验光的补救，如果结合A超或者光A(眼部生物测量)获得的眼轴长度、前房深度等数据，能够获得更加完整的客观值数据。

4. 旧镜度的应用　对于高屈光间质浑浊者，往往无法获得客观值，利用旧镜度数可以获得主观验光的基础范围，是一种获取客观值的有效手段。

5. 眼底镜的使用　借助眼底镜上的补偿透镜盘，在观察眼底的同时可以大致获得被测眼的客观屈光数据。

(三) 主观验光

1. 远近裸眼视力检查　与常规验光相同，通过远近视力的检查可以大致判断被检者的屈光性质。如被检者的远视力小于近视力为近视；远视力大于近视力有远视的可能性；远近视力相同者，即使存在屈光不正也是小值。裸眼视力也可作为客观验光的一个补充。

2. 将客观验光值植入试镜架　将所有获取的客观验光值球镜度、柱镜度和柱镜轴向全部植入试镜架。如果没有客观值，则依据裸眼远近视力判断其屈光不正特性后，进入主观验光第三步。

3. 调整球镜以获取最佳视力　此时为散光精调前的球镜度调整，先从大梯度逐渐向小梯度球镜转移，直至加减球镜时无法判断视力与清晰度的变化为止。

4. 散光检查　①如果没有散光客观值的，可利用裂隙片进行散光初查。由于低视力与盲人的视力较低，无法利用散光板进行散光初查，因此裂隙片成为较为理想的散光初查工具，散光初查完成后再次调整球镜获得最佳视力后，进入散光精调环节；②有散光客观值的，可在上一环节调整最佳球镜到最佳视力后直接用交叉柱镜进行精调，但小焦量交叉柱镜不适用于视力残疾人，以大焦量交叉柱镜为主进行精调，初次精调完成后可适当降低焦量尝试进一步精确。

5. 球镜精调　与常规验光相同，主观验光遵循先精调柱镜后再精调球镜的原则。

6. 利用 Halberg 夹进行主观验光　图 7-3-1 为 Halberg 夹，由图 b 可见，Halberg 夹可以直接夹在被检者的眼镜上进行主观验光。Halberg 夹上有两个插槽，可以进行球镜与柱镜的调整。将其与旧镜度数叠加的结果即为最终主观验光结果。

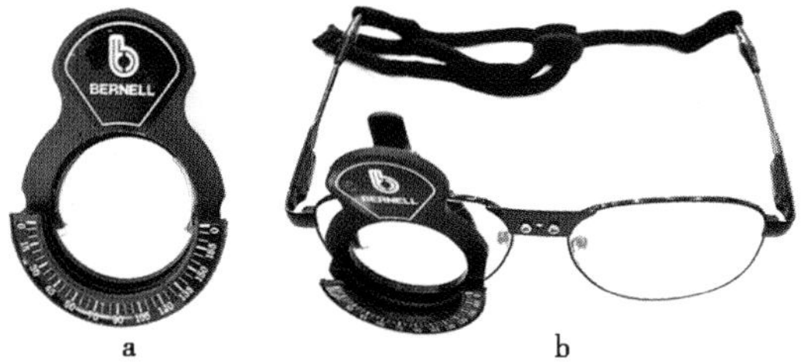

a　　b

图 7-3-1　Halberg 夹

7. 针孔片检查　针孔片检查在低视力与盲的主观验光中尤为重要，主要用以判断前面检查的精度。由于低视力和盲人的视力水平较低，主观验光中往往会有前后矛盾的判断，影响主观验光的精度。利用针孔片可以判断前面的检查是否精确，是否还有进一步改善视力的空间。如果加入针孔片后视力提高，说明前期的主观验光精度不够，还有提升矫正视力的空间；如果加入针孔片后的视力持平或者反而降低，则说明已经不能通过进一步的精调提升视力了。针孔片的检查不仅是对主观验光精度的确认，同时对最终的定残也起到了至关重要的作用。

8. 利用望远验光仪进行主观验光　低视力与盲人屈光检查的最大难度就是看不清楚视标，无法判断微小的清晰度差异，使得精确检查难以进行。利用望远系统的角性放大可以有效提高验光时视标的清晰度，便于提高主观验光的精度；且望远验光仪可以在一定范围内矫正屈光不正，这样的原理，一些望远验光仪上标注了屈光度，只要在验光时旋转镜筒调整到最清晰位置，镜筒上固定标线所指的刻度即为被检者屈光不正的度数，如图 7-3-2a。当屈光不正超出该系统检测范围时，可利用该望远验光仪外的两个插槽，这两个插槽就是用于高屈光不正时，检测物镜帽屈光度的，检测到的物镜帽屈光度可以利用式（7-5-1）计算出被检者的实际屈光不正度数。

图 7-3-2c 为另一种望远验光仪，可以悬挂在框架眼镜或试镜架外，图 7-3-2d 则是 Halberg 夹，它不仅可以悬挂在框架眼镜外，也可以加在图 7-3-2c 望远验光仪外，组合后如图 7-3-2b 所示。组合后的望远验光仪的用法与图 7-3-2a 的望远验光仪一致。

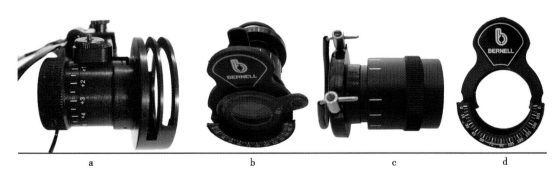

a　　b　　c　　d

图 7-3-2　望远验光仪

a. 眼镜式望远验光仪　b. 为 c 和 d 组合而成的望远验光系统　c. 外挂式望远验光仪　d. 为 Halberg 夹

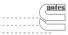

（四）定残

1. 矫正视力检查　主观验光完成后的矫正视力是定残的重要指标。

2. 依据矫正视力确定视力残疾的等级。

**四、注意事项**

1. 客观定量要依据被检者的眼部特征选择相应的客观验光方式，有些可以使用电脑验光，而有些则只能使用检影验光或其他获取客观值的手段，如旧镜度数。

2. 主观验光中，小梯度镜度改变对于视力低下的被检者而言无法判断微小的清晰度变化，需要使用大梯度。例如，初次是以 ±3.00D 梯度进行检查，逐渐缩小到 ±1.00D 梯度，直至无法判断；散光度也遵循该方式。

3. 在散光精调过程中，被检者无法判断 ±0.25D 焦量的交叉柱镜两面清晰度的微小变化，应使用 ±1.00D 甚至更高的交叉柱镜进行精调，并逐渐降低交叉柱镜的焦量，直至被检者无法判断为止。

4. 交叉柱镜可利用混散镜片自制。如 ±1.00D 的交叉柱镜可以利用 +1.00DS/−2.00DC 的镜片，在 45° 轴向上安装手柄制作完成。

5. 由于被检者的视力不佳，微小散光的矫正意义不大，而对于高度散光者进行散光轴向调整时，可以由被检者自行主观调整散光轴向。

6. 主观验光完成后，需使用针孔片确定验光的精度，且针孔片检查也是重要的定残依据之一。

**五、实训记录与小结**

姓名＿＿＿＿＿＿学号＿＿＿＿＿＿实训日期＿＿＿＿＿＿指导教师＿＿＿＿＿＿

**表 7-3-1　实训记录报告（定残标准）**

| 分类 | 级别 | 定残标准 |
|---|---|---|
| 低视力 | 2 级 | |
| | 1 级 | |
| 盲 | 2 级 | |
| | 1 级 | |

简述思考题：

1. 低视力与盲人客观验光受限原因与获取客观值的方法有哪些？

2. 低视力与盲人主观验光难度大的原因有哪些？

3. 主观验光中镜度（含球柱）调整以及散光精调时交叉柱镜焦量如何选择？

4. 针孔片使用的意义与方法。

**表 7-3-2　实训考核评分标准（主观验光与定残）**

| 序号 | 考核内容 | 配分 | 评分标准 | 扣分 | 得分 |
|---|---|---|---|---|---|
| 1 | 表 7-3-1 | 20 | 错一个空扣 5 分 | | |
| 2 | 简述思考题 1 | 20 | 由指导老师把握评分标准 | | |
| 3 | 简述思考题 2 | 20 | 由指导老师把握评分标准 | | |
| 4 | 简述思考题 3 | 20 | 由指导老师把握评分标准 | | |
| 5 | 简述思考题 4 | 20 | 由指导老师把握评分标准 | | |
| | 合计 | 100 | | | |

评分人：　　　　　　　　　　　　　　　　　　　　　　年　月　日

# 7.4 鉴别伪盲

## 【相关拓展知识】

伪盲也称诈盲。往往由于学习、生活、工作压力，甚至是家庭变故等原因，假装单眼或两眼视力高度减退或“失明”，以达到逃避学习、生活以及工作压力并以此推卸责任，博得他人的同情，甚至是以骗取相关社会福利与保险等为目的。

伪盲者为了各自目的，不分年龄不分性别，大多数人认为孩子天真无邪不会骗人，但结果却往往出乎大多数人的预料。

在视光学检查中，一旦遇到疑似这类情况的发生，就需要对真假性加以甄别。而甄别是否是伪盲的方式大致有以下几种方式：①观察外观与行动能力；②不同距离上的视力检查；③客观验光；④望远系统的倍率进行伪盲的甄别；⑤眼科检查。

## 【实训内容】

### 一、实训目的

1. 掌握通过外观与行为能力初步判断伪盲的可能性。
2. 利用视角不变视力不变的原理在不同距离上进行视力检查，以做出伪盲的诊断。
3. 通过各种客观验光进行伪盲的判断。
4. 利用各种眼科检查进行伪盲诊断。

### 二、实训准备

1. 环境准备　视光学实训室。
2. 仪器设备　电脑验光仪、检影镜、笔灯、裂隙灯显微镜等。
3. 用物准备　标准镜片箱、试镜架。
4. 远近视力表(远视力表采用 5m 标准远用视力表)。
5. 望远系统。
6. 两人一组，一人模拟伪盲者，另一人按检查流程实施检查。

### 三、操作步骤

1. 测量裸眼远近视力　裸眼视力检查结果与矫正视力进行比对，是进行伪盲诊断的依据之一。如果存在屈光不正，矫正视力必定要比裸眼视力有所提高，否则伪盲的可能性就大幅度提高。

(1) 被检者坐于检查位，面对远视力表，在视力表的标准检测距离上测量裸眼远视力。

(2) 被检者在标准近视力表的检测距离上测量近裸眼视力。

(3) 记录被检者的远近裸眼视力。

2. 进行客观验光　伪盲者主观验光一定会采取不配合或主观故意提供错误的检查结果，因此客观验光是获取其实际屈光特性与程度的重要手段。通过被检者的屈光状态，可以预估主观验光视力提升的可行性，对判断伪盲有一定的意义。

如被检者存在一定量的近视性屈光不正，给予矫正后视力理应有所提高，如果矫正视力无提升，则伪盲嫌疑增加。如果被检者为远视屈光状态，则应采取睫状肌麻痹的手段进行相关裸眼远近视力及矫正视力的检查，并进行比对。在睫状肌麻痹状态下，远用矫正状态下的远视力比裸眼高，在不给予近附加的情况下，远用矫正视力应大于近视力，给予近附加后远近用矫正视力应相等。

客观值与裸眼和矫正视力的对比可以获取相关信息，以辅助伪盲的甄别。①电脑验光：

电脑验光的技术要求低，由于伪盲者眼部状况无异常，不影响电脑验光的主客观因素，容易获取到被检者的客观值。②检影验光：检影验光的好处在于除可以直观的获取客观值外，还可以观察屈光间质的健康状况、瞳孔对光反射情况、瞳孔形状等，对于区分眼病与屈光不正是一个快速而有效的手段，也是排除伪盲的重要手段之一，但对检测者的技术要求较高，需要有一定的检影验光经验。

3．主观验光　伪盲者与真正的视力残疾者对主观验光的态度截然不同。真正的视力残疾者为了能够获得最佳的矫正与助视器具的验配效果，他们会认真地对待主观验光，尽管由于视力低下，主观验光中会有前后矛盾的判断，但他们采取积极配合的态度，一起获得最佳的矫正与助视器的验配效果。而伪盲者不会很好配合主观验光，而且他们也知道自己没有使用助视器的需求，因此不会采取积极的态度。主观验光对真正的视觉障碍者有着实际的意义，但对于伪盲者，也能从中看出端倪。

4．在不同距离观察视力的变化情况　视角不变视力不变这是视光学理论中的一个最为基础的理论。视角不变的情况下，随着距离的改变，视标的标高就会随之改变。即视角不变的情况下，视标的标高与距离成正比关系。因此，知道视角不变，在某个距离上测得的最佳视力，在任何距离都能得到相同的检查结果。换言之，距离越近在相同视角情况下，视标的标高越小。但被检者往往不懂这样的原理，因此该原理就成为发现伪盲的最有效、最基本的手段。

在这个环节中被检者有屈光不正的在矫正状态下进行检查，无屈光不正的则在裸眼状态下进行检查。主观验光无价值的，以客观验光结果为准。

（1）在要求的 5m 远视力表标准的距离测量视力。

（2）然后每次缩短 1m 的检测距离逐步检测，直至最短距离 1m，并记录每个距离上的检测视力。可以在无序的情况下在不同距离进行检测。

首先，正常情况下，被检者随着距离的缩短，每次检测的视力都会提高，视力提高的倍率等于距离缩短后与视力表实际检测距离的倍率关系相当。如，5m 检测视力为 0.1，则距离缩短到 2m 时距离缩短了 2.5 倍，则被检者的视力应该提高到 0.25；而在 1m 距离检测时距离缩短了 5 倍，则被检者应该能够看到 0.5 大小的视标。如果被检者的视力提升情况与倍率不符，则说明为伪盲。如被检者在每个距离上的检测视力都为 0.1，则表明在说谎，这种现象在伪盲者中为普遍现象。

其次，对于存在近视屈光不正者，矫正视力一定会大于裸眼视力，如果矫正视力与裸眼视力持平甚至低于裸眼视力，则明显在说谎。而对于远视者，则需要在睫状肌麻痹的状态下进行裸眼视力、矫正视力和远近视力的对比，以做出准确的判断。

5．利用望远系统判断伪盲　望远系统实现的是角性放大，因此在使用望远系统对被检者进行助视视力检查时，正常情况下被检者的助视视力的提升与望远系统的倍率正相关。例如被检者的最佳视力（根据屈光状态决定矫正或不需要矫正）为 0.1，则用 2.5 倍的望远系统时，视力应提升至 0.25，使用 4 倍望远系统则应能够辨认 0.4 的视标开口方向，如果是有 6 倍则视力应提升到等同于 0.6 的视力水平。如果在使用不同倍率望远系统时的视力不发生变化或与倍率不符，则为伪盲。

为了检测的真实性，检测时选用的望远系统倍率、倍率与视力的关系无须告诉被检者。倍率的选择无须由小到大的顺序进行，而是在检测者清楚的情况下混合进行检查。该方法有效利用了望远系统放大率与助视视力提升之间的关系。

检查时需要选择两个不同倍率的望远系统（选择一个伽利略系统，一个开普勒系统，倍率最好相差 2 倍以上），以观察被检者视力变化情况。

6．眼科检查　常规的眼科检查有裂隙灯显微镜观察屈光间质，UI 排除屈光间质浑浊可能导致的低视力与盲；通过眼底检查排除眼底病；而最终揭穿伪盲的手段则是视觉电生理。视觉电生理为完全客观而且有效的判断手段，前述检查中基本判断为伪盲情况下的最后一道终极的客观判断方式。

视觉电生理简介：人眼视网膜受到光或图形刺激后，在视细胞内引起光化学和光电反应，产生电位改变，形成神经冲动，传给双极细胞、神经节细胞，经视神经、视交叉、视束、外侧膝状体、视放射终止于大脑皮质的距状裂视中枢。这个过程可用电生理学方法记录下来。它能用客观无损的方法测量人类视觉功能，是伪盲鉴别的有效手段。

## 四、注意事项

1. 鉴别伪盲中最有效的手段就是各种视力检查：裸眼远近视力、矫正视力、不同距离的视力改变、望远系统的助视视力等。

2. 对于远视者则需要在睫状肌麻痹的状态下进行各种视力的检查。

3. 近用检查过程中，必要时需要给予近附加。

4. 视角不变视力不变，反之改变距离和使用望远系统恰恰是反其道而行之，通过改变视角所带来的视力变化之间的倍率关系进行伪盲的甄别。

5. 由于被检者对望远系统的倍率大小没有概念，因此使用望远系统进行甄别是一个有效的手段。

## 五、实训记录报告

姓名____________学号____________实训日期____________指导教师____________

表 7-4-1　实训记录报告（伪盲鉴别 1）

| 检测距离 | 4m | 3m | 2m | 1m | 5m 视力 |
|---|---|---|---|---|---|
| 倍率关系 | | | | | |
| 实测视力 | | | | | |
| 结论 | | | | | |

表 7-4-2　实训记录报告（伪盲鉴别 2）

| | 2.5× 助视视力 | 6× 助视视力 | 5m 矫正视力 |
|---|---|---|---|
| 理论视力 | | | |
| 检测视力 | | | |
| 结论 | | | |

❖ 简述与思考：

1. 鉴别伪盲的常用手段有哪些？

2. 不同距离视力检测鉴别伪盲的基本原理与方法。

3. 简述望远系统鉴别伪盲的原理及使用方法。

## 六、考核评分标准

表 7-4-3　实训考核评分标准（伪盲鉴别）

| 序号 | 考核内容 | 配分 | 评分标准 | 扣分 | 得分 |
|---|---|---|---|---|---|
| 1 | 表 7-4-1 | 20 | 错一个扣 2 分 | | |
| 2 | 表 7-4-2 | 12 | 错一个扣 2 分 | | |
| 3 | 熟练程度 | 8 | 按熟练程度给分 | | |
| 4 | 简述与思考 1 | 20 | 指导老师掌握 | | |
| 5 | 简述与思考 2 | 20 | 指导老师掌握 | | |
| 6 | 简述与思考 3 | 20 | 指导老师掌握 | | |
| | 合计 | 100 | | | |

评分人：　　　　　　　　　　　　　　　　　　　　　　　　年　月　日

# 7.5　助视器的验配·望远系统

## 【相关拓展知识】

望远系统是光学助视器中重要的一种类型，按照结构特性可以分为伽利略和开普勒两种系统（图 7-5-1）。依其结构特性的不同，使用方法、使用特点和使用范围存在差异。

### 一、伽利略与开普勒系统的特点

1. 伽利略系统的特点　由于伽利略系统采用的物镜为正透镜，目镜为负透镜，其直接成正立的像。因此，其最大的优点是系统结构简单，基于其结构简单适宜制作成短小轻便，支持双眼使用的眼镜式望远助视器，且视野较大。但由于其像差较大，不合适制作高倍率望远镜，放大倍率通常<4×。

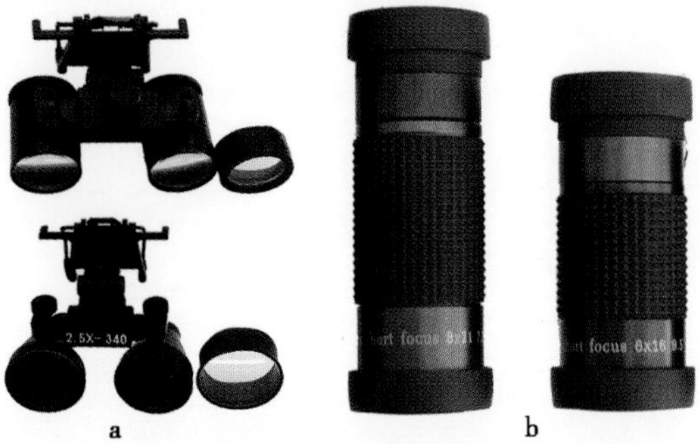


图 7-5-1　望远系统
a. 伽利略望远系统　b. 开普勒望远系统

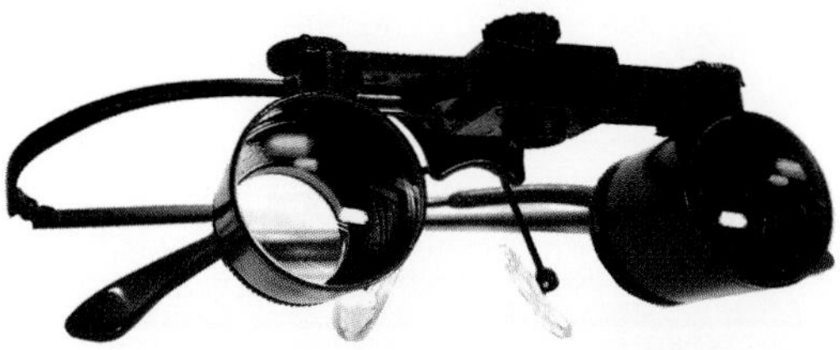

图 7-5-2　外挂在眼镜外的伽利略系统

2. 开普勒系统　与伽利略系统的最大差异就是开普勒系统的目镜为正透镜。正是由于这样的结构，导致了开普勒系统在不加装一个旋转棱镜的情况下，其成像为倒像。开普勒系统的结构较为复杂、镜筒长、重量大和视野小是其不可回避的缺点，因此其作为助视器不适合眼镜外挂和双眼视觉。但由于其成像质量好、倍率大，更加适用于残余视力较低的盲人使用者。

表 7-5-1　两种望远系统优缺点

| | 重量 | 镜间距 | 倍率 | 成像质量 | 使用形式 | 视野 | 适用范围 |
|---|---|---|---|---|---|---|---|
| 伽利略系统 | 轻 | 短 | <4 倍 | 较差 | 可外挂 | 大 | >0.1 |
| 开普勒系统 | 重 | 长 | >4 倍 | 好 | 不可外挂 | 小 | >0.04 |

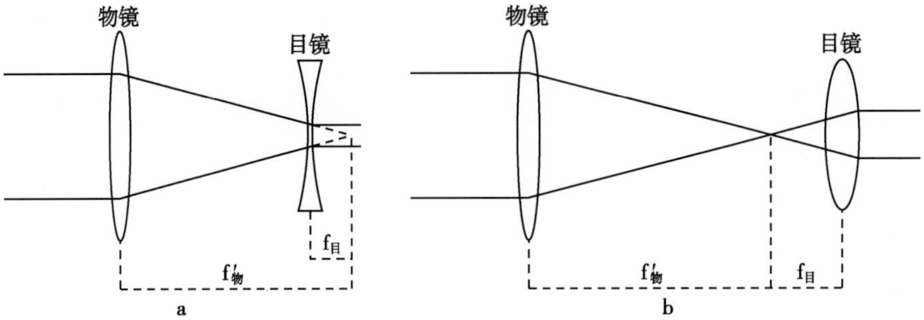


图 7-5-3　两种望远系统成像光路比较
a. 伽利略望远镜成像光路　b. 开普勒望远镜成像光路

## 二、望远系统矫正屈光不正形式

1. 调整镜间距矫正屈光不正　通过改变镜筒的长度来矫正屈光不正的方式，又称调焦。无论是伽利略还是开普勒系统，在其标准镜间距时，为无焦系统，镜间距改变后则会发生一定的聚散，利用这一原理，通过调整镜筒的长度（镜间距）即可实现一定范围内的屈光不正矫正。在调整镜间距的过程中，望远系统的倍率也会随之增减（表7-5-2）。

表7-5-2　两种系统屈光矫正与倍率变化对照表

| 系统类型 | 矫正近视 | | 矫正远视 | |
|---|---|---|---|---|
| | 镜间距 | 倍率变化 | 镜间距 | 倍率变化 |
| 伽利略系统 | 缩短镜筒 | 降低 | 镜筒延长 | 增加 |
| 开普勒系统 | | 增加 | | 降低 |

2. 系统后矫正眼镜　即在配戴矫正眼镜的情况下使用望远系统的一种方式，当屈光不正超出系统的调整范围可采用这一方式，如图7-5-2和图7-5-5所示。

3. 物镜帽矫正屈光不正　图7-5-4为物镜帽，就是套在物镜外用于矫正屈光不正的透镜。物镜帽的好处是高屈光不正者无须配戴厚重的矫正眼镜。

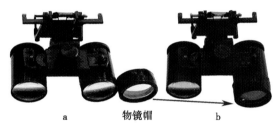


图7-5-4　物镜帽

物镜帽的焦度为：

$$D' = \frac{D}{M^2} \tag{7-5-1}$$

式中，$D'$为物镜帽屈光度、$D$为患者实际屈光不正度数、$M$为望远系统倍率。

例如：患者的近视屈光不正度数为−18D，使用3×的望远系统，其物镜帽屈光度应为：$D' = \frac{D}{M^2} = \frac{-18}{3^2} = -2D$。即在3×望远系统物镜前加上一个−2D的物镜帽可矫正−18D的近视。

由此可见，物镜帽是解决高屈光不正者望远系统验配的最佳手段。

## 三、望远系统近用形式

1. 开普勒系统可以直接通过调整镜间距来解决近用问题，通常工作距离为0.4m～∞。

2. 近用望远助视器　图7-5-5为近用望远系统，该系统不可调焦，需要在矫正状态下使用，但可直接外挂在矫正眼镜外，可将双手解放出来。

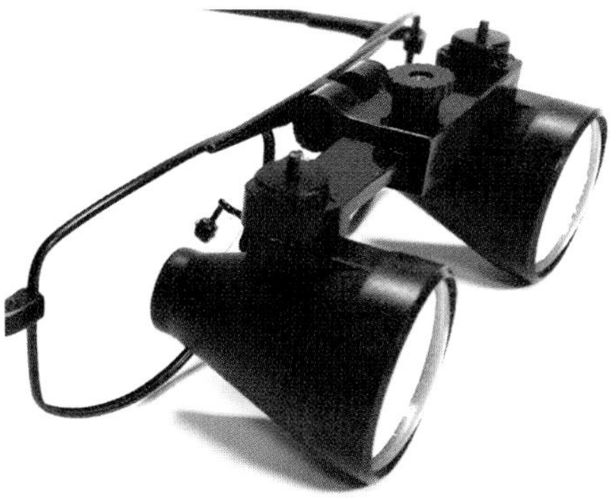

图7-5-5　近用望远系统

3. 远用望远系统加阅读帽（图7-5-6）　矫正屈光不正中提到过物镜帽用于矫正高屈光不正，实际上物镜帽也可以变为阅读帽，只要正确使用物镜帽焦量即可将远用系统变为近用系统。例如被使用在调整好3×望远系统适合自己的镜间距矫正屈光不正后，在物镜前加上 +3D 的物镜帽，就使其变成了一个 3 倍的近用系统，注视距离为物镜帽焦量的倒数，即 1/3=0.33m。

4. 近用望远系统物镜前加阅读帽　这种做法的原因是，近用望远系统的倍率不足，用阅读帽增加近用望远系统的总倍率。

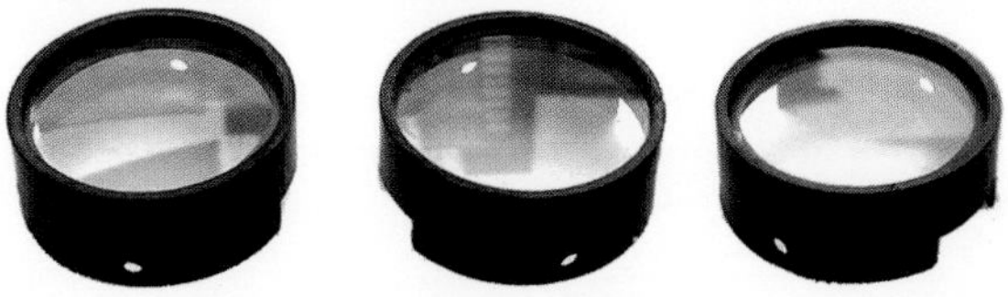

图 7-5-6　阅读帽

近用望远系统阅读帽后的注视距离为系统与阅读帽总焦量的倒数，如近用系统阅读距离为 33cm，则其系统焦量为 +3D，如果阅读帽焦量为 +3D，则其总焦量为 +6D，即近用望远系统加阅读帽总焦量为 +6D，其注视距离为 1/6≈0.17m。

加入阅读帽后近用望远系统的总倍率为望远系统总倍率与加上阅读帽后阅读距离缩短倍率的乘积。例如，近用望远系统的倍率为 2.5×，工作距离为 33cm，加 +3D 阅读帽后，工作距离变为 16.7cm，比原工作距离缩短 2 倍，总倍率为 2.5×2=5，即 2.5× 近用望远系统加 +3D 物镜帽后的总倍率为 5 倍。

## 【实训内容】

### 一、实训目的

1. 熟悉伽利略与开普勒望远系统的特性。
2. 掌握望远系统矫正屈光不正的原理与方法。
3. 了解近用望远系统的原理、形式与验配方法。
4. 熟练掌握望远系统验配流程。
5. 学会利用患者的屈光不正验配简易望远系统。

### 二、实训准备

1. 视光学实训室。
2. 客观验光设备　如电脑验光仪、检影镜。
3. 主观验光设备　如综合验光仪、标准镜片箱、试镜架。
4. 不同倍率、不同结构的望远系统，以及不同倍率的近用伽利略系统。
5. 标准远用视力表、低远视力表、低近视力表和功能性视力表。

### 三、操作步骤

（一）主客观验光与定残

过程请参阅项目 7.3 屈光检查与定残。

（二）确定远近助视器的放大需求

放大需求是目标视力与残余视力的倍数关系，该倍数与助视器的倍数相同，利用小数视力之间的倍率关系是计算放大需求的最简单方式。此外，利用分数记录法中残余矫正视力与目标视力分母之间的倍率关系也可以简单的得到放大需求。

例如，同时用小数与分数记录的 5m 距离用的视力表检测时，被检者的残余视力小数记录为 0.1，而对应的分数视力记录为 5/50，而以康复视力指标小数记录为 0.4，分数记录为 5/12.5。依据计算放大需求时，小数视力之间的倍率关系为 4×，而分数记录中分母之间的倍率关系也同样为 4×。

notes

1. 以远矫正视力和康复视力为依据确定放大需求　视角不变，视力不变是视光学基础理论。因此，只要给予相应的光学矫正，远视力是多少，近视力就是多少。在助视器的验配中利用这一原理即可轻松确定患者的放大需求及助视器的倍率。

如被检者经屈光检查发现，其最佳眼的远矫正视力为 0.08，确定为一级低视力。依照视角不变视力不变的原理，可以肯定被检者的远近视力相等，计算其放大需求时，以 0.4 作为常规康复视力，而 0.08 与 0.4 之间的倍率关系为 5×，说明要想达到 0.4 的康复视力，需要给被检者提供 5× 的放大需求，即该患者远近助视器的倍率选择为 5×。

目标视力的确定又可以采用康复标准中脱残标准>0.4 和脱盲标准>0.05 为依据；也可以依据患者的需求确定目标视力。

2. 以患者的实际用眼需求为依据　以患者实际需求为依据时，确定需求的目标视力有些困难，因此可以采取两种方式来解决问题：①以主观选择倍率为解决问题方式，就是让患者自己试用不同倍率的助视器，以选择其觉得最合适的倍率；②利用功能性视力表来确定被检者的放大需求。

图 7-5-7 中是以汉字阅读为基础的功能性视力表，该表由“南京特殊教育职业技术学院蒋建荣老师”与“南京市盲校”联合研制。视力表中汉字的标高记录单位为 PT，1PT 相当于 0.351 46mm，大小不同汉字的 PT 数不同。在一段字号相同的阅读文字前，标注有该字号的 PT 值和与标准字号之间的倍率关系。汉字阅读视力表中的标准字号为 9.5PT（大小相当于五号和小五号之间），该字号作为标准字号，其他大小不同文字的倍率就是以这个字号的文字大小为基础，因此在这段文字前可以看到“1×9.5PT”，倍率 1 倍，标高为 9.5PT。

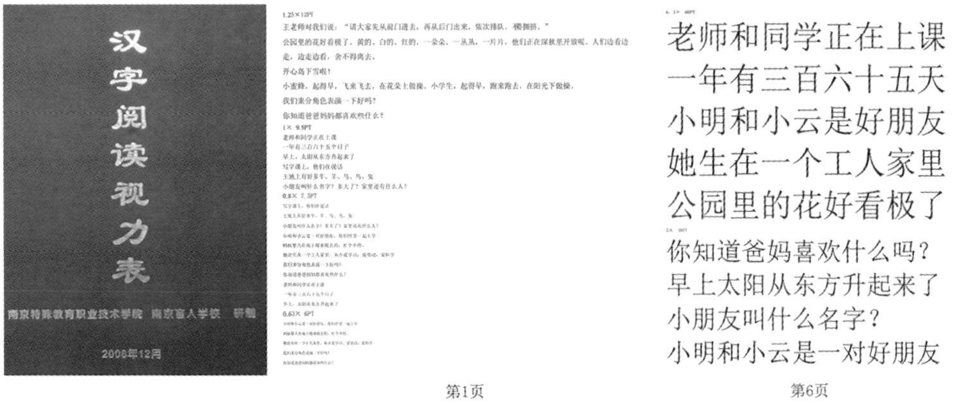


图 7-5-7　功能性视力表

利用该视力表，可以直接获得所需的放大需求。该表以 25cm 为标准检测距离，让患者在检测距离上找到其能看到的最小的汉字。该文字段落前的倍率为患者要想看到 9.5PT 汉字所需要的放大需求，即助视器选择时的倍率，而 PT 值为在不使用助视器时，所能看到的最小字号，可以为该患者打印文件时的所选字号。

图 7-5-8a 中这段文字作为标准字号，文字前标有“1×9.5PT”，图 7-5-8b 中则为“5×48PT”，其中 5× 是指与标准字号 9.5PT 之间的倍率关系为 5 倍，在不使用助视器的情况下其在 25cm 距离上最小能看到的汉字标高为 48PT，其与标准字号 9.5PT 也正好是 5 倍关系。

（三）确定屈光矫正方案

主客观验光完成，且已经确定残余视力和放大需求后，验光师需依据患者屈光不正的程度确定其屈光矫正方案。

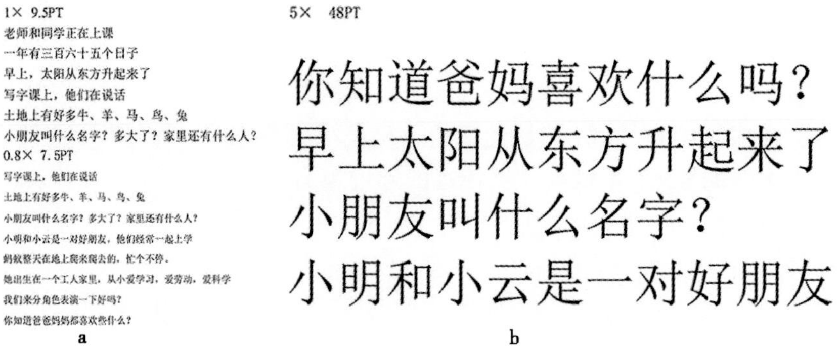
1× 9.5PT
老师和同学正在上课
一年有三百六十五个日子
早上，太阳从东方升起来了
写字课上，他们在说话
土地上有好多牛、羊、马、鸟、兔
小朋友叫什么名字？多大了？家里还有什么人？
0.8× 7.5PT
写字课上，他们在说话
土地上有好多牛、羊、马、鸟、兔
小朋友叫什么名字？多大了？家里还有什么人？
小明和小云是一对好朋友，他们经常一起上学
蚂蚁整天在地上爬来爬去的，忙个不停。
她出生在一个工人家里，从小爱学习，爱劳动，爱科学
我们来分角色表演一下好吗？
你知道爸爸妈妈都喜欢些什么？
a
5× 48PT
你知道爸妈喜欢什么吗？
早上太阳从东方升起来了
小朋友叫什么名字？
小明和小云是一对好朋友
b

图 7-5-8　汉字阅读视力表记录方式

1. 望远系统可以在一定范围内矫正屈光不正，如果被检者的屈光不正在系统自身矫正范围内，则仅需要通过改变镜间距（调整镜筒长度）来矫正屈光不正。

2. 系统后矫正眼镜　当被检者的屈光度超过系统的矫正范围，而且矫正眼镜对其视力提升有一定帮助时，选择使用系统后矫正眼镜的方式矫正屈光不正。

3. 物镜帽　高度屈光不正者的最佳矫正方式为物镜帽，物镜帽的屈光度计算参照式（7-5-1）。

（四）选择系统结构与倍率

1. 常规方式选择望远系统　系统结构的选择主要以残余视力的等级为依据。二级低视力者适用伽利略系统，残余视力低于 0.1 的适用开普勒系统。而倍率的选择以第二步（确定远近助视器的放大需求）中得到的放大需求为依据。

2. 利用患者的屈光不正设计望远系统　正视眼前放置负透镜，使得正视眼变为人工远视状态；若在正视眼前加上正镜片，则正视眼变为人工近视状态。反之远视眼可以看成正视眼前放置了负球镜，而近视眼则可以看成正视眼前加上了正透镜。伽利略系统的目镜为负透镜，而开普勒系统的目镜为正透镜。因此，制造人工远视的负透镜和远视者假想的负透镜可以看成是伽利略系统的目镜；而制造人工近视的正透镜和近视者假想的正透镜则可看成是开普勒系统的目镜。因此，无论在远视眼前还是近视眼前一定距离放置一个一定焦量的正透镜，则该正透镜和远视眼形成伽利略系统，和近视眼形成开普勒系统。

望远系统的倍率为物镜焦距与目镜焦距的比值，或目镜屈光度与物镜屈光度的比值。伽利略系统的标准镜间距为物镜像方焦距数值减去目镜物方焦距数值，而开普勒系统的标准镜间距为物镜像方焦距数值与目镜物方焦距数值之和。利用望远系统的这一原理，可以有效利用患者的屈光不正用一个单纯的正镜片就可以制造出最简单的望远系统。

例如，某患者为 +9D 的远视，则该屈光不正可以看成是一个 −9.00DS 镜片放置在正视眼前所产生的人工近视量，若在其眼前一定距离放置一个正透镜，则与远视眼形成一个伽利略望远系统。假设在其前方放置一个 +3D 的正镜片，则该伽利略系统的倍率为 3×（望远系统放大倍率为目镜屈光度绝对值与物镜屈光度比值 $M=\frac{F_{目}}{F_{物}}=\frac{9}{3}=3\times$），而 +3D 镜片应放置在 +9D 远视眼前 22cm 处（伽利略系统的标准镜间距为物镜像方焦距减去目镜物方焦距 $L_{镜间距}=f'_{物}-f_{目}$。

如某患者为 −12D 的近视，则该屈光不正可以看成一个 +12D 镜片所产生，若在其眼前一定距离放置一个正透镜，则与近视眼形成一个开普勒望远系统。假设在其前方放置一个 +4D 的正镜片，则该开普勒系统的倍率为 3×（望远系统放大倍率为目镜屈光度与物镜屈光度比值），而 +4D 镜片应放置在 −12D 近视眼前 33cm 处（开普勒系统的标准镜间距为物镜焦距加目镜焦距的数值——图 7-5-3b 所示 $L_{镜间距}=f'_{物}+|f_{目}|=f'_{物}+f'_{目}$）。

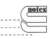

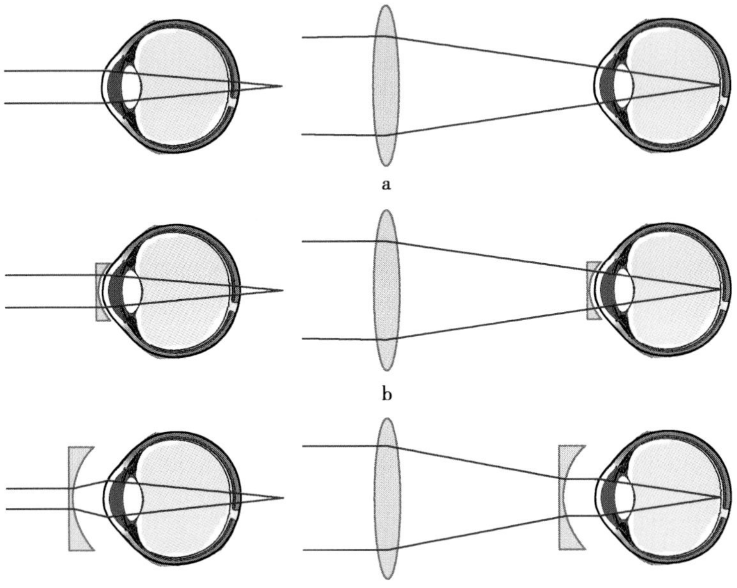

a

b

c

图 7-5-9

a. 远视眼前加正镜片形成伽利略系统　b. 正视眼戴近视隐形眼镜与 a 图情况等效

c. 正视眼戴近视框架眼镜与 a 图 b 图情况等效

注：由于开普勒系统在无附加旋转棱镜结构时为倒像，所以除非经过训练，否则高度近视屈光不正患者，不适用眼前放置正镜片制造简易开普勒系统的形式。

（五）检查远用望远系统助视视力

1. 按照屈光不正的矫正方案配合调整好助视器。①在系统矫正范围内的，调整镜间距以达到最佳清晰度；②需要使用系统后矫正眼镜的，将验光值植入试镜架后，调整望远系统至最佳清晰度；③高屈光度者，选择相应的物镜帽置于系统前，并调整望远系统至最佳清晰度。

2. 在标准检测距离上，用低远视力表检测远用助视器的助视视力是否与所选倍率相符，是否达到目标视力。

（六）确定近用望远系统的使用方案

1. 系统调焦　开普勒系统的工作距离在 0.4m～∞，且倍率大，适用范围广，4～10× 的倍率适用于残余视力在 0.05～0.1 的患者，一个系统就可以直接满足远中近的助视需求。但其缺点是结构复杂、重量大、必须手持、视野较小。

2. 远用外加阅读帽　望远系统物镜前加阅读帽即可将远用系统变为近用系统，阅读帽焦量的倒数为阅读距离。正常阅读距离为 33cm，则阅读帽焦量为 +3D。如果需要提高其系统的近用倍率，只要加大阅读帽的焦量即可。近用系统的总倍率等于系统实际倍率乘以标准阅读距离（33cm）与实际阅读距离之间的倍数关系的数值。

如：被检者在 3× 远用望远系统物镜外加了一个 +6D 的阅读帽，则标准阅读距离 33cm 与实际阅读距离 16.7cm 之间为 2 倍关系，阅读距离由于缩短了 2 倍使得视角增加两倍，而望远系统的倍率为 3×，则两者相乘得到实际倍率为 6 倍。

远用系统加阅读帽的方式适用于伽利略系统，因为开普勒系统通过自身的调焦可以解决远用与近用的转换，因此无须外加阅读帽。

3. 单纯近用望远系统　这种使用方法的好处就是简单，只要系统提供的倍率能够满足需求，只需在进行必要的屈光检查后，将图 7-5-5 中不可调焦的伽利略系统外挂在矫正眼镜外即可。

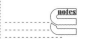

notes

4. 近用望远系统加阅读帽 为了能够在比较自然的距离上产生足够的倍率，以满足放大需求，在不可调焦的近用伽利略望远系统的物镜外，再外加阅读帽可以加大系统的总倍率。有屈光不正者需要配戴矫正眼镜。此时，阅读距离缩短所提供的视角放大产生的倍率与系统实际倍率的积为系统的总倍率。加阅读帽后的阅读距离等于系统焦量加阅读帽焦量的和，系统焦量等于阅读距离的倒数。

如，被检者近用望远系统的倍率为3×，阅读距离为33cm，而阅读帽焦量为+4.5D。则可知道系统焦量为1/0.33=+3D，加上阅读帽后的总焦量为+7.5D，则系统加阅读帽后的阅读距离为1/7.5=0.133m，比实际阅读距离又缩短了2.5倍，因此视角再次增加2.5倍。系统自带3倍角性放大，距离缩短再次增加2.5倍视角，系统总放大倍率为3×2.5=7.5，则系统总放大率为7.5倍。

注：开普勒系统只能手持，而后三种方式无疑可将双手解放出来，可以为书写提供有利的条件。

（七）按照所选近用系统方案检查近视力及阅读效果

1. 利用近视力表确定助视视力是否与检查相符。

2. 如果为功能性视力，则按照所选功能性视力表对检测与试用结果进行核对与评估。

（八）使用训练

如果不加以训练，使用者往往无法找到目标，或者找到目标后仍然无法看清楚目标。因此，望远系统助视器验配的成功与使用训练密不可分。

1. 使用训练 教会被检者如何正确配戴、安装及调整助视器具，以达到最佳的使用效果。

2. 扫视训练 对于正常人而言，在初次使用望远系统时也往往无法搜索到目标，找到目标才可能跟踪并注视目标。扫视采用回形逐行扫描的方式可以快速找到目标。

图7-5-10为扫描的训练方式之一，让受训者沿黑色线条逐行扫描搜索图中的目标。

当逐行扫描熟练后，可以训练使用者走迷宫（图7-5-11）。逐行扫描更多是为了搜索静止目标，而当目标处于动态时需要能够有效的跟踪目标，走迷宫无疑是一个有效的方式，实现由静态目标转向动态目标注视训练过程中的一个重要环节。而且在走迷宫的同时可以让受训者报出途径上的各种图形，卡通形象以及颜色特征。这样可以通过受训者看到目标的先后顺序，了解受训者是否按照正确路线注视并且寻找目标，同时又可以了解受训者其他视功能的情况，如色觉。此外这样趣味性的训练容易提高受训者的兴趣。

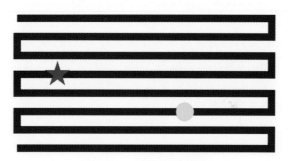

图7-5-10 逐行扫描训练

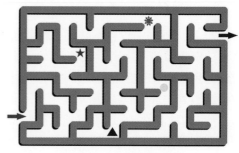

图7-5-11 走迷宫训练

3. 追踪训练 扫视训练的目的是搜寻静态目标，而追踪训练的目的则是跟踪动态目标，让注视方向始终与运动目标的运方向保持一致。如追踪球的运动轨迹等。

## 四、注意事项

1. 望远系统并非倍率越大越好，倍率越大视野越小，成像质量越差，且体积和重量也随之增加，且倍率越大像的晃动越明显。

2. 图 7-5-2 和图 7-5-5 中的伽利略系统外挂于眼镜外，但系统的重量对鼻梁造成的压力导致不适于长时间配戴，可考虑将望远系统悬挂在太阳帽或棒球帽下，这样的处置方法适合长时间配戴使用。

3. 助视器的验配关键就是放大需求的计算，最简单的方式就是利用小数记录或分数记录法对视力之间的倍率关系进行计算。因此，助视器的验配中，视力表的选择以小数记录和分数记录作为首选，而对数记录法不适用，应尽量避免。

4. 利用远视或近视屈光不正制造简易望远系统既经济又方便，是一个不错的选择，但近视者应用此方法时，由于成倒像，所以必须经过训练，否则并不适用。

5. 如果不经过使用训练，多数患者会觉得望远系统麻烦而将其弃之不用。因此，再好的验配也要与使用训练相结合。

### 五、实训记录报告

姓名＿＿＿＿＿＿学号＿＿＿＿＿＿实训日期＿＿＿＿＿＿指导教师＿＿＿＿＿＿

**表 7-5-3　实训记录报告（望远系统助视器验配）**

<table>
<tr><td colspan="4">望远系统矫正屈光不正方式</td></tr>
<tr><td>1.</td><td>2.</td><td colspan="2">3.</td></tr>
<tr><td colspan="4">近用望远系统使用方案</td></tr>
<tr><td>1.</td><td>2.</td><td>3.</td><td>4.</td></tr>
<tr><td colspan="4">伽利略系统</td></tr>
<tr><td colspan="2">优点</td><td colspan="2">缺点</td></tr>
<tr><td colspan="4">开普勒系统</td></tr>
<tr><td colspan="2">优点</td><td colspan="2">缺点</td></tr>
<tr><td colspan="2">+12D 远视眼前 25cm 加 +4D 正镜片</td><td colspan="2">系统名称：　　　倍率：</td></tr>
</table>

❖ 简述思考：

1. 简述利用远视或近视制作简易伽利略和开普勒望远系统原理及优缺点。
2. 放大需求如何获取，放大需求与望远系统结构的关系是什么？
3. 简述望远系统验配中训练的目的与过程。
4. 物镜帽与阅读帽的区别是什么，阅读帽有哪两种使用形式？

**表 7-5-4　实训考核评分标准（助视器的验配·望远系统）**

<table>
<tr><td colspan="4">望远系统矫正屈光不正方式</td></tr>
<tr><td>1.　（2 分）</td><td>2.　（2 分）</td><td colspan="2">3.　（2 分）</td></tr>
<tr><td colspan="4">近用望远系统使用方案</td></tr>
<tr><td>1.　（1 分）</td><td>2.　（1 分）</td><td>3.　（1 分）</td><td>4.　（1 分）</td></tr>
<tr><td colspan="4">伽利略系统</td></tr>
<tr><td colspan="2">优点　　（2 分）</td><td colspan="2">缺点　　（2 分）</td></tr>
<tr><td colspan="4">开普勒系统</td></tr>
<tr><td colspan="2">优点　　（2 分）</td><td colspan="2">缺点　　（2 分）</td></tr>
<tr><td colspan="2">+12D 远视眼前 25cm 加 +4D 正镜片</td><td colspan="2">系统名称：（1 分）倍率：（1 分）</td></tr>
</table>

notes

表 7-5-5　实训考核评分标准（助视器的验配·望远系统）

| 序号 | 考核内容 | 配分 | 评分标准 | 扣分 | 得分 |
|---|---|---|---|---|---|
| 1 | 表 7-5-3 | 20 | 见表 7-5-4 | | |
| 2 | 简述思考 1 | 20 | 提问表达不明确扣 10 分 | | |
| 3 | 简述思考 2 | 20 | 由指导老师掌握 | | |
| 4 | 简述思考 3 | 20 | 由指导老师掌握 | | |
| 5 | 简述思考 4 | 20 | 由指导老师掌握 | | |
| | 合计 | 100 | | | |

评分人：　　　　　　　　　　　　　　　　　　　　　　　　　　年　月　日

## 7.6　放大镜与助视眼镜的验配

### 【相关拓展知识】

放大镜与助视眼镜都为近用的光学助视器具，由于使用简单、便于携带、重量轻、倍率多、适用范围广且可组合使用而比较受各种程度视力障碍患者的欢迎。

**一、近用助视器简介**

1. 放大镜的分类　放大镜的分类从使用形式上大致分为台式、便携式和外挂式。细分则台式有立式和镇纸式；便携式有手持式、折叠式、挂胸式、怀表式；眼镜式有木马（夹镜式）、头盔式。手持式放大镜在不带调焦装置的情况下的放大倍率最大可达近 30×，因此使用范围广，甚至残余视力小于 0.02 一级盲者也能有效使用。

图 7-6-1 中为各式放大镜与助视眼镜。各种类型的放大镜倍率范围不同，使用方式各有优点，使用人群也存在差异。

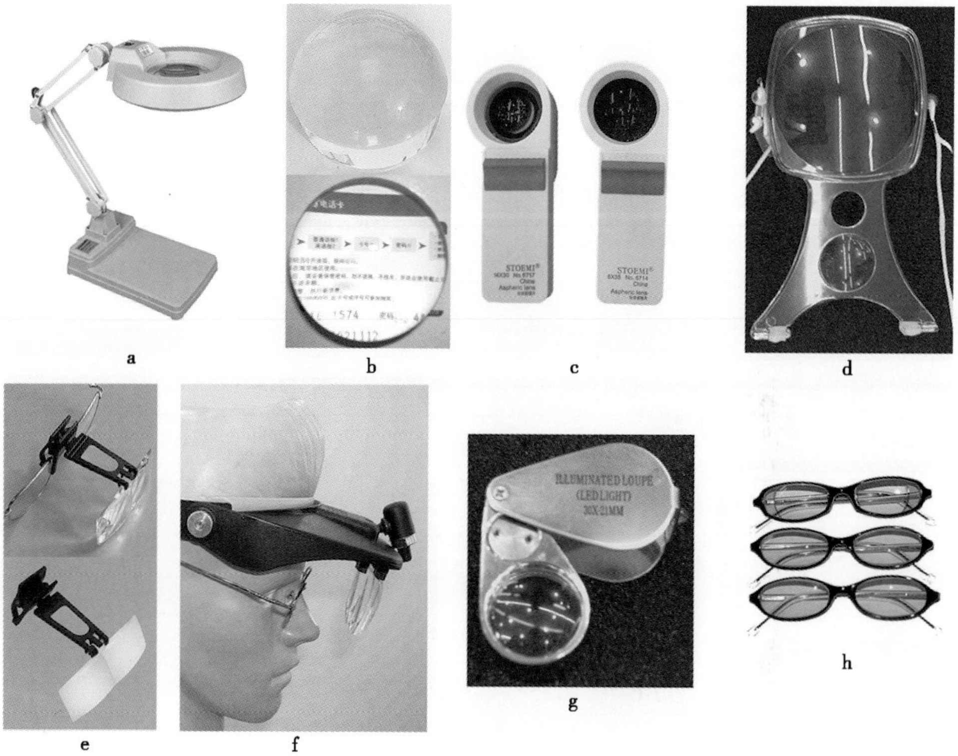


图 7-6-1　各种放大镜及助视眼镜

a. 台式放大镜　b. 是镇纸非球放大镜　c. 手持式带光源放大镜　d. 挂胸式放大镜　e. 夹于眼镜外的木马放大镜　f. 头盔式放大镜　g. 大倍率折叠放大镜　h. 助视眼镜

2. 助视眼镜

图 7-6-1 中 h 图内的眼镜就是助视眼镜，外观上与传统眼镜没有多大的差异，但传统眼镜主要做屈光不正和老视的矫正，视近距离在 33cm 以上。而助视眼镜的明视距离以 25cm 为基准，+4.00DS 为一个倍率级，每增加一个倍率级屈光度就增加 +4D，阅读距离则按相应倍率缩短。助视眼镜实际上是放大镜与距离相关性放大的综合应用。助视眼镜的最大倍率为 8 倍，而 8 倍助视眼镜的屈光度为 +32D。这里助视眼镜的放大率是以屈光度之间的倍率关系，或标准阅读距离以 25cm 为准，与实际助视眼镜阅读距离缩短的倍率为计算方式，而助视眼镜的实际倍率需要加 1。

## 二、放大镜的放大倍率

物体通过放大镜后，其像对人眼的张角大于人眼直接观察物体时对人眼的张角，这就是放大镜的基本成像原理。

1. 放大镜的计算倍率有两个基本公式

$$M = \frac{250}{f'} \tag{7-6-1}$$

$$M = 1 + \frac{250}{f'} \tag{7-6-2}$$

这样两个公式存在差异，原因在于眼睛距离放大镜的距离。若放大镜与眼睛的距离较大，则适用式（7-6-1），眼睛若紧贴着放大镜，则适用式（7-6-2）。通常放大镜上标注的放大率为式（7-6-1）的计算结果。通过这两个公式可以看出，同样焦距的放大镜，眼睛离放大镜的距离也会对倍率产生影响，距离越近，倍率相应增加，但增加有限。助视眼镜的使用就是将眼镜紧贴在放大镜上，因此助视眼镜放大率的计算适用式（7-6-2），这比直接使用屈光度或距离之间的倍率关系所标称的倍率大 1，而式（7-6-2）的结果更符合实际。

2. 不同距离上放大镜的成像特征　图 7-6-2 用照相机拍摄的眼镜离放大镜不同距离上的使用效果图。就是放大镜使用时，在不同距离上的使用特征。图 a 为距离目标约 78cm 处未使用放大镜情况下的实际结果；图 b 则是通过 2.5× 放大镜观察目标的结果反应，位置关系为放大镜距离目标约 8cm，而人眼距离放大镜约 70cm 处像的实际放大效果、视场大小与实际像质效果的真实反应；c 为无放大镜情况下，距目标约 13cm 看到的情况，则相当于放大镜距离目标距离 8cm 不变，人眼距离放大镜小于 5cm 处放大镜观察到的结果；d 为放大镜距离目标 8cm 不变，而人眼距离放大镜小于 5cm 处放大镜观察到的结果。

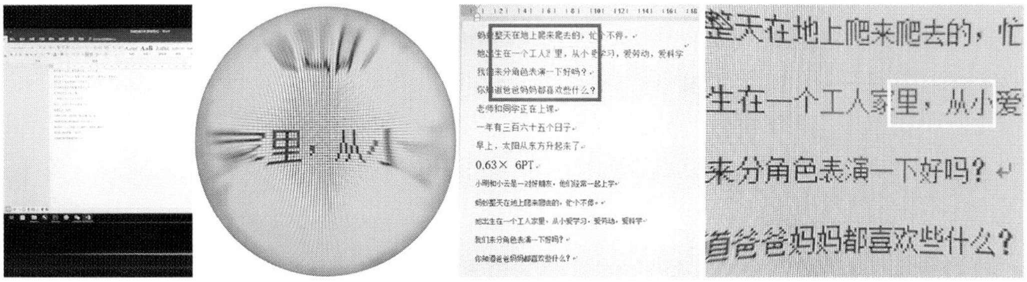


a　b　c　d

图 7-6-2　不同距离放大镜的使用效果图解

由图 7-6-2 中 b 图可见，当眼镜离放大镜较远时，为了像尽可能的大，放大镜离目标的距离就要越远，越接近放大镜的焦距，但对像质的影响大，严重影响观察效果。而图 d 中，虽然放大镜与目标的距离没变，但眼睛靠近了放大镜，在像大小基本相同的情况下观察效果明显得到改善。b 和 d 图对比可见，当放大镜与目标距离不变时，人眼离目标距离越远，球面像差引起的变形越明显，视场越小，阅读范围越小。而眼睛离放大镜越近则球面像差导致的变形越小，且视场越大，阅读范围更广。图中 b 只能看到图 c 中黄色区域内的三个字，其中一个字的变形还非常严重，而图 d 中阅读范围对应在 c 图中的红色方框范围内，像变形小，像质清晰且阅读范围广。

由此可见，放大镜的使用并不仅仅是倍率和使用方式的问题，其中还有使用技巧。

## 【实训内容】

### 一、实训目的

1. 了解放大镜的类型与不同的使用特点。
2. 掌握放大镜与助视眼镜的倍率特点，并学会放大镜或助视眼镜的测量与倍率计算。
3. 可根据不同注视要求选择不同类型与倍率的放大镜或助视眼镜。
4. 学会利用患者的屈光不正验配近用助视器具。
5. 了解照明在助视器验配中的意义。

### 二、实训准备

1. 视光学实训室。
2. 客观验光设备，如电脑验光仪、检影镜。
3. 主观验光设备，如综合验光仪、标准镜片箱、试镜架。
4. 不同类型、倍率放大镜或助视眼镜。
5. 标准远用视力表、低远视力表、低近视力表和功能性视力表。
6. 照度仪。

### 三、操作步骤

（一）主客观验光与定残

过程请参阅项目 7.3 屈光检查与定残。

（二）依据残余视力或功能性视力确定近用放大需求

放大需求的检查与计算方式与项目 7.5 相同，请参照项目“7.5 助视器的验配·望远系统”操作步骤中“（二）确定远近助视器的放大需求”。

（三）确定屈光矫正方案

1. 配戴远用屈光矫正眼镜后配合使用放大镜　适合残疾等级低，且存在屈光不正者，在屈光矫正的同时可以方便有效的使用放大镜。由于患者残疾等级低，残余视力较高，配戴屈光矫正眼镜对远视力提升效果明显，在配戴屈光矫正眼镜情况下使用放大镜，便于远近的转换，为患者提供有效助视的同时也不失方便。

2. 配戴近用阅读眼镜配合使用放大镜

给予一定的近附加，在配戴近用眼镜的情况下使用放大镜。这样可以在理想的阅读距离上获得较好的视觉效果，且组合使用的同时获得了更好的放大倍率。

阅读眼镜与放大镜的总焦量可以利用式 7-6-3 得到：

$$D_e=D_1+D_2-dD_1D_2 \quad (7\text{-}6\text{-}3)$$

式中 $D_e$ 为阅读眼镜与放大镜组合使用的总屈光度；$D_1$ 为放大镜的屈光度；$D_2$ 为近附加值 ADD，d 为阅读眼镜与放大镜的镜间距，单位为（m）。

例如：立式放大镜的焦度为 +12D，近附加为 +3.00D，放大镜与阅读眼镜间的距离为 20cm。

则放大镜与阅读眼镜组合后的总焦量为：

$$D_c=D_1+D_2-hD_1D_2=12+3-0.2\times3\times12=7.8\text{（D）}$$

因此，当给予 +3.00D 近附加后阅读眼镜与 +12.00D 的放大镜组合使用的总焦量为 +7.8D 助视眼镜的效果。但配戴 7.8D 的助视眼镜，其注视距离是 12.8cm，组合使用后放大镜与阅读眼镜间的距离就有 20cm，如果算上放大镜与目标之间的距离，这样的阅读距离非常自然轻松。但这样的组合更加适用于台式放大镜，因为手持式放大镜可以灵活的改变放大镜与阅读物之间的距离以方便观测，但台式放大镜与阅读物之间的距离相对固定，通过阅读眼镜与台式放大镜的组合使用，容易获得更好的阅读效果。

3. 利用患者的原有眼屈光不正性质

（1）近视：近视屈光不正可以有效地利用到放大镜的验配中。例如，−3D 的近视患者配合使用 +12D 的台式放大镜，−3D 的近视者在戴用矫正眼镜的情况下，相当于给予了 +3D 近附加，其裸眼与放大镜之间如果存在 20cm 的距离，则其屈光不正与放大镜的总焦量与上述案例吻合。因此，一定屈光度范围内的近视患者在不戴用矫正眼镜的情况下可以获得良好的放大镜使用效果。高度近视者可给予部分矫正后配合放大镜的使用，也可获得较为理想的使用效果。

（2）远视：在项目 7-5 望远系统验配中了解了远用系统如何变为近用系统；近用系统如何增加放大率；如何利用远视定制建议望远系统方案。因此，远视屈光不正眼与放大镜的组合恰恰成为一个近用的望远系统。例如：+9.00D 的远视者在裸眼前 22cm 距离上用一个 +3D 的正镜片，则形成一个 3 倍的伽利略系统。如果换成 +6D，则变为一个目标距物镜（+6D 镜片）距离为 33cm，3 倍的近用望远系统，镜间距 22cm 不变；如果在 +9D 远视者裸眼前放置一个 +12D 焦量的放大镜，则目标在距离物镜（放大镜）11.1cm 处的倍率变为 9 倍，放大镜与裸眼间的距离依然不变，为 22cm。

图 7-6-3 需参照图 7-5-9 及其说明一同理解，图 7-6-3 的左半部分为图 7-5-9 的右半部分，为远视屈光不正相当于正视眼前加正透镜后，正视眼转变为人工近视状态，其眼前的矫正用正透镜与远视屈光不正形成伽利略系统的原理图，而右侧透镜上方的两个加号和正镜片的厚度变化是指增加原眼前正镜片（相当于远用望远系统的物镜）屈光度，原远用望远系统就变成了近用望远系统。图中可见，左边有限距离物点发出的发散光线经过远用望远系统后会聚在视网膜后，当增加了物镜屈光度后，则使近处物点的发散光线会聚在了视网膜上。

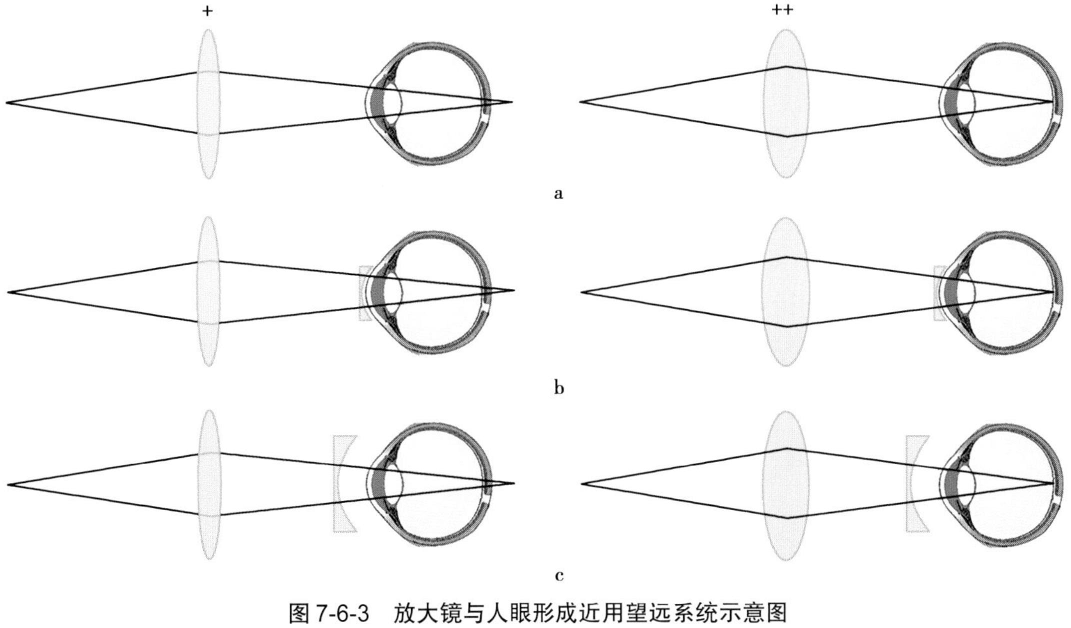


图 7-6-3　放大镜与人眼形成近用望远系统示意图

4. 屈光不正与助视眼镜验配关系　助视眼镜由 +4D 屈光度作为基准，每增加 +4D 增加一个倍率级，但这样的倍率计算仅仅适用于正视眼的患者。然而，大多数视力残疾人都存在屈光不正的问题，所以在助视眼镜的验配过程中，应该充分考虑患者的屈光不正情况。

例如，对于一个最佳眼矫正视力为 0.15 的二级低视力患者，要想达到 0.4 的康复视力需要 2.67 倍的放大率（$M=\frac{0.4}{V_d}$，M 为放大需求，$V_d$ 为残余视力），如果患者自身存在 −12D 的近视，则无须使用助视器具，在自身屈光不正状态下，裸眼距目标约 8.3cm 近距离注视就可以得到 4 倍的放大需求，足以满足患者的需求，且可将双手解放出来。

如果患者屈光不正为 −4.00D，而残余视力为 0.2，则达到康复视力只需 2 倍放大需求，如果按距离关系给予 ADD 则需要 +8D 即可满足需求。如果按照式（7-6-2）实际计算，则仅需要 +4D 即可满足患者的放大需求。

如果患者为远视屈光状态，则患者所需助视眼镜的放大率应先转换为屈光度后，再加上其远视屈光不正屈光度才可满足实际放大需求。

如患者有 +4.00DS 的远视，其助视眼镜所需倍率为 3 倍，转换为屈光度为 +12.00DS，由于其存在 +4.00DS 的远视屈光不正，则其实际助视眼镜的屈光度应为 +16.00DS。

注：助视眼镜以 +4.00DS 为一个倍率级，有 1.5×、2×、3×、4×、5×、6×、7×、8× 八个倍率，其对应屈光度为 +6.00DS、+8.00DS、+12.00DS、+16.00DS、+20.00DS、+24.00DS、+28.00DS、+32.00DS。无光不正者使用时直接选用所需倍率的助视眼镜配戴使用。

（四）制定近用助视器选择方案（含类别与倍率）

近用助视器的选择方案与倍率和用途有着密切的关系。

1. 便携　往往与手持式、折叠式或怀表式为主，倍率跨度大，使用范围广，适宜随身携带。

2. 台式　倍率有限，适合与阅读眼镜配合使用，可将双手解放出来。但不适于携带。

3. 木马放大镜　倍率通常只有 2.5× 和 3×，可直接悬挂于矫正眼镜外，虽然倍率有限，但可双眼注视，双手协调工作，便于携带，且远近注视通过翻转放大镜片进行切换。

4. 头盔式　通常由多组放大镜组合，可任意组合改变倍率，可在配戴注视眼镜的情况下使用，使用范围广，可双眼注视，双手可以自由活动。

5. 助视眼镜　最大倍率为 8 倍，随着倍率的增加注视距离缩短。便携，可双手协调工作是助视眼镜的优势。

6. 自带光源放大镜　大倍率小焦距放大镜只有距离目标很近时才能使用，外界光源很容易被遮挡影响阅读效果，所以不少大倍率小焦距放大镜设计有自带光源，可在需要时使用自带光源提高阅读效果。

7. 倍率与需求的关系　阅读目标越小，使用倍率越高。如，公文上正文字号通常为三号或四号字，以三号字为例，字符大小为 15.75PT 或 5.62mm。而 1996 年商务印书馆与牛津大学出版社合作出版的《牛津现代高级英汉双解词典》中的汉字为 7 号字，字符大小为 5.25PT 或 1.84mm，与三号字大小相差有 3 倍，而英文字符更是小于 7 号字。假如患者在阅读公文时需要 2 倍放大需求，则在阅读《牛津现代高级英汉双解词典》时，最少需要 6 倍的放大需求。

因此，放大镜的使用需要依据阅读物或目标的大小而定，倍率太大光学成像效果差、使用距离受限、视场小，此时选用高倍率助视器具反而影响用眼；但太小的字符如果倍率不够，则无法有效利用残余视力。由此可见，助视器具的倍率选择应充分考虑针对不同目标需求选择不同倍率，不能一个倍率通用。

表 7-6-1 为各字号对照表，对照表中字号可以计算出字号相互间的倍率关系，再根据被检者对某一字符的放大需求乘以字符间的倍率关系，则可以得到不同字符所需的放大需求。例

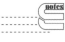

如：被检者测得阅读三号字需要2.5倍放大，而小五字小于三号字1.8倍，则患者如果阅读小五号字，则需要的倍率为2.5×1.8=4.5倍，即该患者阅读小五号字至少需要4.5倍的放大需求。

表7-6-1　字号对照表

| 字号 | 磅数（PT） | 毫米 | 主要用途 |
|---|---|---|---|
| 初号 | 42 | 14.82 | 标题 |
| 小初 | 36 | 12.70 | 标题 |
| 一号 | 26 | 9.17 | 标题 |
| 小一 | 24 | 8.47 | 标题 |
| 二号 | 22 | 7.76 | 标题 |
| 小二 | 18 | 6.35 | 标题 |
| 三号 | 16 | 5.64 | 公文正文 |
| 小三 | 15 | 5.29 | 公文正文 |
| 四号 | 14 | 4.94 | 公文正文 |
| 小四 | 12 | 4.23 | 正文 |
| 五号 | 10.5 | 3.70 | 书刊报纸正文 |
| 小五 | 9 | 3.18 | 注文、报刊正文 |
| 六号 | 7.5 | 2.56 | 脚注、版权注文 |
| 小六 | 6.5 | 2.29 | 排角标、注文 |
| 七号 | 5.5 | 1.94 | 排角标 |
| 八号 | 5 | 1.76 | |

（五）核对倍率（测量与计算倍率）

1. 可以测量屈光度的放大镜，用测得的屈光度的倒数即可算出其焦距，结合式（7-6-1）和式（7-6-2）计算放大镜倍率与实际标称是否相符。

2. 无法测量屈光度的放大镜，可通过测量焦距结合式（7-6-1）和式（7-6-2）计算放大镜倍率与标称是否相符。

（六）试用并确定使用效果

按照助视器选择方案，找出相应的放大镜或助视眼镜，检查助视视力是否达到所需的助视视力，是否满足患者的实际需求，以及患者对助视器的满意度。

（七）照度选择

不同的致残原因对光的喜好不同，大多数患者在增加照度的同时，对比度的增加能提高他们使用助视器具的效果，但有些患者却不喜光，如白化病人，因此适合的照度也是助视器具使用环节中的一个因素。让患者自主调节光源的亮度，检查者记录下他们选择的最佳照度值，可提供更完善的助视器具验配处方，有效提高助视器具的使用效果。

（八）使用训练

仅凭好的验配并不能达到助视器使用的最佳效果。患者必须清楚使用助视器的条件，如是否需要配戴矫正眼镜；是否需要配合阅读眼镜使用；如何应对放大镜产生的像差；为了得到更好的阅读效果对外界照明的照度要求，或是否采用内置光源；患者要清楚如何寻找目标与放大镜和放大镜与眼睛之间的距离关系，以获得最佳的使用效果。与望远系统相同，好的验配需要好的训练配合。

## 四、注意事项

1. 放大镜的倍率不是越大越好，倍率越大口径越小，视场越小，像差越严重。

2. 在功能性视力检查过程中，往往以能看见的最小字体为倍率选择的依据。但在这种基本处于极限的状态下阅读，往往阅读速度及效率并不太理想，为了能够更加有效的阅读，往往可以适当增加放大倍率，但这又与前一条注意事项相违背，这需要视光师根据具体情况与患者的需求综合考虑。

3. 放大镜的选用必须以患者的实际需求为准，例如需要双手协调工作的，手持式放大镜不是好的选择，台式、木马和助视眼镜是首选。

4. 为了满足不同的阅读需求，可选用不同放大倍率的助视器具。例如英文字典中的字符较小，患者所需使用的倍率需要加大，而小学语文课本中的字体较大，则小倍率的放大镜即可满足所需的放大需求，且像质更佳。因此，助视器具的选择往往不能用一个倍率解决所有的问题，应多倍率依需求选用。

5. 助视眼镜的倍率越高，双眼使用的可能性就越低，且视力残疾人往往不具备双眼视觉，尤其是残疾等级较高者，因此在验配大倍率放大镜或助视眼镜时，无须考虑双眼使用。即使具备双眼视者，由于近距离所需集合量太大，无法通过使用棱镜建立双眼视。以瞳距60mm 患者使用 2.5 倍助视眼镜，则注视距离应为 10mm，双眼的总集合需求为 $60^{\triangle}$BI，单眼为 $30^{\triangle}$BI，这样大的棱镜在眼睛上很难实现，即使实现了也会导致像质清晰度变差，大棱镜导致像的变形以及虹视现象出现。

## 五、实训记录报告

姓名____________学号____________实训日期____________指导教师____________

表 7-6-2　实训考核评分标准（放大镜与助视眼镜验配）

| | 放大镜 | 助视眼镜 | 伽利略系统 | 开普勒系统 |
|---|---|---|---|---|
| 放大原理 | | | | |
| 使用方式 | | | | |
| 倍率范围 | | | | |
| 优点 | | | | |
| 缺点 | | | | |

❖ 简答与思考：

1. 如何确定放大镜倍率与实际标称是否相符？

2. 患者最佳眼矫正后的残余视力为 0.1，且存在 −6.00DS 的近视，如果验配助视眼镜，为了获得 0.4 的近视力，则助视眼镜的实际屈光度应该是多少？

3. 经测量，放大镜的焦量为 +20D，患者无屈光不正，其眼睛与放大镜距离分别为 20cm 与 3cm 处时的实际放大率分别是多少？

4. 患者阅读小 2 号字需要 1.5 倍放大镜才能看清，其需要阅读《牛津现代高级英汉双解词典》中的七号字，需要多少的放大需求？

## 六、实训考核评分标准

表 7-6-3　实训考核评分标准（放大镜与助视眼镜）

| 序号 | 考核内容 | 配分 | 评分标准 | 扣分 | 得分 |
|---|---|---|---|---|---|
| 1 | 表 7-6-2 | 40 | 每空 2 分 | | |
| 2 | 简答与思考题 | 40 | 每题 10 分 | | |
| 3 | 操作分 | 20 | 指导老师掌握 | | |
| | 合计 | 100 | | | |

评分人：　　　　　　　　　　　　　　　　　　　　　　　　年　月　日

项目7 扫一扫，测一测

（王淮庆　顾海东　景娇娜）

# 项目8　同视机训练

**概述**

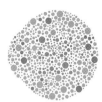

同视机种类繁多，形态各异，但它们的基本结构和原理相同，同视机主要部件是其底座上两个金属臂连接的镜筒，每个镜筒均包括目镜、反射镜及画片夹三部分，镜筒臂的底座上有刻度盘，其上刻有两行刻度，内侧为圆周度，外侧为三棱镜度。镜筒上附有画片的高度及旋转的刻度，可以上下移动及旋转。同视机的左右两个镜筒可以绕三个轴做运动，围绕垂直轴作内收和外展两个方向的水平运动；两个镜筒向内集合最大可以达到45°，向外分开最大可以到达35°，围绕水平轴做上下方向的垂直运动，两个镜筒向上、向下的旋转最大可以分别达到30°。围绕矢状轴做旋转运动，其向内外的旋转最大可以分别达到20°。

镜筒内装有一个平面反光镜，与视线呈45°夹角，这样能够使两只镜筒分别向左右两个方向弯曲90°，使患者感觉物像来自正前方。筒的一端装有目镜，另一端装有画片，中间安放一只+7D屈光度的球镜，画片置于球镜焦点上，画片的图像经过+7.00DS的透镜成平行光线出射，经平面反光镜，发生90°反射，因此通过目镜看到的画片相当于来自无穷远处。

同视机检查同时利用两个镜筒打破融像，实现双眼分视，左眼看左边画片，右眼看右边画片，从而暴露患者的眼位偏斜情况。

同视机的画片是同视机检查的重要组成部分，共分四类。

**一、同时知觉画片**

同时知觉画片用于检查双眼同时知觉，自觉斜视角和他觉斜视角，是双眼知觉的一级画片。

此类画片的特点是两张完全不同的图案，画片的图案都设计在方框的中央，两张画片互补，小图案落在大图案之内，例如：狮子站在笼子里，青蛙站在荷叶上。

**二、融合画片**

融合画片主要用于测量人眼的融合力、融合范围等二级双眼视功能。

此类画片的特点是：通常都是由一对大致相同的图形组成，但每张图上都有不完全的对照点，若将两个图形相合，不完全的画可以互补成一张完整的画面，这两个特殊部分称为控制点。例如：两张画片中均有一只猫，其中一只猫有尾巴但是没有蝴蝶结，另一只猫没有尾巴但是有蝴蝶结，蝴蝶结和尾巴这两个控制点分别由两只眼睛看见，一旦患者看不到其中一个控制点，则说明有抑制存在。

**三、立体视觉画片**

立体视觉画片主要用于测量三级视觉功能——立体视觉功能。

notes

此类画片的特点是每一对画片中两张图案看似完全相同，但是存在位置距离的微小差异，形成水平视差，被视觉中枢感知会产生深度知觉，这样观察眼在同视机中就可以看到两个图形合为一张具有立体感的图形。立体视觉画片包括一般立体视觉画片及随机点图立体视觉画片。

**四、特殊检查用画片**

特殊检查用画片包括十字画片、后像画片、Kappa 角画片等。

使用同视机方法：

首先调好患者的下颌托、额托，令患者注视目镜中的画片，调整仪器把所有刻度盘的指针都调到 0°，特别要注意垂直和旋转的刻度盘，调整下颏托的高度，使病人的眼睛正好对准同视机的目镜，也便于观察被检者的眼球运动。

目镜的距离要等于被检者的瞳距，斜视被检者的瞳距是双眼分别处于原在位时的瞳孔距离。两只镜筒内灯光的亮度应该相等或者弱视眼前的灯稍亮一些。

检查双眼视异常的被检者要注意，被检者的头位应该保持正直，特别是那些平时有代偿头位的被检者，更要注意这一点。下颏既不内收也不上举，便于观察被检者的角膜映光点。

如果眼镜影响观察被检者的角膜映光点，可以用拇指稍微向上推眼镜，必要时可以摘掉眼镜，把合适的镜片插入同视机镜片槽内代替眼镜。

【实训意义】

同视机是眼科和视光检查中的一种具有多功能的视光仪器。主要用于人眼的同时视、融合功能及立体视觉等双眼视功能检查，诊断客观斜视角、主观斜视角、异常视网膜对应、斜视等多种眼科疾病，进行治疗训练，改善融合范围，脱抑制训练等等。

## 8.1　海丁格刷训练

【相关拓展知识】

海丁格刷原理是将白色光加以偏光后，可看到以注视点为中心直交的黄色和青色毛刷样内视现象，此现象是由于极化光线作用于黄斑部呈放射状排列的 Henle 纤维。用光刷刺激视网膜黄斑中心凹，提高黄斑中心凹的分辨力，改善注视性质。

【实训内容】

**一、实训目的**

异常视网膜对应训练。

**二、实训准备**

同视机 1 台，视画片。

**三、操作步骤**

1. 双眼屈光矫正，接通电源，将同视机所有度盘刻度置零，患者坐于工作椅上，下巴置于颌托纸上，额头靠上额托，调整仪器台及颌托高度，使患者双眼中心和左右镜筒出射光光轴在同一高度的平面上，将瞳距调整到检查者正确的数据。

notes

2. 将两只海丁格刷从包装盒内取出，分别插入左右画片箱的空腔中。

3. 打开后像灯开关，同时把弥散片旋钮向上转动，让弥散片进入光路。

4. 治疗时首先教会患者观察到光刷现象，只要患者注意力集中，用单眼固视蓝色玻璃上某一点，就能看到光刷现象。光刷颜色比周围背景略深，呈蓝紫色，且在慢慢地旋转，其旋转速度可在一定范围内调节，治疗时就是利用旋转的光刷来刺激中心凹的抑制，激活锥体细胞。

5. 患者会看光刷后，逐渐缩小可变光栏直径，强迫患者从旁中心注视逐步向中心注视转移。当患者能在10mm左右直径内看到光刷现象时，可插入飞机画片，令患者将光刷看作飞机的螺旋桨，提高观察兴趣，进行巩固训练。

6. 如患者做单眼海丁格刷训练时，可在一只镜筒的画片盒内插入海丁格刷部件，而在另一只镜筒的槽口内插入随机附带的钴蓝色滤色片，这样，可使双眼同时观察到蓝色光。

**四、注意事项**

1. 被检查者头位要摆正确。

2. 被检查者屈光要矫正。

3. 注意放入飞机增加趣味性。

**五、实训记录报告**

姓名__________学号__________实训日期__________指导教师__________

表8-1-1 海丁格刷训练记录报告

| 眼别 | 旋转速度 | 刺激时间 | 次数 |
|---|---|---|---|
| OD | | | |
| OS | | | |

**六、实训考核评分标准**

表8-1-2 实训考核评分标准

| 序号 | 考核内容 | 配分 | 评分标准 | 扣分 | 得分 |
|---|---|---|---|---|---|
| 1 | 准备 | 30 | 屈光矫正10分，瞳距10分，位置10分 | | |
| 2 | 视画片 | 20 | 选择正确的视画片20分 | | |
| 3 | 速度调整 | 30 | 调整正确的速度30分 | | |
| 4 | 时间 | 20 | 时间合适20分 | | |
| | 合计 | 100 | | | |
| 否定项说明：操作时间超过10min | | | | | |

评分人： 年 月 日

## 8.2 红闪训练

### 【相关拓展知识】

红光闪烁训练法是利用黄斑中心凹的视锥细胞对波长620～700nm的红色光敏感的原理设计的。黄斑中心凹只有视锥细胞，而视杆细胞主要集中在周边视网膜，用闪烁的红光刺激黄斑，只有黄斑中心凹的视锥细胞最敏感，而中心凹以外的区域没有多大反应，从而不断提高中心凹的分辨力，改善中心凹的视觉质量和注视性质。

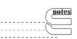

notes

## 【实训内容】

### 一、实训目的

红闪训练。

### 二、实训准备

同视机，红色滤光片。

### 三、操作步骤

1. 双眼屈光矫正，接通电源，将同视机所有度盘刻度置零，患者坐于工作椅上，下巴置于颌托纸上，额头靠上额托，调整仪器台及颌托高度，使患者双眼中心和左右镜筒出射光光轴在同一高度的平面上，将瞳距调整到检查者正确的数值。

2. 把目镜筒上的防尘环绕镜筒转动 180°，露出镜筒上槽口，将两片红色滤光片插入镜筒的槽口中，把脉宽调节旋钮旋转到 1/2～3/4 的任一位置，再把闪烁频率旋钮转到第 2～4 档（每分钟闪烁 60～120 次）。同时把发光器的亮度调到适中，此时目镜中就可看到闪烁的红光。

3. 每日 1～2 次，每次 10 分钟，1 个月为一疗程，直到视力提高为止（此仅为参考，具体疗法依患者决定）。

不用红光闪烁时，拔出红色滤光片放入画片抽屉内，将防尘环转回并且遮住镜筒槽口，以防灰尘进入内部。

4. 用黄斑中心凹型最小图形的同时视画片，将镜筒置于他觉斜视角处，操纵点灭自动装置，使两镜筒交替点灭，由慢至快直到两眼前灯光同时开亮时，在他觉斜视角处两像重合。

### 四、注意事项

1. 被检查者头位要摆正确。
2. 被检查者屈光要矫正。
3. 红光闪烁应用范围较窄，适用于偏心注视性弱视，注视性质转变之后，遮盖是首选。

### 五、实训记录报告

姓名＿＿＿＿＿＿学号＿＿＿＿＿＿实训日期＿＿＿＿＿＿指导教师＿＿＿＿＿＿

**表 8-2-1 红闪训练记录报告**

| 眼别 | 训练时间 | 次数 |
|---|---|---|
| OD | | |
| OS | | |

### 六、实训考核评分标准

**表 8-2-2 实训考核评分标准**

| 序号 | 考核内容 | 配分 | 评分标准 | 扣分 | 得分 |
|---|---|---|---|---|---|
| 1 | 准备 | 30 | 屈光矫正 10 分，瞳距 10 分，位置 10 分 | | |
| 2 | 次数 | 30 | 选择次数正确 30 分 | | |
| 3 | 时间 | 40 | 时间合适 40 分 | | |
| 4 | 合计 | 100 | | | |
| 否定项说明：操作时间超过 10min | | | | | |

评分人： 年 月 日

# 8.3 后像法训练

## 【相关拓展知识】

后像疗法是用强光照射弱视眼的周边视网膜，包括旁中心注视区，使之产生抑制；同时用黑色圆盘遮挡保护黄斑，使之不受强光照射，同时训练中心凹的功能。

## 【实训内容】

### 一、实训目的

后像法训练。

### 二、实训准备

同视机，后像画片。

### 三、操作步骤

1. 双眼屈光矫正，接通电源，将同视机所有度盘刻度置零，患者坐于工作椅上，下巴置于颌托纸上，额头靠上额托，调整仪器台及颌托高度，使患者双眼中心和左右镜筒出射光光轴在同一高度的平面上，将瞳距调整到检查者正确的数值。

2. 插入后像画片，打开后像灯，同时将操作面板上的脉宽调节旋钮旋到常灭的位置。转动弥散片旋钮，把灯源前面的弥散片旋出光路，使灯光直接照明画片。

3. 让患者观看一侧画片中央的红点，观看 10 秒后关灯；打开另一侧的后像灯，观察 10 秒后关灯；然后同时打开两个后像灯，双眼观察 10 秒后，同时关灯。

4. 此时，患者闭上眼睛后，就会出现后像，并刻画出后像的情况。如后像为一“十”字交叉，表明双眼为正常视网膜对应；如后像为“|—”或者“—|”，则为异常视网膜对应。

5. 将后像画片置于两画片箱中，将照明亮度调节旋钮旋到最亮位置处，灯光交替点灭闪烁时，产生后像，此时患者应连续注视后像，逐渐将水平和垂直的线看成为一个完整的十字后，再分别插入同时视画片，使观察到的两图像重合。

### 四、注意事项

1. 被检查者头位要摆正确。

2. 被检查者屈光要矫正。

3. 后像疗法完成后需重新遮盖弱视眼。

### 五、实训记录报告

姓名__________学号__________实训日期__________指导教师__________

表 8-3-1 后像法训练记录报告

| | 画后像 | 结果 |
|---|---|---|
| 十 | | |
| \|— | | |
| —\| | | |

### 六、实训考核评分标准

表 8-3-2 实训考核评分标准

| 序号 | 考核内容 | 配分 | 评分标准 | 扣分 | 得分 |
|---|---|---|---|---|---|
| 1 | 准备 | 30 | 屈光矫正 10 分，瞳距 10 分，位置 10 分 | | |
| 2 | 时间 | 20 | 眼镜观察时间 10 分，观察方法 10 分 | | |

续表

| 序号 | 考核内容 | 配分 | 评分标准 | 扣分 | 得分 |
|---|---|---|---|---|---|
| 3 | 结果判断 | 30 | 判断正确 30 分 | | |
| 4 | 训练 | 20 | 步骤正确 20 分 | | |
| | 合计 | 100 | | | |
| 否定项说明：操作时间超过 10min | | | | | |

评分人：　　　　　　　　　　　　　　　　　　　　　　　　　　年　月　日

## 8.4 脱抑制训练

### 【相关拓展知识】

双眼状态下一眼的双眼视野区域全部或部分皮层主动抑制，但感觉或运动融像无法融合时就会出现抑制。

同视机是目前打破斜视和弱视的病理性抑制的最理想的仪器之一。照明的强度可以在一个大的范围内变化，自动闪烁器提供了频率、周期和闪烁类型的多重选择。

### 【实训内容】

#### 一、实训目的

脱抑制训练。

#### 二、实训准备

同视机，点画片。

#### 三、操作步骤

1. 照明梯度和闪烁　在广而深的抑制病例中，要选择大的注视视标和抑制控制线索。把大的控制点画片放在同视机的客观斜视角上，增加抑制眼的照明并减少优势眼的照明，直到患者能在大部分时间内同时看到抑制控制线索。对存在抑制的患者，使用手动或者自动闪烁或移动视标来打破抑制。患者努力在感觉融像状态下保持对控制线索的感知，直到维持感觉融像的时间尽可能长或达到特定的目标，比如 1min。然后逐步减小两只眼睛的照明差异，或不使用闪光。大的控制点画片也逐渐被黄斑大小的抑制控制线索所取代。

2. 跟随　另一种使用同视机进行脱抑制训练的方法就是跟随，这是融像打破后重建的训练方法。这种方法同时刺激感觉和运动融像，将一个二级视标放在客观斜视角上，调整照明来创造最佳训练环境以使抑制最小化。当抑制发生时，训练师是不提供闪烁，而是移动同视机的臂到一个新的 BI 或 BO 聚散点。然后患者慢慢地移动同视机的另一个臂来使两个像重合。鼓励患者集中精力保持同时看到两个像，然后当两个像融合成一个像时可以看到所有的抑制线索。当患者再次回答抑制时，训练师立即将同视机臂移到一个新的聚散点，继续该训练直到患者融像时不再有抑制。完成上述操作后，进一步提高训练难度。

#### 四、注意事项

1. 被检查者头位要摆正确。
2. 被检查者屈光要矫正。
3. 注意由易到难，保持适当趣味性，训练师可适当提供线索与鼓励。

#### 五、实训记录报告

姓名____________学号____________实训日期____________指导教师____________

表 8-4-1 脱抑制训练记录报告

| | 完成时间 | 次数 |
|---|---|---|
| 照明梯度和闪烁 | | |
| 跟随 | | |

六、实训考核评分标准

表 8-4-2 实训考核评分标准

| 序号 | 考核内容 | 配分 | 评分标准 | 扣分 | 得分 |
|---|---|---|---|---|---|
| 1 | 准备 | 30 | 屈光矫正 10 分，瞳距 10 分，位置 10 分 | | |
| 2 | 训练 | 70 | 步骤正确 70 分 | | |
| | 合计 | 100 | | | |
| 否定项说明：操作时间超过 10min | | | | | |

评分人： 年 月 日

# 8.5 融合及融合范围训练

【相关拓展知识】

在弱视的发展过程中，实际上同时破坏了正常的双眼融像功能，因此，弱视治疗和康复中，不仅要重视弱视眼的视觉康复，同时还要注意双眼融像等双眼视功能的重建。

斜视或屈光参差性弱视眼，不仅因为斜视或屈光问题本身，还因为来自对侧眼的抑制作用，该抑制过程是为了避免复视或减少两眼之间像的大小、颜色的差异，减轻视觉不适。但是这个抑制过程也同时影响了双眼融像、立体视觉等双眼视功能。

【实训内容】

一、实训目的

融合及融合范围训练。

二、实训准备

同视机、融合视画片。

三、操作步骤

1. 双眼屈光矫正，接通电源，将同视机所有度盘刻度置零，患者坐于工作椅上，下巴置于颏托纸上，额头靠上额托，调整仪器台及颏托高度，使患者双眼中心和左右镜筒出射光光轴在同一高度的平面上，将瞳距调整到检查者正确的数值。

2. 在患者具有同时视功能的前提下进行测定，以一组一辆只有前轮和一辆只有后轮的汽车融合视画片为例。

3. 在左右画片箱中分别插入上述画片，让患者注视画片，同时推动镜臂转动杆作前后移动，使两个图像融合成一个完整的图像，即成为一辆既有前轮又有后轮的完整汽车。如果两个图像不能融合成一个完整的图像，则选择角度较大的融合画片重新测定。

4. 待患者将两个图像融合并具有控制点时将镜筒两臂锁紧，然后作集合和散开运动，直到两像稍微分开，此时记录两侧刻度板所示集合和散开角度之和即为所测融合范围。

5. 除上述两级融合功能测定外，观察融合画片，还会产生一定的立体感。

## 四、注意事项

1. 被检查者头位要摆正确。
2. 被检查者屈光要矫正。

## 五、实训记录报告

姓名____________学号____________实训日期____________指导教师____________

表 8-5-1　融合及融合范围训练记录报告

| | 结果 |
|---|---|
| 集合角度 | |
| 散开角度 | |
| 融合范围 | |

## 六、实训考核评分标准

表 8-5-2　实训考核评分标准

| 序号 | 考核内容 | 配分 | 评分标准 | 扣分 | 得分 |
|---|---|---|---|---|---|
| 1 | 准备 | 30 | 屈光矫正 10 分，瞳距 10 分，位置 10 分 | | |
| 2 | 结果记录 | 30 | 记录正确 30 分 | | |
| 3 | 训练 | 40 | 步骤正确 40 分 | | |
| | 合计 | 100 | | | |
| 否定项说明：操作时间超过 10min | | | | | |

评分人：　　　　　　　　　　　　　　　　　　　　　　　　　年　月　日

（易际磐　林成敏）

# 项目9 眼镜加工

**概述**

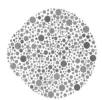

本项目内容包括两部分：加工误差的问题排查和处理；特殊类型眼镜的加工。

在眼镜加工过程中，较为普遍的误差有水平互差、垂直互差和轴向偏差。当发现超出国标允许范围的较大误差时，我们需要排查加工操作是否不规范和相关仪器是否存在问题等。要依据加工流程一步一步详细排查，先对人工参与的步骤进行排查，然后对相关仪器进行排查，将排查出问题的部分进行分析和修正，确保每副眼镜加工完成后都符合国家标准，并将误差降到最低。

如今市场上的眼镜款式越来越多，越来越新潮。无框眼镜又称为“打孔镜”，是制作眼镜过程中最复杂、装配技巧最多、装配后检测要求最高、制作和调整难度最大的一种。无框眼镜对镜片形状的要求不是固定的，可以进行定制，在加工过程中往往遇到顾客要求对无框款式、镜片尺寸大小等进行修改，从而要求对无框眼镜的模板、加工中心和打孔位置进行重新确定。

半框眼镜又称“拉丝架”，是由上金属和拉丝组合的一种镜片安装形式，在加工过程中，如遇到半框改型的订单，则需按照顾客要求的形状重新加工模板坯料，金属圈包裹部分要严格按照金属圈部位制作模板，非包裹部分可按照要求修整到顾客需求样式，而后进行磨片、抛光、开槽、安装并检测。

镜片的美薄加工，是一种以减轻镜片厚度和重量为基础的特殊加工方法。高度屈光不正由于镜片厚度和重量的因素，既有碍美观度，暴露顾客的高度近视或高度远视，又会对鼻梁造成较大负担，导致眼镜失去平衡，经常从鼻梁上下滑。镜片的美薄加工提高了高度屈光不正的顾客配戴眼镜的美观和舒适度。

棱镜眼镜，主要用于斜视的矫正和治疗，如外斜视者使用底朝内的三棱镜。加工师根据棱镜处方，通过移动光心装配眼镜或车房定制厚薄差制作棱镜镜片。棱镜眼镜的加工过程较普通眼镜复杂，加工精度要求高，需要加工师熟练掌握棱镜的光学原理、移心量和方向的准确计算、焦度计和中心仪等仪器的正确使用等。

钻石切边眼镜，是对无框眼镜的边缘做切边处理，切割面呈现出钻石般晶莹璀璨的效果，从而使整副眼镜彰显华丽独特的个性。钻石切边眼镜和镶钻工艺，对加工技巧要求较高，尤其是镜片切边磨制和镶钻工艺有一定难度，需要加工师掌握一定的技巧并反复练习。

通过本项目的学习，应掌握加工误差的检测标准和方法、无框眼镜和半框眼镜模板改型制作的技巧、高度数镜片边缘磨削的技巧、棱镜加工的原理和棱镜移心的方法、钻石切边眼镜的加工流程、相关加工仪器的性能和维修检测等。

notes

# 9.1 加工误差的问题排查与处理

【实训意义】

眼镜作为验光处方的最终成品，如果顾客戴镜后出现视觉问题或不适症状，在排除了验光环节的问题后，应按照配装眼镜国家标准进行质量检测，排查并分析在眼镜加工环节出现的问题，加工误差可能出现的原因包括：订单审核错误、模板制作偏差、基准线标定偏位、移心反向、移心量计算错误、磨片左右颠倒、吸盘稳固时未转到位、吸盘装配不稳定、吸盘与卡槽不匹配或松动、磨边机机头压力不合适等。

排查中通过观察误差有无规律，可基本判断是机器因素还是人为因素，例如：观察到两侧镜片光心都向一侧有规律等量偏移，说明是焦度计移动分划板中心水平偏移导致，属于机器因素；观察到空气吸盘带水导致吸盘无规律滑动，属于人为因素。

本实训项目：通过排查、分析和处理加工误差，掌握规范的加工操作步骤和加工误差的检测标准、规范的加工操作步骤，熟悉相关仪器的性能和维修检测，锻炼分析和解决问题的能力，提升综合加工技能有重要意义。

## 9.1.1 水平互差排查与处理

【相关拓展知识】

光学中心水平互差，是指配装完成的眼镜两镜片的光学中心水平距离的实测值和标称值（处方中的瞳距）的差值。

配装眼镜的光学中心水平距离的实测值理论上应等于标称值，即镜片的光学中心和配戴者的瞳距一致，这样不会发生棱镜效应，引起配戴者不适。我国现行眼镜质量检测标准中，GB 13511.1—2011《配装眼镜 第1部分：单光和多焦点》是目前眼镜零售加工企业的主要依据，该标准2011年10月31日发布，2012年2月1日实行。标准规定所有检测应在室温23℃±5℃下进行，检测用焦度计应符合GB17341规定的要求。标准规定的“光学中心水平互差”须符合表9-1-1。

表 9-1-1 光学中心水平互差

| 绝对值最大子午面上的顶焦度值 /D | 0.00～0.50 | 0.75～1.00 | 1.25～2.00 | 2.25～4.00 | ≥4.25 |
|---|---|---|---|---|---|
| 光学中心水平允差 /mm | 0.67△ | ±6.0 | ±4.0 | ±3.0 | ±2.0 |

【例 9-1-1】 验光处方：OD：−2.00DS/−1.75DC×100；OS：−1.75DS；瞳距：61mm；光学中心实测值65mm。求：光学中心水平互差？

光学中心水平互差 = 实测值 − 瞳距 =65−61=4mm。查表9-1-1，该例中绝对值最大子午面上的顶焦度值为OD：−3.75D，光学中心水平允差应符合±3.0mm，计算的结果不符合国标，为不合格产品。

【实训内容】

### 一、实训目的

1. 掌握水平互差的检测标准。
2. 掌握常见水平互差的排查分析和处理。
3. 熟悉加工仪器的性能和维修检测。

## 二、实训准备

1. 环境准备　配镜实训室。

2. 用物准备　焦度计、中心仪、自动磨边机、瞳距尺、瞳距仪、标记笔。

3. 制作好的眼镜一副。(需提供原镜处方)

## 三、操作步骤

1. 审核配镜处方。

2. 将制作完成的眼镜用焦度计重新打印左右镜片的光心，用瞳距尺测量并记录光学中心水平距离的实测值(图 9-1-1)，计算光学中心水平互差值，将结果填入表 9-1-2。

3. 对不符合国标的水平互差值，按表 9-1-3 所列项逐项排查，填写原因分析和处理结果。

(1) 焦度计使用和基准线标定错误导致水平互差：镜片在焦度计上进行光学中心测量时，未对正光学中心；或在标定基准线时，未对镜片进行固定；或焦度计打印器中心针发生偏位(如观察到两侧镜片光心都向一侧有规律等量偏移，说明是焦度打印器中心针或分划板中心水平偏移导致，属于机器因素，导致水平误差)(图 9-1-2)；或在标定基准线时，标记不清或标记点过大，发生偏位，导致水平互差。

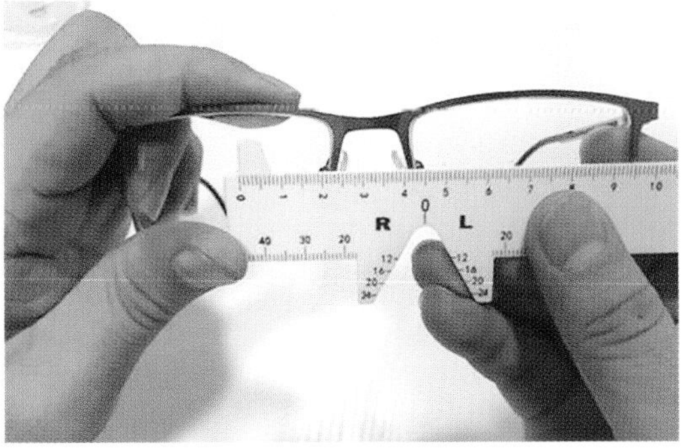

图 9-1-1　测量光学中心水平距离

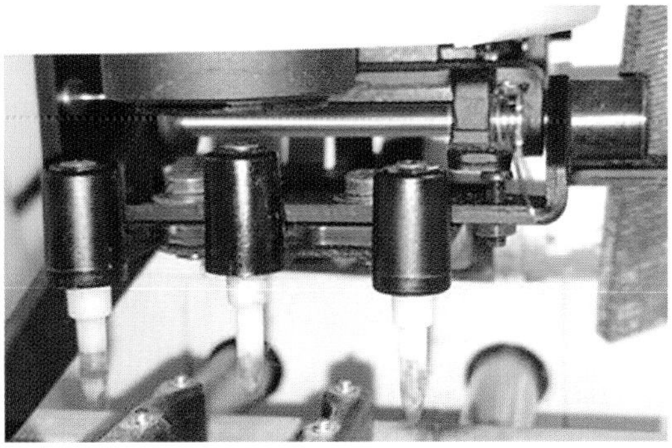

图 9-1-2　焦度计打印器螺丝松动导致偏位

(2) 中心仪使用和移心操作错误导致水平互差：如果移心量的计算或方向错误；在中心仪上观察移心量时角度偏斜；安装吸盘时压杆未转到位；吸盘装配时镜片滑动(图 9-1-3)；吸盘卡槽不匹配或有松动等，都会导致水平互差的出现。

(3) 磨边导致水平互差：在进行磨边操作时，左右片磨反，或左右模板放反(此情况仅针对左右镜圈形状对称的框型)(图 9-1-4)，或吸盘卡槽和磨边机不匹配或松动等，均会导致水平互差的出现。

4. 教师检查实验结果，整理小结。

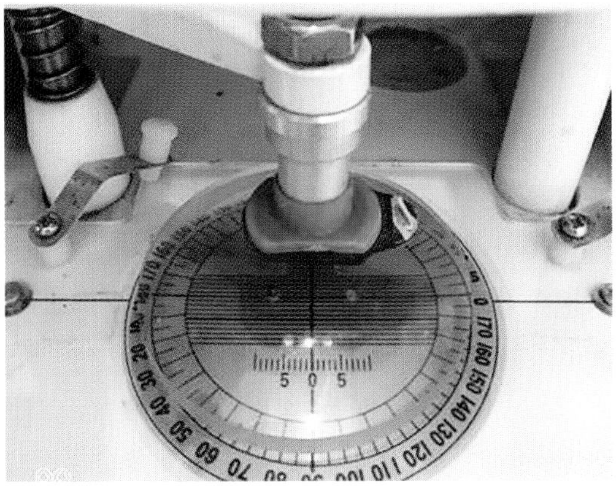

图 9-1-3　吸盘安装未固定导致镜片滑动

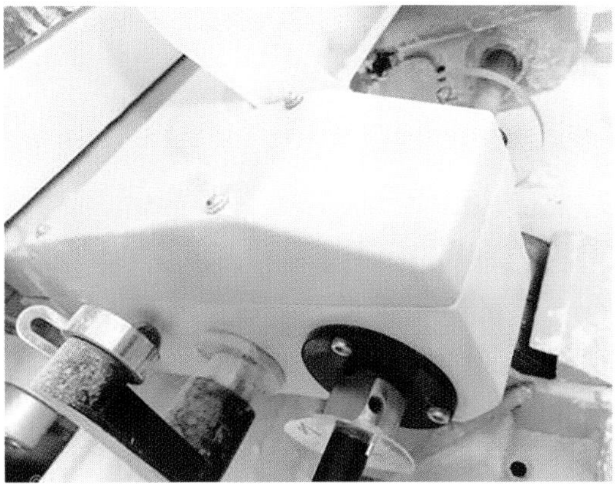

图 9-1-4　磨边时左右眼模板放反

### 四、注意事项

1. 本书"水平互差的检测标准"遵循 GB 13511.1—2011《配装眼镜　第 1 部分：单光和多焦点》。

2. 如因仪器设备精度错误或其他故障导致的误差，应及时送检维修。

### 五、实训记录报告

姓名____________学号____________实训日期____________指导教师____________

表 9-1-2　实训记录报告(水平互差的检测)

| 处方 | 实测值 | 标称值 | 国标允差 | 实际允差 | 检测结果 |
|---|---|---|---|---|---|
| | | | | | |

表 9-1-3　实训记录报告(水平互差的排查)

| 排查项目 | 原因分析 | 处理结果 |
|---|---|---|
| 移心计算和方向排查 | | |
| 焦度计使用排查 | | |
| 中心仪使用排查 | | |
| 磨边机使用排查 | | |

### 六、实训考核评分标准

表 9-1-4　实训考核评分标准(水平互差)

| 序号 | 考核内容 | 配分 | 评分标准 | 扣分 | 得分 |
|---|---|---|---|---|---|
| 1 | 水平互差的检测 | 50 | 处方、实测值、标称值、国标允差错一个扣 5 分，实际允差、检测结果错一个扣 15 分 | | |
| 2 | 水平互差的排查 | 20 | 排查项目错一个扣 2.5 分，处理结果错一个扣 2.5 分 | | |
| 3 | 修正后检测 | 20 | 对照国标，如有错误扣 20 分 | | |
| 4 | 仪器使用 | 10 | 操作如有不规范、不熟练扣 10 分 | | |
| | 合计 | 100 | | | |
| 否定项说明：操作时间超过 15min | | | | | |

评分人：　　　　　　　　　　　　　　　　　　　　　　　　年　月　日

## 9.1.2　垂直互差排查与处理

### 【相关拓展知识】

光学中心垂直互差，是指配装完成的眼镜中，两镜片的光学中心高度的差值，光学中心高度是指两镜片的光学中心到各自镜框下缘最低点水平切线的垂直距离。为了保证镜片光学中心与配戴者视线在镜架垂直方向上一致，光学中心应以镜架的几何中心为基准，并沿垂直中心线上下移动。全框镜架测量时从镜片光学中心到镜框下边缘和上边缘均可，半框和无框镜架测量时建议从镜片光学中心到镜框或镜片上边缘。

配装眼镜的两镜片光学中心高度应一致，即垂直互差等于 0。由于人眼在垂直方向没有调节力，所以垂直互差对眼睛伤害最大，其检测标准也更为严格。我国现行的眼镜质量检测标准中，GB 13511.1—2011《配装眼镜　第 1 部分：单光和多焦点》是目前眼镜零售加工企业的主要依据，该标准 2011 年 10 月 31 日发布，2012 年 2 月 1 日实行。标准规定所有检测应在室温 23℃±5℃下进行，检测用焦度计应符合 GB 17341 规定的要求。标准规定的"光学中心垂直互差"须符合表 9-1-5。

表 9-1-5 光学中心垂直互差

| 绝对值最大子午面上的顶焦度值（D） | 0.00～0.50 | 0.75～1.00 | 1.25～2.50 | >2.50 |
|---|---|---|---|---|
| 光学中心垂直允差（mm） | ≤0.50 | ≤3.0 | ≤2.0 | ≤1.0 |

【例 9-1-2】 验光处方：OD：−2.75DS；OS：−1.25DS；检测右眼光学中心高度 23mm，左眼光学中心高度 21mm。求：光学中心垂直互差？

光学中心垂直互差 = 右眼光学中心高度 − 左眼光学中心高度 =23−21=2mm。查表 9-1-5，该例中绝对值最大子午面上的顶焦度值为 OD：−2.75D，光学中心垂直允差应符合≤1.0mm，计算的结果不符合国标，为不合格产品。

## 【实训内容】

### 一、实训目的

1. 掌握垂直互差的检测标准。
2. 掌握常见垂直互差的排查分析和处理。
3. 熟悉加工仪器的性能和维修检测。

### 二、实训准备

1. 环境准备 配镜实训室。
2. 用物准备 焦度计、中心仪、自动磨边机、瞳距尺、瞳距仪、标记笔、测量卡。
3. 制作好的眼镜一副。（需提供原镜处方）

### 三、操作步骤

1. 审核配镜处方。

2. 将制作完成的眼镜用焦度计重新打印左右镜片的光心，打开镜腿向上放置在测量卡上，光心和测量卡上的半瞳距与瞳高测量基准线对称放置，记录左右两镜圈下缘最低点的切线对应的刻度即为光学中心高度的实测值（图 9-1-5），计算光学中心垂直互差值，将结果填入表 9-1-6。

3. 对不符合国标的垂直互差值，按表 9-1-7 所列项逐项排查，填写原因分析和处理结果。

（1）焦度计使用和基准线标定错误导致垂直互差：镜片在焦度计上进行光学中心测量时，未对正光学中心；或在标定基准线时，未对镜片进行固定；或焦度计打印器中心针发生

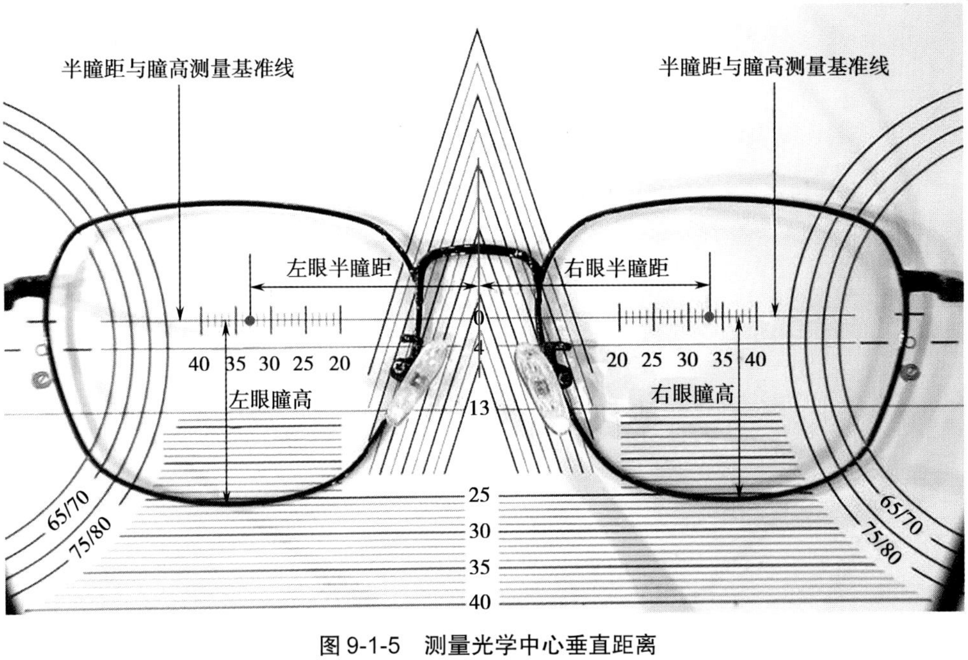


图 9-1-5 测量光学中心垂直距离

偏位；或在标定基准线时，标记不清或标记点过大发生偏位等，都会导致垂直误差。用镜片校验的方法检查是否存在标定错误（图 9-1-6）。

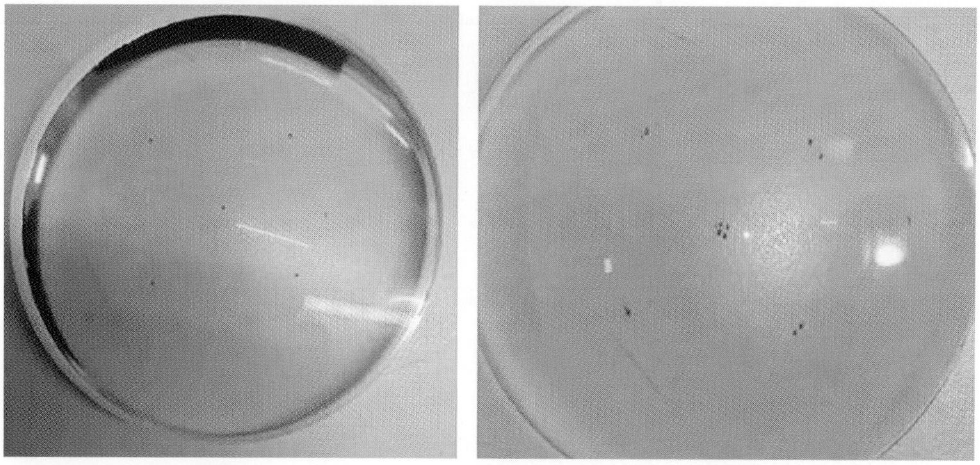

正常　　异常

图 9-1-6　镜片校验法检测标记偏位

（2）中心仪使用和移心操作错误导致垂直互差：在中心仪上移心时，镜片水平基准线高度定位错误，如右片基准线高度>左片（图 9-1-7（1）、图 9-1-7（2））；安装吸盘时压杆未转到位或摇臂松动（图 9-1-8）；吸盘装配时镜片滑动；吸盘卡槽不匹配或有松动等，都会导致垂直互差的出现。

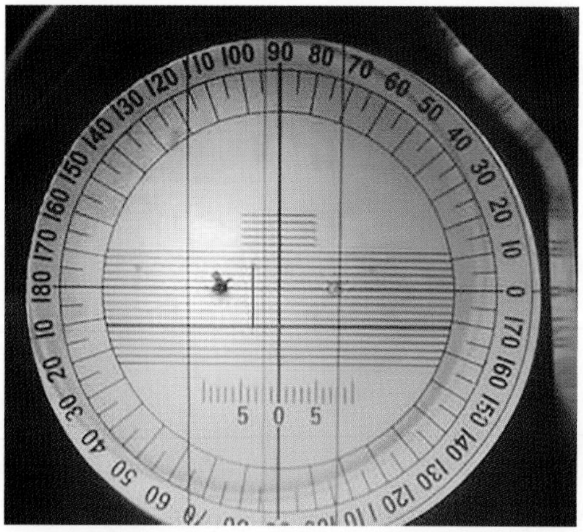

图 9-1-7 （1）右眼镜片基准线高度

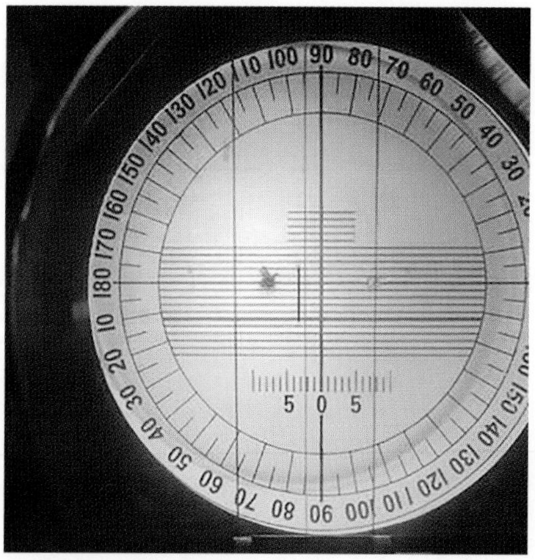

图 9-1-7 （2）左眼镜片基准线高度

（3）磨边导致垂直互差：在进行磨边操作时，吸盘位置；或吸盘卡槽和磨边机不匹配或松动；高度数镜片移心后由于厚度不均匀，以及机头压力与镜片夹头夹紧，力不匹配（如镜片夹头夹紧力低而机头下压力高），易使镜片滑动（图 9-1-9），是磨边时导致镜片垂直互差的几个重要因素。

4. 教师检查实验结果，整理小结。

**四、注意事项**

1. 本书“垂直互差的检测标准”遵循 GB 13511.1—2011《配装眼镜　第 1 部分：单光和多焦点》。

2. 如因仪器设备精度错误或其他故障导致的误差，应及时送检维修。

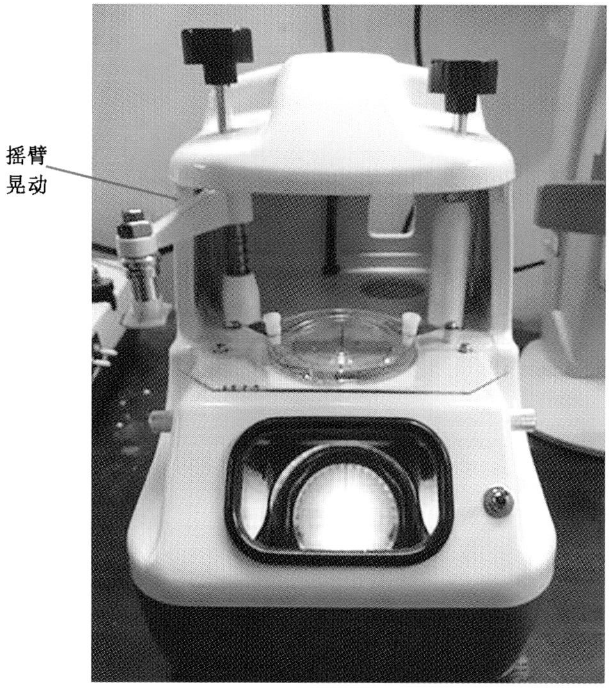


图 9-1-8 中心仪摇臂松动导致垂直互差

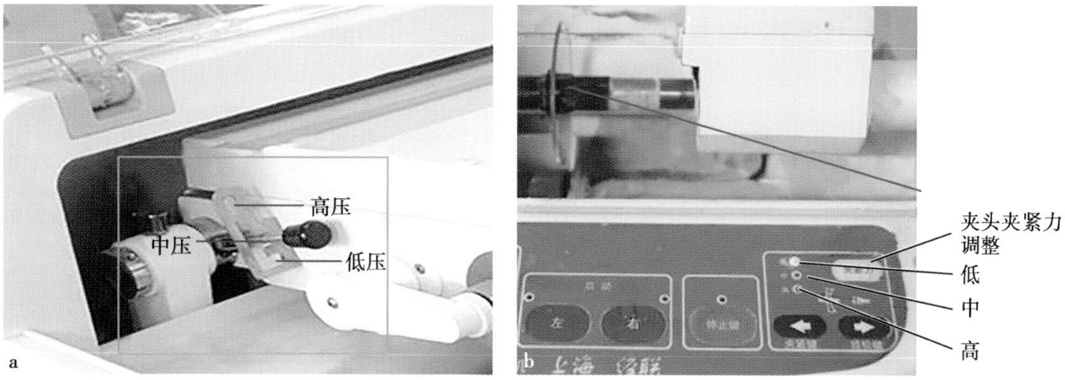


图 9-1-9 磨边机头与夹头夹紧力压力的调整

a. 机头下压力调整 b. 夹头夹紧力调整

## 五、实训记录报告

姓名____________学号____________实训日期____________指导教师____________

表 9-1-6 实训记录报告(垂直互差的检测)

| 处方 | 光心高度(右) | 光心高度(左) | 国标允差 | 实际允差 | 检测结果 |
|---|---|---|---|---|---|
| | | | | | |

表 9-1-7 实训记录报告(垂直互差的排查)

| 排查项目 | 原因分析 | 处理结果 |
|---|---|---|
| 基准线高度排查 | | |
| 焦度计使用排查 | | |
| 中心仪使用排查 | | |
| 磨边机使用排查 | | |

六、实训考核评分标准

表 9-1-8 实训考核评分标准（垂直互差）

| 序号 | 考核内容 | 配分 | 评分标准 | 扣分 | 得分 |
|---|---|---|---|---|---|
| 1 | 垂直互差的检测 | 50 | 处方、光学中心高度、国标允差错一个扣5分，实际允差、检测结果错一个扣15分 | | |
| 2 | 垂直互差的排查 | 20 | 排查项目错一个扣2.5分，处理结果错一个扣2.5分 | | |
| 3 | 修正后检测 | 20 | 对照国标，如有错误扣20分 | | |
| 4 | 仪器使用 | 10 | 操作如有不规范、不熟练扣10分 | | |
| | 合计 | 100 | | | |
| 否定项说明：操作时间超过15min | | | | | |

评分人：　　　　　　　　　　　　　　　　　　　　　　年　月　日

## 9.1.3 轴位偏差排查与处理

【相关拓展知识】

轴位偏差，是指柱镜轴位的实测值和验光处方中标称值的差值。对配装完成的眼镜测量轴位时，可采用镜框上下边缘作为水平基准参考，检测时将镜框的上或下边缘抵住焦度计水平挡板。

柱镜轴位偏差说明配装眼镜的轴位和人眼的散光轴位不符，误差过大会严重影响散光矫正效果，如出现重影、视物模糊、视疲劳等。我国现行的眼镜质量检测标准中，GB 13511.1—2011《配装眼镜　第1部分：单光和多焦点》是目前眼镜零售加工企业的主要依据，该标准2011年10月31日发布，2012年2月1日实行。标准规定所有检测应在室温23℃±5℃下进行，检测用焦度计应符合GB17341规定的要求。标准规定的“定配眼镜的柱镜轴位方向偏差”须符合表9-1-9。

表 9-1-9 定配眼镜的柱镜轴位方向偏差

| 柱镜顶焦度绝对值/D | 0.25～≤0.50 | >0.50～≤0.75 | >0.75～≤1.50 | >1.50～≤2.50 | >2.50 |
|---|---|---|---|---|---|
| 柱镜轴位允差 | ±9° | ±6° | ±4° | ±3° | ±2° |

【例9-1-3】 验光处方：OD：−3.00DS/−1.50DC×100；OS：−2.50DS/−1.75DC×90；经焦度计检测后的实测值：OD：−3.00DS/−1.50DC×103；OS：−2.50DS/−1.75DC×86。求：柱镜轴位偏差？

右眼轴位偏差=103−100=3，查表9-1-9，该例中右眼柱镜顶焦度绝对值为1.50，柱镜轴位允差±4，计算的结果符合国标，右眼镜片轴位合格；左眼轴位偏差=90−86=4，查表9-1-9，该例中左眼柱镜顶焦度绝对值为1.75，柱镜轴位允差±3，计算的结果不符合国标，左眼镜片轴位不合格。

【实训内容】

一、实训目的

1. 掌握轴位偏差的检测标准。
2. 掌握常见轴位偏差的排查分析和处理。
3. 熟悉加工仪器的性能和维修检测。

二、实训准备

1. 环境准备　配镜实训室。
2. 用物准备　焦度计、中心仪、自动磨边机、瞳距尺、瞳距仪、标记笔。
3. 制作好的眼镜一副。（需提供原镜处方）

### 三、操作步骤

1. 审核配镜处方。

2. 将镜框的下边缘抵住焦度计水平挡板，重新打印左右镜片的光心，以镜框下边缘作为水平基准参考，记录左右两镜片轴位的实测值，计算轴位偏差值，将结果填入表 9-1-10。

3. 对不符合国标的轴位偏差值，按表 9-1-11 所列项逐项排查，填写原因分析和处理结果。

（1）焦度计使用和基准线标定错误导致轴位偏差：镜片在焦度计上进行光学中心测量时，未对正光学中心；或在标定基准线时未对镜片进行固定；或焦度计打印器中心针发生偏位；或在标定基准线时标记有误等，都会发生轴位偏差（图 9-1-10）。

（2）中心仪使用和移心操作错误导致轴位偏差：在中心仪上移心时，加工基准线与中心仪水平线不平行；安装吸盘时压杆未转到位；吸盘装配时镜片滑动；吸盘卡槽不匹配或有松动等，都会导致轴位偏差的出现。如观察到两侧镜片轴向都是顺时针或都是逆时针有规律等量偏移，说明是中心仪安装吸盘的固定头偏转导致，属于机器因素导致轴位偏差（图 9-1-11）。

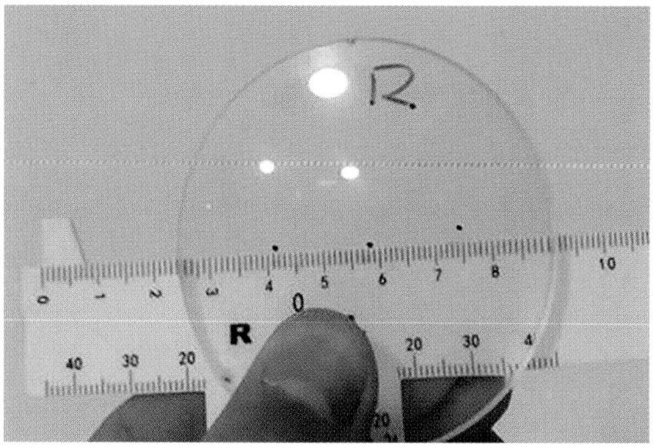

图 9-1-10　加工基准点标记偏位

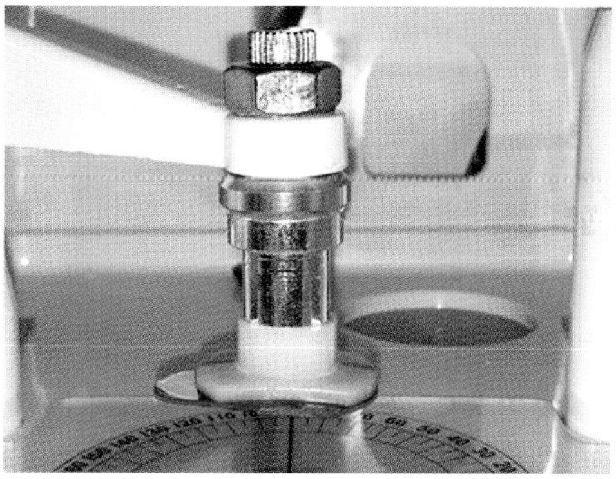

图 9-1-11　中心仪吸盘固定夹头偏转导致轴位偏差

（3）磨边导致轴位偏差：在进行磨边操作时，磨边机压力杆卡槽发生松动；或吸盘卡槽和磨边机不匹配或松动；散光镜片由于厚度不均，机头夹紧时镜片受力不均，产生镜片和压力杆位置旋转，产生轴位偏差，应将磨边机机头压力调整为适中，并在镜片上贴上防滑胶纸，可避免此类偏差。

（4）使用空气吸盘时有水，有些空气吸盘老化后不沾水不易吸住镜片，然而沾水后，吸盘易在镜片表面滑动，导致水平、垂直互差和轴向偏差。这种因素引起的偏差无规律可循。解决方法就是更换好的空气吸盘，或改用胶贴。

4. 教师检查实验结果，整理小结。

### 四、注意事项

1. 本书“轴位偏差的检测标准”遵循 GB 13511.1—2011《配装眼镜　第 1 部分：单光和多焦点》。

2. 如因仪器设备精度错误或其他故障导致的误差，应及时送检维修。

### 五、实训记录报告

姓名____________学号____________实训日期____________指导教师____________

表 9-1-10　实训记录报告（轴位偏差的检测）

| 眼别 | 处方 | 柱镜轴位实测值 | 国标允差 | 实际允差 | 检测结果 |
|---|---|---|---|---|---|
| 右 | | | | | |
| 左 | | | | | |

表 9-1-11　实训记录报告（轴位偏差的排查）

| 排查项目 | 原因分析 | 处理结果 |
|---|---|---|
| 基准线角度排查 | | |
| 焦度计使用排查 | | |
| 中心仪使用排查 | | |
| 磨边机使用排查 | | |

## 六、实训考核评分标准

表 9-1-12　实训考核评分标准（轴位偏差）

| 序号 | 考核内容 | 配分 | 评分标准 | 扣分 | 得分 |
|---|---|---|---|---|---|
| 1 | 轴位偏差的检测 | 50 | 处方、柱镜轴位实测值、国标允差错一个扣5分，实际允差、检测结果错一个扣15分 | | |
| 2 | 轴位偏差的排查 | 20 | 排查项目错一个扣2.5分，处理结果错一个扣2.5分 | | |
| 3 | 修正后检测 | 20 | 对照国标，如有错误扣20分 | | |
| 4 | 仪器使用 | 10 | 操作如有不规范、不熟练扣10分 | | |
| | 合计 | 100 | | | |
| 否定项说明：操作时间超过15min | | | | | |

评分人：　　　　　　　　　　　　　　　　　　　　年　月　日

# 9.2　特殊眼镜加工

## 【实训意义】

本节内容“特殊眼镜加工”，主要针对普通的全框、半框、无框眼镜之外的、目前市场上逐渐流行起来的、满足配戴者个性化需求或特殊要求的眼镜。包括：无框和半框眼镜改形；镜片美薄设计；棱镜眼镜的加工；钻石切边眼镜加工。

对加工师的要求，应是已经熟练掌握普通眼镜的加工方法，熟悉加工仪器设备的使用，并具备基本的光学知识，故本实训对加工过程中涉及的相同的操作环节不作详细说明，学习者应重点掌握：无框、半框眼镜改形模板的制作方法；高度数镜片边缘磨削的技巧；棱镜移心和检测的方法；钻石切边和镶钻的技巧等。

## 9.2.1　无框眼镜改形加工

## 【相关拓展知识】

### 一、无框眼镜改形模板的制作

为适应配戴者美观和光学矫正的要求，可以对原镜片形状进行修改。无框眼镜由于不受镜框形状的制约，可以任意改变镜片形状。加工的第一步，是改形模板的制作，主要有以下三种方法：

1. 原镜尺寸调整　利用自动磨边机尺寸修改功能，仅对原镜尺寸放大或缩小而保留原镜片形。

2. 使用其他镜架模板　可使用全框或半框眼镜的模板，或在自动磨边机上利用扫描装置获得全框或半框眼镜模板形状，再进行新的无框眼镜加工。

3. 自行设计形状　手工或电脑设计需要的镜片形状并制作成模板，再进行无框眼镜的加工。

### 二、无框眼镜改形加工的移心

加工时需计算水平移心量，根据公式：(FPD−PD)/2，其中 PD 是配戴者的瞳距，FPD 是镜架的几何中心水平距 = 镜圈宽度 + 鼻梁宽度。如镜腿内侧标记 52 □ 18，表示该镜架镜圈宽度 52mm，鼻梁宽度 18mm，使用方框法测量，则该镜架的 FPD=52+18=70mm。无框眼镜改形后，由于镜圈形状和尺寸发生改变，而鼻梁尺寸没有变化，故计算 FPD 时应重新测量改形模板的宽度，改形后的 FPD= 改形模板宽度 + 原镜鼻梁宽度，移心量也相应地变为：(改形后的 FPD−PD)/2。

改形模板宽度，应使用方框法测量。以手工设计改形模板为例，在纸上手工画好改形后的无框眼镜片形，通过镜片的上下和左右边缘作四条切线，围成的矩形用刻度尺量出边长，即为改形模板宽度(图 9-2-1)。

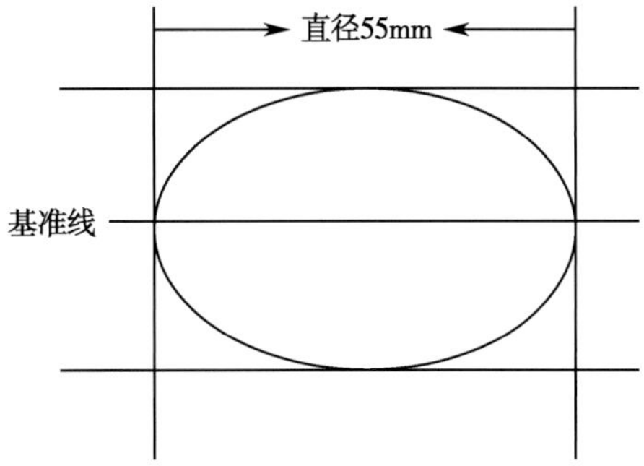

图 9-2-1　方框法测量改形模板宽度

## 【实训内容】

### 一、实训目的

1. 掌握无框眼镜改形模板的制作。

2. 掌握无框眼镜改形移心量计算。

3. 掌握无框眼镜改形加工的制作流程。

### 二、实训准备

1. 环境准备　配镜实训室。

2. 用物准备　无框镜架、镜片、模板坯料、剪刀、标记笔、锉刀、焦度计、中心仪、自动磨边机、瞳距尺、打孔机、抛光机、倒边砂轮机、各类螺丝刀。

3. 加工处方案例

### 三、操作步骤

1. 核对处方，检查镜架和镜片。

2. 制作无框眼镜改形模板(以手工设计模板为例)

(1) 在纸上手工画好改形后的无框眼镜片形，或使用电脑设计并打印。

(2) 将透明的模板坯料放在设计图纸上，用标记笔在模板坯料上画出所需要的无框眼镜改形镜片的形状，注意改形镜片的上下和左右边缘以模板坯料大孔为中心保持对称。

(3) 用剪刀剪出改形模板的形状，用锉刀修剪边缘光滑平整。

(4) 改形模板和原模板在鼻梁连接处对比，对鼻梁连接有影响的需做修正。

(5) 改形模板和原模板在镜腿连接处对比，对镜腿连接有影响的需做修正。

3. 使用焦度计打印镜片光学中心，标定加工基准线。

4. 测量无框眼镜改形后的 FPD 值，计算移心量。

5. 使用中心仪进行移心，安装吸盘。

6. 使用自动磨边机磨制镜片。

7. 倒棱和抛光。

8. 打孔和装配。

9. 质检和调整。

10. 教师检查实验结果，整理小结。

### 四、注意事项

1. 设计改形模板时除美观要求外，还应考虑光学要求，如：近视超过 −3.00D，移心量最好不要超过 3mm，因此镜片尺寸不要太大；远视则要求钻孔厚度能达到 1.5～2.5mm，因此镜片尺寸不能太小。

2. 改形模板须和原模板在鼻梁连接处和镜腿连接处反复比对，要求两个连接处的模板边缘形状大致相同，鼻梁应和改形模板的中心线重合或平行，镜腿应和改形模板连接后的身腿倾斜角合适。

3. 无框眼镜改形后的 FPD= 改形模板宽度 + 原镜鼻梁宽度，移心量也相应地变为：(改形后的 FPD−PD)/2。测量改形模板宽度时，应按方框法测量。

4. 无框眼镜改形的打孔应以旧镜架撑板上的孔为参考，按位移比例测算出改形后的打孔位置，新片形和旧片形的水平加工基准线应重合或平行。

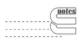

### 五、实训记录报告

姓名__________学号__________实训日期__________指导教师__________

1. 画出无框眼镜原模板和改形后模板。

2. 完成实训记录报告。

表 9-2-1 实训记录报告（无框改形的移心计算）

| 眼别 | 处方 | PD 值 | FPD 值 | 移心量 | 移心方向 |
|---|---|---|---|---|---|
| 右眼 | | | | | |
| 左眼 | | | | | |

### 六、实训考核评分标准

表 9-2-2 实训考核评分标准（无框改形）

| 序号 | 考核内容 | 配分 | 评分标准 | 扣分 | 得分 |
|---|---|---|---|---|---|
| 1 | 改形模板制作 | 20 | 模板中心线和加工基准线不平行扣 5 分，鼻梁和模板连接处倾斜扣 5 分，镜腿和模板连接处倾斜扣 5 分，模板边缘不光整扣 5 分 | | |
| 2 | FPD 值和移心计算 | 20 | FPD 值错误扣 10 分，移心量错误扣 5 分，移心方向错误扣 5 分 | | |
| 3 | 打孔和装配 | 40 | 钻孔位水平线与加工基准线不平行扣 10 分，双眼钻孔位不在同一水平线扣 10 分，钻孔松动扣 10 分，钻孔裂纹扣 10 分 | | |
| 4 | 倒棱和抛光 | 10 | 单片未倒棱扣 5 分，倒棱过度扣 5 分 | | |
| 5 | 眼镜质检 | 10 | 光学检测超出国标允差扣 5 分，外观检测超出国标允差扣 5 分 | | |
| | 合计 | 100 | | | |
| 否定项说明：操作时间超过 20min | | | | | |

评分人： 年 月 日

## 9.2.2 半框眼镜改形加工

### 【相关拓展知识】

### 一、半框眼镜改形模板的制作

半框眼镜一般是上半框为金属框架、下半框为拉丝的类型，也有上半框为拉丝、下半框为金属框架的类型，由于受半框形状的制约，改形模板一般均为修改拉丝部分，而金属框架部分按照原撑板制作。使用改形后的模板加工眼镜，在装配时还需调整拉丝的松紧度，不能影响半封闭镜框结构的封装完整性。改形模板的制作，和无框眼镜改形模板类似，主要

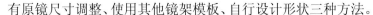

有原镜尺寸调整、使用其他镜架模板、自行设计形状三种方法。

**二、半框眼镜改形加工的移心**

半框眼镜改形加工的移心，参照上节“无框眼镜改形加工的移心”内容，同样需要计算改形后的FPD值，进而重新计算移心量。

## 【实训内容】

**一、实训目的**

1. 掌握半框眼镜改形模板的制作。
2. 掌握半框眼镜改形移心量计算。
3. 掌握半框眼镜改形加工的制作流程。

**二、实训准备**

1. 环境准备　配镜实训室。
2. 用物准备　半框镜架、镜片、模板坯料、剪刀、标记笔、锉刀、焦度计、中心仪、自动磨边机、瞳距尺、开槽机、抛光机、倒边砂轮机、各类螺丝刀。
3. 加工处方案例。

**三、操作步骤**

1. 核对处方，检查镜架和镜片。
2. 制作半框眼镜改形模板（以手工设计模板为例）

（1）在纸上手工画好改形后的半框眼镜片形，或使用电脑设计并打印。

（2）将透明的模板坯料放在设计图纸上，用标记笔在模板坯料上画出所需要的半框眼镜改形镜片的形状，注意改形镜片的上下和左右边缘以模板坯料大孔为中心保持对称。

（3）用剪刀剪出改形模板的形状，用锉刀修剪边缘光滑平整。

（4）拆掉半框眼镜拉丝，将改形模板装入上半部镜框内，检查模板和镜框吻合情况，对吻合度有影响的需做修正。

3. 使用焦度计打印镜片光学中心，标定加工基准线。
4. 测量半框眼镜改形后的FPD值，计算移心量。
5. 使用中心仪进行移心，安装吸盘。
6. 使用自动磨边机磨制镜片。
7. 倒棱和抛光。
8. 开槽和装配。
9. 质检和调整。
10. 教师检查实验结果，整理小结。

**四、注意事项**

1. 改形模板须和原模板在金属框架部分的形状保持一致，并在半框镜架框架部位反复比对，不能留有缝隙。
2. 半框眼镜改形后的FPD= 改形模板宽度 + 原镜鼻梁宽度，移心量也相应地变为：(改形后的FPD−PD）/2。测量改形模板宽度时，应按方框法测量。
3. 开槽前应检查镜片，确保镜片边缘最薄处厚度至少有1mm。
4. 保持开槽机的干净整洁，擦干粉尘等残留物，充分润湿海绵；安装拉丝应将彩带从镜片下班中央快速抽出，避免丝带残留。

**五、实训记录报告**

姓名____________学号____________实训日期____________指导教师____________

1. 画出半框眼镜原模板和改形后模板。

2. 完成实训记录报告。

表 9-2-3 实训记录报告(半框改形的移心计算)

| 眼别 | 处方 | PD 值 | FPD 值 | 移心量 | 移心方向 |
|---|---|---|---|---|---|
| 右眼 | | | | | |
| 左眼 | | | | | |

### 六、实训考核评分标准

表 9-2-4 实训考核评分标准(半框改形)

| 序号 | 考核内容 | 配分 | 评分标准 | 扣分 | 得分 |
|---|---|---|---|---|---|
| 1 | 改形模板制作 | 20 | 模板中心线和加工基准线不平行扣 5 分，镜框和模板吻合处有缝隙扣 10 分，模板边缘不光整扣 5 分 | | |
| 2 | FPD 值和移心计算 | 20 | FPD 值错误扣 10 分，移心量错误扣 5 分，移心方向错误扣 5 分 | | |
| 3 | 开槽和装配 | 40 | 开槽类型错误扣 5 分，开槽深度错误扣 5 分，开槽不完整扣 5 分，开出多槽扣 5 分，拉丝过松扣 5 分，拉丝过紧扣 5 分，拉丝裸露扣 5 分，拉丝残留扣 5 分 | | |
| 4 | 倒棱和抛光 | 10 | 未倒棱扣 5 分，倒棱过度扣 5 分 | | |
| 5 | 眼镜质检 | 10 | 光学质量检测超出国标允差扣 5 分，外观质量检测超出国标允差扣 5 分 | | |
| | 合计 | 100 | | | |
| 否定项说明：操作时间超过 20min | | | | | |

评分人： 年 月 日

## 9.2.3 镜片美薄加工

### 【相关拓展知识】

### 一、高度数正镜片的美薄设计

对于正镜片，最厚的部位在镜片的中央，度数越高则中央越厚。正镜片顶焦度相同时，镜片直径越小则镜片厚度越薄(图 9-2-2)。因此，直径决定了正镜片中心厚度，同样折射率镜片，厚度越厚，则镜片重量越重，所以镜片最小直径的计算，是减轻正球镜中心厚度的最好办法(图 9-2-2)。

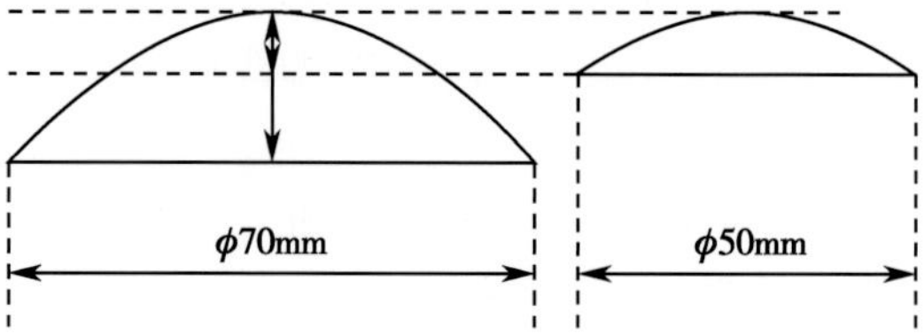

图 9-2-2 正镜片直径和厚度关系

正镜片最小直径的计算依据公式：最小直径 D=(FPD−PD)+R+2，其中 FPD 是镜架的几何中心水平距，PD 是配戴者双眼瞳距，R 是镜圈最大直径，2 代表加工预留量，单位是 mm。如：验光处方：OD：+5.00DS，PD：63mm，镜腿内侧标记 52 □ 18。该镜架的最小直径为：D=(FPD−PD)+R+2=(52+18−63)+52+2=61mm。

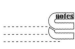

### 二、高度数负镜片的美薄设计

对于负镜片，最厚的部位在镜片的边缘，度数越高则边缘越厚。在加工时可对镜片边缘进行削薄处理，这样既会显得镜片薄，也减轻镜片的重量，一举两得，边缘磨削的处理对加工要求比较高，需要掌握一定的技巧。

矢弦位置的选择对负镜片美薄加工也有一定影响，一般高度数负镜片矢弦位置的选择以镜片前表面与镜框平齐为准，即选择前矢弦，如半框眼镜则选择前弧槽(图 9-2-3)，将镜片厚的部位置于后方，使得镜片前表面显得美观，这样加工装配的眼镜能达到一定的美薄效果。

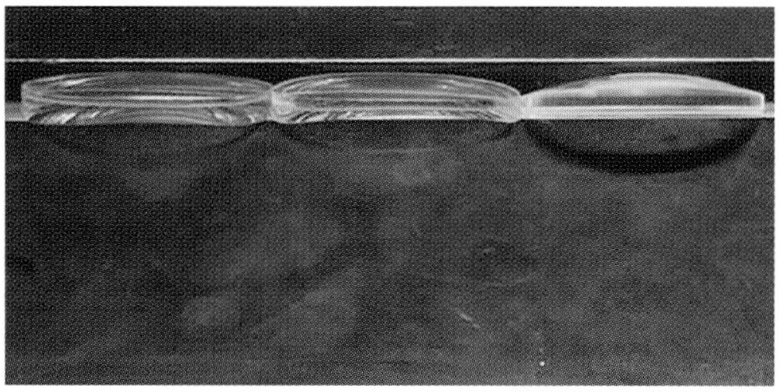

图 9-2-3 从左至右为半框眼镜的前弧槽、中心槽、后弧槽

## 【实训内容】

### 一、实训目的

1. 掌握正镜片最小直径的计算。
2. 掌握负镜片边缘磨削的方法。
3. 熟悉镜片边缘抛光的方法。

### 二、实训准备

1. 环境准备 配镜实训室。
2. 用物准备 高度数负球镜、高度数正球镜、半框镜架、模板坯料、剪刀、标记笔、锉刀、焦度计、中心仪、自动磨边机、手动磨边机、瞳距尺、开槽机、抛光机、倒边砂轮机、各类螺丝刀。
3. 加工处方案例。

### 三、操作步骤(视频 9.2.3)

视频 9.2.3 镜片美薄加工

1. 抽取任意高度数负球镜或正球镜一副。
2. 计算正镜片最小加工直径。
3. 使用焦度计打印镜片光学中心，标定加工基准线。
4. 计算移心量，使用中心仪进行移心，安装吸盘。
5. 使用自动磨边机磨制镜片。
6. 使用手动磨边机，对高度数负镜片进行边缘美薄磨削处理。

(1) 磨削厚度：不同厚度负镜片磨削部分的比例不同：边缘厚度在 5mm 以内的，磨削掉 1/4 厚度，不会产生新涡旋，减薄效果明显；边缘厚度较大时，磨削掉 1/2 厚度，侧面效果明显，且磨削的部分是镜片最重部分，所以减重效果明显(图 9-2-4)。

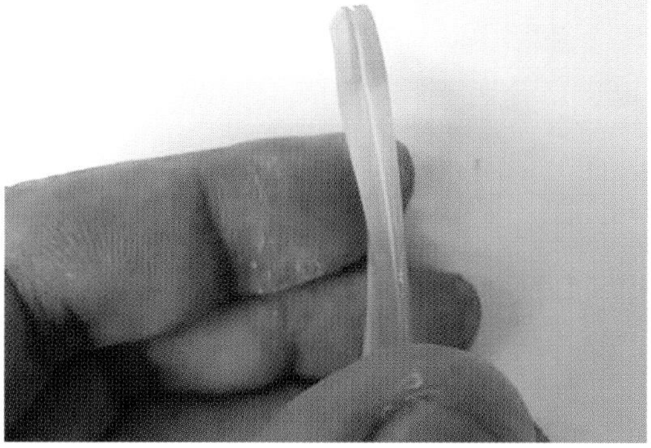

图 9-2-4 负镜片边缘磨削厚度

(2) 磨削角度：负镜片边缘磨削对角度要求相对比较严格，如角度不正确，虽然磨削减薄了镜片，但是从外观上会产生明显的涡旋，影响美观和视力。如选择平切磨削，能减少镜片厚度，但从正面看会产生新的涡旋，不太合适；如选择垂直磨削，对镜片减

薄没有太多效果而且会产生多余的涡旋，也不合适；一般选择与磨边机砂轮45°夹角左右磨削，这样镜片减薄效果好，且不会产生明显涡旋（图9-2-5）。

（3）磨削部位抛光：由于负镜片边缘磨削后，会显得不够平滑，影响美观度，需要对镜片边缘抛光处理（图9-2-6）。

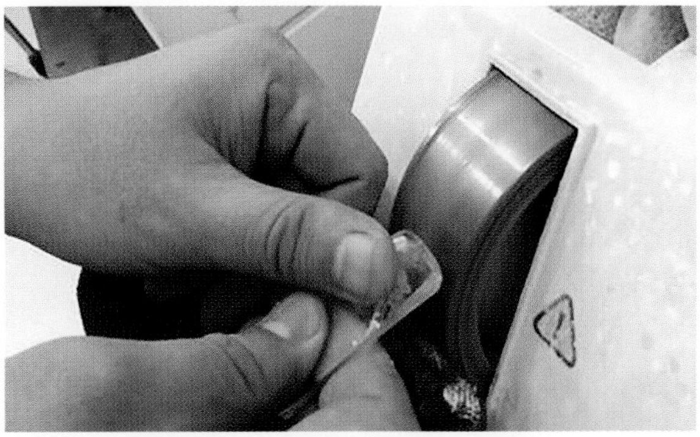

图9-2-5 负镜片边缘磨削角度

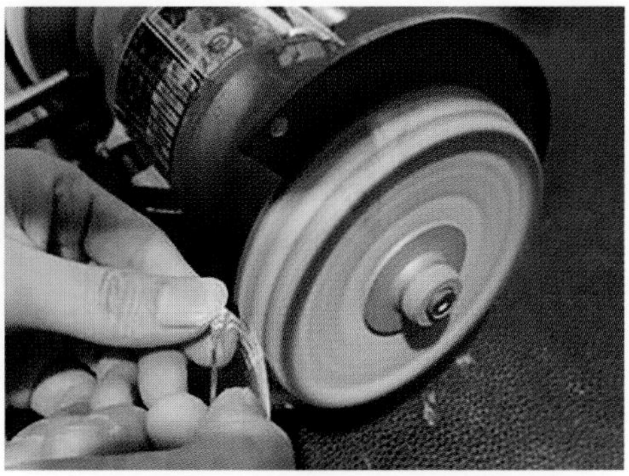

图9-2-6 负镜片边缘抛光

7. 开槽和装配。

8. 质检和调整。

9. 教师检查实验结果，整理小结。

## 四、注意事项

1. 手动磨边机保持干净整洁，擦干残留物，充分润湿海绵；磨削时手要持稳镜片，避免镜片飞出。

2. 抛光过程粉尘较大，注意安全防护。注意不要把镜片抛光过亮，否则会导致光线从侧面进入镜片过多，在镜片内表面产生反射进入眼睛，影响视觉效果。

## 五、实训记录报告

姓名__________学号__________实训日期__________指导教师__________

表9-2-5 实训记录报告（正镜片最小直径计算）

| 正镜片度数 | PD值 | FPD值 | R值 | 最小直径 |
|---|---|---|---|---|
| | | | | |

## 六、实训考核评分标准

表9-2-6 实训考核评分标准（镜片美薄加工）

| 序号 | 考核内容 | 配分 | 评分标准 | 扣分 | 得分 |
|---|---|---|---|---|---|
| 1 | 正镜片最小直径计算 | 30 | FPD值错误扣5分，R值错误扣5分，最小直径错误扣30分 | | |
| 2 | 负镜片边缘磨削 | 30 | 磨削厚度错误扣10分，磨削角度错误扣10分，未抛光扣10分 | | |
| 3 | 开槽和装配 | 20 | 开槽类型错误扣2.5分，开槽深度错误扣2.5分，开槽不完整扣2.5分，开槽多出扣2.5分，镜片前表面突出镜框缘扣5分，镜片表面擦伤扣5分 | | |
| 4 | 眼镜质检 | 20 | 光学检测超出国标允差扣10分，外观检测超出国标允差扣10分 | | |
| | 合计 | 100 | | | |
| 否定项说明：操作时间超过20min | | | | | |

评分人： 年 月 日

## 9.2.4 棱镜眼镜加工

### 【相关拓展知识】

#### 一、移心棱镜的原理和计算

临床上对棱镜加工最常见的方法是制作移心棱镜，即将镜片光心偏离配戴者瞳孔中心进行加工，在原先不具有棱镜的镜片上产生符合处方需要的棱镜效果。

1. 移心棱镜的原理 棱镜是组成光学透镜的基础单元，任何球镜和柱镜都可用棱镜来表示：正球镜为底相对的三棱镜旋转成形；负球镜为顶相对的三棱镜旋转成形；正柱镜为底相对的三棱镜排列成形；负柱镜为顶相对的三棱镜排列成形（图9-2-7）。

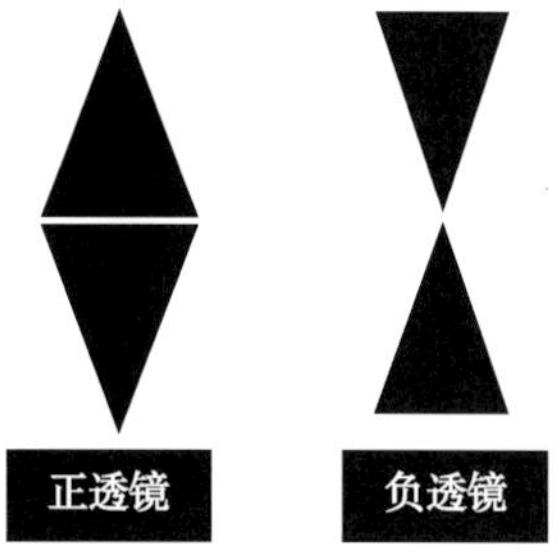

图9-2-7 棱镜是组成透镜的基础单元

根据几何光学知识，平行光线通过透镜时，只有过光心的光线不发生偏折，其余光线向透镜最厚的部分折射（三棱镜基底方向），而且距光心越远偏折能力越大，这种作用称为棱镜效应。棱镜效应可以用公式：$P=CF$ 计算，$P$ 是棱镜效应（单位是$^{\triangle}$），$C$ 是偏离光心的距离（单位是 cm），$F$ 是透镜屈光力（单位是 D）。

【例9-2-1】 求−4.00DS镜片光心下方5mm处的棱镜效应？

根据公式：$P=CF=0.5\times4=2^{\triangle}$，由于是负透镜，光心下方的基底方向是底朝下。

2. 移心棱镜的计算 产生所需要的棱镜效应，光心偏移量的计算根据上述公式，偏离光心的距离 $C=P/F$；而移心的方向根据光学原理，遵循以下规则：凹透镜的移心方向和所需棱镜方向相反，凸透镜的移心方向和所需棱镜相同。

【例9-2-2】 求+3.00DS的镜片为产生$3^{\triangle}$BO（底朝外）的棱镜，如何移心？

$C=P/F=3/3=1$cm，由于是凸透镜，移心方向和所需棱镜相同，即光心外移1cm。

【例9-2-3】 求+1.00DC×180的镜片为产生$1^{\triangle}$BU棱镜，如何移心？

该柱镜轴的方向在180°，所求三棱镜的基底方向在90°，柱镜在轴的方向没有屈光力，故不产生棱镜效应；在与轴垂直的方向上屈光力最大，故移心的棱镜效果在此方向上才能实现。$C=P/F=1/1=1$cm，由于是凸透镜，移心方向和所需棱镜相同，即光心上移1cm。

【例9-2-4】 求OD：+3.00DS/+1.00DC×180为产生$2^{\triangle}$B 45°的棱镜，如何移心？

球柱镜可以看成两个柱镜的正交联合，其移心的棱镜效果计算，首先要把球柱镜分解为两个正交柱镜的联合；再看所需要的棱镜基底方向，如果是单一的垂直和水平方向直接计算；如果是斜向要进行分解。

将+3.00DS/+1.00DC×180分解为两个正交柱镜：垂直方向的 $F_V$=+4.00D；水平方向的 $F_H$=+3.00D。

将所求$2^{\triangle}$底向45°的棱镜分解为两个方向的棱镜：垂直方向的 $P_V=2^{\triangle}\times\sin45°=1.41$，BU；水平方向的 $P_H=2^{\triangle}\times\cos45°=1.41$，BI。

垂直方向移心量 $C_V=P_V/F_V=1.41/4=0.35$cm，上移；水平方向的移心量 $C_H=P_H/F_H=1.41/3=0.47$cm，内移。

#### 二、移心棱镜加工中心的确定

移心棱镜的加工和一般眼镜加工的流程相同，首先要确定加工中心。确定加工中心涉及两种移心：第一种是根据处方需要棱镜的移心；第二种是根据配戴者瞳距的移心，因此实际的操作有两种方法：

1. 焦度计直接测量处方棱镜，打印出加工基准点和水平基准线，再使用中心仪根据配戴者瞳距进行水平移心。

2. 计算两种移心的综合结果，再使用中心仪按综合移心的结果移心。

**【例 9-2-5】** 验光处方：OU：−4.00DS，2△BI，PD=62mm，镜架规格：49 □ 18，该眼镜的加工中心如何确定？

第一步：计算处方需要棱镜的移心：$C=P/F=2/4=0.5$cm=5mm，由于是凹透镜，移心方向和所需棱镜相反，即光心外移 5mm。

第二步：计算根据配戴者瞳距的移心：（FPD−PD）/2=（49+18−62）/2=2.5mm，由于镜架几何中心水平距大于瞳距，光心内移 2.5mm。

第三步：确定最终的加工中心：综合以上两种移心的计算，光心外移 2.5mm。

**三、棱镜眼镜的检测**

棱镜眼镜的检测标准，本书遵循 GB 13511.1—2011《配装眼镜　第 1 部分：单光和多焦点》，该标准 2011 年 10 月 31 日发布，2012 年 2 月 1 日实行（表 9-2-7）。

**表 9-2-7　定配眼镜处方棱镜度偏差**

| 棱镜度 | 水平棱镜允差 | | 垂直棱镜允差 | |
|---|---|---|---|---|
| 0.00～2.00△ | 0.00～3.25D | 0.67△ | 0.00～5.00D | 0.50△ |
| | >3.25D | 偏心 2mm 的棱镜效应 | >5.00D | 偏心 1mm 的棱镜效应 |
| >2.00△10.00△ | 0.00～3.25D | 1.00△ | 0.00～5.00D | 0.75△ |
| | >3.25D | 0.33△ + 偏心 2mm 的棱镜效应 | >5.00D | 0.25△+ 偏心 1mm 的棱镜效应 |
| >10.0△ | 0.00～3.25D | 1.25△ | 0.00～5.00D | 1.00△ |
| | >3.25D | 0.58△+ 偏心 2mm 的棱镜效应 | >5.00D | 0.50△+ 偏心 1mm 的棱镜效应 |

**【例 9-2-6】** 配镜处方：OU：−5.00DS/−1.00DC×30，2△BI，PD=63mm；配装好的眼镜 2△BI 的实测位置的水平距离为 61mm，是否合格？

以右眼为例：

右眼镜片水平方向的屈光力：$-5.00+(-1.00\times\sin^2 30°)=-5.25$D

单眼瞳距的误差：（63−61）/2=1mm

由此引起的棱镜效应：$P=CF=5.25\times0.1=0.525$△

查表 9-2-7，水平棱镜允差应按“偏心 2mm 的棱镜效应”计算，即：5.25×0.2=1.05△>0.525△，合格。

## 【实训内容】

**一、实训目的**

1. 掌握棱镜移心的计算和加工中心的确定。

2. 掌握棱镜眼镜的加工流程。

3. 熟悉棱镜眼镜的检测标准和方法。

**二、实训准备**

1. 环境准备　配镜实训室。

2. 用物准备　全框镜架、球镜片、球柱镜片、模板坯料、剪刀、标记笔、锉刀、焦度计、中心仪、自动磨边机、手动磨边机、瞳距尺、开槽机、抛光机、倒边砂轮机、各类螺丝刀。

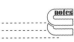

3. 加工处方案例。

notes

## 三、操作步骤

1. 手工制作模板，或使用全自动磨边机扫描镜架和撑片。

2. 确定镜片加工中心，安装吸盘。

方法一：焦度计直接测量处方棱镜。

（1）打开自动焦度计，设置棱镜显示菜单为X-Y模式（图9-2-8）。

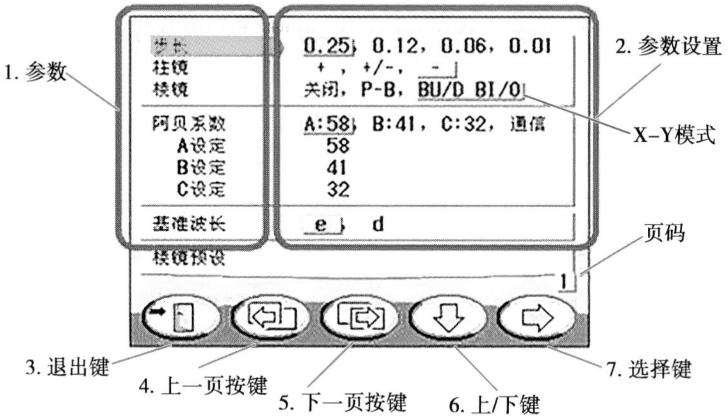


图9-2-8　焦度计棱镜设置X-Y模式

（2）将右眼镜片凸面朝上，水平放置在自动焦度计测量支架上，放下固定器。上下左右平移镜片，观察显示屏上的十字光标，待显示的S（球镜度）、C（柱镜度）、A（轴位）、△（棱镜度）、IOUD（基底方向）和处方一致时（图9-2-9），按下打印器，打出三印点，中间点即为加工基准点，三点连线为水平基准线。

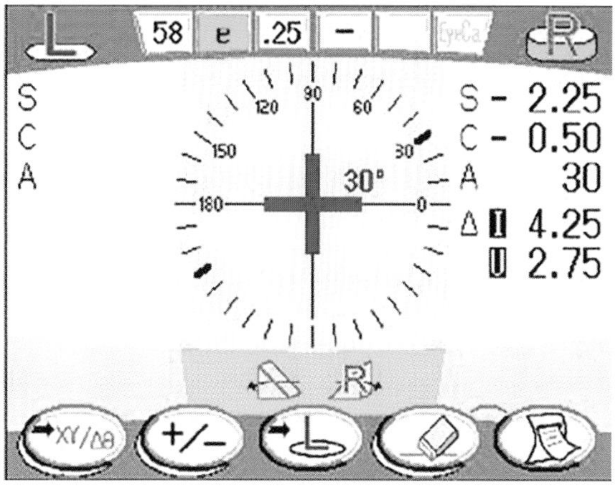


图9-2-9　直接测量处方棱镜的焦度计显示

（3）不取下镜片，在靠近加工者镜片侧正下方作镜片上方标记（图9-2-10），靠近焦度计挡板的镜片侧为镜片下方，和焦度计检测成品眼镜方向相同，见图9-2-10。

（4）取下镜片并旋转180°，凸面朝上、上方标记在上放置在中心仪刻度面板上（图9-2-11），按公式：（FPD−PD）/2计算水平移心量和方向，移心并安装吸盘。

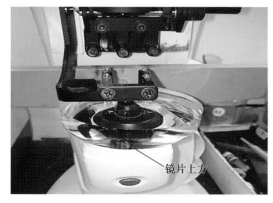


图9-2-10　棱镜加工的上方标记（直接测量法）

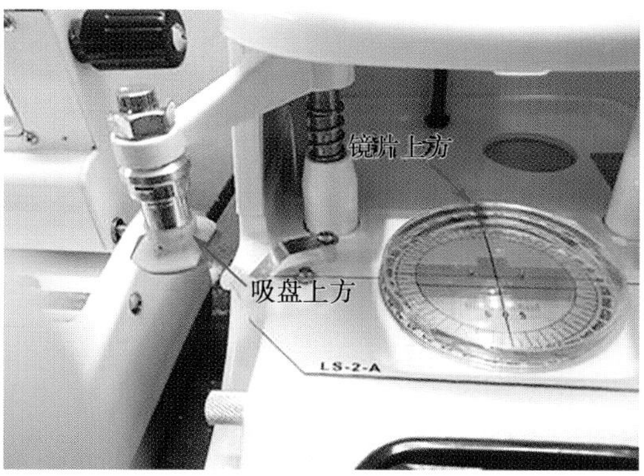


图9-2-11　棱镜加工安装吸盘的镜片位置

方法二：中心仪进行综合移心。

(1) 计算综合移心量：见“拓展知识：例 9-2-5”。

(2) 打开自动焦度计，将右眼镜片凸面朝上，水平放置在自动焦度计测量支架上，放下固定器。上下左右平移镜片，待显示屏上的十字光标变大，且显示的 S(球镜度)、C(柱镜度)、A(轴位)和处方一致时(图 9-2-12)，按下打印器，打出三印点，中间点即为加工基准点，三点连线为水平基准线。

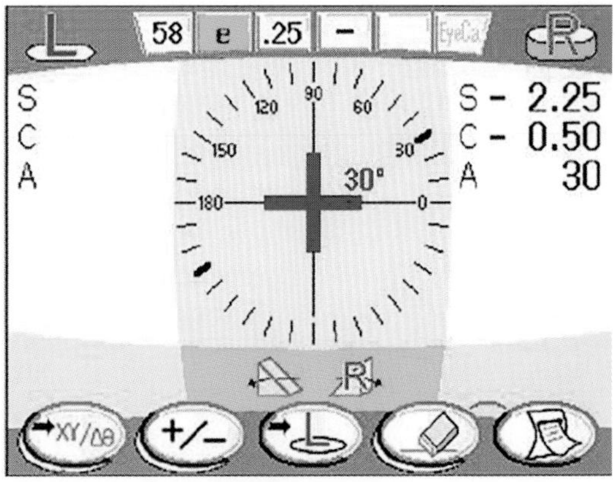

图 9-2-12 棱镜加工综合移心的焦度计显示

(3) 不取下镜片，在靠近焦度计挡板镜片侧正下方作镜片上方标记(图 9-2-13)，靠近加工者的镜片侧为镜片下方，和单光镜片打印光心方向相同。

(4) 取下镜片，凸面朝上、上方标记在上放置在中心仪刻度面板上，按步骤(1)计算的综合移心结果，移心并安装吸盘。

3. 将安装好吸盘的镜片上方标记在上放置在自动磨边机上(图 9-2-14)，设置各项参数，磨制镜片。

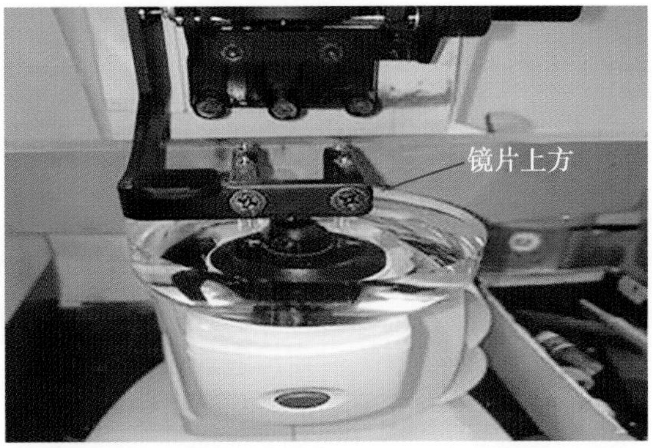

图 9-2-13 棱镜加工的上方标记(综合移心法)

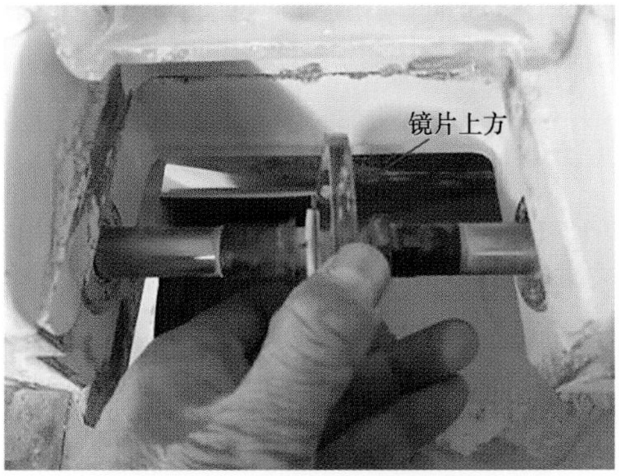

图 9-2-14 棱镜磨边的镜片位置

4. 倒棱和抛光。

5. 装配和调整。

6. 棱镜眼镜的检测：

方法一：焦度计直接测量棱镜度偏差。

(1) 根据处方中的瞳距值，在装配好的眼镜左右镜片上分别标记对应点的位置，做好标记(图 9-2-15)。

(2) 将装配好的眼镜右眼的镜框下缘靠在焦度计挡板上，镜片凸面朝上放在焦度计测量支架上(图 9-2-16)，放下固定器，平移镜片，使镜片上的标记点对准测量中心。

(3) 读取并记录此时焦度计屏幕上显示的 S(球镜度)、C(柱镜度)、A(轴位)、△(棱镜度和基底方向)，核对处方中的对应数据，根据棱镜检测的国标允差，判断是否合格。

(4) 用相同的步骤检测左眼镜片的棱镜度偏差。

方法二：计算比较棱镜度偏差。

(1) 将装配好的眼镜右眼的镜框下缘靠在焦度计挡板上，镜片凸面朝上放在焦度计测量支架上，放下固定器，平移镜片，待显示的 S(球镜度)、C(柱镜度)、A(轴位)、△(棱镜度和基底方向)和处方一致时，按下打印器，打出三印点。

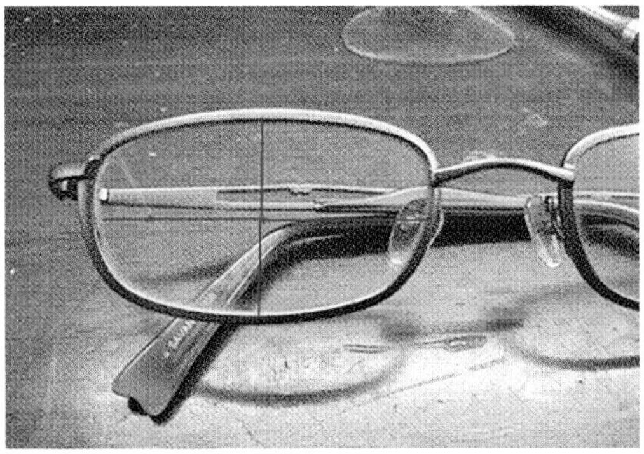

图 9-2-15 棱镜检测标记瞳距对应点

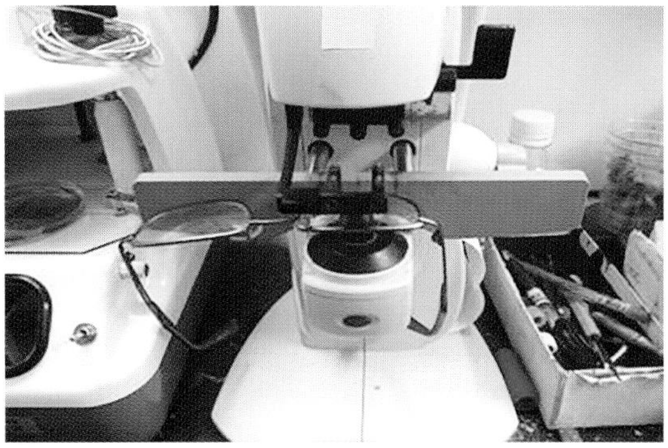

图 9-2-16 棱镜检测放置在焦度计的位置

（2）用同样的方法在左眼镜片上打出三印点。

（3）测量左右两镜片中间印点的水平距离和垂直距离，并和处方中的瞳距进行比较，计算分析是否符合棱镜检测的国标允差。

7. 教师检查实验结果，整理小结。

**四、注意事项**

1. 自动焦度计的棱镜表示菜单常见有：关闭、X-Y、P-B、mm 四项，棱镜眼镜的加工推荐选择“X-Y”项。选择“关闭”项屏幕则不显示棱镜值，但不推荐选择该项，因为普通眼镜也应检测棱镜效应是否符合国标；选择“X-Y”项，屏幕则显示棱镜基底方向分为BI（底朝内）、BO（底朝外）、BU（底朝上）、BD（底朝下）四个方向，是直角坐标底向表示法；选择“P-B”项，屏幕则显示棱镜基底方向按 360° 表示，即以检查者右手为 0°，逆时针旋转 360°，“P-B”模式和“X-Y”模式可以互相转换，如：右眼 $2^{\triangle}$BO 合并 $1^{\triangle}$BU 可变为 $2.24^{\triangle}$B153.4°；选择“mm”项，则屏幕显示光心偏离十字光标的量，光标上为正、下为负、右为正、左为负。

2. 棱镜眼镜加工中心的确定有两种方法，推荐“焦度计直接测量处方棱镜”法，但须注意测量好的镜片“上方标记”是在靠近加工者一侧，这是因为要和配装眼镜检测棱镜的方向一致，再做下一步水平移心时务必要旋转 180° 使“上方标记”在上。另一种方法需要计算综合移心量，相对繁琐，尤其注意单位的表示在棱镜移心量计算中为 cm，而在水平移心量计算中为 mm，可能造成错误。

3. 凡是加工水平棱镜，必须右眼测右眼，左眼测左眼，否则就会出现棱镜基底方向朝向一边的问题，如：右眼基底向内，左眼却基底向外。

4. 使用中心仪安装吸盘时，须注意吸盘的上方要和镜片的上方一致；对棱镜厚度差明显的镜片，为防止安装吸盘时移位，可用垫片将镜片垫至水平；对于棱镜度数高或移心量大的镜片，橡胶吸盘固定效果不佳，换用双面胶贴塑料吸盘。

5. 棱镜眼镜磨边时，须注意镜片“上方标记”朝上；对厚度差明显的镜片，适当加大压力；设置尖边内外比例时应首先考虑镜面角符合 170° ～180°，薄边与尖边比例 1∶1，厚边按具体情况设定；底朝内的大棱镜要注意鼻托和镜片厚度是否碰到脸；对半框和无框眼镜，还须注意开槽的位置和打孔的角度。

6. 棱镜眼镜装配时，须注意镜片的加工基准线必须水平；对厚度差明显的镜片，要调整镜圈的弧度，使之与镜片的弯度接近。

**五、实训记录报告**

姓名__________ 学号__________ 实训日期__________ 指导教师__________

表 9-2-8 实训记录报告(棱镜移心计算)

| 眼别 | 处方 | 棱镜移心和方向 | 水平移心和方向 | 综合移心和方向 |
|---|---|---|---|---|
| | | | | |
| | | | | |

表 9-2-9 实训记录报告(棱镜检测)

| 眼别 | 处方 | 国标允差 | 实测误差 | 是否合格 |
|---|---|---|---|---|
| | | | | |
| | | | | |

### 六、实训考核评分标准

表 9-2-10 实训考核评分标准(棱镜加工)

| 序号 | 考核内容 | 配分 | 评分标准 | 扣分 | 得分 |
|---|---|---|---|---|---|
| 1 | 棱镜移心 | 40 | 移心计算错误扣20分，镜片标记错误扣20分 | | |
| 2 | 磨边和倒棱 | 20 | 模板或镜片放置错误扣10分，未倒棱扣10分 | | |
| 3 | 装配和调整 | 20 | 镜片和框缘有缝隙扣10分，调整角度不符合标准扣10分 | | |
| 4 | 棱镜检测 | 20 | 镜架检测方向放置错误扣10分，计算错误扣10分 | | |
| | 合计 | 100 | | | |
| 否定项说明：操作时间超过30min；结果超出国标允差 | | | | | |

评分人： 年 月 日

## 9.2.5 钻石切边眼镜加工

### 【实训内容】

### 一、实训目的

1. 掌握钻石切边磨削的方法。

2. 掌握打孔和镶钻的技巧。

3. 熟悉钻孔机、手动磨边机、抛光机的使用。

### 二、实训准备

1. 环境准备 配镜实训室。

2. 用物准备 无框镜架、镜片、模板坯料、剪刀、标记笔、锉刀、焦度计、中心仪、自动磨边机、手动磨边机、瞳距尺、钻孔机、抛光机、倒边砂轮机、各类螺丝刀、慢干胶水等。

3. 加工处方案例。

### 三、操作步骤(视频 9.2.5)

视频 9.2.5 钻石切边眼镜加工

1. 准备好无框镜架、镜片、模板(图 9-2-17)。

2. 确定镜片加工中心，计算移心量(图 9-2-18)。

3. 安装吸盘，磨制镜片(图 9-2-19)。

4. 测量打孔位到镜片边缘距离(图 9-2-20(1))，标记打孔位置(图 9-2-20(2))。

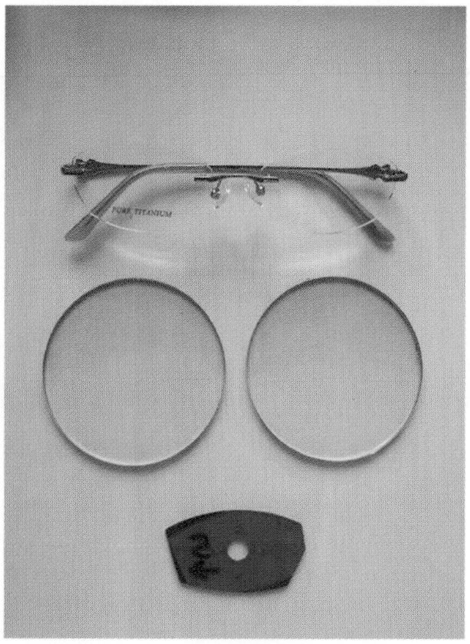

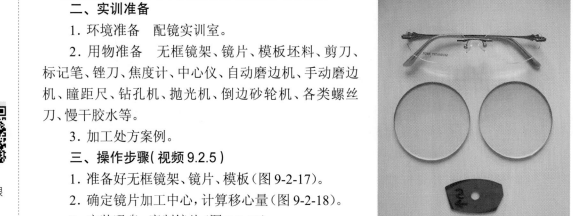

图 9-2-17 钻石切边眼镜准备镜架、镜片、模板

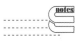

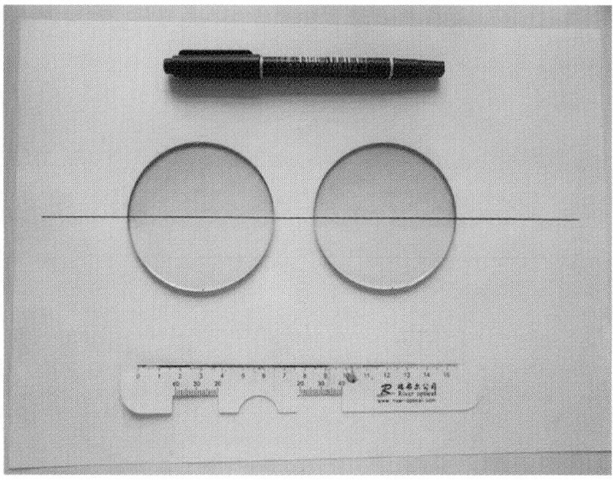

图 9-2-18 钻石切边眼镜加工基准线

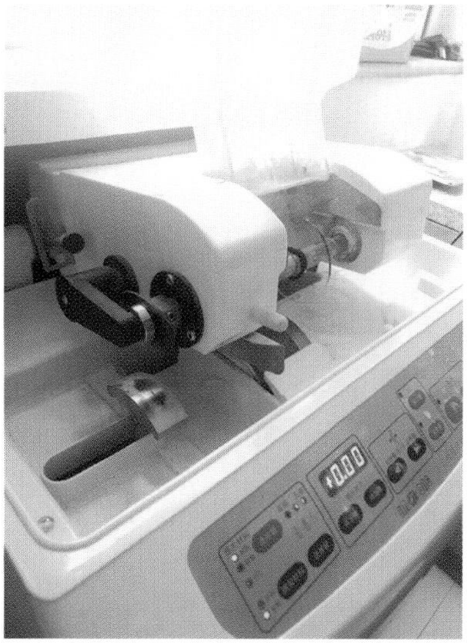

图 9-2-19 钻石切边眼镜磨片

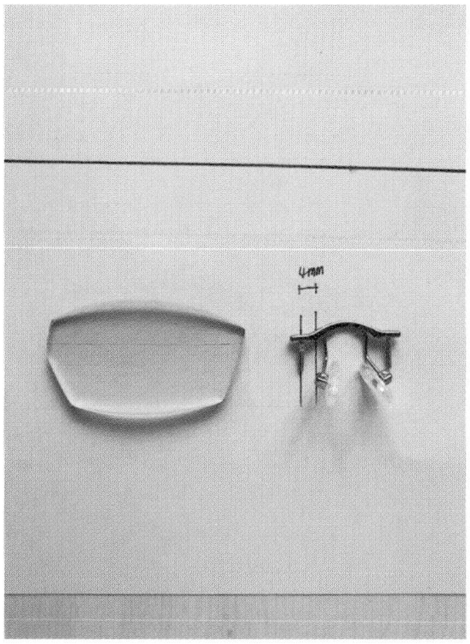

图 9-2-20(1) 钻石切边眼镜测量打孔距离

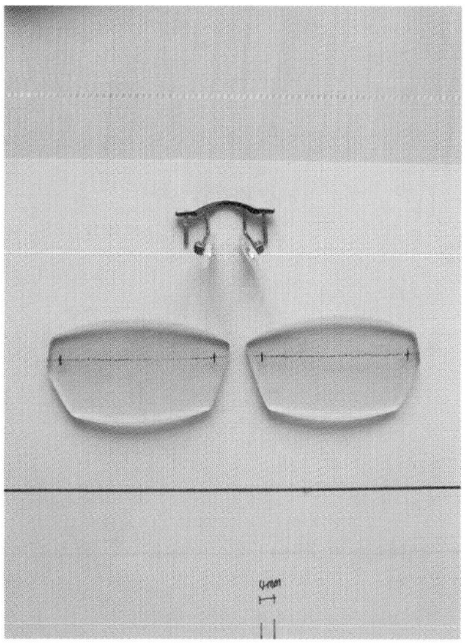

图 9-2-20(2) 钻石切边眼镜标记打孔位置

5. 根据钻石切边的位置，标记切边的位置和形状(图 9-2-21)。

6. 按照标记的切边位置和形状，在手动磨边机上磨制(图 9-2-22(1)，图 9-2-22(2))。

7. 对磨制好切边的镜片切面进行抛光(图 9-2-23)。

8. 对标记的无框眼镜鼻侧和颞侧孔位进行打孔(图 9-2-24)。

9. 标记镶钻的位置(图 9-2-25)。

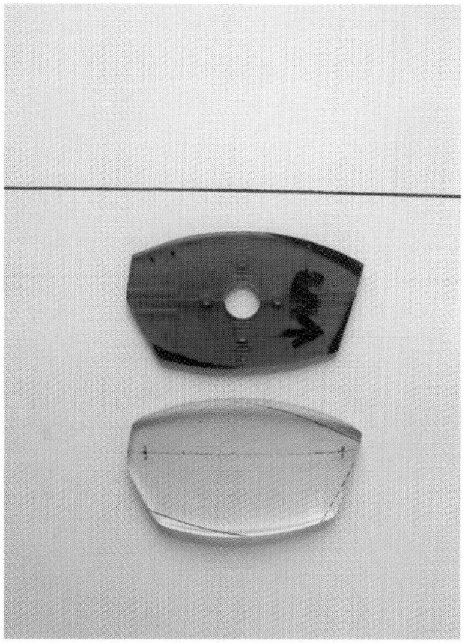

图 9-2-21 钻石切边眼镜标记切边位置和形状

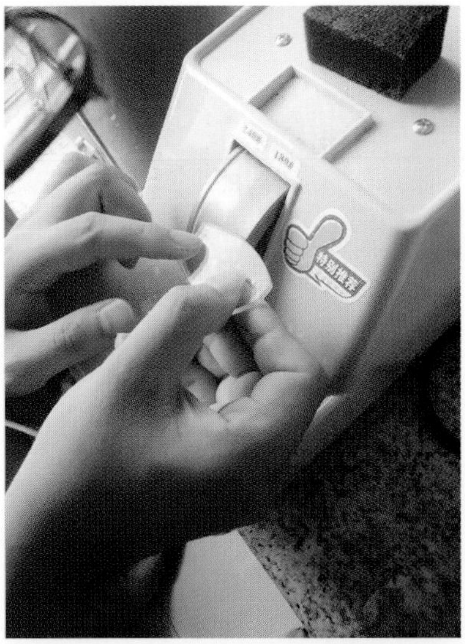

图 9-2-22(1) 钻石切边眼镜磨制切边

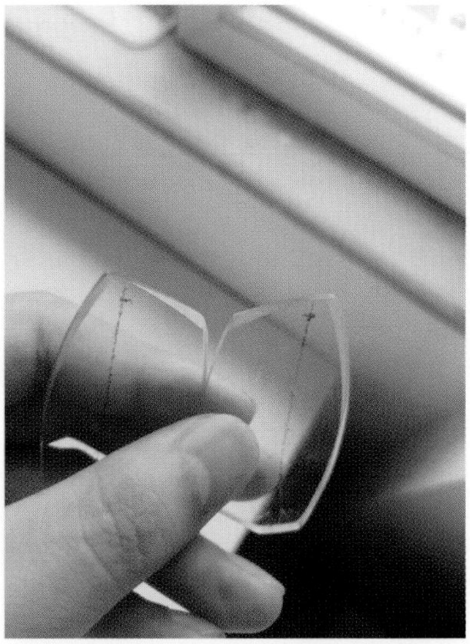

图 9-2-22(2) 磨制好的钻石切边

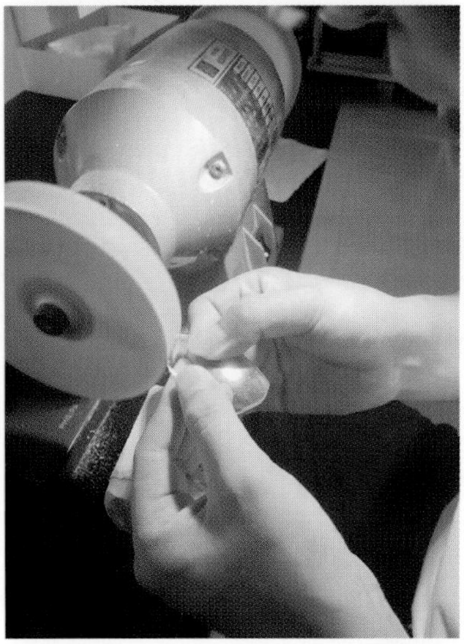

图 9-2-23 钻石切边眼镜切边抛光

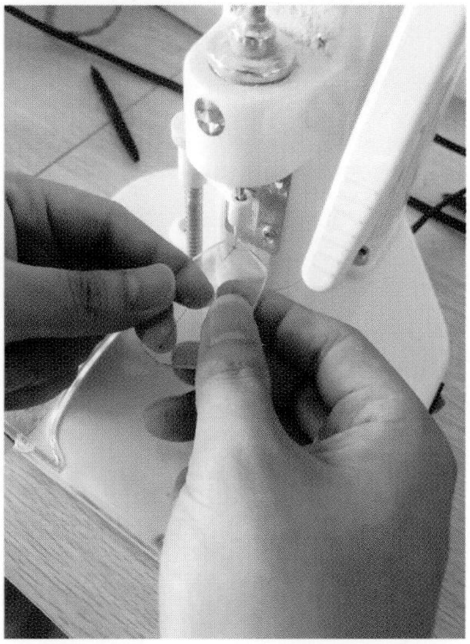

图 9-2-24 钻石切边眼镜打孔

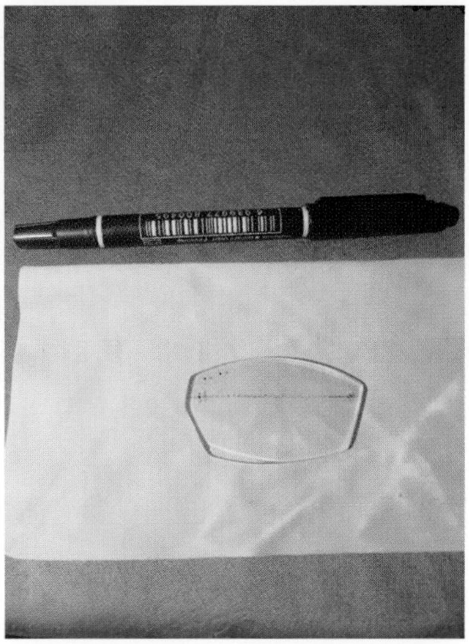

图 9-2-25 钻石切边眼镜标记镶钻位置

10. 用专用钻头在标记好的镶钻位置打孔(图 9-2-26(1),图 9-2-26(2))。

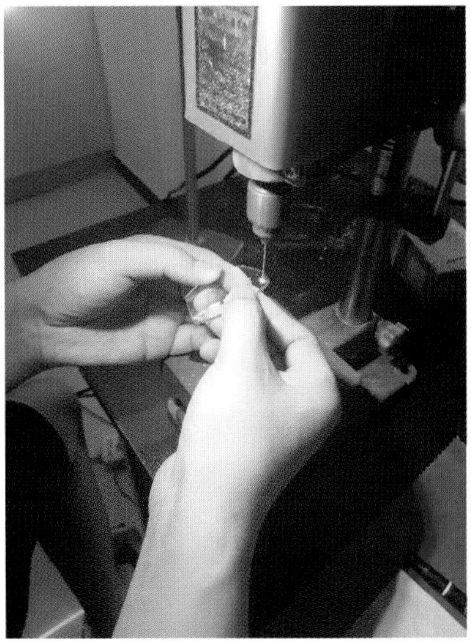

图 9-2-26(1) 钻石切边眼镜镶钻打孔

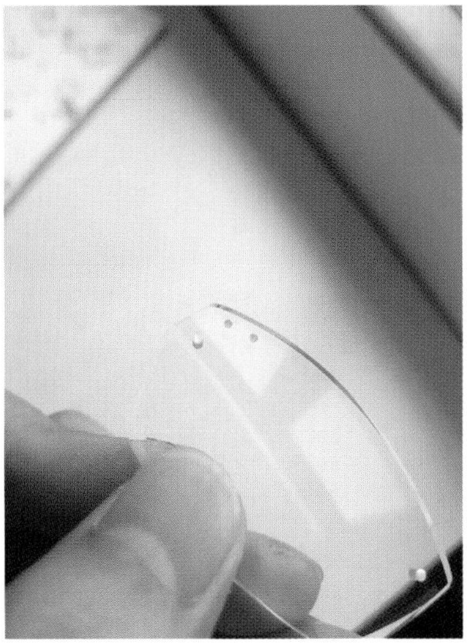

图 9-2-26(2) 打好的镶钻孔

11. 装配无框眼镜鼻梁和镜腿并做调整(图 9-2-27)。

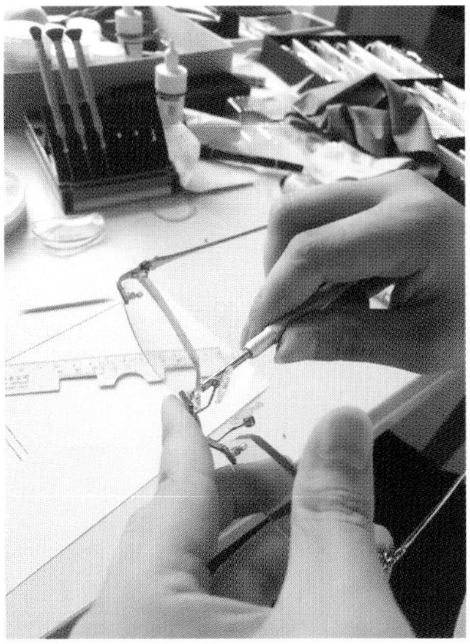

图 9-2-27 钻石切边眼镜的装配

12. 准备镶钻用慢干胶水(图 9-2-28(1)),用竹签蘸取少量胶水涂抹镶钻孔位(图 9-2-28(2)),放入钻石压平整,用解胶剂擦拭多余的胶水(图 9-2-28(3))。

13. 对制作完成的钻石切边眼镜进行质检(图 9-2-29(1),图 9-2-29(2))。

14. 教师检查实训结果,整理小结。

**四、注意事项**

1. 磨制钻石切边时尽可能一次到位,如多次磨削会影响切边的反光效果和美观。

2. 对切边抛光前,须保护好镜片表面,可贴上保护膜或双面胶带。

3. 镶钻孔位可先进行预打孔,再扩孔,孔可适当扩大一些方便镶钻,并且胶水不易溢出。

4. 镶钻胶水不能使用 502 胶水,否则钻石表面容易雾化,多余的胶水要用除胶剂擦拭干净。

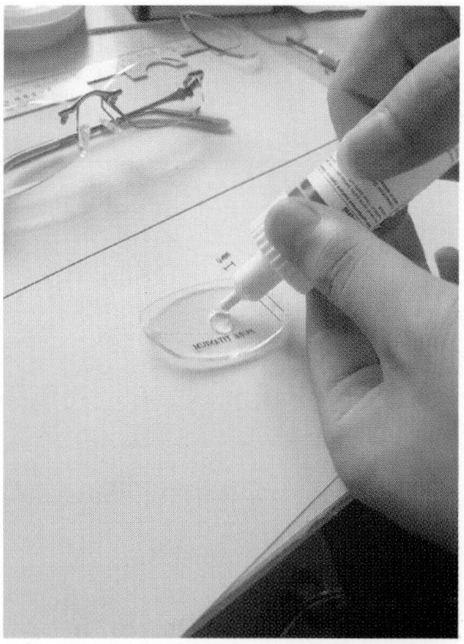

图 9-2-28(1) 准备镶钻胶水

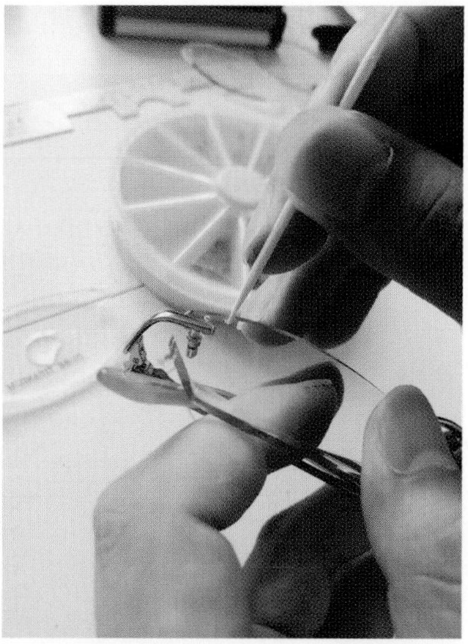

图 9-2-28(2) 胶水涂抹镶钻

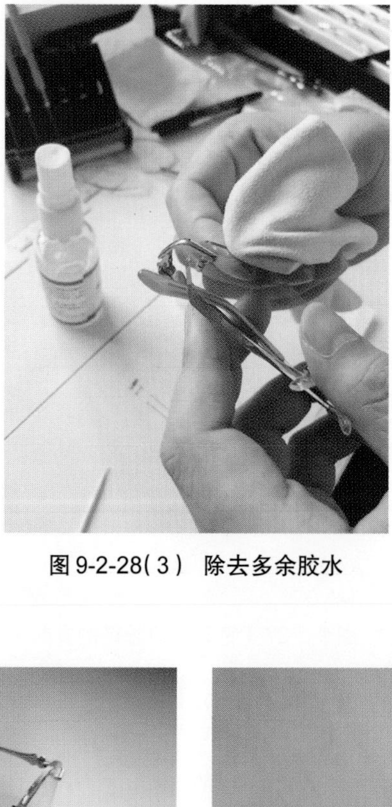

图 9-2-28(3) 除去多余胶水

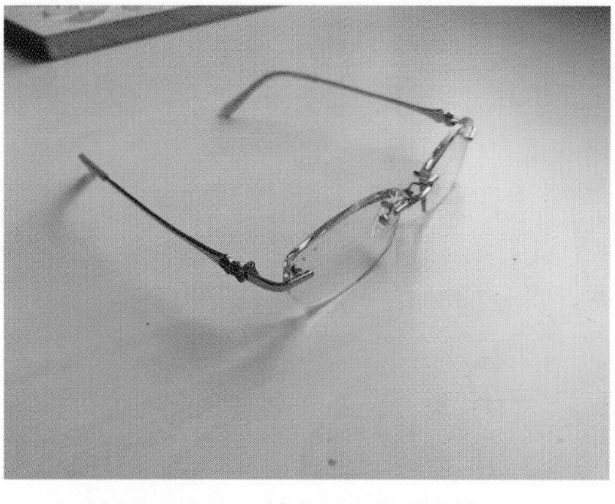

图 9-2-29(1) 钻石切边眼镜的检查 a

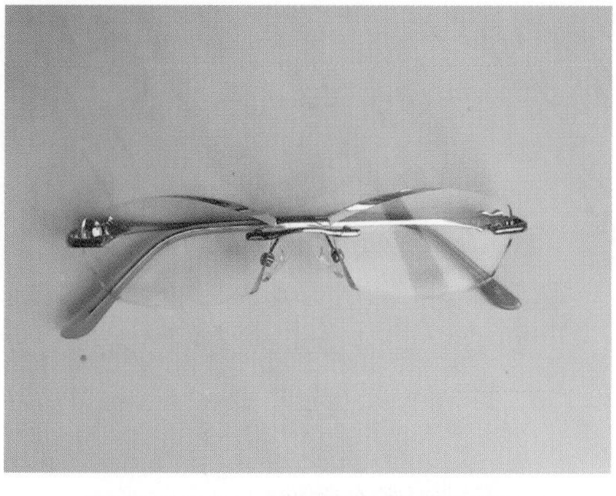

图 9-2-29(2) 钻石切边眼镜的检查 b

notes

## 五、实训记录报告

姓名____________学号____________实训日期____________指导教师____________

表 9-2-11 实训记录报告（钻石切边眼镜加工）

| 眼别 | 处方 | 移心量和方向 | 鼻侧孔距 | 颞侧孔距 | 切边长度 | 镶钻个数 |
|---|---|---|---|---|---|---|
| | | | | | | |
| | | | | | | |

## 六、实训考核评分标准

表 9-2-12 实训考核评分标准（钻石切边眼镜）

| 序号 | 考核内容 | 配分 | 评分标准 | 扣分 | 得分 |
|---|---|---|---|---|---|
| 1 | 移心 | 10 | 加工基准线标记错误扣 5 分，吸盘安装错误或移位扣 5 分 | | |
| 2 | 切边和抛光 | 30 | 切边长度错误扣 5 分，切边位置错误扣 5 分，左右镜片切边不对称扣 5 分，抛光过度扣 5 分，左右镜片抛光不对称扣 5 分，镜片表面擦伤扣 5 分 | | |
| 3 | 镶钻 | 30 | 镶钻孔松动扣 6 分，镶钻不平整扣 6 分，镶钻位置错误扣 6 分，胶水溢出扣 6 分，胶水残留扣 6 分 | | |
| 4 | 装配和调整 | 20 | 钻孔位水平线与加工基准线不平行扣 5 分，双眼钻孔位不在同一水平线扣 5 分，钻孔松动扣 5 分，调整角度不符合标准扣 5 分 | | |
| 5 | 眼镜质检 | 10 | 光学质量检测超出国标允差扣 5 分，外观质量检测超出国标允差扣 5 分 | | |
| | 合计 | 100 | | | |
| 否定项说明：操作时间超过 30min；钻孔裂纹 | | | | | |

评分人： 年 月 日

（刘 飞 张 凯）

# 项目10　配镜不适处理

**概述**

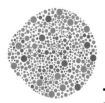

配戴新眼镜后出现头晕、眼胀、远用或近用视疲劳、视物变形、影像大小的改变、距离感的改变、影像晃动、视物倾斜、复视、两眼影像大小不同、注意力不集中时视物模糊、嗜睡等现象被统称为配镜不适。而导致配镜不适的原因大致可以分为光学因素、特殊屈光不正、验光精度问题、镜架调整、双眼视机能障碍、检查设备设计缺陷，甚至可能是顾客的脸部特征等几个大类，每个大类又可以细分为若干个小类。而要想有效的解决配镜不适的问题，就必须从提高验光精度、慎重对待特殊屈光不正、引导顾客正确认识验光的光学缺陷、仔细观察顾客的面部特征、正确合理的调整镜架、验光中引入双眼视机能检查、正确应对设备的设计缺陷等方面着手加以解决。

简单地说，要想有效地解决配镜不适，就必须能够准确找到问题的根源。而目前很多从业者，由于无法有效地发现问题，往往去猜测问题的原因，简单归结于给光过高、折射率、色散系数、球面与非球面差异、镜片的表面设计、主视眼等。于是盲目采取措施，有些情况可能由于其他因素的改变碰巧得到了改善，如果在采取所有措施后问题都无法得到改善，则将问题归结于顾客的心理障碍。实际上，猜问题不仅无助于问题的解决，有时会越猜越糊涂，甚至会使得损失加重或与顾客之间发生对立。因此，本项目将针对光学因素、镜架调整及检查设备设计缺陷等具体分析导致配镜不适的原因，以及发现问题后如何正确处理，从而最大限度地避免配镜不适的发生。

## 10.1　导致配镜不适的光学因素

### 【实训意义】

眼用镜片是非理想光学系统，因此有很多光学缺陷，这些光学缺陷会导致视物时的大小及距离感的改变，引起球面像差、像散，导致影像变形，甚至在运动过程中引起影像的晃动等等。这些光学缺陷如果处理不好容易导致配镜不适的发生。

配镜不适的发生无论最终查出的具体原因是什么，实际上都会回归到镜片的光学因素上。因此，本实训从光学角度剖析引起配镜不适的原因，了解光学缺陷对配镜舒适度的影响，为后续检查分析与处置配镜不适打下坚实的光学基础。

### 10.1.1 伽利略望远系统与放大率的关系

【相关拓展知识】

导致影像大小和距离感的变化与镜片放大率的改变有着密切的关系。配戴负透镜者会感觉到影像比实际物体小，距离感比实际距离远；而戴正透镜者，则视物的影像大于实物，距离感比实际距离近。实际上，这是由于镜片与人眼屈光系统组成了一个新的光学系统——伽利略望远系统所致（图10-1-1）。

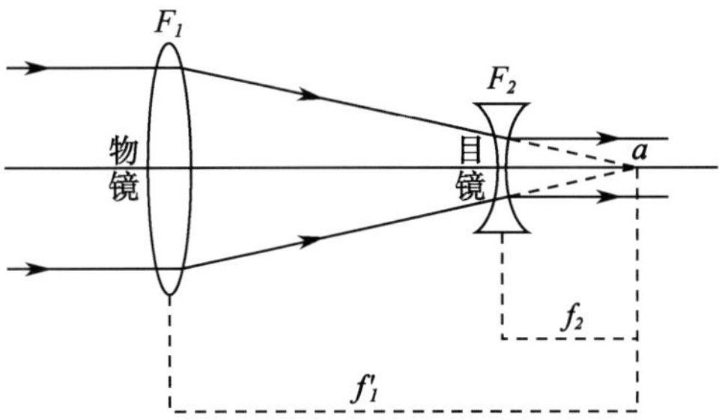

图10-1-1 伽利略系统原理图

实际上可将远视眼看成是一个负透镜与正视眼的结合。因此，目镜为负透镜，眼前矫正用正镜片为物镜，图10-1-2显示的就是远视眼矫正眼镜与伽利略系统的关系。

而近视眼则可看成是一个正透镜与正视眼的结合。而眼前矫正用的负透镜则与眼形成了一个倒置的伽利略系统，图10-1-3显示的就是近视眼矫正眼镜与伽利略系统的关系。

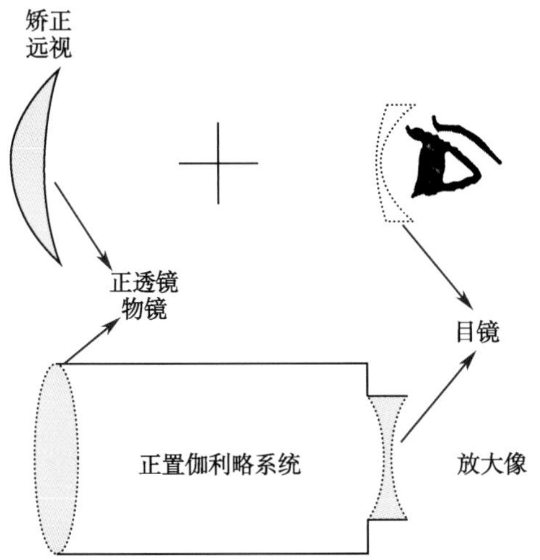

图10-1-2 远视矫正眼镜与伽利略系统的关系

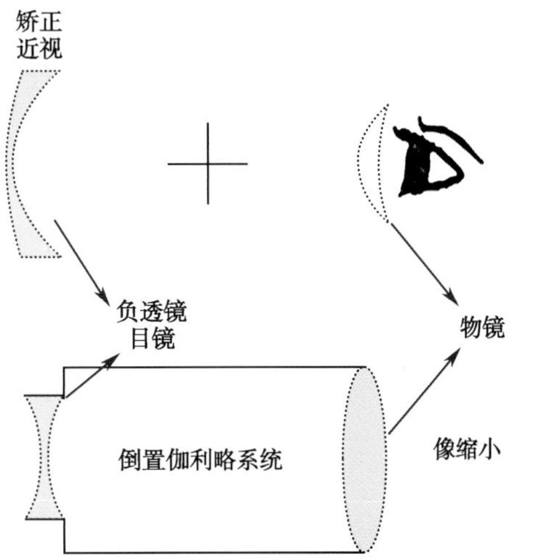

图10-1-3 近视矫正眼镜与伽利略系统的关系

为了能够简单地理解眼镜放大率产生的原理，本实训通过制作伽利略望远镜的形式揭示眼镜放大率产生的原因。

【实训内容】

**一、实训目的**

1. 了解放大率产生的原因。
2. 学会制作伽利略望远系统。
3. 能够利用有效镜度公式（隐形眼镜换算公式）计算眼镜放大率。
4. 熟悉放大率对配镜不适产生的影响以及应对方式。

**二、实训准备**

1. 光学实训室。
2. 光具座一套（含透镜）。
3. 标准镜片箱、试镜架。

4. Φ65mm 直径 +3.00DS、+4.00DS、+5.00DS、+6.00DS、+6.75DS、+10.00DS、+20.00DS 镜片各一只。

**三、操作步骤**

（一）准备好光具座，并将光具座上的刻度尺安装完毕

确定光具座镜片的焦量，通常光具座会配有 +2.000DS 和 −20.00DS 球镜片框架各一只，如有条件最好再配备 +12.00DS 和 −12.00DS 球镜片试验框架各一只。

图 10-1-4 中为一简易光具座，下方配备的两个透镜焦量分别为 +20.00D 和 −20.00DS 的框架式球镜片，实训过程中分别作为伽利略和开普勒望远系统的目镜使用。如果条件允许，可以再配备 +12.00DS 和 −12.00DS 框架式球镜片各一只；也可以按照光具座配备的镜片直径用 +12.00DS 和 −12.00DS 眼镜片自行加工，使用时只要将光具座配备的透镜取下换上自制透镜即可。

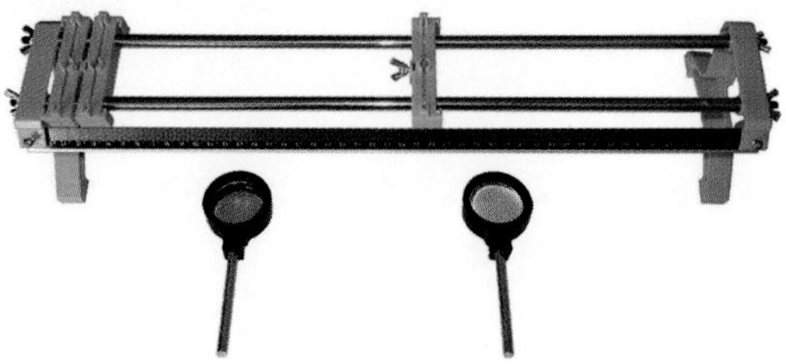

图 10-1-4　光具座

（二）用 −20.00DS 球镜作为目镜进行伽利略望远系统实训

实训准备：将 −20.00DS 镜片插入光具座，并置于刻度尺 0 位，作为伽利略系统的目镜，然后分别在其前方按由大到小的顺序放入正镜片。图 10-1-5 中为物镜与目镜的相对放置位置，目镜位置置于 0 刻度位，物镜在目镜前端。

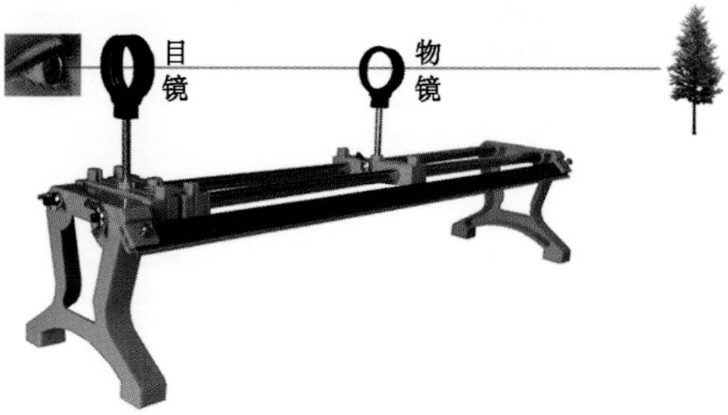


图 10-1-5　物镜与目镜位置

1. 在目镜前置入 +10.00DS 球镜作为物镜，然后改变镜间距，直到看到一个正立放大的像，并记录镜间距（物镜与目镜之间的距离）。

2. 在目镜前置入 +6.75DS 球镜作为物镜，然后改变镜间距，直到看到一个正立放大的像，并记录镜间距（物镜与目镜之间的距离）。

3. 在目镜前置入 +5.00DS 球镜作为物镜，然后改变镜间距，直到看到一个正立放大的像，并记录镜间距（物镜与目镜之间的距离）。

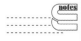

注：按实训顺序记录焦距及像大小的变化情况。

（三）用 −12D.00DS 球镜作为目镜进行伽利略望远系统实训

实训准备：将原先 −20.00DS 球镜换为 −12.00DS，并置于刻度尺 0 位。

1. 在目镜前置入 +6.00DS 球镜作为物镜，然后改变镜间距，直到看到一个正立放大的像，并记录镜间距（物镜与目镜之间的距离）。

2. 在目镜前置入 +4.00DS 球镜作为物镜，然后改变镜间距，直到看到一个正立放大的像，并记录镜间距（物镜与目镜之间的距离）。

3. 在目镜前置入 +3.00DS 球镜作为物镜，然后改变镜间距，直到看到一个正立放大的

像，并记录镜间距（物镜与目镜之间的距离）。

注：按实训顺序记录焦距及像大小的变化情况。

（四）用+20.00DS 球镜作为目镜进行开普勒望远系统实训

实训准备：实训开始前在0刻度位的插槽内插入+20D.00DS 球镜，作为开普勒系统的目镜。

1．在目镜前置入+10.00DS 球镜作为物镜，然后改变镜间距，直到看到一个倒立放大的像，并记录镜间距（物镜与目镜之间的距离）。

2．在目镜前置入+6.75DS 球镜作为物镜，然后改变镜间距，直到看到一个倒立放大的像，并记录镜间距（物镜与目镜之间的距离）。

3．在目镜前置入+5.00DS 球镜作为物镜，然后改变镜间距，直到看到一个倒立放大的像，并记录镜间距（物镜与目镜之间的距离）。

注：按实训顺序记录焦距及像大小的变化情况。

（五）用+12.00DS 球镜作为目镜进行开普勒望远系统实训

实训准备：先将原先+20.00DS 球镜换为+12.00DS，并置于刻度尺0位。

1．在目镜前置入+6.00DS 球镜作为物镜，然后改变镜间距，直到看到一个倒立放大的像，并记录镜间距（物镜与目镜之间的距离）。

2．在目镜前置入+4.00DS 球镜作为物镜，然后改变镜间距，直到看到一个倒立放大的像，并记录镜间距（物镜与目镜之间的距离）。

3．在目镜前置入+3.00DS 球镜作为物镜，然后改变镜间距，直到看到一个倒立放大的像，并记录镜间距（物镜与目镜之间的距离）。

注：按实训顺序记录焦距及像大小的变化情况。

上述4个实训中，物镜可以用直径 Φ65mm 的正透镜替换，如不好固定，可采用手持于托架上，移动托架记录托架的位置刻度。

（六）人工远视状态模拟伽利略系统

实训准备：戴上试镜架，按个人习惯遮盖单眼，并在未遮盖眼前试镜架上置入一标准镜片箱中的负球镜片，其焦量所形成的人工远视度数与实训者的实际屈光度相加后相当于+12.00DS 的远视。如实训者的屈光度为 −5.00DS，则需要使用标准镜片箱中 −17.00DS 的标准镜片才能使该实训者变为+12D 的人工远视状态；如实训者的屈光度为+2.00DS，仅需使用标准镜片箱中 −10D 的标准镜片即可让实训者成为+12.00DS 的人工远视状态。

1．手持+6.00DS 球镜作为物镜，然后改变手与试镜架的间距，直到看到一个正立放大的清晰像，并记录镜间距（物镜与目镜之间的距离）。

2．手持+4.00DS 球镜作为物镜，然后改变手与试镜架的间距，直到看到一个正立放大的清晰像，并记录镜间距（物镜与目镜之间的距离）。

3．手持+3.00DS 球镜作为物镜，然后改变手与试镜架的间距，直到看到一个正立放大的清晰像，并记录镜间距（物镜与目镜之间的距离）。

注：按实训顺序记录焦距及像大小的变化情况。手持作为物镜用的正球镜片，最好使用 $\Phi$65mm 直径的正镜片，大直径的镜片可以扩大可视范围，也可采用标准镜片箱中镜片。

（七）人工近视状态模拟开普勒系统

屈光不正的矫正就是为了得到清晰的影像，常规的矫正方式为近视用负镜片矫正，而远视用正镜片矫正。近视眼得到清晰像的方式有两种，除了在眼前加适当屈光度的负镜片外，也可以在眼前一定距离加正镜片。负镜片与近视眼形成了一个伽利略望远系统，而正镜片与近视眼形成的是一个开普勒望远系统。由于伽利略系统的镜间距为物镜像方焦距与目镜物方焦距的差，而开普勒系统镜间距为物镜像方焦距与目镜物方焦距之和，所以在相同倍率下开普勒系统的镜间距一定大于伽利略系统，且一定存在较大的镜间距，而伽利略系统的镜间距可以小到0。此外，伽利略系统成正立的像，而开普勒系统成倒立的像。由此可见，仅仅从获得清晰像这个角度出发，近视眼的矫正可以用负镜片也可以用正镜片，但用正镜片矫正时矫正眼镜与眼睛的距离太大，且成倒像，因此，在近视眼矫正中，不适用开普勒系统的原理，使得伽利略系统工作原理是一个最佳的选择，但问题就是患者看到像的大小和距离感与镜片到眼镜的距离相关。

实训准备：先将原先标准镜片由 −12.00DS 换为 +12.00DS 球镜，并置于试镜架上。

1. 手持 +6.00DS 球镜作为物镜，然后改变手与试镜架的间距，直到看到一个倒立放大的清晰像，并记录镜间距（物镜与目镜之间的距离）。

2. 手持 +4.00DS 球镜作为物镜，然后改变手与试镜架的间距，直到看到一个倒立放大的清晰像，并记录镜间距（物镜与目镜之间的距离）。

3. 手持 +3.00DS 球镜作为物镜，然后改变手与试镜架的间距，直到看到一个倒立放大的清晰像，并记录镜间距（物镜与目镜之间的距离）。

注：按实训顺序记录焦距及像大小的变化情况。手持作为物镜的球镜片最好使用 Φ65mm 直径的正镜片，这样的好处是可视范围更大，也可采用标准镜片箱中镜片。

**四、注意事项**

1. 实训时尽量保持两镜片共轴。

2. 镜间距调整时由近至远直至看到清晰放大的影像。

3. 如果实训对象为远视者，且远视屈光度大于 +3.00DS 者，可以依据在裸眼下进行模拟伽利略系统的实训。如实训者远视屈光度为 +6.00DS，则在眼前 33cm 处放置一个 +2.00DS 的正镜片，就会看到一个放大3倍且正立的像，此时为伽利略系统成像特点。（可参见图 7-5-9）

4. 如果实训者为屈光度较高的近视者，可在裸眼前放置一个正球镜，则实训者会看到一个倒立的放大的像，此时形成一个开普勒系统。例如实训者的近视屈光度为 −8D，在其眼前 37.5cm 处放置一个 +4D 的球镜片，则实训者会看到一个倒立且放大两倍的像，为开普勒系统的成像特点。（可参见图 7-5-9，只需将图中负透镜想象成正透镜即可）

5. 模拟人工近视或人工远视的标准镜片可用隐形眼镜替代，这样可以更好地模拟屈光不正的情况。

**五、实训记录报告**

姓名＿＿＿＿＿＿学号＿＿＿＿＿＿实训日期＿＿＿＿＿＿指导教师＿＿＿＿＿＿

**表 10-1-1　实训记录报告（望远系统眼镜放大率关系）**

| 目镜焦量 | 物镜焦量 | 系统类型 | 倍率 | 镜间距 | 视野 | 像的方向 |
|---|---|---|---|---|---|---|
| −20DS | +10DS | | | | | |
| | +6.75DS | | | | | |
| | +5DS | | | | | |
| +20DS | +10DS | | | | | |
| | +6.75DS | | | | | |
| | +5DS | | | | | |
| −12DS | +6DS | | | | | |
| | +4DS | | | | | |
| | +3DS | | | | | |
| +12DS | +6DS | | | | | |
| | +4DS | | | | | |
| | +3DS | | | | | |

| 实际屈光不正度 | −20DS | +20SD | −12DS | +12DD |
|---|---|---|---|---|
| 12mm 眼镜屈光度 | | | | |

表 10-1-1 填写说明：系统类型填写伽利略或开普勒；镜间距按实际光具座上测量结果填写；倍率计算公式参见项目 7.5 中式（7-5-1）；视野按实际观测到的填写大、中、小即可；像的方向就写正立或倒立。

表 10-1-2　镜间距对照表

| 目镜焦量 | 物镜焦量 | 镜间距 | | |
|---|---|---|---|---|
| | | 实测 | 物镜目镜焦距计算 | 有效镜度公式计算 |
| −12DS | +6DS | | | |
| | +4DS | | | |
| | +3DS | | | |
| +12DS | +6DS | | | |
| | +4DS | | | |
| | +3DS | | | |

表 10-1-2 填写说明：镜间距的计算方式有两种，一种直接用系统物镜与目镜的焦距进行计算；另一种为利用有效镜度公式（隐形眼镜换算公式）进行计算。

1. 有效镜度公式为

$$D' = \frac{D}{1\quad dD} \tag{10-1-1}$$

在隐形眼镜换算中 $D'$ 为隐形眼镜屈光度，$D$ 为框架眼镜屈光度，$d$ 为后顶点距离。在计算伽利略望远系统时，$D'$ 为物镜焦量，$D$ 为目镜焦量，$d$ 为镜间距。

2. 利用伽利略系统物镜目镜焦距计算　图 10-1-6 为伽利略系统镜间距示意图，可见伽利略系统的镜间距为物镜的像方焦距减去目镜的物方焦距用公式表示为：

$$d=f'_1-f_2 \tag{10-1-2}$$

3. 开普勒系统镜间距　图 10-1-7 为开普勒系统镜间距示意图，可见开普勒系统的镜间距为物镜像方焦距加上目镜物方像方焦距之和，用公式表示为：

$$d=f'_1+f_2 \tag{10-1-3}$$

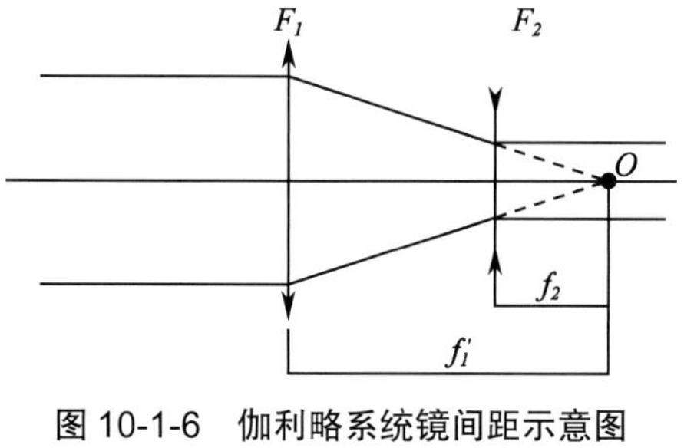

图 10-1-6　伽利略系统镜间距示意图

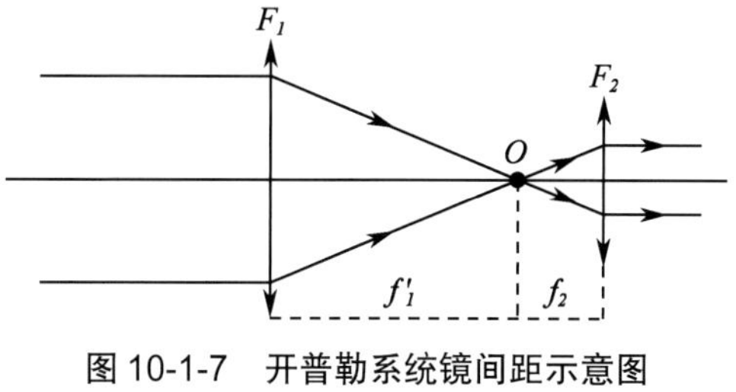

图 10-1-7　开普勒系统镜间距示意图

由于框架眼镜与人眼间形成的是伽利略系统，眼镜放大率与该系统有关，而开普勒系统的相关知识作为望远系统的一种形式需加以了解，本实训不将该系统作为重点，但需了解其结构特性与镜间距的计算方法。有效镜度公式不适合开普勒系统镜间距计算。

## 六、实训考核评分标准

表 10-1-3　实训考核评分标准（伽利略望远系统与放大率的关系）

| 序号 | 考核内容 | 配分 | 评分标准 | 扣分 | 得分 |
|---|---|---|---|---|---|
| 1 | 表 10-1-1 | 64 | 每空 1 分 | | |
| 2 | 表 10-1-2 | 36 | 每空 2 分 | | |
| | 合计 | 100 | | | |

评分人：　　　　　　　　　　　　　　　　　　　　　　　　　年　月　日

### 10.1.2　眼镜的棱镜效应

【相关拓展知识】

眼镜配戴者无论是眼球的运动、头部的运动还是身体的运动，都可能在各种运动中导致棱镜效应的发生，引起影像的运动。可以将这样的运动比作是在运行的火车上正对着火车的运行方向或背对着火车的运行方向，正对着火车的运行方向时，可以看成影像是顺动状态；而背对着火车的运行方向则可以看成是逆动状态。有经验的人一定知道，背对着火车的运行方向更容易导致晕车及不适症状的发生。所以远视产生的逆动影像比近视产生的顺动影像更难适应，这就是远视眼配镜不适比例高于近视眼的一个主要原因。

而平衡系统有问题的人即使正对着火车的运行方向，快速移动的影像也容易导致晕车的发生。因此，晕车人群发生配镜不适的比例大大高于正常人群。晕车者经常会说头晕，而头晕主要发生在配戴者运动或头部转动的过程中。此时只要让配戴者停下来，头部也保持静止状态，头晕的症状即可完全消失。因此，晕车人的典型症状是转头或运动过程中发生头晕，而静止状态下症状完全消失。

正球面透镜是由底相对的大小不同的三棱镜旋转所组成；负球面透镜是由顶相对的大小不同的三棱镜旋转所组成。同一镜片，离光心不同半径上的棱镜效应不同。在相同半径情况下，屈光度越高，棱镜效应越明显。因此，高度屈光不正者相对于轻中度屈光不正者而言，更易由于棱镜效应导致的影动引发不适。减小棱镜效应最有效的方式就是尽量减小镜片周边区域的棱镜效应。具体方法有减小后顶点距离、选择框径尺寸小的镜架、合理的调整镜面角、对于一些特殊顾客可以选择配戴隐形眼镜等。事实上，除非晕车严重的人，否则由棱镜效应导致的配镜不适，只要配戴者坚持配戴很短的时间，症状即可消失，尤其是孩子，可以在短短的几分钟之内完全适应。而对于不易适应人群，由于静止时不会有不适，则可采用先静后动，先室内后室外的适应方式。

【实训内容】

**一、实训目的**

1. 掌握棱镜的光学与成像特性。
2. 了解不同特性透镜棱镜效应产生的原因与特征。
3. 明白棱镜效应与配镜不适之间的关系。
4. 能够通过实训掌握发现与处理由此产生的配镜不适。

**二、实训准备**

1. 光学实训室。
2. 光具座一套（含透镜）棱镜。
3. +5.00DS，+10.00DS、−5.00DS、−10.00DS 球镜片各一只，也可使用标准镜片箱中镜片。$5^{\triangle}$、$10^{\triangle}$的棱镜片各一只。
4. 激光笔、尺子不小于 30cm，最好是纸质可以直接贴附于投射屏面上。投射屏正中贴上一个中间有实心圆点的十字线视标。该视标可以用电脑自制并打印出来，十字的下端对齐下方直尺的中间刻度（图 10-1-8）。

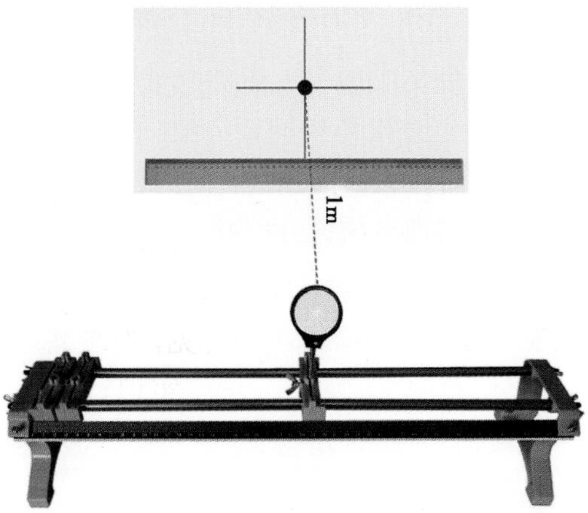


图 10-1-8　光具座安装

## 三、操作步骤

（一）准备工作

在投射屏面上制作一个正十字，将其贴附于尺子上，将光具座横向放置与投射屏前 1m 距离上的正中位置，并再将激光笔安装固定妥当。

（二）了解单纯棱镜特点

1. 观察外观　通过观察外观知道单纯棱镜的结构，知道如何识别棱镜的基底与尖端。

2. 观察棱镜像的位移特征，识别棱镜的尖端和基底方向　手持棱镜片，放置在眼前并对准投射屏上十字中心的圆点。

如图 10-1-9 中 a 图，将棱镜厚端放置在右侧，对准十字中心的黑色圆点，此时看到像经过棱镜后发生了偏移，圆点与十字线的竖线向左侧即棱镜的顶端垂直位移了一定距离。而如果棱镜的底向在斜向方向，如图 10-1-9 中 b 基底方向为右上，则原先十字中心点向棱镜的尖端方向，即左下方移动，十字线只是斜向平移，竖线与横线仍然与原十字保持水平。实训时，可以在 360° 方向上旋转棱镜底向，观察像偏移量的变化。

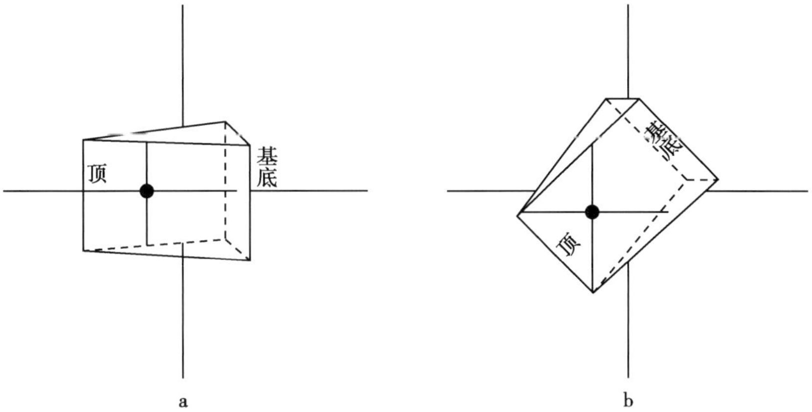


图 10-1-9　棱镜移像

3. 测量棱镜偏移量［视频 10.1.2（1）］　先将激光笔光束调整到尺子的中间刻度上，图 10-1-10 直尺的长度为 50cm，激光笔位置应对在直尺 25cm 处，且投射光束也正好投射到直尺 25cm 处。接着将棱镜片基底置于水平方向，并安置到光具座上。打开激光笔让光束垂直穿过棱镜片投射到直尺上，此时激光笔的光束将会由原来 25cm 刻度处向棱镜的基底方向偏移，记录下此时激光束在直尺上的对应刻度值。然后将棱镜片在光具座上左右平移，观察并记录激光束在直尺上留下的光斑位置是否存在位移。

10.1.2（1）

视频 10.1.2（1）测量棱镜偏移量

分别观察并测量 5△和 10△度棱镜片的位移量和位移数据，并记录下来。实训过程中，可将棱镜的底向反转 180°，即基底向左或向右方进行观察和测量。

图 10-1-10 为棱镜光学原理实训示意图，图中棱镜基底向右。实训开始前先调整好激光笔的位置和投射位置，激光束未经过棱镜时沿红色虚线投射在十字线下端对应直尺的中间刻度上（本实训所用直尺中间刻度为 25cm）。图中可见，当激光束经过棱镜后向底端发生偏移。实训过程中移动棱镜时，推动图中红色箭头所指的可滑动插槽，左右移动，同时观察直尺上光斑是否发生移动。

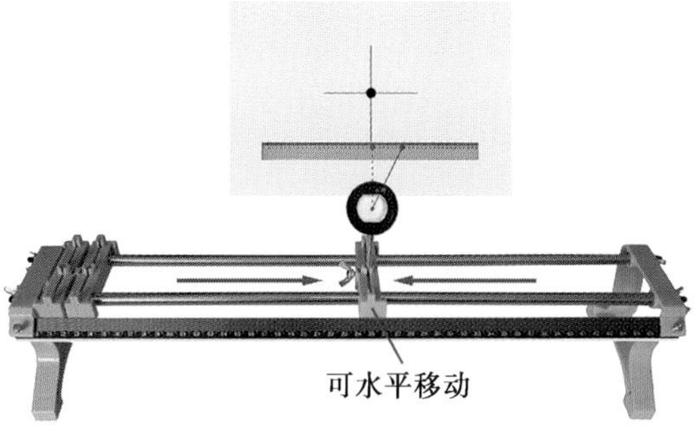


图 10-1-10　棱镜光学原理

视频 10.1.2（2）正透镜棱镜效应

（三）了解正透镜的棱镜效应［视频 10.1.2（2）］

1. 观察外观　观察镜片边缘与中心厚度，并且对比普通三棱镜表面与正球镜表面的不同。通过观察镜片形状与厚度确认棱镜效应的基底方向与顶端方向。预测光线经过正球镜不同位置后的偏斜方向与位移量的大小；预测通过正球镜不同位置看到像的位置及位移量的大小。

2. 观察正透镜成像特性（选用 +10D 正透镜）　①将一近阅读物或近目标置于正球镜的焦距内，保持眼与透镜的一定距离，观察并记录像的大小、成像方向和水平移动正透镜时的影动方向；②将正透镜紧靠眼睛，在正透镜焦距内不断调整目标和正透镜的位置关系，观察并记录像的清晰度、大小、与视域的变化；③将投射屏或其他远目标置于正球镜的焦距外，眼与正透镜的距离需大于正透镜焦距，观察并记录像的大小；④目标仍保持在正透镜焦距以外，将正透镜逐渐靠近眼睛，观察并记录不同距离上像的清晰度、大小、成像方向和水平移动正透镜时的影动方向。

注：视觉像移操作中正透镜离眼的距离不能超过透镜的焦距。光线在像方焦距内不相交，当人眼位于出射光线相交点以后，观察到的现象就将与人眼在像方焦距内观察到的现象相反。这就是视觉像移法中“透镜与人眼的距离不得超过透镜焦距”的原因，只要保证人眼位于透镜焦距内，就可以保证同一性质的透镜不会出现相反的视觉像移现象。

3. 正透镜棱镜效应实训　测量并标记正镜片的光学中心，并将标注好光学中心的镜片置于光具座上。

图 10-1-11 中正透镜上有用焦度计测量完光学中心后打印的三个点，这三个点作为后续实训的三个基准点。激光笔调整好位置后，在不经过正透镜时应能准确投射在直尺的中心刻度位置。

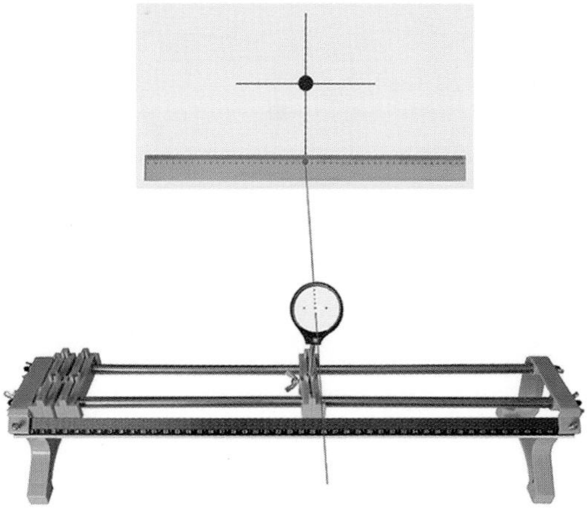

图 10-1-11　光学中心无棱镜效应

①将正透镜置于插槽，调整正透镜高度与水平位置，使得激光笔的光线通过正透镜光学中心后（让激光笔光线穿过光学中心点），仍应该能够保持在直尺的中心刻度位置不变，如图 10-1-11 中显示；②分别水平向左和向右移动镜片，使得光学中心右侧和左侧的点分别通过激光笔的光路，观察并记录光线经过这两点后的偏移方向及偏移量；③更换不同焦量的正球镜，观察、测量并记录结果。

视频 10.1.2（3）负透镜棱镜效应

4. 负透镜棱镜效应实训［视频 10.1.2（3）］　测量并标记负透镜片的光学中心，并将标注好光学中心的镜片置于光具座上。

①在前面实训位置不变的情况下将正透镜换成负透镜，并调整好负透镜的高度与水平位置，使得激光笔的光线通过透镜光学中心后（让激光笔光线穿过光学中心点），仍应该能够保持在直尺的中心刻度位置不变，如图 10-1-11 中显示；②分别水平向左和向右移动镜片，使得光学中心右侧和左侧的点分别在激光笔的光路上，观察并记录光线经过这两点后的偏移方向及偏移量；③更换不同焦量的负球镜，观察、测量并记录结果。

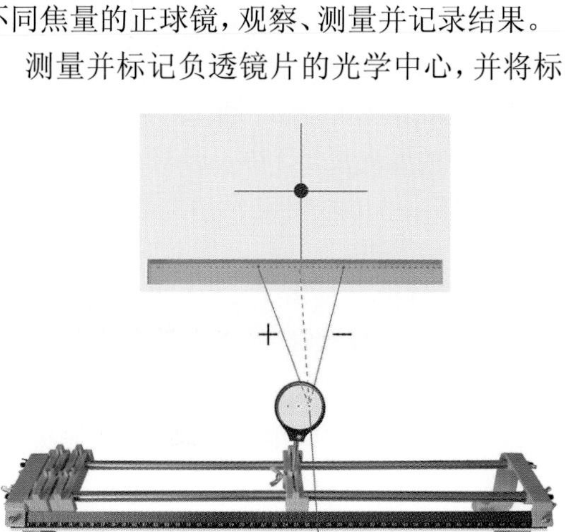


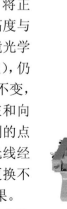

图 10-1-12　球镜棱镜效应

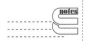

图 10-1-12 为正负透镜棱镜效应光路

图，经过透镜后的两条红色实线分别标有“+”“-”号，为光线经过正、负透镜光学中心点右侧标记点出射后由棱镜效应导致光线偏折方向。

**四、注意事项**

1. 在球镜棱镜效应实训中，球镜片一定要在焦度计上标记三个点，并且三点水平放置。光心点与其左右两个点等距，可以利用其间距离关系，确定棱镜效应测量与计算值之间是否相符。

2. 实训过程中不要移动光源，而是移动镜片，移动过程中必须保持光具座位置稳定。

3. 光具座上透镜与投射屏上直尺筒的距离间隔 1m 的目的是便于测量与计算之间进行对比。理论上 $1^{\triangle}$在 1m 上的位移量为 1cm，这样的距离设计便于测量与计算之间的对照。

**五、实训记录报告**

姓名____________学号____________实训日期____________指导教师____________

**表 10-1-4 单纯棱镜实训记录报告**

| 棱镜度 | 影像偏移 | 光线偏移方向 | 测量偏移量(mm) | 理论偏移量(mm) |
|---|---|---|---|---|
| $5^{\Delta}$ | | | | |
| $10^{\Delta}$ | | | | |

表 10-1-4 填写说明：

1. 测量偏移量是指光线未经过棱镜片和经过棱镜片发生偏离后在 1m 处的水平方向上的偏移量差值。

2. 理论偏移量是指按照棱镜片上标称值计算得到的偏移量。

**表 10-1-5 棱镜效应实训记录报告**

| | +5DS | +10DS | -5DS | -10DS |
|---|---|---|---|---|
| 棱镜效应底向 | | | | |
| 影像偏移防线 | | | | |
| 光线偏移方向 | | | | |
| 影动特征 | | | | |
| 测量偏移量(mm) | | | | |
| 测量棱镜效应值 | | | | |
| 理论棱镜效应值 | | | | |
| 理论偏差量(mm) | | | | |
| 镜片光学中心点距离左右两侧标记点间距离________mm。 | | | | |

表 10-1-5 填写说明：

1. 填表前先将表下方镜片两侧标记点距光学中心距离测量并填写好，测量和计算光线偏移量和棱镜效应度都是以光学中心左右两侧标记点在光路上时为基准。

2. 棱镜效应底向是指正、负球镜以光学中心还是镜片边缘为底向。

3. 由于左右两侧标记点到光学中心距离相同，因此，在记录测量和计算值时只需填写一个值即可。

4. 测量棱镜效应度是指利用测量到的 1m 处激光束的偏离距离，计算棱镜效应度。

5. 理论棱镜效应度是指测量到的按照标记点到光学中心距离计算出来的棱镜效应度。

6. 理论偏移量是指计算值与实训测量值之间的差值。

notes

### 六、实训考核评分标准

表 10-1-6　实训考核评分标准（眼镜的棱镜效应）

| 序号 | 考核内容 | 配分 | 评分标准 | 扣分 | 得分 |
|---|---|---|---|---|---|
| 1 | 表 10-1-4 | 16 | 每空 2 分 | | |
| 2 | 表 10-1-5 | 64 | 每空 2 分 | | |
| 3 | 操作熟练度 | 20 | 指导老师把握 | | |
| | 合计 | 100 | | | |

评分人：　　　　　　　　　　　　　　　　　　　　　　　　　　　　年　月　日

## 10.1.3　像散与散光

### 【相关拓展知识】

很多人对配戴框架眼镜有一个误解，认为镜片越大视野越大，且眼睛无论转向镜片的任何一个角度看出去都应该清楚。然而事实并非如此，这是因为光学像差中的像散存在所致。

经常有人抱怨新眼镜看远不清楚但看近清晰舒适、看近不清楚但远用正常，有人抱怨从镜片的周边看不清楚或两眼向某个方向转动时，一只清楚一只模糊。实际上这些就是像散导致的典型视觉特征。

然而，很多人并不能将像差中的像散与屈光不正中的散光区分开，首先应了解一下像差中的像散与屈光不正中散光的区别，这里通过了解像散光锥与散光光锥的不同来认识它们之间的差异。

### 一、史氏光锥的成像特性

视频 10.1.3（1）史氏光锥

屈光不正中的散光所形成的为史氏光锥，其形成的原因是当平行光线垂直入射环曲面透镜后各个子午线上的会聚度不同而产生。当平行光束垂直入射环曲面透镜后，强弱两个相互垂直方向子午线的聚散度不同会形成先后两条相互垂直的直焦线，在前后焦线间会有一个正圆的最小弥散圈［视频 10.1.3（1）］。

图 10-1-13 中 a 图为球面透镜的成像，其为焦点；b 为散光形成的史氏光锥，图中 2 和 4 是相互垂直的前后焦线位置，图中前焦线为横焦线，后焦线为垂直焦线；前后焦线间 3 为最

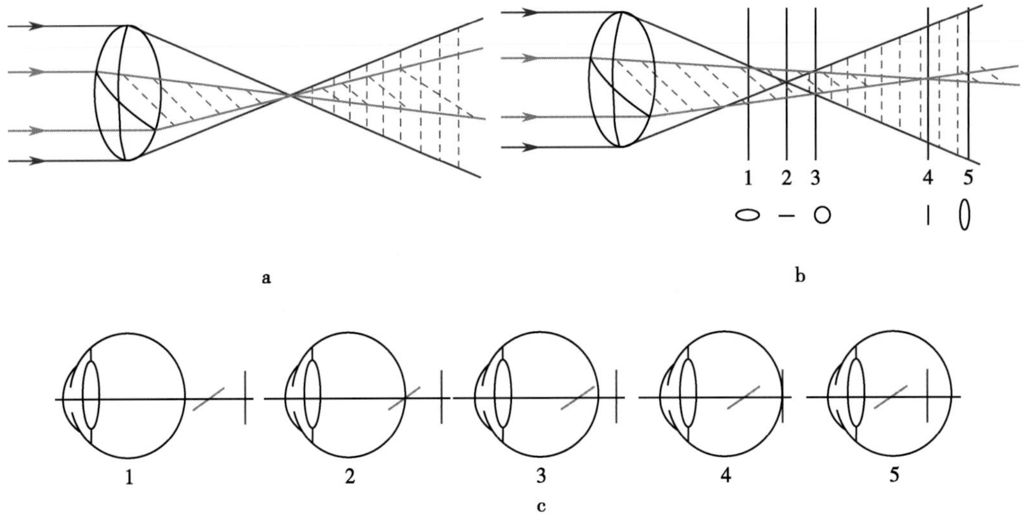


图 10-1-13　史氏光锥与散光分类

a. 球面透镜的成像图　b. 史氏光锥的形成图　c. 人眼散光类型示意图

小弥散圈，最小弥散圈为正圆。而 c 图为前后焦线与视网膜的位置关系，散光的分类与此有关：图中 1 前后焦线均在视网膜后，为复性远视远散；2 中前焦线在视网膜上，为单纯远视散光；3 中前后焦线分别在视网膜前后，是混散特征；4 中的后焦线在视网膜上，为单纯近视散光；5 中的前后焦线都在视网膜前，为复性近视近散。

**二、像散光锥的成像特性**

像散光锥形成与史氏光锥的形成不同。首先，像散的形成是入射光线非垂直入射光学系统，而史氏光锥为垂直入射光学系统；其次，只要入射光线为斜向入射即可形成像散光锥，无论是球面还是环曲面都能产生像散，而史氏光锥的形成必定与环曲面相关［视频 10.1.3（2）］。

视频 10.1.3（2）像散

史氏光锥与像散光锥在成像上也存在差异。

图 10-1-14 为史氏光锥和像散光锥各位置的成像差异的拍摄照片。图中 a 为前焦线的差异：左侧的竖线为史氏光锥前焦线，右侧为像散光锥前焦线；b 图中正圆为史氏光锥最小弥散圈，而像散光锥则不是正圆；c 图为后焦线的对比：左侧的横线为史氏光锥中的后焦线，右侧为像散时的后焦线。

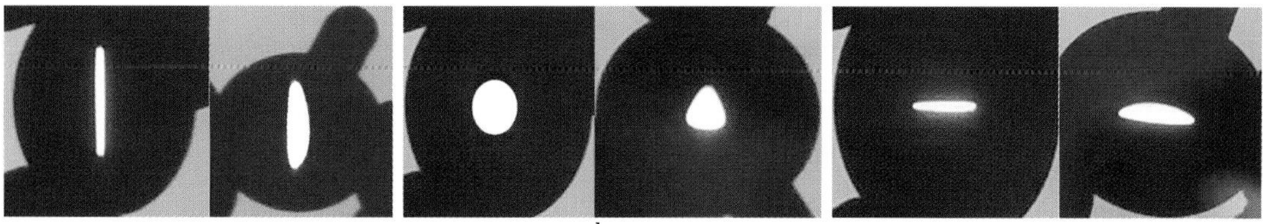

a　　b　　c

图 10-1-14　史氏光锥与像散光锥对比

a. 前焦线形状　b. 光锥中间成像形状　c. 后焦线形状

## 【实训内容】

**一、实训目的**

1. 了解散光与像散的差异。
2. 熟悉散光分类与史氏光锥的关系。
3. 了解像散形成的原因。
4. 通过实训观察史氏光锥与像散光锥的成像特性，并了解它们之间的差异。
5. 清楚框架眼镜像散对成像质量及配镜舒适度的影响。

**二、实训准备**

1. 光学实训室。
2. 光具座一套（含透镜）。
3. +5.00DS、+5.00DC 单纯柱镜片、+5.00DS/+5.00DC 远视远散片各一只。上述镜片可使用标准镜片箱中球柱镜片进行组合使用。标准镜片箱、试镜架或实训者自己的矫正眼镜、远用和近用散光板。
4. 投影仪或聚光电筒。

**三、操作步骤**

（一）准备工作

准备好光具座，将光具座上的刻度尺安装好，将光具座上一个可移动卡槽放置在标尺 0 刻度位，并在其中插入成像屏。在间隔光具座一定位置上安装好光源，光源打开后，光源中心应在成像屏正中。在屏和光源之间放置试验用透镜（图 10-1-15）。

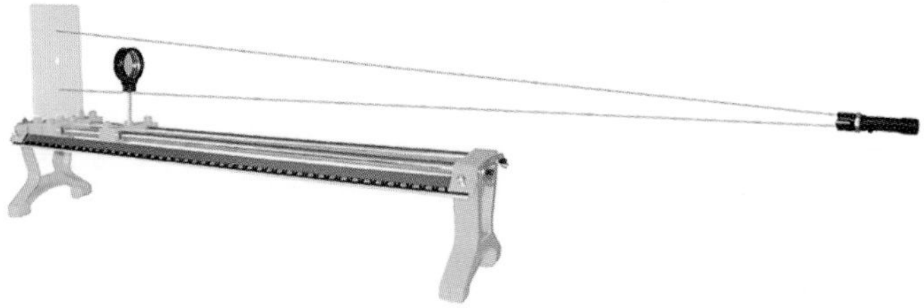

图 10-1-15 像散实训光具座安装

（二）了解球面透镜光学成像特点

1. 将 +5.00DS 球镜片插入光具座上可移动插槽，并固定好，透镜平面应与成像屏平行，透镜的光学中心与光线的运行方向垂直，并打开光源。调整光具座上 +5.00DS 球镜与成像屏之间的距离直至投射出的光线在成像屏上会聚。记录此时屏与透镜之间的距离及成像特点（图 10-1-16）。

2. 将 +5.00DC 柱镜片轴向置于水平方向插入光具座上可移动插槽，并固定好，调整光具座上 +5.00DC 柱镜与成像屏之间的距离直至投射出的光线通过透镜后在成像屏上会聚。记录此时屏与透镜之间的距离及成像特点（图 10-1-17）。

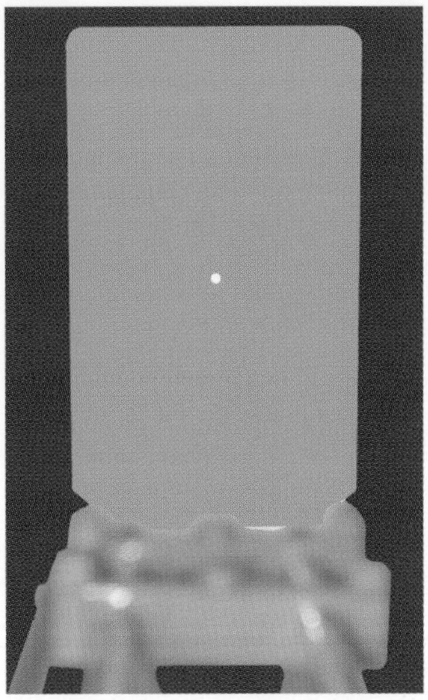

图 10-1-16 正球镜成焦点

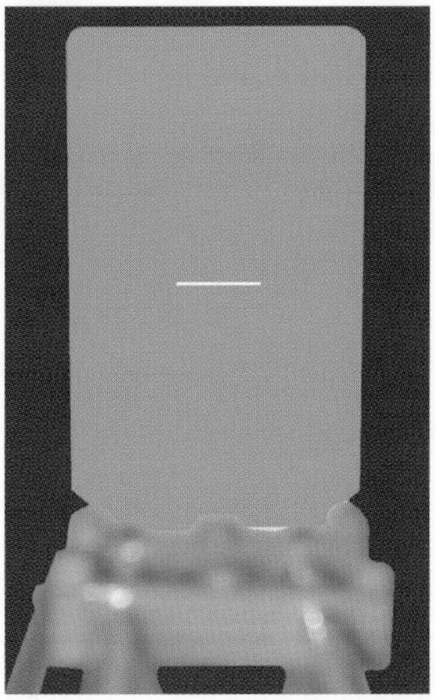

图 10-1-17 水平轴正柱镜成横焦线

3. 将 +5.00DS/+5.00DC 球柱联合镜片轴向放置在水平方向上插入光具座上可移动插槽，并固定好，调整光具座上球柱联合镜片与成像屏之间的距离（由远至近），直至投射出的光线通过透镜后在成像屏上会聚，并依次出现第一焦线（远焦线）、最小弥散圈和第二焦线（近焦线）（图 10-1-18）。记录这个过程，分别测量并记录第一焦线、最小弥散圈和第二焦线时，球柱联合镜片与成像屏之间的距离，以及这个过程中屏上成像的变化情况。

4. 以成像屏为视网膜，对应理解透镜距成像屏不同距离时，前后焦线的位置，以及对应的散光特性。

（三）像散光学实训

1. 将 +5.00DS 球镜片植入光具座可移动插槽中，打开光源并移动镜片直至镜片在成像屏上形成焦点（图 10-1-19）。

2. 将 +5.00DS 球镜片水平旋转一定角度，使正球镜片与成像屏之间形成一个夹角。光线运行方向仍然与成像屏垂直，但却是斜向入射 +5.00DS 的球镜片，并将镜片固定好。旋转镜片过程中，观察原先焦点的变化情况。

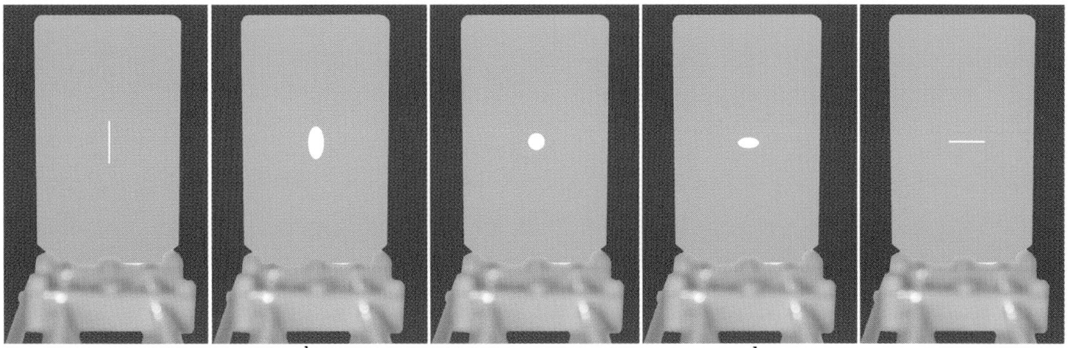


图 10-1-18　史氏光锥成像变化过程

a. 远竖焦线　b. 远竖椭圆　c. 最小弥散圈　d. 近横椭圆　e. 近横焦线

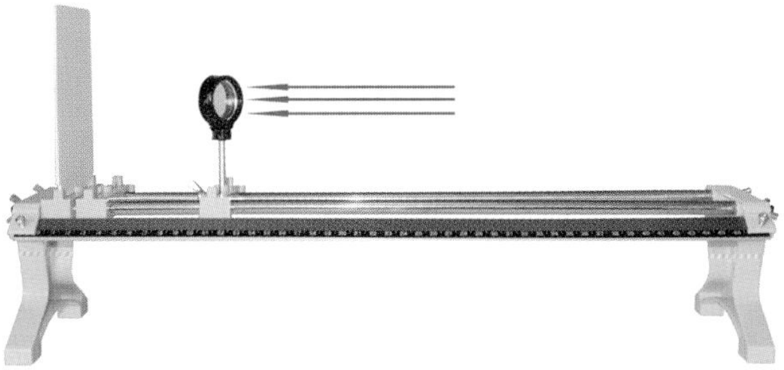

图 10-1-19　像散球镜转角示意图

调整镜片与成像屏之间的距离直至出现类似第一焦线、类似最小弥散圈和类似第二焦线的三个位置。测量并记录这三个位置时屏与透镜间的距离；描述这三个位置成像与史氏光锥成像的差异（图 10-1-20）。

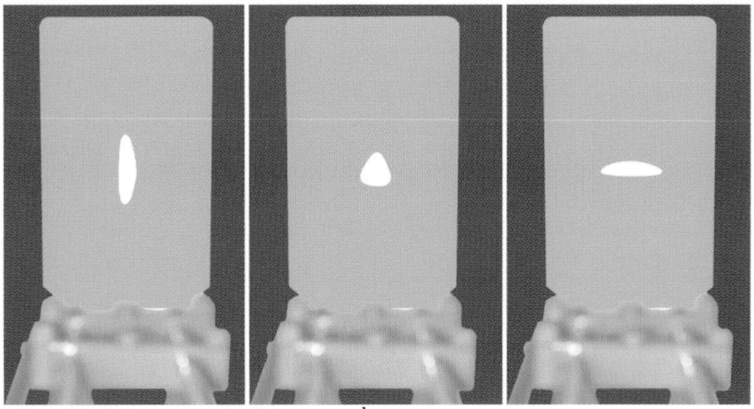


图 10-1-20　像散成像示意图

a. 类似远焦线　b. 类似最小弥散圈　c. 类似后焦线

（四）像散对视觉质量的影响

1. 大前倾角实训　配戴眼镜者观察散光板确认散光矫正无误后，将矫正眼镜的前倾角逐渐加大，观察远用散光板，并记录散光板上线条的变化情况。前倾角最大可以加大到几乎与脸垂直的状态。然后手持近用散光板，在头位维持远用头位不动的情况下，不断上下改变近用散光板的高度，在保持大倾斜角的状态下，再观察近散光板上线条变化的情况，并做好记录。无矫正眼镜者可用标准镜片箱中的正负透镜在试镜架上模拟实训。

2．无前倾角或前倾角外翻实训　将矫正眼镜或眼前镜片平面与脸平行或者外翻一定角度放置，先观察远用散光板记录观察到的情况；然后在头位保持看远状态下，将手中近散光板上下移动观察其中线条清晰度的变化情况，并记录。

3．鼻侧颞侧观察实训　在正常配戴矫正眼镜或配戴试镜架的状态下，手持近散光板在头位不变的情况下，将散光板移向右侧直至眼睛注视到镜片的边缘位置，并交替闭上左、右眼，观察散光板上线条清晰度变化情况；然后再将近用散光板移至左侧，重复上述过程，并记录变化情况。

**四、注意事项**

1．在像散对视觉质量影响实训过程中，每个环节在观察完散光板后可以同时体会各个方向上舒适度、清晰度以及像的形状的变化情况，并记录。快速变化前倾角或视角时的舒适度、清晰度与相对形状变化可能会更加明显。

2．像散对视觉质量影响可以采用手持标准镜片箱中负球镜片观察散光板以及其他目标的方式。

3．用球镜片进行像散实训时，不宜使用大焦量镜片，因为其过度变形的像斑反而会影响观察，但可以使用不同焦量的镜片进行对比观测像散的差异。

4．单纯柱镜只会存在一条焦线，因此要想观测史氏光锥上各位置的成像特性只能使用远视远散镜片。观测时由远至近观测光斑变化的整个过程。

5．像散的观测一定使用单纯球镜片。

**五、实训记录报告**

姓名____________学号____________实训日期____________指导教师____________

**表 10-1-7　像散与散光实训记录报告**

<table>
<tr><td colspan="3">+5.00DS 单纯球镜</td><td colspan="4">+5.00DC 单纯柱镜（水平轴向）</td></tr>
<tr><td>成像特性</td><td colspan="2">焦距</td><td colspan="2">成像特性</td><td colspan="2">焦距</td></tr>
<tr><td rowspan="2"></td><td>实测</td><td>计算</td><td colspan="2" rowspan="2"></td><td>实测</td><td>计算</td></tr>
<tr><td></td><td></td><td></td><td></td></tr>
<tr><td colspan="7">+5.00DS/+5.00DC 球柱联合（水平轴向）</td></tr>
<tr><td>成像特性</td><td colspan="2">远焦线焦距</td><td colspan="2">最小弥散圈焦距</td><td colspan="2">近焦线焦距</td></tr>
<tr><td rowspan="2"></td><td>实测</td><td>计算</td><td>实测</td><td>计算</td><td>实测</td><td>计算</td></tr>
<tr><td></td><td></td><td></td><td></td><td></td><td></td></tr>
<tr><td colspan="7">+5.00DS 球镜像散</td></tr>
<tr><td>成像特性</td><td colspan="2">类似前焦线</td><td colspan="2">类似最小弥散圈</td><td colspan="2">类似后焦线</td></tr>
<tr><td rowspan="2"></td><td>形状</td><td>焦距</td><td>形状</td><td>焦距</td><td>形状</td><td>焦距</td></tr>
<tr><td></td><td></td><td></td><td></td><td></td><td></td></tr>
</table>

表 10-1-7 填写说明：

1．像散实训中，三个聚焦位由于计算难度大不做计算，只需在焦距栏填写最佳位置的实测距离即可。

2．成像特性就是指在屏幕上各位置的聚焦形状，可以使用焦点、横焦线，竖焦线、史氏光锥，不对称类似史氏光锥来描述。

**表 10-1-8　人眼散光类型**

| 成像特征 | 远焦线在屏前 | 远焦线在屏上 | 最小弥散圈在屏上 | 近焦线在屏上 | 近焦线在屏后 |
|---|---|---|---|---|---|
| 散光分类 | | | | | |

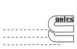

表10-1-8填写说明：该表实际上就是将正、负球镜做史氏光锥实训中的屏当做人眼视网膜，根据前后焦线与屏的位置关系确定散光分类。

六、实训考核评分标准

表10-1-9　实训考核评分标准（像散与散光）

| 序号 | 考核内容 | 配分 | 评分标准 | 扣分 | 得分 |
|---|---|---|---|---|---|
| 1 | 表10-1-7 | 60 | 每空3分 | | |
| 2 | 表10-1-8 | 20 | 每空4分 | | |
| 3 | 操作分 | 20 | 指导老师掌握 | | |
| | 合计 | 100 | | | |

评分人：　　　　　　　　　　　　　　　　　　　　　　　　　　年　月　日

## 10.2　镜架调校与配镜不适之间的关系

### 【相关拓展知识】

精确的屈光矫正是清晰舒适的基础。然而，有时候即使验光的精确度和内容足以满足检查需求，却依然存在配镜不适的问题。在排除了验光和配装的问题外，还有一个重要的因素，就是镜架的调整。镜架调整的好坏直接影响配镜的清晰度和舒适度。通常配装眼镜的镜架常出现：水平镜面角、镜面的垂直夹角、验配过程中后顶点距离不一致、前倾角、后顶点距离不等及两镜片与眼睛的对应高度不同等问题时，容易出现配镜不适。

由于镜架问题导致的配镜不适有多种原因：有时因为镜架的设计问题、有可能因为近用眼镜与远用眼镜对镜面角和前倾角的要求不同、有可能与配戴者的脸型有关，甚至与视觉系统和平衡系统之间的关系也有关联。实际上，目前很多配镜不适的投诉，通过相应的镜架调整就可以轻松地解决问题，掌握好镜架调整的技巧，能有效改善由此导致的配镜不适，可以避免由于配镜不适投诉而导致改光和更换镜片所带来的不利影响。

### 【实训内容】

一、实训目的

1. 知道如何判断像散与配镜不适之间的关系以及如何通过镜架调整解决由此产生的配镜不适。

2. 了解晕车者配镜不适的常见症状、确定方法以及镜架调整方式。

3. 能够针对配戴者的面部特征合理调整镜架。

4. 了解后顶点距离与配镜不符之间的关系，以及由此产生的配镜不适特征，掌握出现此类问题后镜架的调整方法。

5. 了解两侧后顶点距离不同会引起不等像，这是导致配镜不适的一个重要因素，而且隐蔽性极强易被忽视。

二、实训准备

1. 环境准备　视光实训室。

2. 用物准备　各种材质、尺寸和款型，且带有各种可以引起配镜不适症状的变形镜架。

3. 全套整形工具。

4. 带有相机功能的手机。

## 三、操作步骤

（一）检查并调整水平镜面角

由于人的两眼在脸的正前方，且眼轴基本是平行的，面部略微成弧形。因此，左右镜圈的主参考平面应该尽量处于同一个平面内或与脸的弧面相匹配。因此：两镜圈平面内，各自水平子午线连线的夹角应在170°～180°之间，该角称为水平镜面角。

图10-2-1中的夹角符合人脸部的曲线结构，以及双眼的生理特点。且通过光学中心观察正前方目标时，物体发出的平行光线可以以垂直或近乎垂直的角度通过镜片，角度偏差在5°以内。这个角度的眼镜，配戴的光学舒适性和生理舒适度都为最佳状态。倘若，这个角度过小或过大，则由于光学特性的改变，以及基本结构的变化，将导致配镜不适。尤其是当镜面角过大，或过小情况下，前方的平行光线并非垂直入射镜片，将导致像散现象的出现，引起配镜不适。

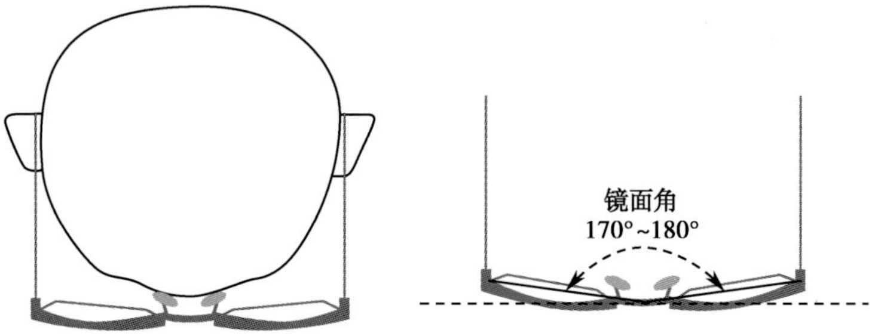


图10-2-1 镜面角示意图

图10-2-2中a图镜架的镜面角明显小于镜面角要求的170°的下限，而b图则超出了镜面角180°的上限，致使镜面角外翻。这将使得正前方的平行光线不能以垂直或接近垂直的角度入射。

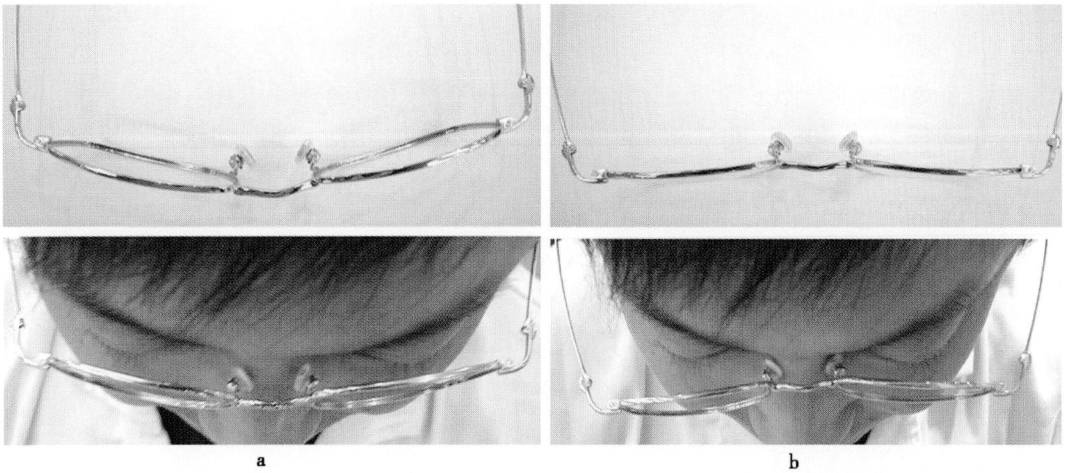

a　　b

图10-2-2 镜面角

a. 镜面角过小　b. 镜面角过大

1. 症状分析与原因查找

（1）配戴者抱怨看近不清楚或不舒服：此时需要了解被检者看远是否存在问题，如果看远没有问题而看近有问题则说明镜面角太小，类似图10-2-2中a图状态，配戴者看远时双眼与镜片的关系相对垂直，但看近时双眼内转使得和镜片的夹角增大，致使像散增加引起近用不适，看近不清的问题。

（2）配戴者抱怨看远不适或不清晰：此时则需要了解被检者看近是否正常且清晰，如果看近没有问题，则说明镜面角过大甚至外翻，如图 10-2-2 中 b 图所示，双眼看近内收时的视轴相对垂直于镜片，但看远时视轴与镜片的夹角加大，一方面导致了像散的增加产生不适与视远不清晰的问题；另一方面，这样的角度会让高屈光度配戴者感受到更多的棱镜效应，这也是由于镜面角过大或外翻引起视远不适的一个因素。

（3）经询问后，配戴者视远、近都不舒适，且配戴者配戴的是大基弯近视太阳镜或运动眼镜，则与其配戴的眼镜有关。因为太阳镜和运动眼镜更多的是考虑户外和运动需求，本身镜面角就小，在加之大基弯的影响，使得配戴者在看远时视轴与镜片就存在较大的夹角，由此产生的像散足以导致不适，看近时则夹角更大。事实上，大多数定制大基弯太阳镜与运动眼镜者，往往会抱怨配戴的舒适性差。如果配戴者配戴的是普通光学眼镜且镜面角没有异常，则考虑其他因素的影响。

2. 调整镜面角　调整镜面角时必须注意镜圈与鼻梁连接处焊点位置，避免调整过程中脱焊，必要时需辅助使用整形钳。由于镜腿张角会随着镜面角度调整而改变，因此镜面角调整完毕后，因再调整镜腿的张角，避免配戴过紧或者过松。

（二）检查并调整垂直镜面夹角

垂直镜面夹角是指，经过两镜圈平面内垂直子午线之间的夹角，可以理解为左右两边镜片与脸的前倾角不同，见图 10-2-3。

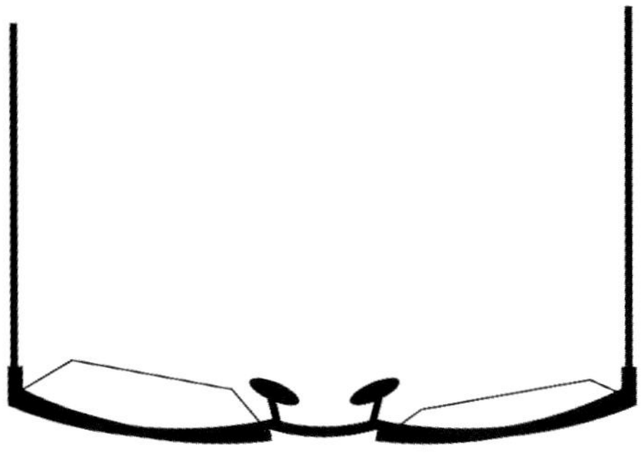

a

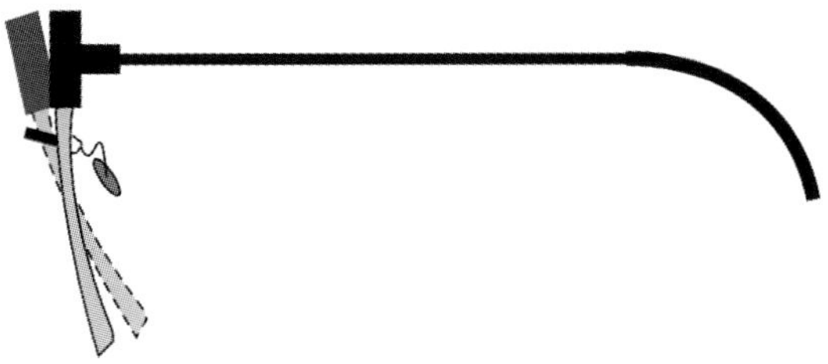

b

图 10-2-3　垂直镜面夹角

a. 从上方观察　b. 从侧面观察

图中左右两镜圈的下方与放置镜架的平面的垂直度不一致，镜架左眼镜圈更垂直于放置镜架的平面。这将导致至少两个光学上的问题，一个就是正前方目标以不同角度入射镜片；另一个问题就是两侧镜片不同高度的位置上，镜片后表面到角膜前表面的距离是不等的，当这样的镜架戴在脸上时，两边镜片与脸的夹角就会出现图 10-2-4 的特征。

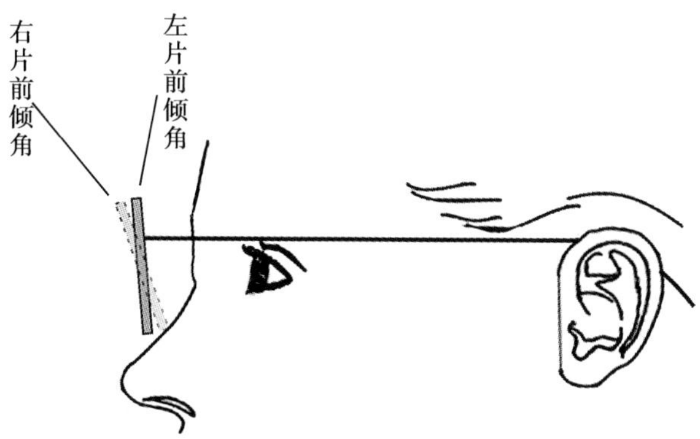


图 10-2-4　垂直镜面存在夹角时的配戴示意图

图 10-2-4 中的实线框镜片为图 10-2-3 中的左眼镜片，虚线框为右眼镜片，图中明显看出两只镜片与脸的夹角不一样，左眼镜片与脸的夹角更小。因此，不难看出，当正前方目标发出的平行光线经过两个镜片时，倾斜度较大的右眼，更容易出现像散的现象，而当下方目标发出的平行光线经过这两只镜片时，左眼的像散比右眼大。图中可以看到，两只镜片从上到下各点到眼睛的距离是不一样的。很显然，左眼镜片（实线框）上端靠眼睛比右眼镜片（虚线框）靠眼睛近；下端则右眼镜片比左眼镜片靠眼睛近。而导致放大率改变的因素中有两个重要的因素，即屈光度和后顶点距离。因此，双眼通过不同高度注视时，即使屈光度完全一样，也可能由于后顶点距离的不同导致各个位置上的放大率出现差异，且各个高度上的差异不一致，从而导致不适的发生。此外，由于上端和下端离眼睛的距离不同，上转和下转时两眼需要转动不同的角度才能达到各自镜片的边缘，很容易让人有两边镜片高度不同的错觉。这种情况容易从感官上导致配镜者对新眼镜的抵触。

1. 症状分析与原因查找　这类问题产生的不适通常远用近用都会出现，在改变配戴高度时，不同高度的舒适度有可能会出现变化，图 10-2-4 中可见在两个镜片交叉处有一个位置的后顶点距离时一样的，如果将镜架的高度调整到这个位置正好在视线位置时，症状会明显减小。例如往上抬时看远舒适度增加，但看近仍然存在不适；将高度降低时则看近舒适度增加，但看远舒适感不变甚至不适程度加重。

2. 调整方式

（1）加工完毕时就应该调整好镜架的垂直镜面夹角，避免在交付时出现不适导致投诉。

（2）如果配戴者遇到问题需要调整时，通常将眼镜反扣于桌面。先由正上方观察两侧镜片与桌面所成的角度是否一致，如果出现图 10-2-3 中 a 所示，两侧与桌面的夹角不一致，则调整两侧镜面之间的夹角直至两镜面与桌面的角度一致。调整完成后，再调整两侧镜腿保持平行。

（三）核对验配过程中试镜架与所选眼镜后顶点距离是否一致

后顶点距离与两个问题有关，首先是有效镜度。当验光时采用的后顶点距离与实际眼镜的后顶点距离存在差异时，由于后顶点距离的不同，导致了实际的矫正状态也将发生改变。近视眼镜的后顶点距离越小，有效镜度就越低；而远视眼镜则相反，后顶点距离越小则所需要的屈光度越高。所以，当后顶点距离小于实际验光时的后顶点距离，则近视的有效镜度向过矫的方向改变、远视有效镜度向欠矫的方向改变；而当后顶点距离大于实际验光的后顶点距离时，则近视的有效镜度向欠矫方向改变、远视有效镜度向过矫的方向改变。由此，可以解释为什么有时候新眼镜的清晰度和舒适度与验光时不同。清晰度与有效镜度发生的变化有关，而舒适度与清晰度和调节的参与有着密切的关联。在低屈光不正中，后顶点距离的改变并不会导致明显的球镜度差异，往往问题不会暴露出来。而高屈光不正者，微小的后顶点距离变化都足以导致较大的球镜差异，引起不适的发生，利用有效镜度公式可以证实。

其次，后顶点距离的改变还导致了放大率的改变。参见项目“10.1.1 伽利略望远系统与放大率的关系”中放大率的计算方式。后顶点距离越小，放大率的改变越小，影像越真实；后顶点距离越大，放大率的改变就越大。近视框架眼镜后顶点距离越大，则物像越小，距离感越远；近视框架转隐形时会觉得物像放大，距离感减小。远视框架眼镜后顶点距离越大，则成像越大距离感越近；而远视框架眼镜换隐形则成像缩小，距离感拉远。很多人在更换了新眼镜后，会感受到这样的改变，尤其是框架转隐形或隐形转框架的情况，以及高度屈光不正者更换新眼镜后。关于后顶点距离与放大率之间的关系可以利用人眼与框架眼镜间组成的伽利略系统放大率公式得以证实。

1. 症状分析与原因查找

（1）配戴者抱怨清晰度与试镜时不一样：通常这类问题发生于屈光度较高或高度屈光不正者。主要原因由于后顶点距离改变导致有效镜度的变化，这种情况有两种可能性，一

notes

种可能性是试镜架测量时的后顶点距离与配戴者的眼镜之间存在差异；另一种可能则是由于验光时试镜架上插片的位置导致的有效镜度变化，当主球镜片插在内侧槽和外侧最内槽时，两者之间相差10mm的距离，高屈光不正情况下这两个插槽所需的有效镜度不同，屈光度越高差异越明显。此时可以通过红绿对比、远交叉十字线和视力表综合判断试镜架与新眼镜的矫正状态，为查找原因和调整提供依据。如果新眼镜的后顶点距离小于试戴时试戴架的后顶点距离，则会出现近视矫正过度或远视矫正不足的问题。如果新眼镜后顶点距离大于试戴时试戴架的后顶点距离，则近视会出现矫正不足或远视矫正过度的问题。

（2）患者抱怨看东西大小明显改变，距离感不真实，但清晰度与视镜时相同。这类情况往往发生在轻中度屈光不正者，往往由于后顶点距离过大所致。

（3）配戴者抱怨头晕的，此时一定要了解配戴者在静止时是否依然存在不适，如果静止不动时，不适消失，则是由镜片边缘的棱镜效应所致，多发于晕车者。

2. 调整方法

（1）高屈光不正者应根据试镜架后顶点距离进行精确后顶点距离的调整。

（2）轻中度近视表现放大率改变的，则降低后顶点距离解决实际问题。调整方式主要是调整鼻托的高度。

（3）周边的棱镜效应引起的不适则可以通过降低后顶点距离甚至同时采用减小镜面角的方式解决问题。

（四）前倾角

正常情况下，人的视轴主要集中在与眼睛相平行的高度以下。这是由于人的身高与视觉要求的关系，实际的远用视角与近用视角平行或低于水平视角。为了满足眼镜对于各个距离的注视需求，则在镜架的设计上专门设计了一个前倾角。这个角度是镜架的镜圈平面与人脸的夹角，为8°～15°之间，图10-2-5中的两条红线间的夹角。

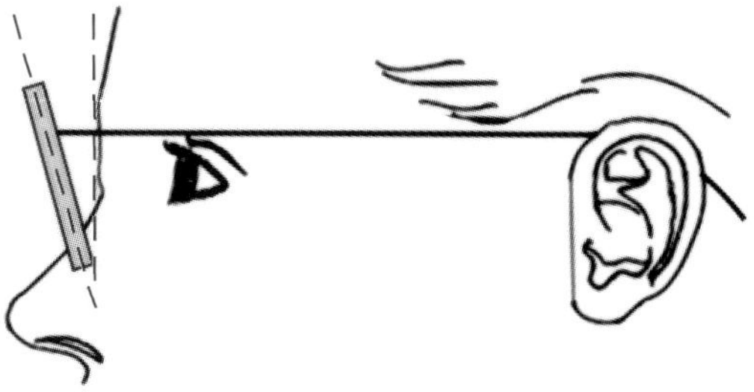
图10-2-5 前倾角

正常的前倾角符合人眼的视觉生理要求。同时使得来自眼球水平视线以下各个方向的平行光线，都以近乎垂直或垂直的角度入射眼镜片。如果，前倾角不正确，则来自不同方向的平行光线的入射角将与镜片的倾斜角加大，导致像散的加重。图10-2-6中a图显示的眼镜前倾角过大；b图的前倾角则是反向外翻的状态，通过图10-2-7来分析一下这两种状态的光线入射状态。

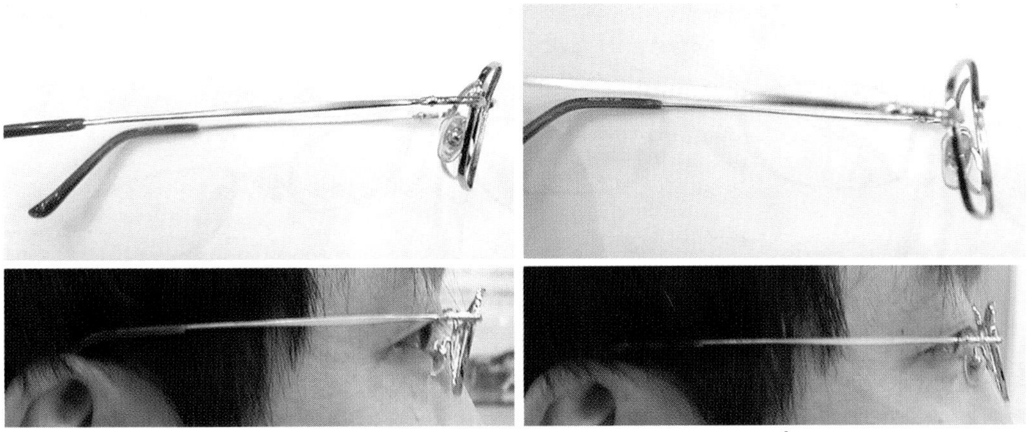
a b

图10-2-6 前倾角异常

a. 前倾角过大 b. 前倾角外翻

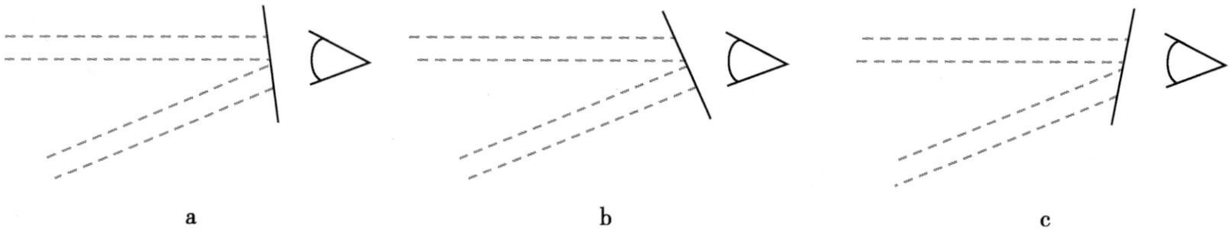


**图 10-2-7　不同前倾角时远近平行光线入射角度差异**

a. 前倾角正常远近适宜　b. 前倾角过大近用适宜　c. 前倾角外翻近用易不适

图 10-2-7 中 a 的倾斜角正好，此时平行光线以近乎垂直的方式入射眼镜片。在水平视线下方 8°～15° 区域的平行光线可以以垂直的状态入射，而该区域以上和以下的一定区域内依然可以以近乎垂直的角度入射镜片，这就使得无论看远还是看近时的微小像散不足以引起不适和模糊。

图 10-2-7 中 b 的镜片前倾角过大，大于 15°，这使得水平视线以下 15° 以外的平行光线可以以接近垂直的方式入射镜片。但来自水平视线方向的平行光线则以较大的入射角入射眼镜片，这样就容易导致像散的发生或加重。所以，前倾角过大的眼镜，此时向下看或近阅读使得舒适度较高，因此对于纯近用眼镜的影响并不大，甚至可能更加舒适。但是，通过眼镜向前方平视（远用）时则由于像散的发生，易导致配镜不适的发生。

图 10-2-7 中的 c，由于前倾角为反方向外翻，此时平视时和向上方注视时平行光线的入射角度相对垂直，但是这并不符合人类用眼的生理需求。人眼视远时的视角通常是低于水平视角的，引起前倾角外翻时，水平视线以下的目标发出的平行光线将以较大的倾斜角入射眼镜片，近用时的入射角度更加的倾斜。因此，向下看和近用时非常容易由于像散过大导致模糊、变形与不适的现象，即使远用时，由于不符合人眼注视的生理特性，也容易发生像散的现象，从而导致配镜不适的发生。

前倾角的大小与耳位的高低与镜架的前倾角设计也有关系，实际上在选择镜架时如果能通过正面观察耳位高低适当选择合适前倾角的镜架，可以有效避免后期调整的麻烦。在正面观察时，耳朵与头部连接的上缘应该与颞侧眼角高度一致为正常；高于颞侧眼角为高耳位，应选择前倾角小的镜架；低于颞侧耳位为低耳位，应选择前倾角大的镜架（图 10-2-8）。

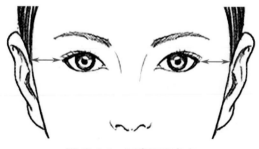

**图 10-2-8　正常耳位高度**

1. 症状分析与原因查找

（1）观察：在侧面观察镜圈与脸的夹角，如图 10-2-6a 所示为前倾角过大，则需要减小前倾角；如图中 b 所示为前倾角过小甚至外翻，需要相应增加前倾角。有时候可以利用手机侧面拍照加量角器测量的方式来确定前倾角的大小。

（2）问诊：配戴者抱怨不舒适或不清楚一定要询问看远的问题还是看近的问题。如果配戴者看远好，但看近有问题则说明前倾角不足或前倾角外翻，应加大前倾角；如果配戴者表述看近没有问题，但看远有问题，则说明前倾角过大，需要相应减小前倾角。

2. 镜架调整　通过调整镜腿与镜圈链接处的角度即可。但调整时需要注意避免金属镜架连接部位发生脱焊，应配合整形钳进行调整。

（五）后顶点距离不等

后顶点距离不等，是指左右眼镜片的后顶点到各自眼角膜前顶点的距离不等。这是一个在由于镜架调整不到位而导致的配镜不适中非常常见，又极易被忽略的问题。

图 10-2-9 中下方的眼镜架，可以看到两镜腿张开角度存在不同，右眼镜腿（左侧）的张开角明显大于左眼（右侧）镜腿。

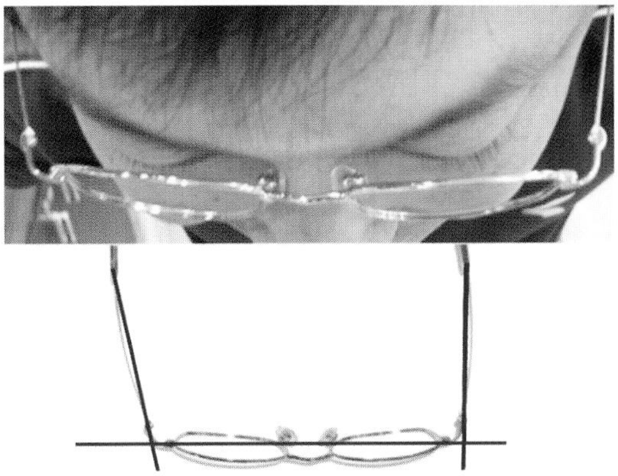

图 10-2-9 后顶点距离不一致

这样将导致配戴时镜腿张角大的一侧眼镜片更加靠近眼睛，而镜腿张角小的一侧镜片远离眼睛，如图中上方的配戴情况。然而，有时候即使两边的镜腿张角完全一致，也可能出现后顶点距离不同的现象，这与配戴者的脸型不对称有关。后顶点距离不同导致的配镜不适的主要原因与放大率的改变有关，因为放大率的改变除了与屈光度有关以外还与后顶点距离有关，正是两眼后顶点距离的不等而导致了两眼不等像的发生。

两眼屈光状态即使完全相同，当眼镜的两边后顶点距离不同时，将导致两眼放大率的改变不同，致使两眼的影像大小与距离感存在差异，引起配镜不适。靠眼睛近的眼放大率改变较小，离眼镜较远的眼，放大率改变较大。

后顶点距离的不同除了放大率的问题外，还影响两眼的实际矫正状况。例如，当验光时后顶距离相同，检查结果两眼完全处于正矫状态。结果新眼镜的后顶点距离一个大于、一个小于检查时的后顶点距离，对于近视眼来讲，则后顶点距离大于检查时的眼向欠矫方向发展，而后顶距离小于检查时，则向过矫方向发展；而远视眼情况则完全相反，即后顶点距离大于检测时的眼，矫正状态向过矫方向，后顶点距离小于检测时的眼，矫正状态则向欠矫方向发展。

后顶点距离的不同，导致的配镜不适的比例会随着屈光度的增加而升高。很多人会认为，低度数的情况下，所引起的放大率的改变和矫正状态的变化不足以导致配镜不适。然而，实际情况去恰恰相反。小于 2D 甚至是小于 1D 的屈光不正，后顶点距离的不同都可能会导致配镜不适的发生。有时候微小的后顶点距离的差异，看上去好像不足以导致配镜不适的发生，而结果也是恰恰相反。因此，这个问题在眼镜调校中是一个非常重要且极为常见的问题，但往往极易被技术人员忽略。

1. 症状分析与原因查找　这类问题的症状很简单，眼镜戴着就是不舒服。如果仅仅观察前倾角、镜面角和两边镜片的高度是否一致是无法找到原因的，这是此问题容易被忽视的重要原因。此时需要在配戴者的头部正上方观察，并且要求配戴者双眼下转，避免睫毛与眼皮影响观察。

2. 镜架调整　调整时要针对后顶点距离不同的根本原因进行调整。如果脸型对称无异常，只要将两侧镜腿的张角调整成一致问题即可解决。以图 10-2-9 为例，脸小者减小右眼一侧镜腿张角，脸宽者加大左眼一侧镜腿张角，直至两侧张角一致，调整好后再戴上眼镜复查一下。如果由于脸型异常两侧镜腿张角一致反而会导致后顶点距离不一致，此时需要根据脸型调整检测镜腿张角，可以采取加大离眼远一侧镜腿的张角，或减小离眼睛近一侧镜腿的张角，直至后顶点距离一致。

（六）两镜片与眼睛的对应高度不同

见图 10-2-10 中右方配戴者，两眼的镜片高度离瞳孔中心或上眼睑的位置不同。导致这种现象的原因基本上有三种：一种是如图中上方眼镜架镜腿完全打开后不平行所致；另一种则是与人头部各器官的结构有关（两耳的高度不一致）。第三种则是如图 10-2-3 和图 10-2-4 中所见到的，由于两侧镜片垂直镜面夹角不同所致。

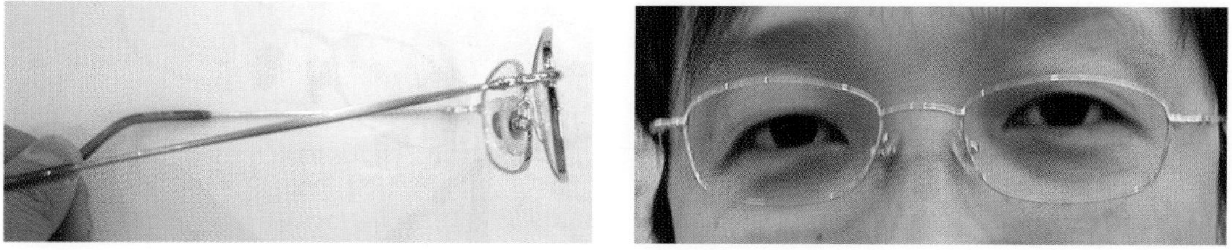

图 10-2-10　镜片配戴高度不一致

两镜片与眼睛的对应高度不同，使得光学中心无法准确对准瞳孔中心，导致光学中心在垂直方向上与两眼的瞳孔中心形成垂直偏差，这将导致垂直方向上产生棱镜效应。正常人能够在很大程度上耐受水平棱镜，但是垂直棱镜的耐受力较小，甚至连 1 个棱镜度就可能引发症状。因此，这一问题也是导致配镜不适的一个主要原因。如图 10-2-10 中配戴者的右眼瞳孔高度明显低于左眼，远离镜框的上缘，而左眼镜片则更接近镜片的上缘。这样的偏差用棱镜效应计算公式 $P=F\times C$ 可以计算出，如果以 5D 的屈光度计算，两侧镜片的垂直高度差异 4mm，则对两眼造成的垂直棱镜效应将达到 $2^{\triangle}$，如果屈光度为 10D，则垂直方向上的棱镜效应将达到 $4^{\triangle}$，镜片屈光度仅仅需要 2.5D 就可以达到 $1^{\triangle}$的棱镜效应。造成的棱镜效应越大，配戴的舒适性就越差。

1. 症状分析与原因查找　这类问题的症状相对简单，大多数人只要戴上眼镜，无论远用还是近用只要配戴眼镜就会出现不适；有时也会出现这样的现象，配戴者刚刚戴上的瞬间出现短暂不适，反应很快消失，这就会误认为没有问题，但随着配戴时间的延长，则会逐渐出现症状，有些人会出现阅读不能持久，而有人则会出现疲劳甚至头痛的症状。

严重的这类问题很容易通过外观察觉到，但有时由于偏差微小，或由于配戴者的面部特征容易产生误判，此时需要辅助其他手段。最有效的方式就是利用手机的拍照功能，在配戴者正前方一定距离（不要太近）用长焦开散光灯拍摄一张照片，此时照片上的配戴者瞳孔中心能见到一个角膜顶点映光，用直尺测量两侧角膜顶点映光到镜圈上缘或下缘的距离是否一致，如果不一致，则调整镜架直至两侧相同。

图 10-2-11 为利用角膜顶点映光确定瞳孔位置的方法。图中可见右眼到镜框上缘的距离略短于左眼。

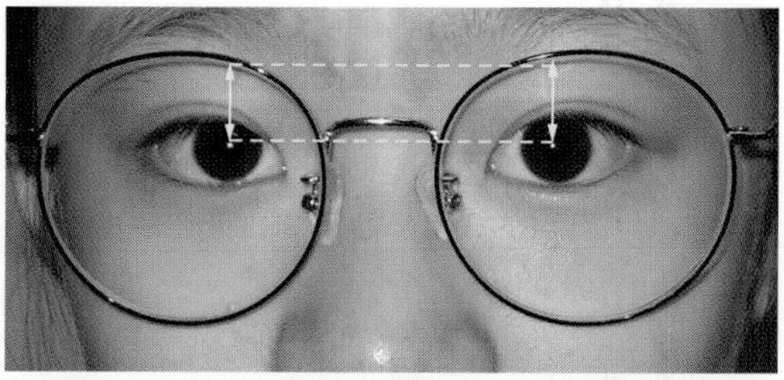

图 10-2-11　利用角膜顶点映光确定瞳孔位置

2. 镜架调整　将两个镜腿调成平行状态即可解决此问题。但这里有两个问题需要注意。第一个就是必须要在确定两个镜面垂直夹角没有异常的情况下，如图 10-2-3 和图 10-2-4 中所示，才能确定为本问题所致，调整镜腿平行即可解决问题。第二个就是应该调整哪条镜腿的问题，此问题需要根据配戴者的耳位高度来确定，耳位低的配戴者需要加大镜架的前倾角，则调整镜腿与镜片角度相对垂直的一侧镜腿与对侧平行，这侧的瞳孔中心也是距离镜圈上缘较近的一侧，图 10-2-10 中的左侧镜腿；耳位高的配戴者需要减小镜架的前倾角，则调整镜腿与镜片角度相对较小一侧镜腿与对侧平行，这侧的瞳孔中心也是距离镜圈上缘较远的一侧，图 10-2-9 中的右侧镜腿。

## 四、注意事项

1. 晕车者对镜片周边的棱镜效应非常敏感，其典型症状为静止不动时没有任何不适，走动和转头时就会出现头晕的现象，孩子通常可在几分钟内完全适应，年龄越大适应周期越长，晕车越严重此类现象越明显。这类人群忌用大尺寸镜架，尤其是瞳距小、屈光度高的晕车者。一旦选择该类型镜架，则可以通过降低后顶点距离同时相应减小镜面角来解决这类问题。

2. 近用眼镜调整时可以采取大前倾角，镜面角平直甚至外翻会让配戴者更加舒适。而前倾角过小甚至外翻的不仅影响阅读，也对向下观察和行走产生影响，配戴者往往描述地面倾斜、变形、向下看头晕等症状。

3. 在某些情况下，后顶点距离不同导致的放大率改变的问题也可以被有效利用，可以用来减少屈光参差者配镜不适的发生。当患者存在同等特性屈光参差（即两边屈光特性完全相同的屈光参差）且存在不等像时，降低屈光度高一侧后顶点距离以减小放大率改变，同时加大屈光度低一侧的后顶点距离，以增加放大率改变，这样可以使两侧像大小接近或趋于一致。这种做法可以减小由不等像导致的不适。在患者适应后逐渐将镜架调整至正常，可以让患者在无或仅有少量不适的情况下适应新眼镜。

值得注意的是，这一方法仅适用于两眼同性质的屈光参差。对两眼屈光性质不同的屈光参差并不适用。且调整方向都是将同符号屈光度高的一边镜片靠近眼睛，而将屈光度低的一边镜片远离眼睛。

## 五、实训记录报告

姓名__________ 学号__________ 实训日期__________ 指导教师__________

表 10-2-1　实训记录报告（镜架调整）

| | 光学原因 | 症状 | 调整方式 |
|---|---|---|---|
| 镜面角过大或外翻 | | | |
| 镜面角过小 | | | |
| 前倾角过大 | | | |
| 前倾角过小或外翻 | | | |
| 后顶点距离不一致 | | | |
| 后顶点距离大于试镜架 | | | |
| 后顶点距离小于试镜架 | | | |
| 存在镜面垂直夹角 | | | |
| 晕车者不适 | | | |
| 屈光参差 | | | |

## 六、实训考核评分标准

表 10-2-2　实训考核评分标准（镜架调整）

| 序号 | 考核内容 | 配分 | 评分标准 | 扣分 | 得分 |
|---|---|---|---|---|---|
| 1 | 表 10-2-1 | 60 | 每空 2 分 | | |
| 2 | 调整熟练度 | 20 | 指导老师把握 | | |
| 3 | 调整精度 | 20 | 指导老师把握 | | |
| | 合计 | 100 | | | |

评分人：　　　　　　　　　　　　　　　　　　年　月　日

# 10.3 设备设计缺陷对配镜不适的影响

## 【相关拓展知识】

传统的验光依靠试镜架与标准镜片箱，而要想完成精确且完整的视光学检查，在传统验光设备的基础上还必须配备综合验光仪。然而，很多技术人员发现，综合验光仪上检测的结果与试镜架上检测的结果往往不同，而按照试镜架结果配出的眼镜舒适度和清晰度也存在差异。由于找不到问题的根源，往往将这些问题归咎于验光精度、镜片的折射率、色散系数、表面设计、球面与非球面等因素，盲目地改换光度或改变镜片的材质与设计。结果有些问题表面上看好像是得到了解决，但没有合理的解释，而有些问题则始终无法解决。实际上，这些问题的根源往往在于设备的设计缺陷和存在的一些问题。

综合验光仪的设计缺陷：

综合验光仪的功能完善，能够进行从屈光状态到双眼视机能方面的多项检查。综合验光仪的发明，将视光学检查带入了一个更加精细与全面的时代。然而，综合验光仪也存在一些设计上的缺陷，这些设计缺陷一旦被忽视，则往往导致配镜不适的发生。

（一）各组镜片与后窗及眼睛之间的距离因素

图 10-3-1 是综合验光仪的正面图、图 10-3-2 则是内部结构侧剖面图。从图 10-3-2 中可以看出手动综合验光仪各功能盘的排列顺序。检测时，人眼在检查后窗的后面，由于各功能盘之间的间隔存在，因此，各功能盘到检查后窗口的距离是不同的。经过测量，得到的各功能盘到检查后窗的间隔分别是：后窗到主功能盘的距离为 6mm，后窗到 3.00DS 步进盘的距离为 10mm，后窗到 0.25DS 步进盘的间距是 15mm，后窗到 −1.25DC 步进盘的间距是 22mm，而后窗到 −0.25DC 步进盘之间的距离有 26mm，见表 10-3-1。

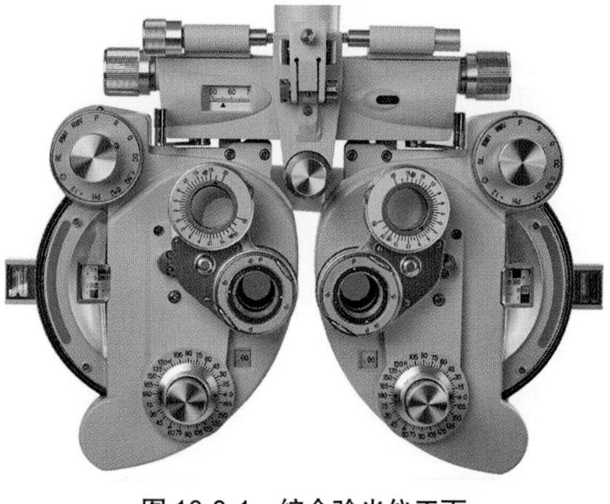

图 10-3-1 综合验光仪正面

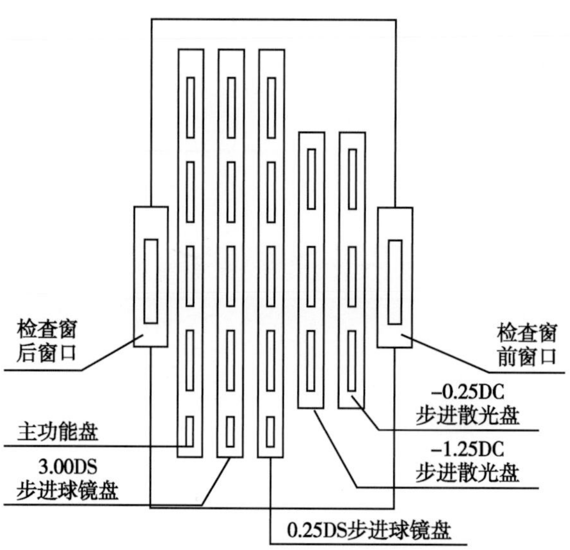


图 10-3-2 综合验光仪侧横剖面图

表 10-3-1 各功能盘到后窗及角膜距离对照表

| 盘名称 / 参照位 | 主功能盘 | 3.00DS 步进盘 | 0.25DS 步进盘 | −1.25DC 步进盘 | −0.25DC 步进盘 |
|---|---|---|---|---|---|
| 到后窗距离 | 6mm | 10mm | 15mm | 22mm | 26mm |
| 到角膜距离 | 18mm | 22mm | 27mm | 34mm | 38mm |

综合验光仪上各功能盘上所标称数值，均以镜片后顶点到角膜前顶点12mm为标准。问题的关键是，上述各功能盘到后窗口的距离还不是最终检测时各组功能盘到角膜前顶点的距离。由于检测后窗口的玻璃存在，为了保证检测时后窗口玻璃不起雾气，睫毛不刷到检测后窗口的玻璃上。则角膜前顶点到后窗口之间的距离应该保持在12mm。因此，在使用综合验光仪进行检测时，由于角膜前顶点与检测后窗之间必须保持12mm的距离，而各功能盘到检测后窗之间还有间隔。所以，检测后窗平面到角膜前顶点的实际顶点屈光度并非各功能盘上各个镜片的实际屈光度，它们之间存在差异，这就是不同后顶点距离之间的有效镜度关系。

现在来看看有效镜度的变化。分别以3.00DS步进球镜盘上−9.00球镜和−1.25DC步进散光盘上−5.00DC镜片为例，利用有效镜度公式，不难计算出，这两个镜片到后窗的有效镜度变化量。3.00DS步进功能盘上−9.00DS镜片到后窗之间的距离是10mm。通过计算得到，检测后窗的有效镜度应为−8.25DS，可见由于检查后窗与检测镜片之间的距离因素导致的实际屈光度相差了−0.75DS；而−1.25DC步进散光盘上−5.00DC的镜片到检测后窗之间的距离是22mm，通过有效镜度的计算可知道，检测后窗的有效镜度为−4.50DC。

由此可见，如果以检测后窗为检测的参考面，则此位置的实际矫正屈光度与综合验光仪上显示的实际屈光度之间是存在差异的。因此，综合验光仪上显示的屈光度并不能直接用于屈光处方。如果以综合验光仪检查后窗为检查平面，则各功能盘上不同屈光度镜片在检查后窗处的有效镜度见表10-3-2，表中标注了该品牌手动综合验光仪实际功能盘上屈光度在检测后窗上的有效镜度。球镜片按照10mm距离计算（检测后窗到3.00DS步进球镜盘之间的距离）。柱镜按照22mm距离计算（检测后窗到−1.25DC步进散光盘之间的距离）。

表 10-3-2 综合验光仪后窗处有效镜度对照参考表

| 负球镜（DS） | 有效镜度（DS） | 正球镜（DS） | 有效镜度（DS） | 柱镜度（DC） | 有效镜度（DC） |
|---|---|---|---|---|---|
| −5.00 | −4.76 | +5.00 | +5.26 | −3.50 | −3.25 |
| −7.00 | −6.54 | +7.00 | +7.53 | −5.00 | −4.50 |
| −9.00 | −8.26 | +9.00 | +9.89 | −6.00 | −5.30 |
| −10.00 | −9.09 | +10.00 | +11.11 | | |
| −11.00 | −9.91 | +11.00 | +12.36 | | |
| −12.00 | −10.71 | +12.00 | +13.64 | | |
| −13.00 | −11.50 | +13.00 | +14.94 | | |
| −14.00 | −12.28 | +14.00 | +16.28 | | |
| −15.00 | −13.04 | +15.00 | +17.65 | | |
| −16.00 | −13.79 | +16.00 | +19.05 | | |
| −17.00 | −14.53 | +16.75 | +20.12 | | |
| −18.00 | −15.25 | | | | |

按照表10-3-2的显示，当球镜屈光度大于5D时，柱镜屈光度大于3.50D时，检测后窗上的有效镜度与实际显示度数之间的差异将大于0.25D。然而，在实际使用综合验光仪进行检测时，角膜前顶点到检测后窗的距离都大于12mm。因此，实际的有效镜度偏差还要更大。有时，即使综合验光仪上显示的屈光度小于2D，换成试镜架后的屈光度差异也可能会相差0.25D。因此，实际使用综合验光仪后必须经过试镜架的再次精调环节，精调依照表10-3-2中的参数，相应调整屈光度后才可进入最终的精调环节。

（二）头位无法固定引起的双眼视觉检查问题

试镜架有两个镜腿挂在耳朵上，前面有鼻托支撑在鼻梁上。因此，只要调整好试镜架，则试镜架上两边放置标准镜片的光学中心与瞳孔中心的水平和垂直位置是相对固定的，两侧镜片到眼睛的距离也应该保持一致，且稳定。而在综合验光仪上验光时，只有额头紧贴额托。即使在验光前已经调整好瞳孔与检查口的位置关系，但依然难以保证在检查的过程中，始终保持头位不动。而头位的左右位置改变会引起瞳孔中心与镜片的光学中心发生水平和垂直的偏差，而头部的旋转则会导致两眼角膜前顶点到各自检测后窗口的距离不一致。这些问题都会导致在综合验光仪上进行双眼视觉检查时产生误差甚至是错误。

瞳孔中心与检测镜片之间的水平偏差一般不会引起检测上的较大差异。但是，瞳孔中心与检测镜片的垂直偏差和两眼到检测后窗口距离的不一致将影响双眼视觉的检查精度，甚至导致错误的发生。

1. 头部位置改变导致的垂直互差　检测过程中，综合验光仪水平状态下，头位向左或者向右的倾斜，将导致两眼的瞳孔中心与检测镜片的光学中心之间产生垂直互差，这将引起斜视检查的误差甚至是错误。

例如：被检者为−6.00DS的近视，在进行斜视定性定量检查时右眼瞳孔中心高于光学中心1.5mm，左眼低于光学中心1.5mm。单眼造成的垂直棱镜量为$0.9^{\triangle}$，双眼总共造成$1.8^{\triangle}$棱镜度的人工垂直斜视。

为了有效避免此现象的发生，检测时首先要注意头位，使瞳孔中心尽量对准检测镜片的光学中心，以减小检测的误差；其次，在检测到有垂直斜视的时候，再次确定瞳孔中心与检测镜片光学中心的位置是否正确；最后，在试镜架上再次进行相应的复查，以确定综合验光仪的检测结果。

2. 头部转动导致后顶点距离的改变　由于综合验光仪检测时的头位无法固定，检查过程中很难保证两眼到后窗的距离一致，这样就会导致两个问题的发生：①由于后顶点距离不同且综合验光仪上的后顶点距离过大，无法保证双眼平衡的精确，综合验光仪上双眼平衡了，试镜架上却不一定平衡。②后顶点距离不同还会在不等像检查时出现偏差。例如：近视屈光参差者在进行不等像检查时，屈光度高一侧眼离后窗近放大率改变相对减小，而屈光度低的一侧离后窗远放大率改变相应增加，原本应该存在不等像的，结果却可能测不出来；相反则会出现原本没有不等像的却测出存在不等像。

正是由于在综合验光仪上进行双眼平衡和不等像检查时由于头位不能固定且实际后顶点距离过大，直接影响其检查精度，从而降低其可靠性和实际价值，故而，重复操作的必要性也不大，因此建议这两项检查在试镜架上用手持式偏振片进行。

这些问题如果没有及时发现或处理不当，则极易引发配镜不适。

总之，综合验光仪的设计缺陷，使得综合验光仪上的屈光检测数据与实际框架眼镜之间存在差异；而头位的转动则会导致斜视定性定量检查的误差，以及双眼平衡及不等像检查过程中出现偏差。如果未发现以及未避免这类问题的发生，将会导致配镜不适。

## 【实训内容】

### 一、实训目的

1. 了解由于综合验光仪某些设计上缺陷导致的有效镜度差异对屈光检查产生的影响。

2. 知道检查过程中由于头位不能固定对斜视定性定量检查、双眼平衡、不等像检查的影响。

3. 学会利用有效镜度表将综合验光仪上检测的屈光度调整后置于试镜架上，并在试镜架上再次精调。

### 二、实训准备

1. 环境准备　视光实训室。

2. 用物准备　手动综合验光仪、标准镜片箱、试镜架、手持式偏振片等。

3. 两人一组。

### 三、操作过程

（一）了解综合验光仪各盘位置及功能

方法是分别转动主功能盘、3.00DS 步进盘、0.25DS 步进盘、−1.25DC 步进盘和 −0.25DC 步进盘，在后窗处观察各盘距离后窗的位置关系，并记录。

（二）测量各盘到后窗的距离

手动综合验光仪每组功能盘上都会有一个位置是没有放置镜片，将主功能盘置于“O”位，并将球镜度和柱镜度都置于“0”位，此时各组盘在检查窗口处没有镜片。可以利用木质铅笔或者木质牙签等物由前窗口探入，此时可以直接触碰到后窗口的玻璃，在铅笔或牙签上标记探入的深度，然后依次转动主功能盘、3.00DS 步进盘、0.25DS 步进盘、-1.25DC 步进盘、-0.25DC 步进盘，依次在牙签或铅笔笔杆上标记探入深度，最后将各盘到后窗的距离依次测量计算后记录下来。

（三）选择试镜架

1. 将镜腿打开，观察试镜架两侧镜腿张角是否一致，如果不一致能调整的调整，不能调整的不能使用。因为张角不同会导致后顶点距离不同，对后续检查或试镜易产生影响。

2. 选择合适瞳距的试镜架，或调整试镜架瞳距与被检者相同。

3. 观察试镜架前倾角，前倾角可调试镜架，按照被检者的脸型与鼻梁结构适当调整好前倾角。

4. 观察后顶点距离，以确定镜片放置位置，或调整鼻托位置，直至后顶点距离合适。

（四）验光实训（视频 10.3）

1. 按照实际验光过程在综合验光仪上先进行主觉验光（屈光检查）。按红绿分视或偏振分视进行斜视的初查，斜视初查过程中，将头分别向左右肩膀倾斜，观察检测过程中斜视性质与量值的变化情况；用双色偏振平衡视标或偏振平衡视标进行双眼平衡检查，同时观察头位转动后两眼后顶点距离不同时，双眼平衡结果是否存在差异；进行不等像检查，并转动头位在两眼到后窗距离不等情况下，观察结果是否存在差异。

10.3

视频 10.3
综合验光仪与试镜架数据规范调整

2. 利用表 10-3-2 中有效镜度差异将综合验光仪上的数据修正后置入试镜架。

试镜架中镜片放置必须遵循以下规定：①在不触碰眼皮或不严重触碰睫毛的情况下，将主球镜置于试镜架内侧单一插槽中；②柱镜置于外侧插槽的最内插槽；③小梯度球镜片置于柱镜外侧相邻插槽内；④棱镜片置于所有镜片最外侧紧邻插槽内；⑤主球镜片在最内插槽时如果触碰眼皮或严重触碰睫毛，则所有镜片都向外侧移动一个插槽；⑥球性屈光度低于 1.00DS，而柱镜大于 2.00DC 时可将主球镜与柱镜的位置颠倒。

图 10-3-3 即为试镜架上，各镜片的放置要求。

3. 在试镜架上进行球镜终结点检查和散光欠矫过矫实训。

4. 利用手持式偏振片在试镜架上进行双眼平衡及不等像检查。在检查过程中，可以尝试将一只眼的主球镜置于最外侧插槽，以观察双眼平衡及不等像检查时的变化情况。

5. 整理并记录检查结果。

对比综合验光仪上与试镜架上各项检查数据的差异，分析差异造成的原因。包括屈光度、平衡结果、不等像检测结果、斜视检查结果等。

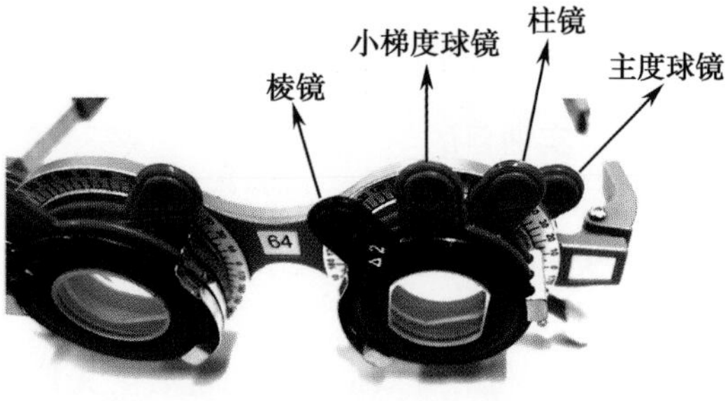

图 10-3-3 试镜架镜片放置标准

## 四、注意事项

1. 本实训中屈光度越低，综合验光仪与试镜架上屈光检查结果的差异越小，甚至没有差异。

2. 试镜架也会对配镜结果产生影响，这是本实训中要求仔细挑选或者调整试镜架的原因。

3. 马氏杆不能同时观察水平或垂直两个方向上的斜视变化情况，因此本实训要求使用红绿分视或偏振分视的斜视定性定量检查视标。

4. 综合验光仪上的屈光度数据移到试镜架上时，一定要遵循镜片放置规则。这样才能避免验光中由此产生的问题。

5. 综合验光仪上的屈光度可以先不经调整直接上到试镜架上，利用红绿对比观察此时的矫正状态（正矫、欠矫、过矫），然后再查表调整屈光度，最终屈光度调整完成后，再将所有镜片前移一个插槽，再次用红绿对比确定矫正状态。

## 五、实训记录报告

姓名__________学号__________实训日期__________指导教师__________

表 10-3-3 设备设计缺陷对配镜不适的影响的实训记录报告

| | 球镜度 | 柱镜度 | 轴向 | 斜视检查 | 不等像 |
|---|---|---|---|---|---|
| 综合结果 | | | | | |
| 试镜架结果 | | | | | |
| 是否有差异 | | | | | |
| 原因分析 | | | | | |

表 10-3-3 填写说明：

1. 试镜架上的散光轴向与综合验光仪上的调整结果也可能存在偏差，综合验光仪上进行轴向精调时，只要注意头位没有倾斜，则轴向准确可靠，因此在综合验光仪上进行轴向精调时，尤其是高散检查过程中，必须注意头位对轴向的影响。试镜架镜圈几何中心与镜片几何中心不一致，会致使散光中轴不与试镜架镜圈几何中心重合，这样会导致试镜架与综合验光仪的轴向出现偏差。

图 10-3-4 中 a 为优质试镜架中放入柱镜片后柱镜中轴穿过试镜架镜圈几何中心，两端刻度指向一端为 0°，一端为 180°；b 图中的试镜架存在问题，柱镜插入后，柱镜中轴水平放置时，两端同时高于试镜架镜圈几何中心，两端刻度同时上移，未指向正确刻度方向；c 图说明的是，如果在 b 图错误的基础上，将右端刻度转向 0°，则另一端刻度指向为 170°，此时轴向将会产生 10° 偏差。

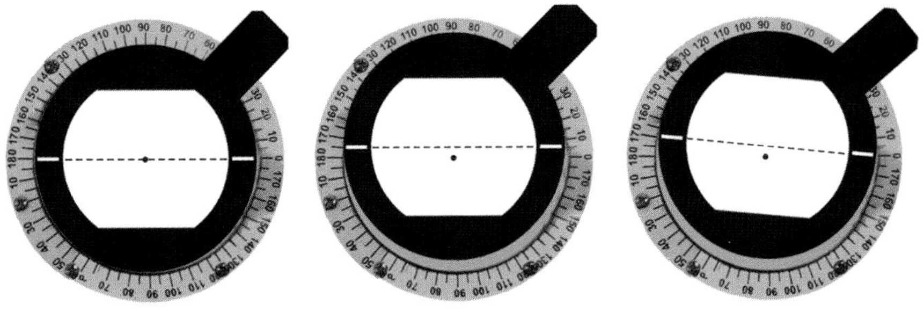

a　　　　　　　　b　　　　　　　　c

图 10-3-4　试镜架轴向偏差产生原因

a. 正确的轴向放置　b. 试镜架问题导致刻度同步上移　c. 错误调整后

实际上镜架的问题也会导致综合验光仪上的结果与试镜架的结果产生偏差从而导致处方错误，如不加以注意会导致配镜不适的发生。

2. 原因分析　具体分析试镜架与综合验光仪上存在的差异以及导致差异的原因：如有效镜度差异、水平头位不能固定、垂直头位能固定、试镜架异常等。

思考简答题：

1. 综合验光仪造成验光误差的原因分析。

2. 头位不能固定导致综合验光仪上哪些检查存在问题？

3. 为什么综合验光仪上的屈光度不能直接用于试镜架或验光处方？

4. 试镜架镜片放置标准是什么？

## 六、实训考核评分标准

表 10-3-4　实训考核评分标准（设备设计缺陷对配镜不适的影响）

| 序号 | 考核内容 | 配分 | 评分标准 | 扣分 | 得分 |
|---|---|---|---|---|---|
| 1 | 表 10-3-3 | 40 | 每空 2 分 | | |
| 2 | 思考简答题 | 40 | 每题 10 分 | | |
| 3 | 操作分 | 20 | 指导老师按熟练程度打分 | | |
| | 合计 | 100 | | | |

评分人：　　　　　　　　　　　　　　　　　　　　年　月　日

（王淮庆　顾海东　景娇娜）

项目10 扫一扫，测一测

# 参考文献


[1] 徐国兴. 眼科学基础. 北京：高等教育出版社，2005：11-12.
[2] 褚仁远. 眼病学. 北京：人民卫生出版社，2004：7.
[3] 徐国兴. 眼科学基础. 北京：北京高等教育出版社，2005：110.
[4] 翟佳. 视光学理论与方法. 北京：人民卫生出版社，2004.
[5] 褚仁远. 眼病学. 北京：人民卫生出版社，2011.
[6] 刘祖国. 眼科学基础. 北京：人民卫生出版社，2004.
[7] 齐备. 低视力学. 北京：北京医科大学出版社，2003：7.
[8] 顾海东. 导致配镜不适的特殊屈光不正因素. 中国眼镜科技杂志，2011(1)：131-134.
[9] 顾海东，张伟. 导致配镜不适的镜架调整问题. 中国眼镜科技杂志，2011(5)：116-119.
[10] 顾海东，齐备. C字视力表与E字视力表对中心远视力定量分析的比较. 中国眼镜科技杂志，2004(7)：38-39；2004(9)：44-45.
[11] 顾海东. 如何利用检影进行简单快速的眼科排查. 中国眼镜科技杂志，2010(5)：117-118.
[12] 梅颖，唐志萍. 视光医生门诊笔记. 北京：人民卫生出版社，2017.
[13] 郑琦. 眼视光技术综合实训. 北京：人民卫生出版社，2012.
[14] 约克·迪舍尔. 德式验光实践操作流程. 王健，杨文革，译. 西安：西安出版社，2016.
[15] 高富军，尹华玲. 验光技术. 北京：人民卫生出版社，2012.
[16] 贾松，崔云，验光技术. 北京：人民卫生出版社，2011.